쉽고 빠른
처방 길잡이

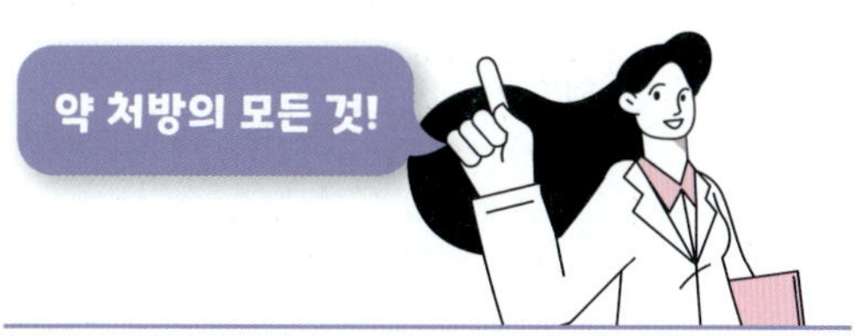

자신만만 약처방

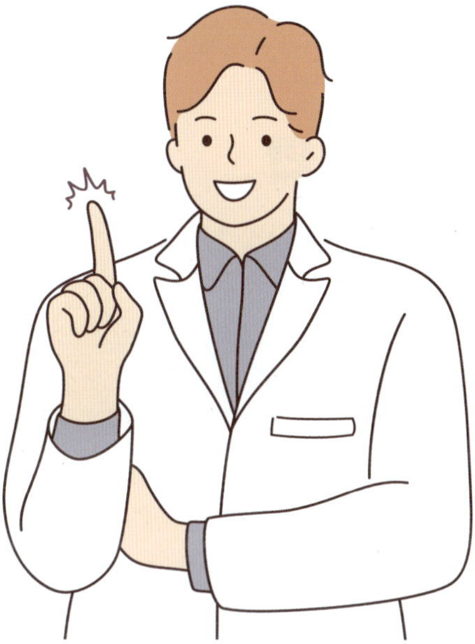

김영설 • 임형식 지음

한 권으로 끝내는 약 처방의 정석!

임상에
적용하기 쉬운
처방 가이드

약의 특징,
용법, 부작용,
주의사항 제시

다양한 질환의
처방 약 선택 시
요점 정리

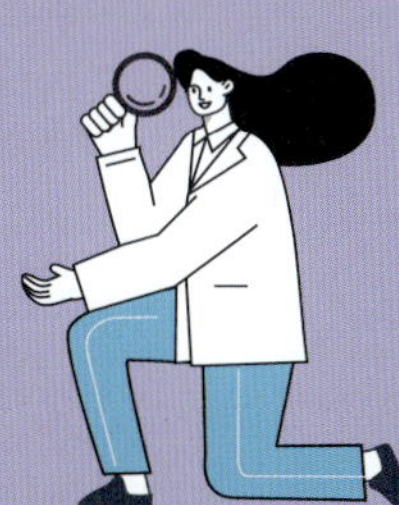

자신만만
약 처방

첫째판 1쇄 인쇄 | 2023년 7월 18일
첫째판 1쇄 발행 | 2023년 7월 28일
첫째판 2쇄 발행 | 2024년 4월 29일
첫째판 3쇄 발행 | 2025년 1월 9일

지 은 이 김영설, 임형식
발 행 인 장주연
출 판 기 획 이성재
책 임 편 집 배진수
표지디자인 김재욱
편집디자인 주은미
일 러 스 트 김제도
발 행 처 군자출판사(주)
등록 제4-139호(1991.6.24)
(10881) **파주출판단지** 경기도 파주시 회동길 338(서패동 474-1)
Tel. (031)943-1888 Fax. (031)955-9545
홈페이지 | **www.koonja.co.kr**

ISBN 979-11-7068-038-3 (93510)
정가 40,000원

자신만만 약처방

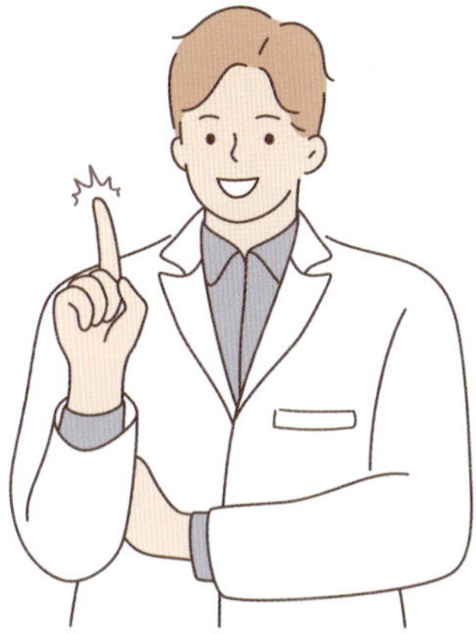

머리말

"명의는 약을 많이 쓰지 않는다."

오래전부터 전해오는 명언이다. 환자 상태에 따라 적정한 처방은 외과의사의 능숙한 수술처럼 예술이다. 약물요법은 중요한 치료 수단이며 좋은 약 처방은 환자의 상태를 좋게 하지만 부주의한 처방은 약화를 일으킬 수도 있다. 따라서 약을 처방하기 전에 무엇보다 약에 대해 잘 알아 치료하려는 환자의 상태에서 어떤 효과를 기대하는지 고려해야 한다. 그와 동시에 나타날 수 있는 부작용이나 다른 약과의 상호작용, 투약 후 환자에 대한 교육이나 어떤 경과를 추적할 것인지 미리 생각할 수 있으면 좋다.

지난 수년간 새로운 치료제가 등장하며 약물요법이 급속히 발전하여 그 동안 치료가 어려웠던 많은 병의 치료 성적이 크게 좋아지고 있다. 그러나 너무 많은 치료제가 도입되며 약 처방은 더욱 복잡하게 되어 약 투여 경험을 쌓기 어렵게 하고 있다. 약에 대한 정보를 전자매체를 통해 얻을 수 있다고 해도 약을 처방하기 위해서는 약에 대한 지식뿐 아니라 약의 이용에 대한 구체적 지침이 필요하다.

이 책은 바쁜 임상에서 단시간에 약에 대한 정보와 치료제의 선택 및 처방의 주의사항 등을 쉽게 얻을 수 있도록 제작되었다. 1부에는 임상에서 기본적으로 사용하는 약의 특징, 용법, 부작용, 투여 후 관찰과 교육 등을 간결하게 해설하였다. 또한 각 제제의 대표적 제형과 약가(2022년 기준)를 제시하여 일상적으로 사용하는 약의 비용–효과의 고려에 도움이 되도록 하였다. 2부에는 질환 별로 약 처방에 필요한 지식을 정리하였으며 단순한 약리 작용 설명을 넘어서 약 선택의 요점을 설명했다. 1부에 항암제는 해설하지 않았지만 최근 항암제는 크게 발전하고 있으므로 일반적 개념 정리가 가능하도록 2부에 분류체계를 소개하였다. 3부에는 약 처방의 일반적 주의사항을 정리했다.

이렇게 약의 선택과 처방에 대해 구체적으로 설명했지만 약의 적응이 자주 바뀌는 의료보험과 차이가 있을 수 있으므로 실제 처방 전에 최근의 보험 진료 적용에 주의할 필요가 있다. 이 책에서 제시한 다양한 요점을 실제 임상에 적용하여 훌륭한 약 처방에 성공하기를 바란다.

책이 나오기까지 많은 도움을 주신 군자출판사 여러분에게 감사를 드린다.

2023. 7

김 영 설(경희대학교 의과대학 명예교수)
임 형 식(충북대학교 약학대학 교수)

Contents

PART 03 약 처방 주의

Part 01

임상에서 기본적으로 사용하는 치료제

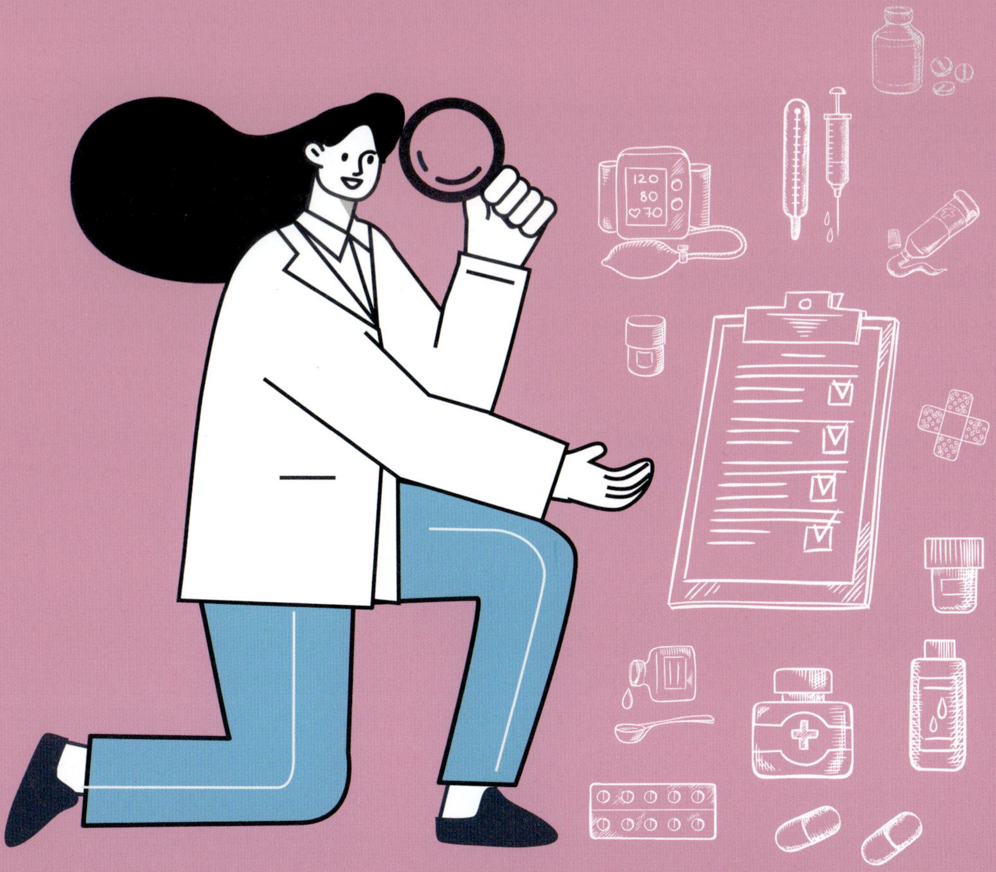

Chapter

01 진통제, 해열제

1 아세트아미노펜(acetaminophen)

특징

⦿ COX-1, COX-2 억제에 의한 해열, 진통 작용과 통각 역치 상승에 의한 통증억제.

⦿ 다른 비스테로이드 소염제(nonsteroidal anti-inflammatory drugs: NSAIDs) 보다 효력은 약하지만 부작용이 적어 고령자, 소아 등에서 광범위하게 선택.

⦿ 해열작용은 투여 후 약 3시간에 가장 현저.

⦿ 항염증작용은 없지만 위장관출혈 등의 위험이 적어 안전.

⦿ 만성 염증질환에도 효과가 있고 골관절염 치료에 안전성이 높아 사용하지만 무릎관절이나 고관절염증에는 NSAIDs가 효과적.

용법

① 급성 상기도염, 기관지염, 급성 열성질환의 해열진통: 1회 300–500 mg, 1일 2–3회 (1일 최대 투여량 1,500 mg).

② 두통, 치통 등의 통증(귀통증, 신경통, 요통, 근육통, 월경통, 분만 후 통증 등): 1회 300–1,000 mg, 투여간격 4–6시간(1일 최대용량 4,000 mg).

③ 주사제: 경구제 투여가 어려울 때 성인에 1회 15 mg/kg, 15분에 걸쳐 정맥주사. 투여간격 4–6시간(1일 최대용량 60 mg/kg).

④ 암통증의 진통: 400–600 mg/회, 6시간마다 경구.

⦿ WHO의 암통증 치료법에 NSAIDs와 대등한 비마약성 진통제로 사용하는 기본 약.

주의사항

⦿ 간독성 가능성이 있어 1일 4 g 이상(고령자나 간장애에서는 2 g 이상) 투여하지 않음.

⦿ 1일 1,500 mg 이상 장기투여에서 정기적으로 간기능 확인 요함.

- 아세트아미노펜은 일반의약품에도 들어 있으므로 병용하는 약의 성분에 주의.

⦿ 열이 날 때 간헐적으로 투여하면 약효가 지속되지 않아 냉감이나 발한의 변동

으로 불편하므로 계속 투여가 좋음.

⊙ 아스피린 천식 또는 병력이 있으면 금기.

중증 부작용 | 쇼크, 급성중증과민증(anaphylaxis), 중독표피괴사융해증, 전격간염, 과립구감소증, 급성신장애

반감기 | 2.4시간(400 mg 정), 2.8시간(300 mg 정맥주사)

대사 | 흡수 후 글루큐론산화나 황산화에 의해 주로 소변으로 배설.

투약 후 관찰 | 혈압, 신기능, 혈액검사, 전해질, 간기능

교육 | 부작용(과민증, 위장장애, 피부발진)

제형

아세트아미노펜 정 300 mg (₩ 19), 500 mg (₩ 32)/삼남, 타이레놀이알 서방정(₩ 40)/얀센, 펜잘이알 서방정 650 mg (₩ 51)/종근당, 파세타주 1 g (₩ 1,377)/신풍

참고

⊙ 과량 투여 시 대응: 대량 투여에 의한 아세트아미노펜 중독에서 간장애가 중요.

⊙ 아세트아미노펜은 글루큐론산화나 황산화 후에 시토크롬 P450에 의해 독성 중간체로 변화.

- 이 중간체가 과량 투여 시에 간세포의 글루타치온을 고갈시키고 세포단백에 작용하여 간세포 괴사를 일으킴.

⊙ 사람에서 경구 최소 치사량은 2.4 g, 중독량은 5–15 g, 치사량은 13–25 g.

⊙ 복용 총량을 계산하여 아세트아미노펜 7.5 g 또는 150 mg/kg 이상이면 간손상 방지제 N–아세틸시스테인을 투여. 7.5 g 이하에서도 투여를 고려.

⊙ N–아세틸시스테인 투여법: 처음에 140 mg/kg을 투여하고, 4시간마다 70 mg/kg를 17회 경구 투여. 경구 투여가 어려우면 비위관으로 투여. 투여 1시간 이내에 구토가 있으면 다시 같은 양을 투여.

⊙ 아세트아미노펜 과량 투여가 확인되면 되도록 조기에 치료를 시작. 8시간 이내 치료 시작이 바람직하며, 24시간 이내에 치료를 시작하면 효과적.

2 디클로페낙(diclofenac sodium)

특징

⊙ 해열, 진통작용이 좋아 각종 통증이나 발열에 사용.

⊙ 항염증작용이 있어 염증질환, 류마티스질환 등에 사용.

⊙ 안트라닐산계에 속하며 시클로옥시게나제(COX) 활성억제에 의해 통증, 염증의 원인이 되는 대식세포, 중성구, 혈관내피세포에서 프로스타글란딘(PG) 합성 억제 작용을 나타냄(그림 1-1-1).

용법

① 류마티스관절염, 골관절염, 요통, 건초염, 골반내염증, 수술 후: 1일 75–100 mg, 3회로 나누어 복용

② 급성 상기도염, 기관지염의 해열·진통: 1회 25–50 mg, 1일 2회

주의사항

과도한 체온 하강으로 쇼크, 사지냉감 등이 나타날 수 있어 고령자나 소모성 질환 환자는 주의.

중증 부작용

① 소화성궤양: NSAIDs궤양을 일으킬 수 있으며, PG 생산 억제에 의한 혈소판

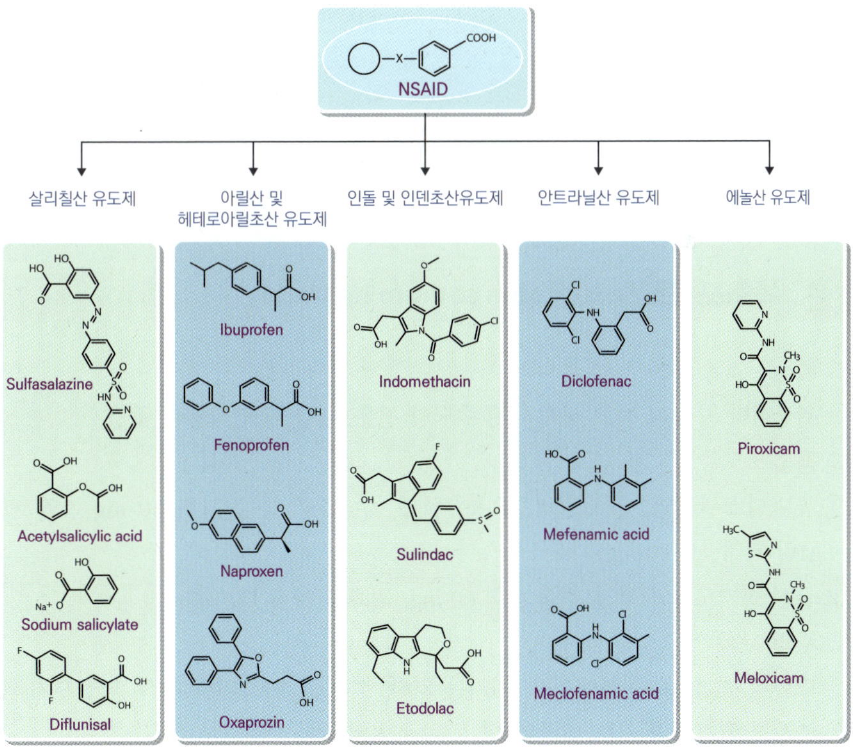

그림 1-1-1. **NSAIDs의 구조에 의한 분류.** (Biochemical Phamacology 2020:80:114147)

응집 억제로 위장관 출혈을 일으킴. 위장 출혈 병력, 스테로이드나 항응고제 병용, 중증 기저질환, 70세 이상 등에서 위험이 높음. 고령자나 만성질환이 있으면 양성자펌프 억제제나 H2 수용체 대항제, PGE1 유도체 미소프로스톨과 병용.

② 신독성: 신수질의 혈류 감소에 의해 사이질 염증이나 유두 괴사를 일으키며, 신증후군을 일으킴(183 페이지).

③ 기타 부작용: 혈압 상승(평균 5 mmHg 상승), 심기능장애(울혈심부전 악화), 아스피린 천식 유발. 인플루엔자 경과 중 뇌병증 등.

반감기 | 1.5시간(25 mg 정)

대사 | 주로 CYP2C9 대사 후 신배설, 담즙배설

약물 상호작용

- 퀴놀론과 상호작용으로 경련을 일으킬 수 있음.
- 리튬, 디곡신, 메토트렉세이트의 혈중농도를 높이고 작용을 증가시킬 수 있음.
- 아스피린, 푸로세미드, 싸이아자이드 이뇨제, ACE 억제제의 작용을 감소시킬 수 있음.

투약 후 관찰 | 혈압, 간기능, 신기능, 혈액검사, 전해질, 간기능

교육 | 부작용(과민증, 위장장애, 졸림, 어지럼, 부종)

제형

디클로페낙나트륨 정 25 mg (₩ 30), 50 mg (₩ 57), 주 37.5 mg (₩ 565)/신일

3 록소프로펜(loxoprofen sodium hydrate)

특징

위장점막 자극이 적고 신속히 흡수되며 진통, 해열, 소염작용이 좋음.

용법

① 류마티스관절염, 골관절염, 요통, 치통, 수술 후 통증: 1회 60 mg, 1일 3회 (1일 최대량: 180 mg)

② 급성 상기도염의 해열·진통: 1회 60 mg, 필요에 따라 1일 2회

주의 사항

소화성 궤양, 중증 혈액이상, 신기능 저하, 심부전, 아스피린 천식, 임신후기, 염증장질환(크론병, 궤양대장염)에 사용하지 않음.

중증 부작용

쇼크, 급성중증과민증, 무과립구증, 빈혈, 중독표피괴사증후군, 급성신장애, 위장관출혈, 간기능장애, 울혈심부전, 무균수막염.

반감기 | 1.2시간(60 mg)

투약 후 관찰 | 혈압, 간기능, 신기능, 혈액검사, 전해질, 근육통, 탈력감.

교육 | 부작용[과민증, 위장장애, 졸림, 어지럼, 천식, 근육통, 혈관부종, 얼굴 부종(눈 주위, 구강)]

제형

록스펜 정 60 mg (₩ 125), 록스펜씨알 정 90 mg (₩ 270)/신풍

4 세레콕시브(celecoxib)

특징

- ⊙ 시클로옥시게나제–2 (COX–2) 억제에 대한 선택성이 높아 위장장애가 적음.
- ⊙ 염증 병소에 유도된 COX–2를 선택적으로 억제.

용법

① 류마티스관절염의 소염·진통: 1회 100–200 mg 1일 2회, 아침·저녁 식후

② 골관절염, 요통, 견관절주위염, 건초염의 소염·진통: 1회 100 mg 1일 2회, 아침·저녁 식후

③ 수술 후, 외상 후, 발치 후 소염·진통: 처음 400 mg 복용 후 1회 200 mg을 1일 2회, 6시간 간격

주의 사항

- ⊙ 외국에서 선택성 COX–2 억제제 사용 후 심근경색, 뇌졸중 발생 보고가 있었으며, 사용기간 증가에 따라 위험성이 높았음.
- ⊙ 설폰아마이드 과민증 병력, 아스피린 천식 병력, 소화성 궤양, 중증 간·신장애, 부정맥, 관상동맥우회술 직후, 임신말기에는 사용하지 않음.

중증 부작용 | 쇼크, 급성중증과민증, 위장장애, 졸림, 어지럼, 천식, 발진, 소농포.

대사·배설 | 주로 CYP2C9에 의해 대사되고 대변(~57%), 소변(~27%)으로 배설

반감기 | 7시간(100 mg)

약물 상호작용

- CYP2C9의 강한 억제제(플루코나졸 등)에 의해 세레콕시브의 AUC가 2–5배 증가하며, 강한 유도제(리팜피신, 카바마제핀, 바비탈 등)에 의해 AUC가 1/2–1/5 저하.
- 퀴놀론 항생제와 상호작용으로 경련을 일으킬 우려가 있음.
- 리튬, 디곡신, 메토트렉세이트의 혈중농도를 높이고 작용을 증가하는 경우가 있음.
- 아스피린, 싸이아자이드 이뇨제, 일부 고혈압약(ACEi, ARB, 일부 베타차단제)의 작용을 감소시킬 수 있음.
- CYP2D6 억제제로 작용하여 2D6에 대사되는 약물인 항우울제(삼환계 및 SSRI), 이완제, 항부정맥제, 덱스트로메토르판 등의 혈중농도가 증가할 수 있음.

투약 후 관찰 | 혈압, 간기능, 신기능, CK, 혈액검사, 전해질, 심전도.

교육 | 부작용(과민증, 위장장애, 졸림, 어지럼, 천식, 피부발진)

제형

콕스비토 캡슐 200 mg (₩ 520)/종근당, 셀베스타 캡슐 200 mg (₩ 500)/동아에스티, 세렉스 캡슐 200 mg (₩ 386)/한독

5 프레가발린(pregabalin)

특징

- 전위의존성 칼슘채널의 α2δ 소단위에 결합하여 칼슘 유입억제, 글루탐산 등 신경전달물질을 억제. 통각억제 및 항경련 활성을 나타냄.
- 말초신경병증의 통증에 사용하며, 투여 중 졸림이 나타날 수 있어 차량 운전을 피함.

용법

① 신경병증 통증: 1일 150 mg, 2회로 나누어 복용, 1주 이상에 걸쳐 1일 300 mg까지 증량, 1일 최대량 600 mg

② 섬유근통에 동반한 통증: 1일 150 mg, 2회로 나누어 복용, 1주 이상에 걸쳐 1일 300 mg까지 증량하여 유지, 1일 최대량 450 mg

주의 사항

- 신기능 저하에 따라 투여량, 투여간격 조절.

- ⊙ 치료 중단 후 금단증상이 나타날 수 있음.
- ⊙ 프레가발린 투여에 의해 체중이 증가하면 당뇨병에서 혈당강하제 용량 조정이 필요할 수 있음.

중증 부작용 | 어지럼, 졸림, 의식장애, 심부전, 폐수종, 횡문근융해, 신부전, 중증 호흡억제

반감기 | 5.7시간(100 mg)

배설 | 주로 소변

투약 후 관찰 | 간기능(AST, ALT), 심폐기능, CK, 신기능(BUN, Cr), 혈당, 시력, 이탈 증상

교육 | 호흡기계 위험(호흡저하, 호흡곤란), 어지럼, 졸림, 구역, 두통 등이 나타나는지 주의

제형

뉴리카 캡슐 75 mg (₩ 549), 150 mg (₩ 673), 300 mg (₩ 897)/동아에스티, 리리카 CR 서방정 330 mg (₩ 1,400)/화이자

6 트라마돌(tramadol hydrochloride)

특징

- ⊙ 의료용 마약으로 지정되지 않은 진통제이며, 오피오이드 μ 수용체에 약한 작용으로 모르핀에 비해 1/5의 진통효과.
- ⊙ NSAIDs의 진통효과가 충분하지 않을 때 병용.

용법

① 치료가 어려운 통증을 동반한 암, 만성통증에 1일 100–300 mg을 2–4회에 나누어 투여, 1일 최대용량 400 mg

② 각종 암, 수술 후 통증에 1회 50–100 mg을 정맥 또는 근육주사, 필요시 4–5시간 간격으로 반복

주의 사항

- ⊙ 알코올, 수면제, 진통제, 오피오이드, 향정신약의 급성중독, 12세 미만 소아에 사용하지 않음.
- ⊙ 신장애(GFR 30 mL/min 미만)에는 1일 최대용량 200 mg이며, 투여간격을 12시간 이상으로 함.

⊙ 장기간 사용하면 의존성 및 금단증상이 나타날 가능성이 있으므로 점진적 투여량 감소 필요.

⊙ 1일 최대 권장용량(400 mg) 초과 시 경련 위험 증가.

중증 부작용 | 쇼크, 급성중증과민증, 호흡억제, 경련, 의식소실

기타 부작용 | 구역/구토, 졸림

대사 | CYP2D6, 3A4

반감기 | 작용시간은 속방형 1시간 이내, 최대 효과 2–3시간, 반감기는 6시간, 서방정은 7.9시간

약물 상호작용

⊙ CYP2D6를 억제하는 약 병용에서 AUC 2–5배 증가, 강한 유도제에 의해 AUC 1/2–1/5 저하.

투약 후 관찰 | 호흡 회수.

교육 | 부작용(오심, 구역/구토, 졸림, 변비, 어지럼, 두통)

추가 사항

⊙ 트라마돌 37.5 mg과 아세트아미노펜 325 mg의 복합제가 신경병증 통증에 효과적. 1회 1정, 1일 4회, 투여간격 4시간 이상. 부작용으로 졸림, 어지럼, 의식장애, 경련 등.

⊙ 12세 미만에 사용하지 않으며 비만, 폐쇄성 수면무호흡증후군, 중증폐질환에 사용하지 않음.

제형

트리돌 캡슐 50 mg (₩ 90), 서방정 100 mg (₩ 277), 주 50 mg (₩ 300)/유한양행, 울트라셋 정(트라마돌 37.5 mg, 아세트아미노펜 325 mg) (₩ 185)/ 한국얀센

7 옥시코돈(oxycodone hydrochloride hydrate)

특징

⊙ 강한 오피오이드 경구제이며 천정효과가 없고 신기능 저하에서 사용 가능.

⊙ 경구 투여에서 생체이용률 60% 정도이며, 모르핀의 25%에 비해 높음.

용법

① 중등도 이상의 통증이 있는 암의 진통: 1일 10–80 mg, 4회로 나누어 투여, 서방정

은 1일 10–80 mg을 2회로 나누어 투여, 주사제는 1일 10–250 mg 지속 정맥주사.

② 오피오이드 진통제를 투여해도 조절이 어려운 중증도 이상의 만성통증: 서방정 1일 10–60 mg을 2회 나누어 투여, 투여 시작 4주 후에 효과가 없으면 다른 제제로 변경.

주의 사항

- ⊙ 만성통증의 진단, 치료에 충분한 지식을 가지고 투여(185 페이지).
- ⊙ 이 약의 위험에 대해 충분히 관리, 설명할 수 있어야 함.
  - ▪ 계속 사용하면 내약성, 의존증이 생김.
- ⊙ 중증 호흡억제, COPD, 기관지천식, 만성폐질환에 의한 심부전, 마비장폐색, 출혈대장염 등이 있으면 사용하지 않음.

중증 부작용 | 급성중증과민증, 호흡억제, 착란, 섬망, 기관지경련, 두부손상과 두개내압 상승, 혈압저하 및 쇼크, 심장마비, 무기폐, 후두부종, 마비장폐색, 중독거대결장.

반감기 | 6시간(2.5 mg), 서방형 4.9시간(10 mg)

대사 | 일차적으로 CYP3A4에 대사되며, CYP2D6를 통해 부분적으로 대사, 소변 배설

약물 상호작용

- ⊙ CYP3A4 억제제(보리코나졸, 리토나비르, 클라리스로마이신 등)나 CYP3A4 유도제(리팜피신, 카바메제핀, 페니토인 등), CYP2D6 억제제(파록세틴, 퀴니딘 등) 병용에 주의.

투약 후 관찰 | 진통효과, 호흡 회수

교육 | 부작용(호흡억제, 착란, 섬망, 구토, 졸림, 변비, 구역/구토, 입안 건조)

제형

오코돈 정 5 mg (₩ 390), 10 mg (₩ 585), 서방정 10 mg (₩ 799), 서방정 20 mg (₩ 1,127) 서방정 40 mg (₩ 1,597), 주 10 mg/mL(₩ 1,448)/하나제약

8 모르핀(morphine sulfate)

특징

- ⊙ 오피오이드 μ수용체를 통해 대뇌피질 감각 영역의 통각 역치 상승, 구심성 통

각전도로 억제, 하행성 억제계 활성화 등에 의해 진통작용(그림 2-1-3).

⊙ 천정효과가 없으며 계속 사용에 의한 의존성이 있고, 연속사용에서 급속히 중단하면 금단증상 출현.

⊙ 암통증에 효과가 높으며 심근경색의 진통에도 사용.

⊙ 과거에 부작용을 우려하여 사용을 기피하는 경향이 있었지만 암 환자의 QOL 개선에 필수적이라는 인식에서 적극 사용이 필요.

용법

① 암통증의 진통(그림 2-1-4)

⊙ WHO 권고에서 주된 약. 중등도 이상의 통증이며 NSAIDs로 진통이 어려우면 시작.

⊙ 내복약은 즉효성이며 용량을 조절하기 쉽고 편리. 1회 5 mg으로 1일 6회 경구가 기본 시작용량. 흡수 시작이 8분이며 4시간 효과 지속.

⊙ 통증이 심하면 5 mg을 추가 투여(additional dose)하고 다음날부터 1일 용량을 증량. 1일 용량은 30–120 mg이지만 임상적으로 상한은 없고 필요시 증량.

⊙ 통증과 졸음이 없는 상태를 유지하는 용량이 이상적.

⊙ 서방형 제제는 1일 20–120 mg을 아침·저녁 2회 투여.

⊙ 심한 통증에는 주사제를 1회 5–10 mg을 피하주사하며, 고도의 통증에는 50–200 mg을 점적정맥주사. 경구 용량에 해당하는 주사용량을 알아두어야 함(표 1-1-1).

⊙ 모르핀 시작 전에 사용하던 NSAIDs 병용에 의해 진통효과를 높일 수 있으므로 되도록 중지하지 않음.

⊙ 암통증에 신경병증에 의한 통증이 동반되어 오피오이드에 대한 반응이 적으면 3환계 항우울제 등을 병용(표 2-1-2).

표 1-1-1. 같은 효과를 나타내는 마약진통제 용량(mg)

	정맥·피하	경구
Morphine	10	30
Oxycodone	10	15–20
Hydromorphone	1.5	7.5
Hydrocodone	–	30–45
Codeine	–	200

(암통증 관리지침 6판 2019)

② 급성 심근경색의 진통

- 1회 5 mg를 15분마다 정맥주사. 통증이 소실될 때까지 반복.
- 심근경색증의 진통에는 모르핀 정맥투여가 가장 빠르고 효과적. 동시에 폐울혈도 감소시킬 수 있음.

주의 사항

- 호흡억제, 간장애, 기관지천식 발작에 주의.
- Oddi 괄약근을 긴장시키기 때문에, 중증 급성췌장염의 진통에는 사용하지 않음.
- 신기능 저하에서 용량 조절(표 1-1-2)

중증 부작용 | 호흡억제, 착란, 섬망, 기관지경련, 두부손상과 두개내압 상승, 혈압저하 및 쇼크, 무기폐, 후두부종

기타 부작용 | 변비, 구역, 시력장애, 눈통증, 약시

반감기 | 소장 상부에서 흡수, Tmax는 0.5시간, T1/2는 3시간

배설 | 글루큐론산 포합을 받아 24시간 소변 배설은 20-80%

약물 상호작용

- 페노티아진 유도체나 바르비탈산 유도체 등의 중추신경억제제, 흡입마취제,

표 1-1-2. **마약진통제의 제형**

성분명	제형	비고
Morphine	경구 서방형/속효성 주사제	신기능 저하 시 주의
Oxycodone	경구 서방형/속효성 주사제	
Oxycodone/Naloxone 복합	경구 서방형	
Hydromorphone	경구 서방형/속효성	
Hydrocodone/Acetaminophen 복합	경구 속효성	
Fentanyl	경피 패치, 경점막 속효성, 주사제	경점막 제제: 최소용량 제형으로 투여 시작하여 증량
Codeine	경구 속효성	신기능 저하 시 주의 최대 240 mg/day
Codeine/Ibuprofen/Acetaminophen 복합	경구 속효성	신기능 저하 시 주의
Tramadol	경구 서방형, 주사제	Tramadol 성분 최대 400 mg/day TCA/SSAI 병용 투여 시 주의
Tramadol/Acetaminophen 복합	경구 서방형/속효성	
Buprenorphine	경피 패치	최대 20 μg/hr

(암통증 관리지침 6판 2019)

3환계 항우울제, β차단제, 알코올 등에 의해 중추신경 억제작용 증가. 와파린 작용 증가. 항콜린작용제에 의해 마비장폐색이나 소변저류, 지도부딘 배출 저하.

투약 후 관찰 | 진통효과, 호흡 회수.

교육 | 부작용(호흡억제, 착란, 섬망, 오심, 구토, 졸림, 변비)

부작용 대책

① 변비: 반드시 나타나므로 예방 대책 필요. 적어도 2일에 한 번의 배변을 목표하며 충분한 완화제 사용. 산화마그네슘(1회 0.3-1 g, 1일 3회 경구)를 기본으로 하고, 조절이 어려우면 락툴로스(1회 10-20 mL를 1일 3회 경구)로 변경.

② 구역/구토: 약 30%에서 투여 초기에 나타나지만 대부분 5-10일에 소실. 증상이 심하면 돔페리돈 1일 3회 투여.

③ 졸음: 투여 초기에서 30-50%에서 나타나며, 용량 증가 시에도 있지만 점차 경쾌. 고령자에서 섬망이 있으며 할로페리돌을 수면 전에 투여.

과량 투여 시의 대처

- 사람에서 경구 투여에 의한 치사량은 10 mg 정제로 7-50정. 호흡억제 및 각성지연이 있으면 특이 대항제 날록손(0.2 mg/mL/A)을 사용. 1회 0.2 mg를 정맥주사하며 효과가 불충분하면 2-3분 간격으로 동량을 1-2회 추가. 효과 지속시간은 2-3시간.
- 서맥 및 심장무수축이 있으면 아트로핀을 투여하며, 필요시 심장마사지나 제세동 시행.

제형

황몰핀 정 15 mg (₩ 128), 엠에스알 서방정 10 mg (₩ 210), 30mg (₩ 477), 주 15 mg/mL(₩ 6,315)/하나제약

Chapter

02 정신·신경계 치료제

1 수면제

1) 졸피뎀(zolpidem tartrate)

특징

- 속방형(지속시간 약 4시간)과 서방형(지속시간 7–8시간)이 있으며 전향적 건망증을 일으킴.
- 일과성 불면, 시차적응 등에 효과.
- ω1 수용체에 대한 선택성이 높아 이완작용이나 운동실조 등에 대한 영향이 적음.
- 수면유도를 위해 다양한 약을 사용할 수 있으며(표 1-2-1), 각각의 특징을 알아 선택하면 좋음(표 1-2-2).

용법

- 잠들기 어려운 불면: 1회 5 mg 수면 전 투여.
  - 조현병, 조울증에 동반한 불면에는 사용하지 않음.

표 1-2-1. **수면제로 사용하는 약과 용량**

벤조디아제핀	Flurazepam* 15–30 mg, Triazolam* 0.125–0.25 mg Flunitrazepam* 1 mg, Brotiazolam* 0.25 mg Clonazepam 0.5 mg
비벤조디아제핀 GABA 조절제(Z약)	Zolpidem immediate-release* 5–10 mg Zolpidem controlled-release* 6.25–12.5 mg Eszopiclone* 1–3 mg
항우울제	Trazodone 25–50 mg, Mirtazapine 7.5–30 mg Amitriptyline 10–30 mg, Doxepin* 3–6 mg
항히스타민제	Doxylamine* 25 mg, Diphenhydramine* 25–50 mg
멜라토닌	Prolonged-release melatonin* 2 mg
항정신병제	Quetiapine 25–50 mg, Olanzapine 2.5–5 mg

* 식약처 인정(불면증 임상진료지침 2019)

표 1-2-2. 흔히 사용하는 수면제의 특성

약	용량(mg)	최고 작용 시간(h)	추정 반감기(h)	가격	권장사용
벤조디아제핀					
Estazolam	0.5 to 2	2	10 to 24	$14	수면유지
Flurazepam	15 to 30	1	47 to 100	$12	수면유지
Quazepam	7.5 to 15	2	25 to 84	$357	수면유지
Temazepam	7.5 to 30	1.5	3.5 to 18.4	$102 ($600)	수면유도와 유지
Triazolam	0.125 to 0.25	2	1.5 to 5.5	$21	수면유도
Z약					
Eszopiclone	1 to 3	1	6	$25 ($437)	수면유도와 유지
Zaleplon	5 to 10	1	1	$17 ($278)	수면유도
Zolpidem	5 to 10	1.6	2.6	$8 ($488)	수면유도와 유지
Zolpidem, extended release	6.25 to 12.5	1.5	2.8	$66 ($488)	수면유도와 유지
Zolpidem, sublingual	1.75 to 3.5	1	2.5	$105 ($357)	야간각성
멜라토닌 작용제					
Melatonin, controlled release	1	1.5	3.5	$1	수면유도
Ramelteon	8	0.75	2.5	$351	수면유도
항우울제					
Amitriptyline	25 to 150	4	30	$4	제한된 사용
Doxepin	3 to 6	3.5	15	NA ($383)	수면유지
Mirtazapine	7.5 to 15	2	30	$28 ($185)	권장안함
Nortriptyline	25 to 150	8	30	$4 ($1,024)	제한된 사용
Trazodone	50 to 100	1	10	$4	권장안함
오렉신 수용체대항제					
Suvorexant	5 to 20	2	15	$314	수면유도와 유지
항히스타민제					
Diphenhydramine	25 to 50	2.5	8.5	$3 ($5)	권장안함
Doxylamine	25 to 50	2.4	10	$5	권장안함
Hydroxyzine	50 to 100	2	20	$4	권장안함
항정신병제					
Olanzapine	2.5 to 20	6	30	$13 ($325)	제한된 사용
Quetiapin	50 to 400	1.5	6	$12 ($205)	제한된 사용
Risperidone	0.25 to 6	1	20	$11 ($246)	제한된 사용
항경련제					
Gabapentin	300 to 600	2.5	6	$6 ($129)	제한된 사용
Pregabalin	50 to 300	3	6	$185	제한된 사용

(American Family Physician 2017:96:31)

- 필요에 따라 10 mg으로 증량하며 밤동안 각성에 효과적. 1일 최대용량 10 mg.
- 서방형은 6.25 mg 또는 12.5 mg, 1일 1회 투여, 1일 최대용량 12.5 mg.

주의 사항

- 속방형은 다음날 아침 기상 시에 약효가 소실되므로 매일 복용해도 체내에 축적되지 않아 낮에 졸리는 영향(지연 작용)이 적음.
- 고령자에서 근이완 작용이 비교적 적어 자주 처방하지만 계속 복용하면 의식 수준 저하가 지연되거나 치매 증상 출현이 있음.
- 각성 시의 휘청거림이나 넘어짐에 주의.
  - 근이완 작용에 의한 넘어짐이나 골절은 노인에서 중요한 문제이며 저용량, 단시간형, 단일제 투여가 바람직.
- 장기 사용은 습관성 위험이 있으며, 가능하면 1주에 1–2회 휴약하는 간헐 투여가 좋음.
- 최근에 사용하는 수면제는 내성 형성이 없고, 다른 의존성 약물처럼 고용량 남용이나 의존증으로 진행하지 않음.
- 그러나 환자나 임상의사 중에 심리적 거부감으로 수면제 처방에 회의적이거나, 중독을 일으킨다는 잘못된 관념이나 불안감을 가지고 있을 수 있음. 이런 불안에서 수면제를 갑자기 중단하면 반동성 불면(수면제 중단에 동반한 수면의 일시적 억제)이 나타나고 불안 상태가 증가됨. 수면제 중지는 시간을 두고 점차 감량이 중요하며, 1주 단위로 복용량의 1/4–1/2씩 감량하여 1–2개월에 걸쳐 중지하는 방법을 권고.
- 진정제와 수면제의 병용은 수면운전을 포함한 비정상적 사고 및 행동변화가 나타날 수 있음.
- 우울증에 수면제 사용으로 자살경향 증가의 우려가 있음.
- 이산화탄소 혼수 우려가 있는 호흡기능 저하에는 원칙적으로 금기.

중증 부작용 | 정신증상, 의식장애, 일과성 건망, 호흡억제, 간장애, 의존증, 이탈증상.

반감기 | 2.1시간(5 mg, 공복)

대사 | 주로 CYP3A4

약물 상호작용

- 마취제, 중추신경 억제제(항정신약, 진정제, 마약성 진통제, 항우울제, 항경련제, 마취제, 진정작용이 있는 항히스타민제 등), 알코올과 병용에서 진정작용이 증가될 수 있음.

⊙ 시메티딘, 이트라코나졸, 미코나졸 등과 병용으로 작용 증가나 작용시간 연장을 일으키는 경우가 있음.

투약 후 관찰 I 호흡 상태, 착란, 간기능

교육

부작용으로 몽롱 상태, 수면동반증후군(몽유증상 등)이 나타나며, 입면·중도 각성 시 기억소실이 있을 수 있음. 계속 사용에 의한 의존증, 이탈증상이 나타날 수 있음.

제형

스틸녹스 정 10 mg (₩ 173), CR정 6.25 mg (₩ 320), CR정 12.5 mg (₩ 322)/한독

2 신경안정제

1) 디아제팜(diazepam)

특징

⊙ 뇌신경계의 벤조디아제핀 수용체에 결합하여 진정작용, 항불안 작용, 수면작용 등을 나타냄.

⊙ 감정과 관계가 있는 해마나 편도핵 등 대뇌변연계에 대한 선택적 억제작용에 의해 진정작용을 나타내며, 척수반사억제에 의해 근육의 과도한 긴장을 완화하고 불안이나 긴장을 개선.

용법

① 신경증이나 우울증에 의한 불안, 긴장, 심신증에 의한 신체 증상에 동반된 불안, 긴장, 우울 등에 1회 2–5 mg를 1일 2–4회 복용. 외래 환자에게는 1일 15 mg 이내, 4–12세 소아에게는 2–10 mg.

② 신경증에 의한 불안, 긴장이 심하여 신속한 진정이 필요한 경우, 마취 도입 전, 분만 시 불안 등에 10 mg을 서서히 정맥주사하고 필요시 3–4시간 간격으로 투여.

③ 불면증에 1회 5–20 mg 수면 전 경구 투여.

④ 뇌전증 중첩에 5–10 mg를 서서히 정맥주사하고, 발작이 완전히 억제되지 않으면 호흡억제, 서맥, 혈압 저하 등의 활력징후에 주의하며 5–10 mg씩 증량. 지속시간이 짧기 때문에 상황에 따라 페니토인 등 다른 항경련제 추가.

⑤ 알코올 이탈 증상에 의한 불안, 흥분, 불면에 1회 2–5 mg를 1일 3–4회 경구, 떨

림, 섬망이 있으면 1회 10 mg 1일 3–4회 정맥주사.

⑥ 만성 폐쇄성폐질환에서 중증 호흡곤란에 의한 불안이 심할 때 1회 5 mg 1일 3회 경구.

⑦ 열사병에 의한 떨림 증상에 1회 5–10 mg를 서서히 정맥주사, 그 후 4시간마다 반복

⑧ 중증 어지럼에 1회 2–5 mg를 내복 또는 정맥주사하면 전정기능억제에 의해 증상 개선.

⑨ 뇌척수질환에 의한 근경련, 통증에 의한 근긴장에 1회 2–10 mg을 1일 3–4회.

주의 사항

⊙ 근육주사는 흡수가 일정하지 않아 충분한 효과가 나타나지 않으므로 정맥주사가 원칙.

- 정맥주사는 혈전 정맥염을 방지하기 위해 서서히 주입, 혈관통이 나타날 수 있으며 근육주사에는 주사부위 통증, 경결이 일어날 수 있음.

⊙ 동맥 내로 주사하면 말초괴사, 정맥혈전증, 정맥염을 일으킬 수 있음.

⊙ 다른 주사약과 혼합 또는 희석하지 않음.

- 수액에 혼합하려면 40배 이상으로 희석하고 6시간 이내에 사용. 폴리비닐제 수액 용기에 흡착될 수 있음.

⊙ 급성 녹내장, 중증근무력증에 사용하지 않음.

⊙ 장기 사용에서 의존증이 생기며, 이탈 증상이 나타나고, 호흡기질환 환자에서 호흡억제가 일어날 수 있음.

중증 부작용 | 자극흥분, 착란, 의존증, 이탈증상, 호흡억제

기타 부작용

졸음, 어지럼, 주의력, 집중력, 반사운동능력 등 저하

⊙ 운전자나 노인에서 주의.

- 노인에서 근이완 작용으로 넘어지거나 섬망을 일으킬 수 있음.

⊙ 호흡·순환억제나 정신신경 증상은 대부분 과량 투여에 의해 나타나며, 주의 깊은 용량 설정과 상태 관찰이 중요.

대사

경구 투여에서 신속하게 흡수되며, Tmax 0.5–2시간. 주로 간에서 대사되며 글루큐론산에 포합되어 소변으로 62–73%가 배설.

반감기 | 20–30시간.

약물 상호작용 | CYP2C19 억제제 병용에서 AUC 2–5배 증가, 강한 유도제에

의해 AUC 1/2–1/5 저하

투약 후 관찰 | 투여 중 의존증, 이탈 증상, 흥분, 착란, 호흡 상태

교육 | 복용 중 금주하며, 자신의 판단으로 복용을 중지하지 않도록 함(금단 증상, 반동증상 출현).

과량 투여 시의 대처

- 사람에서 환산 경구 치사량은 2 mg 정제로 18,000정.
- 과량 투여에서 대항제로 플루마제닐(아넥세이트주 0.5 mg/종근당) 사용. 처음에 0.5 mg/5 mL/A 정맥주사하고, 그 후 1분에 0.1 mg씩 최고 1 mg까지 점적 정맥주사.

제형

디아제팜 정 2 mg (₩ 25), 5 mg (₩ 38), 주 10 mg/2 mL(₩ 200)/삼진

2) 알프라졸람(alprazolam)

특징

중간작용형(12–24시간), 고역가형 항불안제.

용법

신체 증상 동반 불안, 긴장, 우울, 수면장애: 1일 1.5 mg을 3회로 나누어 복용.

주의 사항

급성 녹내장, 중증근무력증, 중증 호흡부전, 수면무호흡증에 사용하지 않음.

중증 부작용 | 자극흥분, 착란, 간기능장애, 약물의존, 이탈증상, 호흡억제

대사 | 주로 CYP3A4

반감기 | 14시간(0.4 mg)

약물 상호작용 | HIV 프로테아제 억제제와 병용 금기

투약 후 관찰 | 호흡 상태, 간기능, 혈액검사, 소변검사, 의존증, 이탈증상

교육 | 투여 중 금주하며 부작용으로 졸림, 어지럼에 주의하고 장기복용 시 자신의 판단으로 복용을 중지하지 않도록 함.

제형

자낙스 정 0.25 mg (₩ 84), 0.5 mg (₩ 166)/화이자

3 항우울제

1) 아미트립틸린(amitriptylin)

특징

⊙ 노르에피네프린과 세로토닌의 재흡수억제에 의해 신경연접 영역에 증가하면 항우울작용을 나타냄.

⊙ 진정효과가 강한 항우울제이며 부작용(항콜린증상)에 주의.

용법

① 우울증: 1회 10–25 mg을 1일 2–3회로 시작하여 점차 증량.

⊙ 고령자, 전신질환 동반에서는 소량으로 시작.

⊙ 중증에는 1일 150 mg까지 증량하며 1일 최대용량은 300 mg.

⊙ 우울증에 불안, 초조를 동반한 불면에는 1일 1회 25–50 mg 저녁 또는 수면 전에 사용.

⊙ 불안, 초조에 효과적이며, 불면이나 불안감은 수일 내에 개선되지만 우울증 개선에는 10–14일이 걸림.

⊙ 심한 부작용이 없으면 적어도 1개월간 투약하며 경과를 봄.

② 신경병증에 의한 통증: 우울증상이 없는 만성 통증증후군에 효과가 있으며 신경병증의 통증에 소량으로도 효과.

⊙ 당뇨병 말초신경병증: 1일 1회 25–75 mg을 수면 전에 투여. 항우울 효과와는 달리 투여 후 2–3일에 개선됨. 5일 후에도 효과가 없으면 중지.

⊙ 뇌혈관장애 후 통증, 삼차신경통: 1회 10–25 mg, 1일 3회 경구.

⊙ 대상포진 후 신경통: 1회 10 mg를 1일 1–3회 경구, 소량에서부터 점증.

⊙ 긴장형 두통: 만성으로 경과한 경우나 정신적 배경이 명확한 경우에, 1일 1회 10–25 mg를 수면 전 경구 투여.

⊙ 효과 발현까지 약 1개월이 필요. 편두통이나 군발 두통 예방에도 효과적임.

⊙ 섬유근통(fibromyalgia): 근육통이 심한 만성피로증후군에 1일 1회 10 mg 수면 전에 투여를 시작하여 40–50 mg까지 점차 증량.

③ 암통증의 진통 보조제: 신경침윤이나 압박에 의한 통증에 모르핀의 효과가 없으면 1일 1회 10 mg 수면 전에 투여하여 60 mg까지 증량. 이상감각을 동반한 지속통증, 저림감, 작열통 등에 효과적.

중증 부작용

① 악성증후군(syndrome malin): 37–38℃의 발열, 근육강직, 연하곤란, 빈맥, 혈압변화, 발한, CK 상승 등을 주 증상으로 하는 병태.

⊙ 투약 시작 후 1–2주 이내에 발병하는 경우가 많음. 휴약하고 수액요법으로 집중관리 필요.

② 항콜린작용

⊙ 전립선비대에 의한 배뇨곤란, 기립저혈압에 의한 넘어짐, 급성녹내장 발작 등은 긴급 대처 필요.

⊙ 혈압 저하, 빈맥, 심전도장애, 입마름, 장관마비, 변비도 나타남.

⊙ 아미트립틸린 100 mg은 아트로핀 5 mg과 같은 정도의 항콜린작용을 나타냄.

⊙ 증상이 출현하면 투약 중지 후 대증요법 시행.

⊙ 부작용 출현이 항우울 작용보다 먼저 나타나서 투약을 거부할 수 있으므로 이런 증상을 미리 설명해 두면 좋음.

③ 기타 부작용: 중추신경계에 작용하므로 졸음, 주의력, 집중력 저하 등이 있으며, 환각, 착란, 흥분 등의 중증 정신증상도 나타날 수 있음.

⊙ 뇌전증에서 경련 역치를 저하시키므로 신중하게 투여.

⊙ 장기 투여에서 심근장애 가능성이 있어 정기적으로 심전도를 검사, QT 간격 연장 주의.

반감기 | Tmax 4.5시간, T1/2 27시간. 유효 혈중농도 95–250 ng/mL.

대사 | 경구 투여에서 신속하게 흡수되어 대부분 간(CYP2C9)에서 대사되어 담즙으로 배설.

약물 상호작용 | 모노아민산화효소 억제제와 병용 금기. 알코올, 항콜린작용제, 에피네프린작용제, 바르비탈계, 선택적 세로토닌재흡수 억제제 등과 병용하여 중추신경 억제작용 증가. 인슐린이나 경구 혈당강하제의 작용 증가.

투약 후 관찰

우울증상, 회복증후군(불안, 초조, 흥분), 중단증후군, 항콜린작용, 간기능, 신기능, 심전도

교육 | 복용 계속의 필요성, 복용 용량 확인, 병용 약 확인, 부작용 대처(졸음, 입안 건조, 변비 등)

참고 | 사람에서 환산 경구 치사량은 10 mg 정제로 1,445정. 특이 해독제는 없음.

제형

에트라빌 정 10 mg (₩ 23), 25 mg (₩ 38)/동화

2) 파록세틴(paroxetin hydrochloride hydrate)

특징

- 선택적 세로토닌재흡수억제제(SSRI)이며 serotonin(5−HT) 트랜스포터를 선택적으로 억제하여 5−HT 재유입 방지.
- 다른 SSRI보다 5−HT 재유입 억제작용이 강하며 약한 노르에피네프린 재유입 억제작용도 있음.
- 항우울작용과 항불안작용이 있어 광범위하게 사용.

용법

① 우울증, 우울 상태: 1일 1회 저녁 식사 후 20−40 mg. 1회 10−20 mg으로 시작하여 1주 후에 10 mg/일 증량. 1일 최대용량 40 mg.

② 공황장애: 1일 1회 저녁 식사 후 30 mg. 1회 10 mg으로 시작하여 1주 후에 10 mg/일 증량. 1일 최대용량 30 mg.

③ 강박장애: 1일 1회 저녁 식사 후 40 mg. 1회 20 mg으로 시작하여 1주 후에 10 mg/일 증량. 1일 최대용량 50 mg.

④ 사회불안장애: 1일 1회 저녁 식사 후 20 mg. 1회 10 mg으로 시작하여 1주 후에 10 mg/일 증량. 1일 최대용량 40 mg.

⑤ 외상후 스트레스장애: 1일 1회 저녁 식사 후 20 mg. 1회 10−20 mg으로 시작하여 1주 후에 10 mg/일 증량. 1일 최대용량 40 mg.

⑥ 서방정: 우울증에 1일 1회 저녁 식사 후 12.5 mg. 1주 후에 12.5 mg/일 증량.

주의 사항

자살 위험 증가 보고가 있으며, 18세 미만에서는 신중히 투여.

중증 부작용 | 세로토닌증후군, 악성증후군, 발작, 경련, 착란, 환각, 섬망, 다형홍반, 중증 간장애, 범혈구감소증

대사 | 주로 CYP2D6

반감기 | 14시간(20 mg), 서방정 13시간(12.5 mg)

투약 후 관찰 | 우울증상, 불안, 중단증후군

교육 | 복용 계속 필요성, 병용약 확인, 부작용(졸음, 체중 증가 등).

제형

세로자트 정 10 mg (₩ 468), 20 mg (₩ 688), 팍세론틴 서방정 12.5 mg (₩ 439), 25 mg (₩ 620)/한독

4 편두통치료제

1) 수마트립탄(sumatriptan)

특징

- 머리혈관과 삼차신경계의 5-HT(세로토닌)1B/1D 수용체에 대한 선택적 작용제이며, 5-HT1B 수용체 자극은 혈관평활근 수축을 일으키고 5-HT1D 수용체 자극은 3차신경 종말에서 신경전달물질 방출을 억제하며 혈관벽의 염증을 억제(그림 2-2-11).
- 편두통 급성 치료에 효과적.
- 구역/구토 등 편두통 동반 증상에도 효과적.
- 효과 발현까지의 시간은 약 30분이며, 반감기가 짧아 24시간 내 재발률이 약 30%로 높음.
- 다양한 트립토판제의 작용시간과 대사에 차이가 있음(표 1-2-3).

용법

- 편두통 발작 시 1회 50 mg 복용.
  - 효과가 충분하지 않으면 2시간 이상 간격을 두고 다시 50 mg 복용.

표 1-2-3. **편두통치료제 트립탄의 특징**

	T_{max} (h)	생체이용률(%)	반감기(h)	2시간 두통 개선(%)	대사
Almotriptan	1.4-3.8	70	3.5	70	MAO/P450/renal
Eletriptan[a]	1-2	50	4	77	P450
Frovatriptan	2-4	25	26	38	Renal/P450/MAO
Naratriptan	2-3	68	6	40	Renal/P450
Rizatriptan[a]	1.3	45	2	67	MAO/P450/renal
Sumatriptan	2-2.5	14	2	61	MAO/renal
Zolmitriptan	2	44	3	65	P450/MAO

a. 우리나라에 없음. (J Korean Neurol Assoc 2020:38:100-110)

- 50 mg에 효과가 없으면 다음 번부터는 1회 100 mg 투여. 1일 최대 투여량 300 mg.

주의 사항

⊙ 편두통에 특이적 치료제이며, 편두통이나 군발두통 이외의 두통에는 사용하지 않음.

⊙ 편두통 발작 시에만 효과가 있고 예방에는 효과가 없기 때문에 두통이 시작되고 가능한 조기에 복용(발작 시작 10분 이내가 효과적).

⊙ 전조증상이 있는 편두통에서 전조기에 복용하지 않고 전조증상이 끝나면 바로 복용.

⊙ 편마비편두통, 안근마비편두통 등 특수한 편두통에는 사용하지 않음.

중증 부작용

⊙ 트립탄은 강한 혈관수축제이므로, 허혈성 심질환, 뇌혈관장애, 말초동맥질환 등의 동맥경화질환이나, 조절되지 않는 고혈압 환자에는 투여 금기.

⊙ 문제가 되는 부작용은 관상동맥연축에 의한 협심증, 심근경색이지만 투여상의 주의를 지키면 발생률은 낮음.

- 협심증과 다른 가슴 목, 경부, 어깨에 경도의 조이는 느낌, 압박감이 출현하지만 문제되는 경우는 적음.

반감기 | 2.2시간(50 mg)

대사 | 주로 MAO, 신장으로 배설.

약물 상호작용

⊙ 같은 혈관수축작용을 갖는 편두통치료제인 다른 트립탄 제제나 에르고타민 제제(카페르고트 등)와 24시간 이내의 병용은 금기.

⊙ MAO 억제제와 병용은 금기이며, 선택적 세로토닌재흡수억제제(SSRI)와 병용도 피함.

참고

편두통을 예방하는 CGRP (calcitonin gene-related peptide)에 대한 단클론항체로 galcanezumab(앰겔러티 100, 120 mg/mL 주, 한국릴리)가 있음.

제형

수마트란 정 25 mg (₩ 1,802), 50 mg (₩ 2,726)/명인

5 항경련제

1) 발프로산 나트륨(sodium valproate)

특징

- ⊙ 다양한 뇌전증(소발작, 초점발작, 혼합발작 등)에 사용하며 특히 전신발작(강직간대발작, 무운동발작, 근간대발작)에 효과가 좋고, 특발성 전신뇌전증에 선택.
- ⊙ 중증 부작용이나 인지기능에 대한 영향이 적어 사용하기 쉬운 항경련제.
- ⊙ GABA 트란스아미나제를 억제하여 GABA 양을 증가시키며 Cl^-의 작용을 강화.

용법

① 뇌전증발작 예방: 소량[200–400 mg/일, (분 1–2)]으로 시작하고, 증량하여 600–1,200 mg/일(분 2–3)을 유지. 서방정은 1–2회로 나누어 복용.

② 편두통 발작 방지: 1일 400–800 mg, 1일 최대량 1,000 mg

주의 사항

- ⊙ 투여 초기에 위장 증상이 나타날 수 있어 소량으로 시작하여 점차 증량.
- ⊙ 유효 치료범위는 50–100 μg/mL이지만 다른 항경련제에 비해 효과나 중독증상과 혈중농도의 관계가 명확하지 않음(표 1-2-4).
- ⊙ 복용 중에 임신하면 태아에 척추이분증이 1–2%로 발생하므로 임신 중에는 금기.
- ⊙ 간질환에서 금지.

중증 부작용

- ⊙ 간장애를 동반하지 않는 고암모니아혈증. 고용량 투여 시 출혈시간 연장 또는 혈소판감소증.
- ⊙ 장기투여에서 떨림, 체중 증가, 탈모, 생리불순.

반감기

- ⊙ 7–17시간으로 다른 항경련제에 비해 짧아 장기 투여에서 1일 3회 투여.
- ⊙ 서방정은 13시간(600 mg, 공복).

대사

간에서 대사되며, 다른 항경련제가 간의 약물대사효소유도제(enzyme inducer)인 것과 달리, 억제제(enzyme inhibitor)이므로 다른 약제 병용에 주의.

약물 상호작용

- ⊙ 페니토인, 페노바르비탈의 혈중농도를 상승시킴.
  - ■ 페노바르비탈 투여 중에 추가하면 페노바르비탈의 혈중농도가 크게 상승되

표 1-2-4. **뇌전증치료제의 특성**

	F (%)	T_{max} (h)	V_d (L/kg)	단백 결합(%)	신배설*(%)	대사기관	$T_{half-life}$ (h)	T_{ss} (d)	치료범위 (mg/L)
PB	70-90	0.5-8.6	0.6-0.9	55	20-25	Hepatic(50-80) Renal(20-50)	53-118	10-15	15-40
PHT	90-100	8-12	0.7-0.8	87-93	-5	Hepatic(95) Renal(5)	6-60	15-20	10-20
PRM	60-80	4-6	N/A	20-45	-65	Hepatic(60-70) Renal(30-40)	7-22	2-3	-
ESM	> 90	1.5-7.0	0.6-0.7	0	-20	Hepatic	25-60	5-15	50-100
CBZ	85	3-8	0.8-2.0	76	< 2	Hepatic	12-17	2-6	4-12
CLB	> 95		0.9-1.4	85	-	Hepatic	18		100-400
VPA	> 95	4-17	0.1-0.2	90	1-3	Hepatic(95) Renal(5)	6-17	2	50-100
VGB	60-80	1	0.8	0	100	Renal	5-8	2	-
ZNS	90	2-6	1.0-1.9	40	-35	Hepatic(70) Renal(30)	27-70	10-40	10-40
LTG	> 95	1-4	0.9-1.3	55	10	Hepatic	12-35	5-6	-
GBP	35-60	2-4	0.85	0	100	Renal	5-7	2	-
TPM	80	1.4-4.3	0.6-0.8	15	20-60	Hepatic(30) Renal(70)	20-30	4-6	2-13
OXC	90	4.5-6.0	0.75	60	< 1	Hepatic(80) Renal(20)	8-15	1	-
LEV	95	0.3-2.0	0.5-0.7	< 10	-66	Renal	6-8	5	6-21
PGB	90	1.3	0.57	0	-98	Renal	5-7	2	3.0-9.5
LCM	100	1-4	0.5-0.8	< 30	40	Hepatic(60) Renal(40)	13	2-3	-
RFN	85	4-6	0.71-1.14	35	-4	Hepatic	6-10	1-3	5-30
PRP	100	0.5-2.5		≤ 95	2	Hepatic	70		-
BVC	100	1	0.5	≤ 20	9	Hepatic(20)	9	2	0.2-2.0

* Unchanged excretion.
BVC: Bricaracetam, CBZ: Carbamazepine, CLB: Clobazam, ESM: Ethosuximide, F: Drug fraction, GBP: Gabapentin, LCM: Lacosamide, LEV: Levetiracetam, LTG: Lamotrigine, OXC: Oxcarbazepine, PB: Phenobarbital, PGB: Pregabalin, PHT: Phenytoin, PRM: Primidone, PRP: Perampanel, RFN: Rufinamide, Tmax: Time to reach maximum plasma concentration, TPM: Topiramate, Tss: Time to reach steady-state plasma consentration, Vd: Volume of distribution, VGB: Vigabatrin, VPA: Valproate, ZNS: Zonisamide.

(J Clin Neurol 2020:16:547-555)

어 중독증상을 일으킬 수 있음.

- 페니토인과 결합 혈장단백의 경쟁으로 비결합형 페니토인이 증가하여 중독증상이 나타날 수 있음.

⊙ 카바페넴계 항생제와 병용 금기.

처방 후 관찰 | 간기능

교육 | 복용 초기에 위장 증상과 졸림이 나타나지만 대부분 일시적임. 그 후 빈도가 높은 부작용 증상은 떨림, 체중 증가, 탈모.

제형

에필람 정 200 mg (₩ 70)/삼진, 데파킨크로노 정 300 mg (₩ 88), 500 mg (₩ 223)/한독, 오르필 서방정 300 mg (₩ 131), 600 mg (₩ 207), 주 3 mL(300 mg/3 mL) (₩ 4,228)/부광

6 파킨슨병치료제

1) 레보도파/카비도파(levodopa/carbidopa)

특징

⊙ 파킨슨병은 흑질선조체에 도파민이 부족하지만 도파민은 혈액-뇌관문을 통과하지 않기 때문에 이것을 통과하는 도파민 전구체 레보도파를 투여.

⊙ 레보도파는 흑질선조체 신경원세포에서 도파탈탄산효소에 의해 도파민으로 변환.

⊙ 카비도파는 혈액-뇌관문을 통과하지 못하며, 도파탈탄산효소를 억제하여 뇌 이외의 말초조직에서 레보도파가 도파민으로 전환되는 양을 감소시켜 중추의 레보도파 양을 증가시켜주며 도파민의 말초적 부작용을 감소시키므로 카비도파를 복합하여 사용.

용법

⊙ 레보도파 용량 100-200 mg(분 1-2, 식후)으로 시작.

- 부작용이 없으면 3-4일에 걸쳐 소량씩 증량하고, 초기에는 300 mg/일(분 3) 정도를 유지.
- 효과가 불충분하거나 진행하면 600-900 mg/일까지 증량. 1일 최대량 1,500 mg.

⊙ 파킨슨증후군에는 파킨슨병 같은 효과를 기대할 수 없지만 레보도파 300 mg 용량까지 투여.

주의 사항

⊙ 파킨슨병 증상 중에서 특히 무운동(akinesia), 경직에 효과가 있으나, 안정 시 떨림에는 비교적 효과가 적음.

⊙ 레보도파는 파킨슨병에 효과적이지만, 장기 투여하면 효과가 저하되며, 증상을 완전히 개선시키기보다는 60-80% 정도의 개선의 장기적 유지를 목표로 함.

- ▪ 레보도파 사용량을 최소한으로 하고 효과가 불충분하면 다른 항파킨슨병제를 병용.

⊙ 일상생활동작(ADL)장애가 경미한 증례(중증도 분류 I–II도)에서는 도파민수용체 대항제인 브로모크립틴(팔로델/노바티스), 카베골린(도스티넨정/다림바이오), 프라미펙솔(미라펙솔/환인) 등을 사용하고, 움직임 없이 ADL 장애가 심해지면(중증도 분류 III도 이상), 레보도파 시작(병용)이 일반적.

⊙ 레보도파의 효과가 불충분하면 다른 도파민수용체 대항제 아만타딘(피케이멜즈정/한화), 셀레길린(마오비정/초당) 병용을 고려(표 1-2-5).

⊙ 항콜린제는 경증에 유효하지만, 고령자(70세 이상)에게는 투여하지 않음.

중증 부작용

⊙ 투여 초기에는 위장 증상(구역/구토) 출현빈도가 높음.

- ▪ 소량으로 시작하고, 식사 직후 복용.

⊙ 장기 치료에서 위장 증상 발현은 드물고 공복 시 복용도 가능하므로, 식후 복용으로 제한하지 않고 환자의 생활 패턴에 따른 투약 스케줄이 가능해짐.

⊙ 레보도파 장기 투여 예나 진행 예에서 wearing–off 현상(약효 감소나 유효시간 단축), on–off 현상(갑작스러운 증상 악화와 경쾌), 불수의운동(혀의 이상운동이나 사지, 몸통의 무도병 모양의 운동), 정신증상(환각, 섬망), 기립저혈압 등의 부작용 발현빈도가 높음.

- ▪ 이 경우에는 투여방법의 변경이나 다제 병용 필요가 있어 전문의에게 의뢰.

⊙ 레보도파 투여의 급격한 중지는 악성증후군을 일으킬 수 있으므로 주의.

⊙ 고단백식에서 흡수 저하 가능성이 있음.

반감기

경구 투여 후 약 2시간에 혈중 레보도파농도가 피크에 도달. 레보도파 단일제 투여보다 복합제의 최고 혈중농도는 4–5배에 도달. 셀레길린은 레보도파대사억제제(MAO–B inhibitor)이므로 레보도파와 병용하면 레보도파의 부작용이 나타나기 쉬워지므로 주의.

제형

퍼킨 정 25–100 mg [레보도파 100 mg, 카비도파 25 mg (₩ 75)], 25–250 mg [레보도파 250 mg, 카비도파 25 mg (₩ 181)], 씨알정 50–200 mg [레보도파 200 mg, 카비도파 50 mg (₩ 383)]/명인

표 1-2-5. **파킨슨병에 사용하는 도파민작용제**

약	기전	구조	적응
Levodopa (L-DOPA)	Dopamine precursor	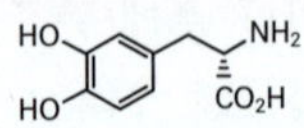	Treat PD symptoms (muscle stiffness, tremors, spasms, and poor muscle control)
Carbidopa	Dopamine decarboxylase inhibitor	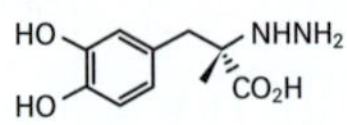	Combinatorial therapy with levodopa
Rasagiline	MAO-B inhibitor	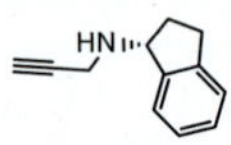	Combinatorial therapy with levodopa Early stages of PD
Selegiline	MAO-B inhibitor	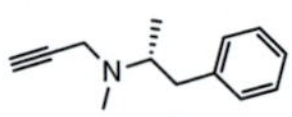	Combinatorial therapy with levodopa Early stages of PD
Safinamide	MAO-B inhibitor	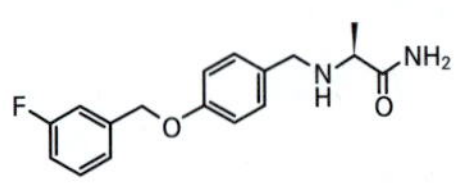	Combined with levodopa and carbidopa to treat "wearing-off" episodes (muscle stiffness, loss of muscle control) in PD patients
Entacapone	COMT inhibitor	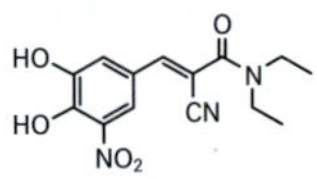	Combinatorial therapy with levodopa/carbidopa
Toleapone	COMT inhibitor	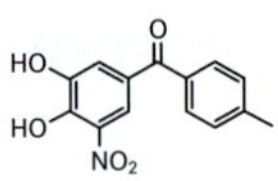	Combinatorial therapy with levodopa/carbidopa
Apomorphine	Dopamine agonist	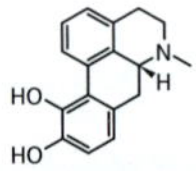	Treat "wearing-off" episodes in people with advanced PD
Bromocriptine	Dopamine agonist	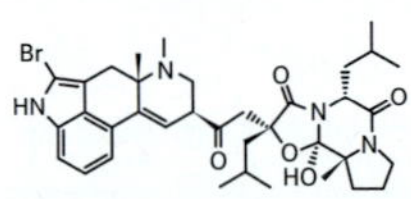	Treat PD symptoms Treat acromegaly
Pramipexole	Dopamine agonist	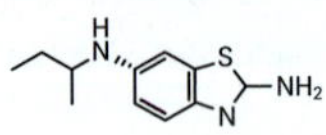	Treat PD symptoms Treat restless legs syndrome (RLS)
Ropinrole	Dopamine agonist	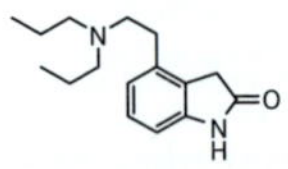	Treat PD symptoms Treat RLS
Rotigotine	Dopamine agonist	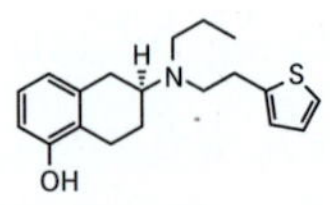	Treat PD symptoms Treat RLS

(Acta Pharmacologica Sinica 2020:41:471-482)

표 1-2-6. 파킨슨병에 사용하는 비도파민 작용제

무스카린수용체대항제		
약	구조	적응
Benztropine	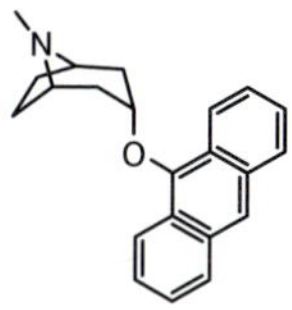	Used as an adjunct in PD treatment (e.g., levodopa). Useful in the control of extrapyramidal disorders (except tardive dyskinesia) due to neuroleptic drugs (e.g., phenothiazines).
Trihexyphenidyl	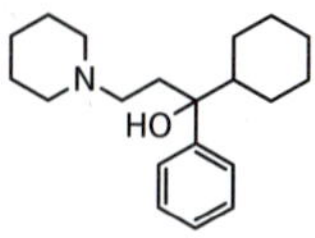	Used as an adjunct in PD treatment. Treat and prevent Parkinson-like symptoms that are caused by using certain anti-psychotic medications.
Biperiden	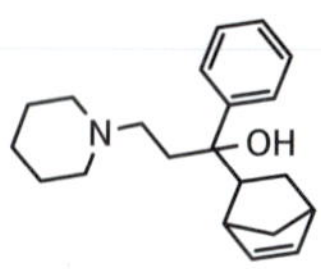	Used alone or together with other medicines (e.g., levodopa) to treat Parkinson's disease. Used to control severe muscle reactions and other side effects from certain medicines (e.g., chlorpromazine).
콜린에스테라제억제제		
약	구조	적응
Rivastigmine	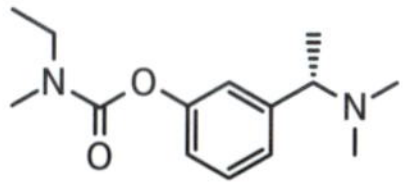	Treat mild to moderate dementia caused by Alzheimer's or Parkinson's disease.
NMDA (N-methyl-D-asoartate) 수용체대항제		
약	구조	적응
Amantadine	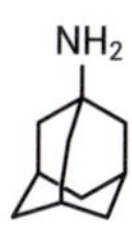	Treat Parkinson's disease and "Parkinson-like" symptoms such as stiffness or tremors, shaking, and repetitive uncontrolled muscle movements that may becaused by the use of certain drugs.
아네노신 A_{2A} 수용체대항제		
약	구조	적응
Istradefylline	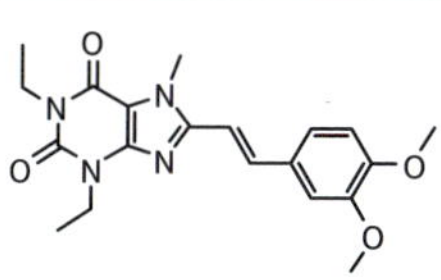	Use as an adjunctive treatment to levodopa/cabidopa in adult patients with Parkinson's disease (PD) experiencing "OFF" episodes.

(Acta Pharmacologica Sinica 2020:41:471-482)

7 조현병치료제

⊙ 정형 항정신병 약물(1세대)

도파민수용체 차단 작용으로 환각, 망상 등의 양성증상에는 효과를 보이지만 논리장애, 무딘 감정 등 음성증상에는 효과가 없거나 악화시킴. 도파민수용체 차단작용은 추체외로증상, 지발성 운동장애, 고프로락틴혈증 등 부작용의 원인.

⊙ 비정형 항정신병 약물(2세대)

도파민 및 세로토닌수용체와 결합하여 뇌신경전달물질을 차단, 정형 항정신병 약물(1세대)에 비해 도파민수용체에는 약하게, 세로토닌수용체에는 강하게 결합하므로 양성증상을 효과적으로 치료하면서 음성증상을 악화시키지 않거나 개선하며, 도파민수용체 억제로 인해 유발되는 추체외로증상을 감소시킴.

1) 쿠에티아핀(quetiapine fumarate)

특징

⊙ 추체외로증상이 적고, 불안, 우울증이 심한 경우에 효과적.

⊙ 혈당 증가 가능성이 있어 당뇨병치료제 병용 및 병력 확인.

용법

① 조현병: 시작 1회 25 mg, 1일 2–3회, 이후 점차 증량, 유지 1일 150–600 mg, 2–3회 나누어 복용, 1일 최대량 750 mg

⊙ 간기능장애, 고령자는 소량(1일 1회, 25 mg)으로 시작, 1일 증량 25–50 mg

② 양극성 장애에서 우울증상 개선: 1일 1회 50 mg으로 시작, 2일 이상의 간격을 두고 1회 150 mg 증량. 다시 2일 이상의 간격을 두고 1회 300 mg(권고 용량)까지 증량. 모두 취침 전, 식후 2시간 이상

주의 사항

혈당 상승에 의한 당뇨병케토산증, 당뇨병혼수 위험이 있어 투여 중 혈당 측정. 고혈당 부작용을 환자와 가족에게 설명하여 입마름, 다음, 다뇨, 빈뇨 등이 있으면 바로 진료를 받도록 교육.

중증 부작용

고혈당, 당뇨병케토산증, 당뇨병혼수, 저혈당, 악성증후군, 횡문근융해증, 경련, 무과립구증, 백혈구 감소, 간기능장애, 황달, 마비장폐색, 지연성 운동이상증, 폐색전증, 심부정맥혈전증, 중독성 상피괴사융해증, 피부점막눈증후군, 다형홍반.

기타 부작용

불면, 자극성, 졸림, 불안, 두통, 어지럼, 무운동증, 떨림, 구음장애, 빈맥, AST·ALT·LDH 상승, 변비, 식욕 감퇴, 고프로락틴혈증, T4감소, 권태감, 무력증, CK상승.

반감기 | 3.5시간(100 mg 반복)

투약 후 관찰

정신증상, 악성증후군(CK, 근경직, 발열, 발한 등), 추체외로증상, 체중 증가, 간기능, 혈액검사, 심전도, 혈전색전증(숨참, 흉통, 사지통증, 부종 등), 횡문근융해증(CK, 근육통, 탈진감, 미오글로빈뇨), 경련, 혈당, 졸음.

교육 | 복용 계속의 필요성, 부작용 대처법

제형

쿠에티아핀 정 25 mg (₩ 321), 100 mg (₩ 809), 200 mg (₩ 1,190), 300 mg (₩ 1,556)/명문

2) 아리피프라졸(aripiprazole)

특징

- ⊙ D2수용체에 대한 부분작용제이며 도파민신경계의 활동성을 안정시킴.
- ⊙ 다른 제제에 비해 과도한 진정은 없으며 추체외로증상, 대사 부작용이 적음.
  - ▪ 불면이 나타날 수 있음.
- ⊙ 급성조증에 고용량으로 효과. 우울 상태에는 6 mg 전후에서 효과 판단.

용법

① 조현병: 시작 1일 6–12 mg 1일 1–2회, 유지 1일 6–24 mg 1일 1–2회에 나누어 복용, 1일 최대량 30 mg

② 양극성 장애에서 조증상 개선: 1일 1회 12–24 mg, 1일 최대량 30 mg

주의 사항

- ⊙ 주사제는 경구 아리피프라졸 투여 후에 시작하며, 처음 2주는 경구 아리피프라졸 소량 투여를 계속.
  - ▪ 다른 주사액과 혼합 또는 희석하여 사용하지 않음. 투여 직전에 충분히 흔들어 확실히 혼합.
- ⊙ 주사 부위를 비비지 않음.

중증 부작용

악성증후군, 지연성 운동이상증(장기 투여), 마비장폐색, 급성중증과민증, 횡문근융해증, 당뇨병케토산증, 당뇨병혼수, 저혈당, 경련, 백혈구 감소, 폐색전증, 심부정맥혈전증, 간기능장애

기타 부작용

충동제어장애, 불면, 신경과민, 불안, 졸림, 안절부절, 떨림, ALT상승, CK상승, 체중 증가.

대사 | CYP3A4, 2D6

반감기 | 61시간(6 mg)

투약 후 관찰

정신증상, 악성증후군(CK, 근경직, 발열, 발한 등), 추체외로증상, 흥분 동반 불면, 혈액검사, 혈전색전증(숨참, 흉통, 사지통증, 부종 등), 횡문근융해증(CK, 근육통, 탈진감, 미오글로빈뇨), 경련, 간기능

교육 | 복용 계속 필요성, 부작용 대처법

제형

아리피프라졸 정 5 mg (₩ 510), 10 mg (₩ 1,089), 15 mg (₩ 1,231)/한림

3) 클로르프로마진(chlorpromazine hydrochloride)

특징

- ⊙ 조현병에 전통적으로 사용되었으며 장기 사용에서 운동이상증 발생.
- ⊙ 진토작용이 있어 다른 약물에 기인한 중독, 장폐색, 뇌종양 등에 의한 구토증상을 은폐할 수 있음.

용법

조현병, 조증, 신경증에서 불안·긴장·우울, 구토, 딸국질, 파상풍의 경련, 마취 전 투약, 최면·진정·진통제의 효력 증가에 1일 30–100 mg.

주의 사항

혼수, 순환허탈, 중추신경억제, 페노티아진과민증에 사용하지 않음.

중증 부작용

악성증후군, 돌연사, 백혈구증가증/감소증, 마비장폐색, SLE유사 증상, 폐색전증, 심부정맥혈전증, SIADH, 장기 투여에서 지연성 이상운동.

대사 | 주로 CYP2D6

투약 후 관찰

정신증상, 악성증후군(CK, 근경직, 발열, 발한 등), 추체외로증상, 혈액검사, 심전도, SIADH (Na, 항이뇨호르몬 등), 혈전색전증(숨참, 흉통, 사지통증, 부종 등)

교육 | 복용 계속 필요성, 부작용 대처법

제형

클로르프로마진 염산염 50 mg (₩ 70), 100 mg (₩ 84), 200 mg (₩ 157)/명인

4) 할로페리돌(haloperidol)

특징

- 조현병에 적응이 있으며 급격한 정신운동 흥분의 긴급 시, 섬망에 정맥주사 함.
- 양극성 장애와 관련된 조증삽화, 정신병적 장애 증상, 투렛증후군, 구토, 딸꾹질에 효과.

용법

조현병, 조증에 1일 0.75–2.25 mg으로 시작하고 점차 증량하여 1일 3–6 mg

주의 사항

혼수 상태, 중추신경억제제, 중증심부전, 파킨슨병, 레비소체형 치매, 기관지폐렴, 브티로페논계 화합물과민증, 임산부·임신 가능성 등에서 사용하지 않음.

중증 부작용

악성증후군, 심실세동, 심실빈맥, 마비장폐색, SIADH, 빈혈, 백혈구증가증/감소증, 적혈구 감소, 무과립구증, 혈소판 감소, 횡문근융해증, 폐색전증, 심부정맥혈전증, 간기능장애, 장기 투여에서 지연성 이상운동.

기타 부작용 | 파킨슨증후군, 불면, 초조감, 운동이상증, 신경과민

대사 | 주로 CYP2D6, 3A4

반감기 | 83시간(1 mg)

투약 후 관찰

정신증상, 악성증후군(CK, 근강직, 발열, 발한), 추체외로증상, SIADH, 간기능, 혈전전색증

교육 | 복용 계속 필요성, 부작용 대처법, 졸음, 어지럼

제형

페리돌 정 1.5 mg (₩ 40), 5 mg (₩ 76), 10 mg (₩ 106), 주 5 mg/mL(₩ 300)/환인

8 치매치료제

1) 도네페질(donepezil hydrochloride)

특징

⊙ 아세틸콜린에스테라제(AChE)의 가역적 억제에 의해 뇌내 아세틸콜린(Ach)을 증가시켜 뇌내 콜린작용신경계를 활성화.

⊙ 구역/구토, 식욕 저하 등 위장 증상이 나타날 수 있어 서서히 증량하거나 대증적으로 병용제를 사용하며 계속 투여.

⊙ AChE 억제작용이 있는 다른 제제와 병용하지 않음.

용법

① 알츠하이머 치매에서 치매증상 진행 억제: 시작 1일 1회 3 mg, 1–2주에 5 mg으로 증량. 중증치매에서는 5 mg을 4주 투여 후 10 mg으로 증량.

⊙ 10 mg에서 위장관 부작용에 주의(그림 2-2-6).

② 레비소체형 치매에서 치매증상 진행 억제: 시작 1일 1회 3 mg, 1–2주 후에 5 mg으로 증량. 5 mg 4주 경과 후 10 mg으로 증량.

중증 부작용

QT 연장, 심실빈맥, 심실세동, 동부전증후군, 동정지, 고도서맥, 심블록, 실신, 심근경색, 심부전, 소화성궤양, 십이지장궤양천공, 위장관출혈, 간염, 간기능장애, 뇌성발작, 뇌출혈, 뇌혈관장애, 추체외로장애, 악성증후군, 횡문근융해증, 호흡곤란, 급성췌장염, 급성신장애, 원인불명 돌연사, 혈소판 감소.

기타 부작용 | 위장 증상(식욕 부진, 구역/구토, 설사 등)

대사 | 주로 CYP3A4, 일부 2D6

반감기 | 89시간

투약 후 관찰

인지기능, 심전도, 혈액검사, 간기능, 신기능, 추체외로증상, 악성증후군(CK, 근경직, 발열 등), 위장 증상, 체중, 횡문근융해증(CK, 근육통, 탈진감, 미오글로빈뇨), 경련

교육 | 복용 계속 필요성, 부작용 대처법

제형

아리셉트 정 5 mg (₩ 1,902), 10 mg (₩ 2,265), 23 mg (₩ 3,935), 아리셉트에비스, 구강붕해) 정 5 mg (₩ 1,141), 10 mg (₩ 1,419)/한독, 아리셉트 구강용해필름 5 mg (₩ 1,232), 10 mg (₩ 1,542)/한국에자이

9 근이완제

1) A형 보툴리눔 독소(botulinum toxin type A)

특징

⊙ 과도한 근이완작용이 나타날 수 있음. 한 부위의 투여량과 총투여량을 지켜야 함.

⊙ 안검하수 방지를 위해 안검거근 주위 주사를 피함(그림2-2-12).

용법

① 눈꺼풀 경련: 처음에 1.25–2.5단위/부위를 한쪽 눈의 안륜근 6 부위 근육 내에 주사.

⊙ 효과 지속기간은 보통 3–4개월, 증상 재발에 재투여(투여간격은 8주 이상).

⊙ 재투여는 처음 투여량의 2배까지 사용 가능. 근마비작용이 예상 이상으로 강하게 나타나서 눈감기 어려움, 안검하수 등의 부작용이 있으면 재투여 용량을 줄임. 1개월에 총 45단위를 넘지 않아야 함.

② 한쪽 안면 경련: 경련근에 다음 용량을 근육내 주사. 경련근이 다수이면 분할 투여. 처음에 10단위, 효과 불충분하면 처음 투여 4주 후 추가하여 총 20단위를 상한으로 투여 가능. 증상 재발에 총 30단위를 상한으로 재투여, 투여간격은 8주 이상.

③ 경련성 사경: 긴장근에 다음 용량을 근육주사. 긴장근이 다수이면 분할 투여 총 30–60단위 효과 불충분하면 처음 투여 4주 후 추가로 총 180단위를 상한으로 투여. 증상 재발에 총 240단위를 상한으로 재투여. 투여간격은 8주 이상.

④ 상지경축, 하지경축: 긴장근의 상지경축에 총 400단위, 하지경축에 총 300단위를 분할하여 근육주사. 투여량이 최소가 되도록 감량. 효과감소에 재투여, 투여간격은 12주 이상.

⑤ 중증 1차성 겨드랑이 다한증: 50단위를 여러 부위(10–15개소)에 1–2 cm 간격으로 피내투여. 효과 감소 시에는 재투여(투여간격은 16주 이상).

주의 사항

⊙ 전신성 신경근육접합부의 장애(중증근무력증, 램버트–이튼증후군, 근위축성 측색경화증 등), 임신부·임신 가능성, 수유부, 고도의 호흡기능장애에 사용하지 않음.

⊙ 처치 후 남은 주사액은 0.5% 차염소산 나트륨으로 활성을 없애 폐기함.

중증 부작용

쇼크, 급성중증과민증, 혈청병, 눈장애, 삼킴장애, 호흡장애, 경련발작

제형

원더톡스 주 100단위(비급여), 주 200단위(비급여)/종근당

2) 바클로펜(baclofen)

특징

- 근이완작용이 좋지만 그만큼 부작용도 많아 저용량으로 시작.
- 최적 용량은 간대성 경련, 굴근 및 신근의 강직, 경련 등이 감소되고 가능한 부작용을 피할 수 있는 양이어야 하며, 환자 개별적으로 설정되어야 함.
- 의존성이 있어 갑자기 투약을 중단하면 불쾌감, 불면, 떨림, 경련 등이 나타날 수 있음.
  - 환자가 스스로 중지하지 않도록 알려주고, 중지 시에는 약 1–2주 이상에 걸쳐 서서히 감량 투여.
- 추체외로질환(파킨슨증후군 등) 치료에는 적합하지 않음.
- 다양한 근이완제의 특성을 파악하여 환자의 상태에 따라 선택(표 1-2-7).

용법 | 다음 질환에 의한 경련성 마비

- 뇌혈관장애, 뇌성(소아)마비, 경련성 척수마비, 척수혈관장애, 경부척추증, 후세로인대골화증, 다발성 경화증, 근위축측색경화증, 척수소뇌변성증, 외상후유증(척수손상, 머리외상), 수술후 후유증(뇌·척수종양 포함), 기타 뇌성질환, 근병증: 처음 1일 5–15 mg을 1–3회로 나누어 식후 복용, 표준 용량 1일 30 mg에 이를 때까지 2–3일마다 1일 5–10 mg씩 증량.

중증 부작용 | 의식장애, 호흡억제, 의존성

기타 부작용

두통, 졸림, 감각감퇴, 경련발작, 근긴장 저하, 저림, 혈압 저하, 구역(구토), 복부팽만감, 변비, 배뇨곤란, 요실금, 요저류, 가려움, 발열, 탈진감, 권태감, 이상감각, 어지럼, 통증, 냉감, CK상승.

대사 | 주로 소변 배설(> 70%).

반감기 | 4.5시간(5 mg 식사 직후)

교육 | 부작용(졸림, 탈력, 근력 저하, 혈압 저하, 구역, 식욕부진, 어지럼, 피부발진)

제형

바클로펜 정 10 mg (₩ 118)/한독, 프렉스 정20 mg (₩ 164)/한국유나이티드

표 1-2-7. 근이완제

약	용량	투여	작용기전	부작용	FDA 인가
Diazepam	5-20 mg 3 time daily	Oral	Increases the affinity of GABA for the GABAa receptor complex leading to an increase in presynaptic inhibition and reduction of synaptic reflexes	Sedation, weakness, hypotension, adverse gastrointestinal defects, memory trouble, confusion, depression and ataxia	No
Clonazepam	0.5-1.0 mg once daily (bedtime)	Oral	Same as above	Weakness, hypotension, ataxia, disco-ordination, sedation, depression and memory impairment Prolonged use could increase the risk of addiction	No
Gabapentin	240-360 mg daily	Oral	Structurally similar to the GABA: Increases the brain level of GABA	Fainting, somnolence, nystagmus, ataxia, headache, tremor	No
Baclofen	5-20 mg 3-4 times daily	Oral	Centrally acting GABA analogue; Binds to GABAb receptor at the presynaptic terminal and inhibits the muscle stretch reflex	Sedation, dizziness, weakness, fatigue, nausea Lowers seizure threshold	Yes
Tizanidin	4-36 mg daily	Oral	Imidazole derivative, with agonist actin on alpha-2 adrenergic receptors in CNS	Sedation, dizziness, mild hypotensin, seakness, hepatotoxicity	Yse
Dantrolene	25-100 mg 4 times daily	Oral	Interferes with the release of calcium from the sarcoplasmic reticulum of the muscle	Generalized muscle weakness, mild sedation, dizziness, nausea, diahhrea, hepatotoxicity	Yes
Phenol/ alcohol	30 mg/kg	Injectable	Chemical denervation of the muscles	Burning and dysesthesias Damage of the sensory nerves and pain	No
Botulinum toxin	10-15 units/kg	Injectable	Inhibit the release of acetylcholine at the neuromuscular junction	Pain (during injection) Local weakness swallowing trouble for patients with respiratory and swallowing disorders	Yes (Botox-onabotulinum-toxin A)
Intrathecal baclofen	25-1,000 ㎍ daily	Intrathecal pump	Binds to GABAb receptor at the presynaptic terminal and inhibits the muscle stretch reflex	Decreased ambulation speed and muscle weakness	Yes

(Brain Inj, Early Online: 1-13. 2013 Informa UK Ltd. DOI: 10.3109/02699052.2013.804202)

3) 티자니딘(tizanidine hydrochloride)

특징

- ⊙ 근이완작용이 강하므로 저용량으로 시작.
- ⊙ 투여 초기 α2작용에 의한 급격한 혈압 저하에 주의.
  - ▪ 이뇨제와 병용하면 저혈압, 서맥 위험.
- ⊙ 티자니딘을 대사하는 CYP1A2억제제(플루복사민, 시프로플록사신)과 병용하지 않음.

용법

① 근골격계질환에 동반한 근육연축:
경견완증후군, 요통에 의한 근긴장 상태 개선, 1일 3 mg를 3회에 나누어 복용, 식후.

② 신경계질환에 의한 경직성 마비:
뇌혈관장애, 경성척수마비, 경부척추증, 뇌성(소아)마비, 외상후유증(척수손상, 두부외상), 척수소뇌변성증, 다발성 경화증, 근위축성측색경화증: 1일 3 mg으로 시작하여 1일 6–9 mg까지 점차 증량, 3회로 나누어 복용, 식후.

주의사항 | 중증 간장애에 사용하지 않음.

중증 부작용 | 쇼크, 급격한 혈압 저하(투여 시작 초기), 심부전, 호흡장애, 간염, 간기능장애)

대사 | 주로 CYP1A2, 소변으로 배설

반감기 | 1.6시간(2 mg)

제형

티자리드 정 1 mg (₩ 75)/광동

10 중증근무력증치료제

1) 피리도스크민(pyridostigmine bromide)

특징

- ⊙ 신경근육 접합부에서 콜린에스테라제 활성을 가역적으로 억제하여 콜린에스테라제 분해를 방지. 다른 항콜린제에 비해 효과가 늦으며 3–4시간 지속.

⊙ 경증에서 중증에 처방, 부작용 방지를 위해 소량으로 시작하여 유지량을 점차 증량.

용법

중증근무력증: 1일 60−180 mg, 3회 나누어 복용

주의 사항

위장관 또는 요로의 기질적 장애, 미주신경긴장증에는 사용하지 않음.

중증 부작용 | 콜린작동성 증상 악화

기타 부작용 | 골격근의 섬유성 연축, 설사, 복통, 눈물, 발한

대사 | 콜린에스테라제에 의해 간과 조직에서 대사, 소변 배설

제형

도스민 정 60 mg (₩ 98), 피그민 주 5 mg/mL(₩ 521)/하나

Chapter

03 소화기, 간질환 치료제

1 항연축제

1) 부틸스코폴라민(scopolamine butylbromide)

특징

⊙ 복부 장기의 부교감신경 자극전달을 억제하여 경련을 억제하고 위장관 운동을 억제.

⊙ 정맥주사는 서서히 주사하고, 투여 후 혈압 저하, 구역/구토, 오한, 피부창백, 호흡곤란이 나타나지 않는지 관찰(정맥주사에서 적어도 5분, 피하 또는 근육주사에서는 20–30분 정도 관찰).

용법

⊙ 상부위장관질환, 담도계질환 등에 의한 급성복통의 완화, 요로결석, 방광염, 월경곤란증, 1회 10–20 mg, 1일 3–5회, 증상에 따라 경구 투여. 경구 투여가 어려우면 주사제(1회 10–20 mg) 사용.

주의 사항

⊙ 장기간의 임상경험에 의해 증상 완화 효과가 알려짐.

- 원인과 관계 없이 일상진료에서 흔히 보는 복통의 대부분에서 개선효과가 있어 진단이 확실하지 않아도 비교적 많이 사용되는 경향.
- 증상은 좋아졌지만 복통을 일으킨 근본 원인은 해결되지 않은 것에 주의.

⊙ 이 약은 초기 치료에 임시로 사용하며, 신속하게 원인을 검색하여 효과적인 치료가 진행되어야 함.

- 소화성 궤양, 위염, 담석증 등으로 진단되면 초기 복통 완화만으로는 치료효과를 기대할 수 없음.

⊙ 위장관내시경 전처치, 방광경삽입에 의한 요도·방광경련: 1회 20 mg, 검사 전 근육주사 또는 정맥주사.

- ⊙ 상부위장관의 연동운동억제, 위액 분비억제, 하부위장관의 연동과 경련억제 등에 의해 내시경 삽입과 관찰을 쉽게 할 수 있으며, 내시경 삽입에 의한 고통도 감소.
- ⊙ 위장관검사를 담당하는 의사는 피검사자의 기저 질환 유무에 대해 알고 있어야 하지만, 실제 임상에서 환자를 보지 않고 전처치를 시행하는 경우가 많음.
  - ■ 문제를 일으키는 부작용 출현이 적지 않은 것에 주의.
- ⊙ 출혈대장염, 녹내장, 전립선비대에 의한 배뇨장애, 중증심질환, 마비장폐색, 궤양대장염, 중증급성감염, 장염 등에는 투여하지 않음.

중증 부작용 | 항콜린제에 특이한 부작용이 나타날 수 있으며, 정도 차이가 있지만 투여한 모두에서 나타난다고 생각하면 좋음.

- ■ 비교적 흔한 증상은 입마름, 시력조절장애, 배뇨장애, 변비, 두통, 어지럼, 두근거림 등.

대사

경구, 정맥주사에서 투여 후 30분 동안에 간, 위장관, 신장을 중심으로 분포하고, 24시간에 대부분 배설.

처방 후 관찰 | 항콜린작용(표 2-3-1)

교육 | 부작용으로 눈의 조절작용이상, 입마름, 변비, 두근거림, 복부팽만, 피부발진, 배뇨장애, 체온조절이상 등.

제형

부스코판 당의정 10 mg (₩ 44)/오펠라헬스케어코리아, 히스판 주 20 mg/mL(₩ 396)/휴온스

2 위산억제제

1) 파모티딘(famotidine)

특징

- ⊙ 위점막벽세포의 히스타민-2 (H2)수용체에서 히스타민을 경쟁적으로 억제하여 위산분비를 억제함.
- ⊙ 소화성 궤양(위·십이지장궤양 등) 및 역류성 식도염, 졸링거-엘리슨증후군 등

치료에 사용.

용법

① 위궤양, 십이지장궤양

⊙ 1회 20 mg, 1일 2회 경구 투여, 아침 식사 후와 저녁 식사 후 또는 취침 전). 또는 1회 40 mg 취침 전

⊙ 치료효과는 투여 초기의 증상 개선으로 판단하며, 보통 수일에서 길어도 1–2주에 증상이 개선됨.

⊙ 궤양 치유에는 보다 장기간이 필요하여 위궤양은 8주 정도, 십이지장궤양은 6주 정도 치료 후 내시경으로 치유를 확인함.

⊙ 증상 개선이 명확하면 내시경 확인 없이 치료를 완료해도 좋음. 효과가 없으면 장기간의 계속 투여하거나 양성자펌프억제제로 변경.

② 급성 및 만성위염의 악화에 의한 위점막병변(미란, 출혈, 발적, 부종) 개선

⊙ 1회 10 mg 1일 2회(아침 저녁 식후)

③ 상부위장관출혈(소화성 궤양, 급성스트레스궤양, 출혈성 위염 등에 의한)

⊙ 20 mg을 20 mL에 용해하여 1일 2회 서서히 정맥주사(12시간 간격) 또는 1일 2회 근육주사

⊙ 상부위장관 출혈에 대한 보조 치료이며, 특히 중증 출혈은 전신 관리가 중요하고, 내시경지혈을 고려.

④ 급성스트레스궤양

⊙ 1회 20 mg, 1일 2회, 12시간마다 정맥주사

⊙ 두부외상, 패혈증, 중증화상, 그 외의 중증질환이 있는 환자에서 스트레스궤양에 의한 출혈이 때로 나타남. H2 수용체대항제 조기 투여는 이런 병변에 의한 출혈 예방효과가 알려져 있음.

중증 부작용

장기간의 임상사용에서 다양한 부작용이 보고되었으나 출현빈도가 낮아 안전한 약물이라고 생각해도 좋음. 드물지만 조혈기장애, 간질폐렴 등의 부작용이 있으므로 주의.

대사

경구 투여 후 신속하게 흡수되어, 1–3.5시간 후에 혈중농도는 최고. 간 및 신장으로 배설되지만, 정맥주사 후의 배설은 신장에 의존하고, 혈액투석으로 제거되지 않기 때문에 GFR<50 mL 부터 용량 반감. 또는 상용량으로 투여 간격을 36–48 h로 조정.

반감기 | 2.5−4시간이지만 위산분비 억제작용은 10−12시간 지속.

처방 후 관찰 | 혈액검사(백혈구 감소증), 간기능, 신기능, 장기 복용에서 비타민 B12 결핍 있음.

교육 | 변비 주의

제형

가스터 정 20 mg (₩ 170), 가스터디 정 20 mg(구강붕해정) (₩ 266), 주 20 mg(바이알) (₩ 1,387)/동아에스티

2) 라베프라졸(rabeprazole)

특징

⊙ 위점막벽세포에서 수소이온분비효소(양성자펌프) H^+/K^+−ATPase에 결합하여 위산 분비억제.

⊙ NSAIDs 궤양, LDA (low dose aspirin) 궤양 방지에 효과.

용법

① 위궤양, 십이지장궤양: 1일 1회 10 mg, 증상에 따라 1일 1회 20 mg, 위궤양 8주, 십이지장궤양 6주

② 역류식도염: 1일 1회 20 mg, 8주간

③ 비미란성 위식도역류: 1일 1회 10 mg, 4주간

④ *Helicobacter pylori* 제균: 라베프라졸 20 mg, 아목시실린 1,000 mg, 클라리스로마이신 500 mg을 동시에 1일 2회, 7일간 투여

⑤ LDA 투여 시 위·십이지장궤양 재발 방지: 1일 1회 10 mg

중증 부작용

급성중증과민증, 쇼크, 범혈구감소증, 무과립구증, 간장애, 피부병변 등

대사 | 주로 CYP3A, CYP2C19에 의해 대사, 소변 배설(> 90%)

반감기 | 1.8시간

처방 후 관찰 | 혈액검사, 간기능, 신기능, 내시경 검사 시행

교육 | 장기간 사용에 의한 다양한 부작용에 주의, 골절(엉덩이, 손목, 척추 등) 위험 증가, 칼슘과 비타민 D, 비타민 B12 복용 추천

제형

뉴라벨 정 10 mg (₩ 534), 20 mg(₩ 1,069)/종근당, 라베듀오[라베프라졸 20 mg, 탄산수소나트륨 500 mg (₩ 1,069)]/동아에스티

3) 보노프라잔(vonoprazan)

특징

- ⊙ 양성자펌프 억제제보다 염기성이 높고 칼륨이온과 경쟁적으로 가역적 활성억제에 의해 효과가 지속.
- ⊙ 중증 역류식도염에 효과적.
- ⊙ 고령자에서 골절, 전해질이상, *C. difficile* 감염 위험 증가, 장기 투여 시 양성 위용종 관찰 보고가 있어 사용기간 최소화 필요.

용법

① 위궤양 1일 1회 20 mg, 최대 8주까지

② 위식도역류병 1일 1회 20 mg 4주, 최대 8주. 치료 후 유지요법, 1일 1회 10 mg

③ NSAIDs 투여 시 위궤양, 십이지장궤양 방지 1일 1회 10 mg

주의사항 | 혈청 가스트린 상승에 의한 신경내분비종양 발생 가능성

중증 부작용 | 쇼크, 급성중증과민반응, 범혈구감소증, 간기능장애, 다형홍반

반감기 | 17.7시간(20 mg)

대사 | 주로 CYP3A4, 소변(67%) 배설

투약 후 관찰 | 혈액검사, 간기능, 신기능, 내시경검사

동종약제 | revaprazan(레바넥스), tegoprazan(케이캡정), fexuprazan(펙수클루).

제형

보신티 정 10 mg, 20 mg(비급여)/다케다

3 위기능 개선제

1) 모티리톤(motiliton)

특징

- ⊙ 위장관운동조절제이며 현호색:견우자(5:1) 복합제
- ⊙ 다른 위장관운동조절제가 제한되는 경우에 효과적(표 1-3-1).

용법

기능성 소화불량: 1일 3회, 1회 1정 식전 투여, 최대 4주

표 1-3-1. 기능성 소화장애 치료에 사용하는 위장운동촉진제

약	작용기전	용량	참고사항	부작용
Levosulpiride	Dopamine D_2 receptor antagonist, 5-HT_4 receptor agonist, weak 5-HT_3 receptor antagonist	25 mg tid	Limited to short duration use for avoiding side effect	Menstrual abnormalities and galactorrhea, drug induced parkinsonism
Metoclopramide	Dopamine D_2 receptor antagonist, 5-HT_4 receptor agonist	5-10 mg tid (max, 30 mg per day)	Limited to only 5 day-use/treatment, maximal dose: 0.5 mg/kg per day (both adult and child)	Extrapyramidal symptom, gynecomastia, galactorrhea, menstrual irregularities
Domperidone	Dopamine D_2 receptor antagonist	10 mg tid (max, 30 mg in a day)	Limited to one-week use/ treatment	Gynecomastia, galactorrhea, menstrual irregularities
Itopride	Dopamine D_2 receptor antagonist, inhibition of acetylcholinesterase	50 mg tid	Not available in the US, UK	Rush, diarrhea, giddiness
Mosapride	5-HT_4 receptor agonist	5 mg tid, 15 mg qd	Sustained-release mosapride (once daily) is available	
DA9701 (Motilitone)	5-HT_4, 5-HT_{1A}, and 5-HT_{1B} receptors agonistic effect Dopamine D_2 receptor antagonistic effect	30 mg tid	Plant extract	
Acotiamide	M_1 and M_2 muscarinic receptors antagonist	100 mg tid	Not available in Korea	Headache, diarrhea
Erythromyein	Motilin receptor agonist	250-500 mg tid	Not available in Korea	Arrhythmia, reversible deafness, abdominal pain, diarrhea

(J Neurogastroenterol Motil 2020:26:1)

중증 부작용 | 어지럼, 설사, 변비

교육 | 항콜린제와 병용하면 효과 감소

제형

모티리톤 정(₩ 152)/동아에스티

2) 모사프리드(mosapride citrate)

특징

⊙ 위장관신경총의 세로토닌 5-HT4 수용체 자극에 의한 아세틸콜린 유리 촉진으로 위장관운동을 촉진.

⊙ 도파민 D2 수용체 차단작용도 있지만 중추신경계나 내분비계에 대한 부작용은 적음.

⊙ 보통 2주간 사용하며 위장 증상 개선이 없다고 막연히 장기간 투여하지 않음.

용법

① 만성위염의 대증요법: 1회 5 mg, 1일 3회, 매 식전 또는 매 식후, 경구

⊙ 만성위염에 동반된 위장 증상(속쓰림, 구역/구토) 개선에 효과적. 만성위염에 적응이 있지만 위염치료제 보다는 위장관운동개선제. 위염과 관계없이 임상적으로 위배출능 저하가 있을 때 사용.

② 위식도역류병(GERD): 1회 5 mg, 1일 3회, 매 식전 또는 매 식후, 경구

⊙ GERD에 의한 증상(속쓰림) 개선에 도움. GERD에 양성자펌프 억제제를 사용하지만 위장관운동 항진제를 보조적으로 병용.

③ 위배출능 저하질환: 1회 5 mg, 1일 3회, 매 식전 또는 매 식후, 경구

⊙ 위배출을 촉진하여 증상(구역/구토, 복부팽만감 등)을 개선. 위배출이 저하된 당뇨병위병증에서 증상 개선 기대.

④ 하부위장관 운동기능 개선: 1회 5 mg, 1일 3회, 매 식전 또는 매 식후, 경구

⊙ 임상적으로 하부위장관 운동기능 저하에 의한 변비의 개선이 있으나 임상연구 결과는 많지 않음.

⊙ 과민장증후군을 비롯한 변비에는 세로토닌 5-HT4 수용체작용제 이용.

중증 부작용 | 간기능장애(전격간염, 간기능장애, 황달)

대사·배설

경구 섭취 후 신속히 흡수. 주로 CYP3A4에 의해 대사되어 소변과 대변으로 배설.

반감기 | 2시간(5 mg)

처방 후 관찰 | 간기능

교육 | 항콜린제와 병용하면 효과 감소

제형

모프리드 정 5 mg (₩ 102)/종근당

4 장질환 치료제

1) 지사제

(1) 로페라미드(loperamide hydrochloride)

특징

- 장의 오피오이드수용체 결합으로 소장근육에 직접 작용하여 연동운동억제와 전해질 분비억제에 의해 강력한 지사작용을 나타내므로 설사 횟수와 양이 많을 때 사용.
  - 오피오이드수용체에 결합하지만 위장관 흡수가 적고 혈액-뇌관문 통과가 적어 일반적 사용량으로 의존성 문제는 없음.
- 항문괄약근 긴장 증가.
- 다양한 설사치료제 중에서 흔히 사용함(표 1-3-2).

용법

① 급성설사의 대증요법: 1회 2 mg, 1일 1–2회 경구, 증상에 따라 증량

- 미국 지침은 grade 1–2의 합병증이 없는 설사에 처음에 4 mg을 투여하고, 그 후 4시간마다 또는 설사가 있으면 2 mg을 추가(최대 16 mg/일). 12–24시간 후에도 설사가 계속되면 2시간마다 2 mg 투여 권고.
- 급성설사에서 변의 성상을 개선하고 배변 횟수를 감소시키는 효과가 있음.
- 급성으로 발병한 설사의 대부분은 자연히 완화되므로 지사제 사용이 반드시 필요하지 않다는 주장도 있음.
- 임상적으로 설사 환자는 일상생활의 불편함 때문에 설사를 멈추기 위해 진료를 받으며 증상 개선을 위해 단기간 투여에 유용한 약물이 필요함.
- 금기를 피하고 남용하지 않으면 효과적 경우가 많음.
- 적극적 치료가 필요한 질환(예: 위막장염)이나 중증 감염장염에는 효과가 없으며 위험할 수도 있으므로 원칙적으로 사용하지 않음.

② 만성설사의 대증요법: 초회량은 4 mg 투여, 묽은 변이 있을 때마다 2 mg 투여, 환자 개별적으로 필요에 맞도록 용량조절, 1일 최적 투여량이 결정되면 이를 1일 1–2회로 나누어 투여, 보통 유지용량은 1일 2–6 mg, 1일 최대용량 16 mg

- 다양한 원인에 의한 만성설사에서 변의 성상을 개선하고 배변 횟수나 배변 중량 감소.
- 원칙적으로 사용하면 안 되는 질환(염증장질환의 활성기 등)이나 보다 특이적

인 치료가 필요한 질환에는 최소한으로 사용.

⊙ 만성설사의 원인으로 빈도가 높은 과민장증후군의 증상 개선에 효과적.

주의사항 | 출혈대장염, 항생제에 의한 위막대장염, 감염설사, 궤양대장염에 사용하지 않음.

중증 부작용 | 염증장질환의 활성기, 침습균에 의한 대장염 등에서 중독성 거대결장.

기타 부작용

복부팽만감, 복통, 구역/구토가 있으며, 약의 작용으로 나타날 수 있는 증상.

표 1-3-2. **설사치료제**

계통	약	용량
마약(μ-opiate-receptor selective)	Diphenoxylate	2.5-5 mg, 4 times/day
	Loperamide	2-4 mg, 4 times/day
	Codeine	15-60 mg, 4 times/day
	Opium tincture	2-20 drops, 4 times/day
	Morphine	2-20 mg, 4 times/day
	Eluxadoline	100 mg twice daily (μ-opioid agonist and δ-opioid antagonist) for IBS-D
아드레날린수용체작용제	Clonidine	0.1-0.3 mg, 3 times/day; weekly patch
소마토스타틴유사체	Octrotide	50-250 ㎍, 3 times/day (subcutaneously)
담즙산결합수지	Cholestyramine	4 g/day for up to 4 times/day
	Colestipol	4 g/day for up to 4 times/day
	Colesevelam	1,875 mg up to twice day
식품섬유 보충	Calcuim polycarbophil	5-10 g/day
	Psyllium	10-20 g/day
수용성 섬유	Pectin	2 capsules befor meals
칼슘		1,000 mg, 2-3 times day
세로토닌수용체대항제	Alosetron	0.5-1.0 mg, twice daily
	Ondansetron	2-8 mg, twice daily
염소이온통로억제제	Crofelemer[a]	125 mg, twice daily

a Indicated for HIV-related non-infectious diarrhea.
(Gastroenterology 2017:152:515-532)

과잉 투여에 의해 심한 변비나 마비장폐색을 일으킬 수 있지만, 부작용보다는 무분별한 사용의 문제.

대사 | 주로 CYP3A4, 소변과 대변 배설.

반감기 | 12시간(2 mg).

약물 상호작용

설사에 사용하는 탄닌산알부민과 병용하면 (흡착에 의해) 약의 효과가 감소하므로 투여간격을 둠.

제형

로파인 캡슐 2 mg (₩ 21)/태극

(2) 라모세트론(ramosetron hydrochloride)

특징

- 장관의 세로토닌 5-HT3 수용체에 작용하여 평활근수축을 유도, 설사형 과민장증후군 개선.
- 계속된 투여에도 증상 개선이 없으면 3개월 후 중단 고려.

용법

- 설사형 과민장증후군에 남성 1일 1회 5 μg 1일 최대량 10 μg, 여성 1일 1회 2.5 μg 1일 최대량 5 μg.
  - 여성에서 투여량에 주의.
  - CYP1A2 대사약, 항콜린약물, 지사제 등 약물과의 병용에 주의.

중증 부작용 | 쇼크, 급성중증과민반응, 허혈대장염, 중증 변비, 구역, 복통.

반감기 | 5.7시간(5 μg 남성), 7.2시간(5 μg여성)

투약 후 관찰 | 항콜린작용

제형

이리보 정 2.5 μg (₩ 280), 5 μg (₩ 412)/한국아스텔라스

2) 변비치료제

(1) 피코설페이트(sodium picosulfate hydrate)

특징

- 대장세균총 효소의 가수분해에 의해 활성화되어 대장점막에 작용하는 접촉성 설사제(국소작용).

⊙ 대장과 직장을 모두 자극하여 연동운동, 수분 및 전해질 축적, 배변 자극을 유발.

⊙ 피코설페이트, 시트르산수화물, 산화마그네슘복합제는 대장검사(방사선, 내시경), 수술 시 설사제로 사용할 수 있음.

용법

① 각종 변비의 대증요법, 수술 후 배변 촉진: 1일 1회 5–7.5 mg, 보통 취침 시 경구, 증상에 따라 증량.

⊙ 복용액 1일 1회 기준량: 6개월 이하 2방울, 7–12개월 3방울, 1–3세 6방울, 4–6세 7방울, 7–15세 10방울, 성인 10–15방울.

② 조영제(황산바륨) 투여 후 배변 촉진 1일 1회 5 mg.

주의사항

⊙ 자극성 완하제는 효과가 좋고 복용도 간편하기 때문에 습관성이 생기기 쉬움.

- 장기적으로 사용하면 장관의 형태적 변화나 체액과 전해질 불균형, 저칼륨 혈증 초래할 수 있으므로 매일 장기간 복용하지 않음.

⊙ 변비의 원인, 기전, 중증도 등에 따라 적당한 변비치료제를 선택(표 1-3-3).

⊙ 약물요법 시행 전에 생활습관 개선(규칙적 운동), 식사요법(식품섬유 섭취, 물 마시기 증가), 배변습관 확립 등이 필요.

- 무엇보다 변비 원인 진단이 중요, 특히 갑자기 시작된 변비에서 악성종양 가능성을 잊지 않아야 함.

중증 부작용 | 복통, 복명, 구역/구토 등의 위장 증상

대사

경구 투여 후 상부위장관·소장에서 거의 흡수되지 않고 대장에 도달하여 작용하므로 7–12시간에 효과가 나타남.

교육

단기간 사용 또는 장기적으로 필요시에 간헐적으로 사용하면 비교적 안전하다고 생각하나 장기적으로 사용하면서 약을 먹지 않으면 배변이 안 되는 문제점도 있음을 알고 있어야 함.

제형

지엘피코락 정 2.5 mg(비급여)/지엘파마, 둘코락스엘 점적액 7.5 mg/mL(비급여)/사노피

표 1-3-3. **변비치료제**

계통	예	성인 용량
Bulk-forming laxatives		
Uncleaned rice (Brown rice)		
Bran		
Psyllium	Mutacil®, Agio®	Titrate up to-20 g
Seaweed (Tangle)		
Agar		
Karaya, plant gums		
Methylcellulose derivatives		Titrate up to-20 g
Polycarbophil	Syleon®	Titrate up to-20 g
Osmotic laxatives		
Salts laxatives		
Magnecium salts	Magmil®	
Sodium phosphate	Solin oral®	10-25 mL with 360 mL of water as needed
Hyperosmolar laxatives		
Lactulose	Duphalac®	15-30 mL once or twice a day
Sorbitol		15-30 mL once or twice a day
Lactitol	Ctri-lactitol®	
Glycerin		3 g suppository once a day
Polyethylene Glycol (PEG)	Colti®, Colyte®	8.5-34 g in 240 mL liquids
Stimulant laxative		
Anthraquinone		
Aloe		
Casanthranol		
Cascara		325 mg (or 5 mL) daily
Senna	Alaxyl® (Senna+Psyllium)	187 mg daily
Polyphenol or diphenylmethane		
Phenophthalein		
Bisacodyl	Dulcolax®, Duolax®	5-10 mg every night

(계속)

계통	예	성인 용량
Surfactant laxatives		
Docusate		100 mg twice a day
Castor oil		13-30 mL daily
Dehydrocholic acid	Bicogreen® (Bisacodyl+aloe+cascara)	
Others		
Prokinetics		
5-HT4 agonists	Tegaserod	6 mg twice a day
	Prucalopride	2-4 mg once a day
Cl^-channel activator	Lubiprostone	24 μg twice a day
Guanylate cyclase C agonist	Linaclotide	150-300 μg twice a day
Peripheral opioid antagonists	Alvimopan	0.5 mg twice a day
Methylnaltrexone		0.15 mg/kg subcutaneous injection every other days

(대한내과학회지. 2011;50:510.)

5 구토 억제제

1) 그라니세트론(granisetron hydrochloride)

특징

⊙ 항암제 투여 시 구역/구토 방지에 사용.

⊙ 선택적 5-HT3 수용체대항제이며 말초 및 중추세로토닌을 차단.

⊙ 구토 중추에 작용하는 다양한 구토 억제제가 있음(표 1-3-4).

용법

① 항암제(시스플라틴 등) 투여, 방사선조사에 의한 위장 증상(구역/구토)

⊙ 1일 1회 2 mg을 항암제 투여, 방사선조사 1시간 전에 투여. 1일 최대용량 9 mg.

⊙ 주사제 1일 1회 40 μg/kg을 20-50 mL 정해진 용액에 희석하여 5분 이상에 걸쳐 투여하거나. 15 mL에 희석하여 정맥투여(30초 이상). 1일 최대용량 9 mg. 다른 희석제를 사용하면 안 됨.

중증 부작용 | 쇼크, 급성중증과민증

표 1-3-4. 구토억제제의 종류와 수용체에 대한 작용 강도

계통	도파민 (D2)	무스카린	히스타민 (H2)	세로토닌 (5-HT3)	NK-1 대항	CB-1 조절	MOR 대항	GABA 유사
Antiserotonin								
Ondansetron	−	−	−	−	++++	−	−	−
Granisetron	−	−	−	−	++++	−	−	−
Tropisetron	−	−	−	−	++++	−	−	−
Palonosetron	−	−	−	−	++++	−	−	−
Phenothiazines								
Fluphenazine	++++	+	++	−	−	−	−	−
Chlorpromazine	++++	++	++++	+	−	−	−	−
Butyrophenones								
Droperidol	++++	−	+	+	−	−	−	−
Haloperidol	++++	−	+	−	−	−	−	−
Domperidone	++++	−	−	−	−	−	−	−
Antihistamines								
Diphenhydramine	+	++	++++	−	−	−	−	−
Promethazine	++	++	++++	−	−	−	−	−
Anticholinergics								
Scopolamine	+	++++	+	−	−	−	−	−
Benzamides								
Metoclopramide	+++	−	+	++	−	−	−	−
Tricyclic antidepressants								
Amitriptyline	+++	+++	++++	−	−	−	−	−
Nortriptyline	+++	++	+++	−	−	−	−	−
Neurokinin-1								
Aprepitant	−	−	−	−	++++	−	−	−
Fosaprepitant	−	−	−	−	++++	−	−	−
Others								
Dronabinol	−	−	−	−	−	++++	−	−
Nabilone	−	−	−	−	−	+++	−	−
Naloxone	−	−	−	−	−	−	++++	
Lorazepam	−	−	−	−	−	−	−	+++

(F1000Research. 2020, 9.)

대사 | CYP3A, 신장으로 배설

반감기 | 5.3시간(2 mg)

교육 | 부작용(변비)

제형

카이트릴 정 1 mg (₩ 6,428), 카이트릴 주 1 mL(₩ 8,568), 주 3 mL(₩ 16,715)/종근당

6 간질환 치료제

1) 레디파스비르/소포스부비르(ledipasvir acetonate/sofosbuvir)

특징

- 만성 C형 간염바이러스 유전자형 1,2,4,5,6형 치료제.
- 바이러스 복제에 필수적인 HCV NS5A억제제/NS5B중합효소억제제로 작용.
- C형 간염바이러스에 대한 다양한 직접작용 항바이러스제(direct acting antiviral)가 있음(표 1-3-5).

용법 | C형 만성간염에 1일 1회 1정 12주

주의사항

- 복용 5시간 내 구토가 있으면 추가 복용.
- 서맥 등의 부정맥이 나타날 우려가 있어 아미오다론과 병용하지 않음.
- B형 간염바이러스 감염환자나 감염 병력에서 B형 간염바이러스 재활성화 가능성이 있음.
- 중증 신기능장애(eGFR < 30 mL/분/1.73 m^2)에는 투여하지 않음.

중증 부작용 | 중증서맥 및 심장차단, 피부 및 피하조직이상

병용 주의

제산제, H2수용체대항제, PPI, 항부정맥제(아미오다론, 디곡신), 항경련제(카바마제핀, 페니토인, 페노바르비탈), 항결핵제(리팜피신, 리파부틴, 리파펜틴), HIV항바이러스제(테노포비르 디소프록실 푸마르산염 함유제), HMG-CoA환원효소억제제(로수바스타틴)

대사 | P당단백, BCRP기질

표 1-3-5. **C형 간염치료제**

약	상품명	구성	용량
Sofosbuvir*	SOVADI®	Sofosbuvir	One tablet once daily with or without food
Ledipasvir/ sofosbuvir*	HARVONI®	Ledipasvir 90 mg/ sofosbuvir 400 mg (1 tablet)	One tablet once daily with or without food
Daclatasvir*	DAKLINZA®	Daclatasvir 60 or 30 mg (1 tablet)	One tablet once daily with or without food
Asunaprevir*	SUNVEPRA®	Asunaprevir 100 mg (1 capsule)	One capsule twice daily with or without food
Ombitasvir/ paritaprevir/ ritonavir*	VIEKIRAX®	Ombitasvir 12.5 mg/ paritaprevir 75 mg/ ritonavir 50 mg (1 tablet)	Two tables once daily with food
Dasabuvir*	EXVIERA®	Dasabuvir 250 mg (1 tablet)	One tablet twice daily with food
Elbasvir/ grazoprevir*	ZEPATIER®	Elbasvir 50 mg/ grazoprevir 100 mg (1 tablet)	One tablet once daily with or without food
Glecaprevir/ pibrentasvir	MAVYRET®	Glecaprevir 100 mg/ pibrentasvir 40 mg (1 tablet)	Three tablets once daily with food
Sofosbuvir/ velpatasvir	EPCLUSA®	Sofosbuvir 400 mg/ velpatasvir 100 mg (1 table)	One tablet once daily with or without food
Sofosbuvir/ velpatasvir/ voxilaprevir	VOSEVI®	Sofosbuvir 400 mg/ velpatasvir 100 mg/ vosilaprevir 100 mg (1 table)	One tablet once daily with food
Ribavirin*	VIRAMID®, RIBAVIRIN®	Ribavirin 200 mg (1 capsule)	If body weight < 75 kg; 1,000 mg/day, If body weight ≥ 75 kg; 1,200 mg/day

(2017. C형간염 진료가이드라인.) *식약처 인정

반감기

레디파스비르: 50시간, 소포스부비르: 활성 28시간(1정)

교육

복용 계속의 필요성, 부작용으로 신부전(eGFR < 30)은 금기, 투여시간을 놓치더라도 2배 용량을 복용하지 않음.

제형

하보니 정(ledipasivir 90 mg/sofosbuvir 40 mg) (₩ 130,011)/길리어드,

유사 제형: 엡클루사 정(sofosbuvir 400 mg/velpatasvir 100 mg)/길리어드

2) 테노포비르 디소프록실(tenofovir disoproxil)

특징

- ⊙ B형 간염바이러스(HBV) 중합효소를 억제하여 바이러스 복제를 억제.
- ⊙ 라미부딘에 비해 내성 출현이 적음.

용법 | B형 바이러스 증식에 의한 간기능 이상이 있는 B형 만성간질환: 1일 1회, 1정

주의사항

치료 종료 후 간염 악화 보고. 치료 중단에서 수개월간 경과 관찰

중증 부작용 | 신장애 발생 또는 악화, 지방증을 동반한 중증의 간비대증, 골밀도감소

반감기 | 15시간

배설 | 주로 소변(70−80%)

투약 후 관찰 | 정기적 신기능측정, 골밀도저하

교육 | 계속 투여 필요성

제형

비리얼 정 318 mg (₩ 2,423)/동아에스티

3) 우르소데옥시콜산(ursodeoxycholic acid)

특징

- ⊙ 담즙으로 콜레스테롤 분비억제와 담즙산분비 증가에 의해 담즙의 콜레스테롤 포화도를 줄여 담석을 용해할 가능성이 있음.

용법

- ⊙ 외각 석회화가 있는 콜레스테롤 담석의 용해(미치료 담석 또는 파쇄요법 후 담석): 1회 200 mg, 1일 3회, 매 식후 경구
    - ▪ 600 mg/일 투여 임상시험에서 1년 후 담석 소실률이 34.5%이었으나 투여를 중지하면 결석 재형성이 적지 않음. 적용기준을 만족하는 증례는 많지 않음.

주의사항

- ⊙ 간내담즙정체 치료: 1회 200 mg, 1일 3회, 매 식후 경구
    - ▪ 원발성 담즙 간경변증(Primary biliary cirrhosis, PBC)에서 혈액검사 소견과 예후 개선이 있었음.

- 원발성 경화성 담관염(primary sclerosing cholangitis, PSC)에서 검사소견은 개선되었으나 예후에는 차이가 없었음.

⊙ 약제성 간장애나 바이러스성 간염 등에서 나타나는 급성간내담즙정체는 대부분 자연관해되므로 이 약을 사용할 의의는 없음.

⊙ 담도완전폐쇄, 전격성 간염에 사용하지 않음.

중증 부작용

간질폐염, 설사나 간기능이상이 나타나거나 전신권태감이나 어지럼 증상으로 투여하지 못하는 경우가 있음.

대사 | 경구 투여 후 소장에서 흡수되어 30–150분에 최고 혈중농도, 장간순환을 거쳐 UDCA 및 그 대사산물은 대변으로 배설.

제형

우루사 정 100 mg (₩ 90), 200 mg (₩ 180), 300 mg (₩ 273)/대웅

Chapter

04 호흡기질환 치료제

1 기침, 가래치료제

1) 덱스트로메토르판(dextromethorphan hydrobromide hydrate)

특징

⊙ 연수의 기침 중추를 억제하여 진해작용을 나타내는 진해제.

⊙ 부작용이 적어 사용빈도가 높지만 진해작용은 중등도.

⊙ 코데인 등 마약성 진해제와 달리 기관지평활근이나 기도분비에 대한 영향이 적어 기관지천식이나 만성폐쇄폐질환(COPD)에도 사용.

용법

⊙ 각종 호흡기질환[감기, 급성기관지염, 만성기관지염, 기관지확장증, 폐렴, 폐결핵, 상기도염(인후두염, 비 카타르)]에 동반한 기침, 1회 15–30 mg, 1일 1–4회 경구. 연령, 비염 증상에 따라 증감.

주의 사항

⊙ 기침은 기도분비물이나 기도내 이물을 제거하는 생체방어반응의 하나이지만 기침이 생리적 범위를 넘어 심하게 빈발하면, 체력소모, 호흡근육통, 수면장애, 객혈, 기흉, 늑골골절, 기침실신 등을 일으키므로 진해제가 필요.

⊙ 정상인의 1일 기도분비물은 최대 100 mL이며, 그 이하는 삼켜져서 가래로 배출되지 않지만, 기도염증으로 과도한 분비가 있으면 가래로 배출.

⊙ 가래가 없는 기침을 건성기침, 가래가 있는 기침을 습성기침이라고 함.

- 습성기침은 만성기관지염, 기관지확장증, 기관지천식, 폐렴 등에서 나타나며, 이때 안이한 진해제 상용은 가래를 배출하지 못하여 증상을 악화시킬 수 있음.

⊙ 진해제 적용 여부를 개개 환자에서 신중하게 생각.

- 진해제가 꼭 필요한 경우는 건성기침이 심할 때.

중증 부작용 | 두통, 어지럼, 구역/구토, 졸음, 드물게 변비, 호흡억제

대사 | 주로 CYP2D에 의해 대사되고, 24시간 이내의 소변, 대변 회수율은 각각 42.71%, 0.12%

반감기 | 혈중농도는 2.1–2.6시간에 최고, T1/2는 3.2–3.6시간

처방 후 관찰 | 기관지 증상 악화에 주의

교육 | 졸림, 피부발진이 있음.

제형

코프론 정(dextrometrophan 20 mg, guaifenesin 0.2 g, pseudoephedrine 60 mg 복합제) (₩ 66)/영일

2) 카보시스테인(carbocysteine)

특징

⊙ 시스테인의 티올기가 카르복시메틸기로 치환된 제제.

⊙ 가래의 설포뮤틴, 푸코뮤틴 저하와 알로뮤틴 증가에 의해 기도의 비정상적 분비 상태를 생리적 상태로 회복.

⊙ 가래제거제로 사용빈도가 높으며 COPD의 급성악화 방지에 도움.

용법

① 각종 호흡기질환[상기도염(인두염, 후두염), 급성기관지염, 기관지천식, 만성기관지염, 기관지확장증, 폐결핵]에서 가래 배출 촉진: 1회 500 mg, 1일 3회 경구. 연령, 증상에 따라 증감.

② 만성 부비강염의 배농: 용법 ①에 준함. 저하된 코점막 점액섬모 수송능 개선.

주의사항

⊙ 기도분비물은 점막하선과 술잔세포에 유래하는 당단백(표층의 겔 상태)과 기도상피세포를 통해 수송된 수분(심층의 졸 상태)으로 이루어지며, 그 사이에 폐포 2형 세포에서 분비된 폐표면활성물질(서팩탄트)이 있음.

⊙ 기도 과다분비는 다양한 기전으로 일어나며, 가래의 점성이나 탄성이 변화되어 기도의 협착·폐색, 점액섬모 수송장애, 감염, 기침 발작 등을 일으킴.

⊙ 가래제거제는 기도의 과다분비 억제, 점액의 점성과 탄성 회복, 섬모수송 효율 증진 등에 효과를 나타냄.

⊙ 카보시스테인은 거의 모든 원인의 가래에 사용하지만 효과는 원인질환에 따라 차이가 있음.

중증 부작용 | 피부점막안증후군(Stevens–Johnson 증후군), 독성표피괴사용해(Lyell 증후군), 간기능장애

기타 부작용 | 식욕 부진, 설사, 복통 등의 위장 증상

대사 | 복용 후 위장관에서 흡수, 소변 배설

반감기 | 혈중농도는 1.8–2.3시간에 최고, T1/2는 1.4–1.6시간

처방 후 관찰 | 기관지 증상 악화

교육 | 눈의 충혈이나 피부발진 등이 나타날 수 있음.

동종 약제

- 점액용해제에 메틸–N,S–디에틸시스테인(무코신일정/신일), 아세틸시스테인(시스타인캡슐/동광제약), 브롬헥신(뮤코졸/부광) 등이 있음. 이런 시스테인제는 SH기에 의해 기도점액 당단백의 디설피드결합(S–S결합)을 끊어 점도를 저하시킴. 브롬헥신은 기도점막의 장액성 분비 촉진에 의한 점액 희석에도 작용.
- 점막윤활제(폐에서 서팩탄트 생산 촉진) 암브록솔(뮤코펙트/사노피)은 브롬헥신유도체이며 서팩탄트 분비에 의해 기도점액과 점막 사이의 점착력이 저하됨. 서팩탄트는 섬모운동 유지에도 작용.
- 효소제는 점액 당단백의 펩티드 결합을 끊어 점도를 저하시킴.
- 거담제는 흔히 장기적으로 사용하지만 한 제제에 효과가 충분하지 않으면 작용기전이 다른 2제(예를 들어 카보시스테인과 암브록솔)를 병용함.

제형

리나치올 캡슐 375 mg (₩ 53), 500 mg (₩ 67), 시럽 20 mg (₩ 10/mL), 5% (50 mg/mL) (₩ 17/mL)/현대

2 기관지확장제

1) 살부타몰(salbutamol sulfate)

특징

- 기도평활근의 β2 아드레날린수용체 자극에 의한 cAMP 증가는 기도평활근을 이완시켜 기관지를 확장.
- α 작용은 거의 없고 β2 선택성이 높지만 작용시간이 짧은 속효성 β2 작용제이므로 급성 증상에서 호흡곤란 증상 완화에 효과적.

⊙ 반복 사용하면 기관지확장 효과가 감소하고 빠르게 내성이 발생함.

- 장기적 치료에는 작용 발현이 느리지만 효과가 장시간 유지되는 지속성 β2 작용제를 사용(표 1-4-1).

용법

① 기관지천식

⊙ 경구: 1회 4 mg(최대 8 mg) 1일 3회

- 경구제는 천식발작을 가볍게 하고 발작 회수를 줄임.

⊙ 흡입액: 1회 1.5−2.5 mg(0.3−0.5 mL) 심호흡으로 흡입.

- 흡입제는 천식발작 시에 신속한 기관지확장작용으로 증상을 개선시킴.

⊙ 에어졸: 1회 200 μg(2회 흡입), 1일 4회까지 분무

- 에어졸은 중등도 이하의 발작에, 분무기 흡입은 중증발작에 사용.

② 폐기종 및 급성/만성기관지염: 에어졸을 1회 200 μg(2회 흡입)

⊙ 흡입으로 호흡곤란 증상이 개선되고, 호흡기능검사에서 1초량이 증가되는 현상을 보임.

표 1-4-1. 흡입기관지확장제

약제	흡입제형	네불라이저용 용액	작용시간(hour)
속효성 베타-2작용제(SABA)			
Salbutamol (albuterol)	100 μg/dose, 200 dose/ea (MDI)	2.5 mg/ 2.5 mL/A	4-6
흡입지속성 베타-2작용제(LABA)			
Indacaterol	150 μg/capsule (DPI)		24
	300 μg/capsule (DPI)		
속효성 항콜린제(SAMA)			
Ipratropium bromide		250 μg/mL/ 1 mL/A	6-8
		500 μg/2 mL/A	
지속성 항콜린제(LAMA)			
Tiotropium	18 μg/capsule, 30 capsule/ea (DPI), 2.5 μg/dose (soft mist inhaler)		24
Aclidinium	400 μg/dose (DPI)		12
Umeclidinium	62.5 μg/dose (DPI)		24

(2018, COPD 지침.)

⊙ 안정 상태의 만성폐쇄폐질환(COPD)의 1차 선택제는 흡입항콜린제이며, 2차 선택제는 흡입 β2 자극제이고, 양자 병용은 효과적임.

주의사항

⊙ 천식치료제는 질병조절제(장기적 관리제)와 증상완화제(발작치료제)로 구분

- 질병조절제는 기도의 만성염증을 제어·예방하기 위해 계속 사용하며 흡입스테로이드제를 이용.
- 증상완화제는 가역성 기도협착에 의한 발작 증상 개선을 위해 긴급히 사용하며 흡입 β2 자극제(단시간 작용형)를 이용.

⊙ 살부타몰의 흡입제(단시간 작용형)는 증상완화제이며, 경구제는 질병조절제가 됨.

- 경구제를 이용하여 만성적으로 관리하다가 발작 시에 흡입스테로이드제 병용. 밤 동안이나 이른 아침의 천식발작 예방을 위해서는 자기 전에 흡입.

⊙ 흡입이 어려운 소아나 고령자에게 에어졸 흡입은 정량 분무식 흡입기(metered-dose inhaler, MDI)로 시행하며, 효과를 높이기 위해 보조도구(대용량 스페이서) 이용.

중증 부작용 | 쇼크, 급성중증과민증, 심장근육 병변, 저칼륨혈증

기타 부작용 | 경구제에서 손 떨림이 나타날 수 있으며, 빈맥, 두근거림 등은 개인차가 있음.

대사 | 주로 소변으로 배설

반감기 | 1.5-2시간

처방 후 관찰 | 심박수, 혈청칼륨

교육 | 흡입제의 과도한 사용은 부정맥, 심정지 위험

동종 약제

terbutaline(베타투 정/에이프로젠), fenoterol(코딜라트 정/코오롱), procaterol(메프친 정/오츠카), 등이 있으며 효과 차이는 없음. Salbutamol은 다양한 제형이 있고 약가가 비교적 저렴하며 많이 사용.

제형

살부타몰 정 2 mg (₩ 16)/신일, 살부타몰 정 4 mg (₩ 30)/부광, 벤토린 에보할러(₩ 2,229)(200회/1통, 100 ug/1회 분무), 흡입액 600 mg/100 mL (₩ 2,249, 20 mL/병)/글라소스미스클라인

2) 테오필린(theophylline)

특징

⊙ 테오필린은 잔틴유도체이며 포스포디에스테라제를 억제하여 cAMP 증가에 의해 기도평활근을 이완시킨다고 알려짐.

- 실제로 cAMP가 농도 증가는 충분하지 못하여 아데노신수용체 대항작용이 중요시되고 있음.
- 그 밖에 횡격막수축력 증가, 점액의 섬모수송능 촉진, 비만세포에서 화학전달물질 유리억제, 호흡중추 자극 등의 복합적 작용으로 기관지확장을 유도함.

용법

① 기관지천식: 1회 200 mg, 1일 2회, 아침·취침 전 경구, 또는 1회 400 mg, 1일 1회, 취침 전 경구.

② 만성폐쇄폐질환: ①에 준함. 1차 선택제가 아니며 흡입항콜린제, 흡입 β2 자극제 후에 사용.

주의사항

⊙ 테오필린 유효 혈중농도는 5–15 μg/mL로 치료 영역 폭이 좁고, 20 μg/mL 이상에서는 중독 영역이 됨.

⊙ 병태, 연령, 병용 약제의 영향을 받으므로 혈중농도 측정으로 개개인에게 최적의 투여량 결정.

- 고령 COPD에서 혈중농도 상승에 주의.

⊙ 흡연 환자에서 혈중농도 저하가 있음.

⊙ 테오필린 청소율에 영향을 주는 약을 알아두어야 함(표 1-4-2).

[청소율 저하(혈중농도 상승)]

마크롤라이드, 퀴놀론, 프로프라놀롤, 시메티딘, 알로퓨리놀, 클로피도그렐, 인터페론, 베라파밀, 딜티아젬.

표 1-4-2. 테오필린 농도에 영향을 주는 요인

테오필린 용량을 증가시켜야 하는 경우	태오필린 용량을 감소시켜야 하는 경우	
- 흡연 - 항경련제 - Rifampicin - Alcohol	- 고령 - 동맥혈 저산소혈증 (PaO_2 < 45 mmHg) - 호흡 산증 - 울혈 심부전	- 간경변증 - Erythromycin - Quinolone - Cimetidine - 바이러스 감염

(2018, COPD 지침.)

[청소율 상승(혈중농도 저하)]

리팜피신, 이소프로테레놀, 터부탈린, 페노바르비탈, 펜토바르비탈, 페니토인, 카바마제핀, 란소프라졸

중증 부작용 | 혈중농도에 따라 중독 증상이 나타남.

[20 μg/mL 이상] 위장 증상(구역/구토, 식욕 부진), 빈맥

[25 μg/mL 이상] 호흡 증가, 정신신경증상(두통, 불면, 불안, 흥분)

[40 μg/mL 이상] 부정맥, 경련, 의식 장애

[60 μg/mL 이상] 치명적 부정맥, 심정지

기타 부작용 | 치료 초기에 구역, 위의 불쾌감, 두통, 불면 등이 나타나지만 혈중농도와 관련 없음.

대사 | 주로 CYP1A2에 의해 대사, 48시간 이내에 80%가 소변으로 배설

반감기 | 혈중농도는 약 7시간에 최고, T1/2는 소아에서 3.5시간, 성인에서 8–9시간

처방 후 관찰 | 혈중 약제 농도, 병용약 주의

교육 | 부작용(구역/구토, 식욕부진, 흡연 금지)

제형

유니필서방 정 200 mg (₩ 110), 400 mg (₩ 169)/한국먼디파마, 테올란비 서방캡슐 100 mg (₩ 69), 200 mg (₩ 116)/알보젠코리아

3 기관지천식 치료제

1) 플루티카손(fluticasone propionate)

특징

- ⊙ 기관지천식을 일으키는 기도의 만성염증을 제어, 예방하는 부신피질스테로이드 흡입제.
- ⊙ 평균 입자 크기가 5.2 μm로 커서 폐 침착률이 적고 강력한 혈관 수축 및 항염증 국소 작용.

용법

- ⊙ 기관지천식: 1회 100 μg, 1일 2회 흡입, 1일 최대 투여량 1,000 μg(소아 200 μg)

주의사항

- 흡입스테로이드제는 경증 지속형 천식의 1차 선택제이며 질병조절제(장기적 관리제)로 중요.
  - 흡입스테로이드제 사용 증가로 천식발작 입원 횟수, 치명적 대발작 감소가 있으나 사용빈도는 아직 낮음.
- 중증에서 투여량을 증가시키지만 최대량에도 기류가 제한되고 증상 호전이 없으면 더 이상의 증량은 효과가 없으며 용량-반응곡선이 평탄화됨. 이때는 스테로이드 전신 투여가 필요하며 흡입스테로이드제의 한계라고 알아야 함.
- 난치성 천식환자에서 반복된 기도염증에 의한 기도벽의 비가역적 비후(리모델링)는 지속적인 기도협착 요인이므로, 경증천식에서부터 흡입스테로이드제를 조기에 사용하여 리모델링 억제 가능성을 기대함.

중증 부작용 | 급성부신부전, 골다공증, 구강인두칸디다증, 폐렴(COPD에 의한)

대사 | CYP3A4 대사 후 대변 배설

처방 후 관찰 | 급성중증과민증 가능성, 호산구 증가, 스테로이드 부작용(소아/청소년 성장지연 등)

교육

국소 부작용으로 인후염, 쉰목소리가 나타날 수 있으며, 예방을 위해 흡입 후 반드시 구강 세정. 발작이 신속히 소실되어도 매일 규칙적으로 1일 1회 밤에 흡입.

동종 약제

beclomethasone(베크로메트이지할러/메라니), budesonide(부테코트/대한), ciclesonide(알베스코/에스케이케미칼) 등의 특징을 알아 임상에 사용(표 1-4-3).

제형

후릭소타이드 디스커스 100 μg (₩ 13,296), 250 μg (₩ 22,395), 후릭소타이드 주니어 에보할러 50 μg(₩ 13,177), 에보할러 250 μg (비급여)/글락소스미스클라인

2) 이프라트로피움(ipratropium bromide hydrate)

특징

- 부교감신경인 미주신경이 지배하는 신경-근접합부를 차단하여 기관지평활근 수축을 억제하고, 기관지확장 작용을 나타내는 흡입제.
- 비강점막에서 국소 작용은 장액선과 장점액선 분비억제.

표 1-4-3. 흡입스테로이드의 종류와 특징

일반명		플루티카손 프로피온산 에스테르(FP)	부데소니드 (BUD)	베클로메타손 프로피온산 에스테르(BDP)	시클레소니드 (CIC)	모메타손 푸란카르본산 에스테르(MF)
상품명		세레타이드	풀미코트	큐파르	오즈베스코	아스마넥스
제형		DPI, pMDI	DPI	pMDI	pMDI	DPI
장시간 작용형 β2 자극제 복합제		FP+살메테롤 FP+피란테롤 FP+포르메테롤	BUD+ 프로메테롤	-	-	-
흡입인자 직경		5.2 (DPI) 2.8 (pMDI)	2.6	1.1	1.2	2.0
폐 도달률(%)		10 (DPI) 29 (pMDI)	32	55-65	52	40
GR 친화성*		18-29.9	8.6-9.4	13.5	12.1	2.2-29
생물학적 이용률**		< 1%	11%	26%	< 1%	< 1%
투여량 (μg/일)	저용량	100-200	220-400	100-200	100-200	100-200
	중용량	400	800	400	400	400
	고용량	800	1,000	800	800	800

pMDI: 가압 분무식 정량 흡입기, DPI: 건조분말 흡입기, GR: 당질코르티코이드수용체. *덱사메타손을 1로 했을 때의 상대치. **폐 국소에서 대사되지 않고 전신 순환으로 이행하는 비율

(한 권으로 끝내는 스테로이드 치료, 2017)

⊙ β2 자극제와 달리 이미 일어난 기도 수축에는 강한 효과가 없음.
- 규칙적으로 사용하여 호흡곤란을 개선하므로 안정기 만성폐쇄폐질환에서 선택.

⊙ 단시간 작용형이므로 1일 3–4회 흡입 필요.

⊙ 네뷸라이저 액은 생리식염수 주사액을 이용하여 희석.

용법

① 폐기종, 만성기관지염: 1회 1–2 분사, 1일 3–4회 정기적으로 흡입.

② 기관지천식: 1회 1–2 분사, 발작 시에 긴급용 흡입. 또는 1회 1–2 분사, 1일 3–4회, 정기적으로 흡입.

주의사항 | 아트로핀 과민반응 병력, 안구합병증(녹내장, 안구통증), 전립선비대에 사용하지 않음.

중증 부작용 | 급성중증과민증, 심실위 빈맥, 심방세동

기타 부작용 | 입마름, 구역, 두통, 기침, 인두자극감, 인두통, 쓴맛

대사 | 흡입 후 흡수율이 낮고(< 20%) 소변 배설, 구강 침착은 대변으로 배설

반감기 | 3.2시간

교육 | 에탄올 냄새가 있음. 3일 이상 사용하지 않은 경우에는 1회의 예비 분사가 필요. 산동작용이 있어 눈에 들어가지 않도록 주의

제형

리노벤트비 액 15 mL/병(₩ 2,883)/한림, 아트로벤트 흡입액 유디비 2 mL/병(₩ 391)/베링거인겔하임

3) 프란루카스트(pranlukast hydrate)

특징

- ⊙ 류코트라이엔(leukotriene, LT) 수용체에 선택적으로 작용하여 기도수축, 혈관투과성 항진 등을 억제.
- ⊙ 천식의 장기간 관리제로 유용하며 β2 자극제의 긴급 흡입 횟수, 흡입스테로이드제 사용량, 천식 악화 횟수 등 감소.

용법

① 기관지천식: 1회 225 mg, 1일 2회, 아침·저녁 경구. 1일 최대량 450 mg.

② 알레르기비염: ①에 준함.

주의사항

천식발작에는 스테로이드제나 기관지확장제를 우선 사용하지만, 장기간 경구 스테로이드제를 사용하는 환자에서 이 제제를 사용하여 감량을 시도.

중증 부작용 | 백혈구감소증, 간기능장애, 간질폐렴

대사 | CYP3A4에 의해 대사, 대부분 대변으로 배설

반감기 | 약 1.2시간

처방 후 관찰 | 혈액검사, 간기능, CK, 스테로이드제 감량 또는 중단에 의한 혈관염 출현.

교육 | 천식 발작을 신속하게 개선시키는 약제가 아닌 것을 환자에게 미리 설명

제형

오논 캡슐(₩ 254), 오논 드라이시럽 100 mg/g (₩ 519)/동아에스티

4 호흡장애치료제

1) 독사프람(doxapram hydrochloride hydrate)

특징

- ⦿ 무호흡에서 기도폐색이 없는 것을 확인하여 투여.
- ⦿ 지속정맥주사에서는 산소를 동시에 투여, 정기적으로 혈액가스 감시.
- ⦿ 할로탄 등 심근 감수성을 높이는 마취제 사용 후에는 10분 정도의 간격을 두고 투여.

용법

① 마취 후 호흡억제 및 각성지연: 0.025–0.05 mL/kg를 서서히 정맥주사, 필요시 5분 간격으로 반복, 허용 최대용량 0.075 mL/kg(점적주사 허용 최대용량 0.2 mL/kg).

② 중추신경계 억제제에 의한 중독 치료: 1회 또는 반복 주사 시 0.05–0.1 mL/kg[최소용량은 체중 kg당 2.0 mg (0.1 mL/kg)] 정맥주사, 처음 투여에 반응이 있으면 5–10분 간격으로 투여, 그 다음에는 1–2시간 간격으로 반복.

③ 지연성 무호흡의 감별진단: 1–2 mg/kg 정맥주사.

④ 급성 고탄산증에 의한 만성폐쇄폐질환: 400 mg(20 mL을 포도당주사액이나 생리식염주사액 180 mL에 혼합, 처음 점적속도 1–2 mg/분(1/2–1 mL분)으로 시작하여 최고 3 mg/분(1.5 mL분), 이 약 투여 전 미리 동맥혈액가스를 측정하고 2시간 동안 적어도 30분마다 측정.

주의사항

- ⦿ 물 또는 생리식염주사액에 5% 또는 10% 포도당주사액을 섞어 사용(알칼리용액에서 침전, 가스 생성).
- ⦿ 뇌전증이나 다른 경련 상태, 호흡근, 흉곽, 흉막 등의 이상에 의한 환기능력 저하, 중증 고혈압, 뇌혈관장애, 관상동맥질환, 중증심부전에 투여하지 않음.

중증 부작용 ❙ 흥분 상태, 떨림, 간대성 경련, 근연축, 테타니, 성문경련, 기관지경련, 반동저호흡

기타 부작용 ❙ 발열, 홍조, 발한

대사 ❙ CYP3A/5 관여

반감기 ❙ 약 4분(1 mg/kg 정맥주사)

투약 후 관찰 ❙ 혈압, 맥박, 떨림, 경련, 혈액가스

제형

타프람 주사 100 mg/5 mL(비급여)/하나

Chapter

05 심혈관질환 치료제

1 혈압약

1) ACE억제제/ARB

(1) 캅토프릴(captopril)

특징

⊙ 안지오텐신전환효소(ACE)를 억제하여 안지오텐신 I이 안지오텐신 II(강력한 혈관수축물질)로 전환되는 것을 억제하여 전신의 혈관 저항을 내려 혈압 저하(그림 2-5-1).

⊙ 안지오텐신 II 감소는 혈장레닌(renin) 활성 증가와 나트륨과 수분 저류를 일으키는 알도스테론 분비 감소, 경도의 나트륨 이뇨작용으로 혈압 저하 효과.

⊙ 안지오텐신 II 차단 이외에 키니나제 II를 억제하여, 혈관확장 작용이 있는 브라디키닌 증가에 의한 혈압 저하 작용도 있음.

⊙ 유리한 작용: 당대사, 지질대사, 요산대사 등에 영향 없음, 심기능에 대해 좋은 영향, 반사성 빈맥을 일으키지 않음, 중지 후 혈압 리바운드가 없음, 기립저혈압을 일으키지 않음, 신혈류와 뇌혈류를 증가시킴, 당뇨병신병증에서 단백뇨 감소.

용법

① 고혈압(본태성, 신성, 신혈관성): 1회 25 mg 1일 2회, 또는 1일 1회 50 mg을 식전 1시간에 투여, 2~4주 후 충분한 효과가 없으면 1일 100 mg 증량 투여, 1일 최대량 450 mg, 필요시 싸이아자이드 이뇨제 병용.

② 심부전 치료: 6.25 mg으로 시작하여 임상효과와 저혈압 등의 부작용을 보며 증량

⊙ 심박수, 평균 동맥압, 폐동맥쐐기압, 전신 혈관 저항, 폐혈관 저항 등의 저하 기대.

주의 사항

⊙ 중증 고혈압, 이뇨제 투여 중인 환자에서 처음 복용 후 일시적으로 혈압 저하가 나타날 수 있어 소량으로 시작하고 상태를 충분히 관찰하여 서서히 증량.

표 1-5-1. 안지오텐신전환효소억제제의 종류와 치료 용량

안지오텐신전환효소억제제	시작 용량(mg)	목표 용량(mg)
캅토프릴(Captopril)	6.25 mg 1일 3회	50 mg 1일 3회
에날라프릴(Enalapril)	2.5 mg 1일 2회	10-20 mg 1일 2회
포시노프릴(Fosinopril)	5-10 mg 1일 1회	40 mg 1일 1회
리시노프릴(Lisinopril)	2.5-5 mg 1일 1회	20-40 mg 1일 1회
페린도프릴(Perindopril)	2 mg 1일 1회	8-16 mg 1일 1회
라미프릴(Ramipril)	2.5 mg 1일 2회	5 mg 1일 2회
트란돌라프릴(Trandolapril)	0.5 mg 1일 1회	4 mg 1일 1회

(2022, 심부전 치료지침)

- ⊙ 신장애가 있으면 신기능 악화, 고칼륨혈증이 나타날 수 있음. 혈중 크레아티닌이 계속 증가하면 중지.
- ⊙ 백혈구 감소를 일으킬 수 있으며 백혈구 수 3,000/㎣ 미만이면 중지.

중증 부작용 | 혈관부종, 범혈구감소증, 무과립구증, 급성신부전, 고칼륨혈증, 천포창 유사 증상

기타 부작용 | 기침이 일상생활에 영향을 주면 다른 약으로 전환, 그 외 두통, 미각이상, 위장 증상, 항핵항체 양성

대사 | 주로 소변 배설, 50 mg 경구 투여에서 혈중농도는 40분에 최고

약물 상호작용

혈청 칼륨을 상승시키는 약제(스피로놀락톤, 트리암테렌, 아밀로라이드 등 칼륨 유지성 이뇨제, 칼륨보충제, 헤파린 등)와 병용투여 시 고칼륨혈증에 주의(특히 신장애 환자)

처방 후 관찰 | 혈압, 신기능, 혈청칼륨

교육 | 저혈압, 마른 발작적 기침

제형

카프릴 정 12.5 mg (₩ 172), 25 mg (₩ 247), 50 mg (₩ 498)/보령

(2) 아질사르탄(azilsartan)

특징

- ⊙ 혈관수축물질인 안지오텐신 II가 작용하는 안지오텐신 II 수용체를 억제하여

혈관확장과 혈압 저하(그림 2-5-1).

- 안지오텐신 전환효소억제제과 달리 브라디키닌 증가에 의한 키닌계의 혈관확장 작용은 없음.
- 강력하고 장시간 작용하는 안지오텐신 II 수용체대항제이며 단독으로 혈압조절 기대.
- 당뇨병, 고지혈증에 영향이 없으며 밤 동안 혈압저하 작용도 강함.
- 당뇨병신질환에서 혈압과 알부민뇨를 저하시키며, 현성 신병증에서 말기신부전으로 진행을 늦춤.

용법

① 고혈압: 1일 1회 40 mg, 1일 최대량 80 mg

② 당뇨병신질환: 1일 1회 20–40 mg

주의사항

- 양측 신동맥협착이 있으면 신기능 저하를 일으킬 수 있음(혈중 요소질소, 혈청 크레아티닌 증가).
- 편측 신동맥협착, 신기능장애(크레아티닌 2.5 mg/dL 이상), 이뇨제 투여, 엄격한 염분 제한, 혈관 내 탈수 등에서 일시적으로 혈압 저하를 일으킬 수 있어 소량으로 시작.
- 임신 중에 사용하지 않음.

중증 부작용

혈관부종, 실신, 의식소실, 급성신장애, 고칼륨혈증, 간기능장애

대사 | 주로 CYP2C9

반감기 | 13시간(20 mg)

처방 후 관찰 | 혈압, 혈청칼륨, 크레아티닌, 간기능

교육 | 기립저혈압, 어지럼, 혈관부종(눈꺼풀, 입술, 입 안 등)

동종 약제

- 발사르탄(발사벨정/종근당), 칸데사르탄(칸데모어정/종근당), 텔미사르탄(텔미트렌정/종근당), 올메사르탄(벨메텍정/종근당) 등이 있으며 혈압 저하 이외의 적응을 고려함(표 1-5-2).
- 이뇨제 복합제가 있음.

제형

이달비 정 20 mg (₩ 292), 40 mg (₩ 439), 80 mg (₩ 658)/셀트리온

표 1-5-2. ARB의 다양한 적응(미국과 유럽)

ARB	고혈압	심부전	당뇨병신병증	뇌졸중 예방	심혈관질환 위험 감소	심근경색 후
Azilsartan	✔					
Candesartan	✔	✔				
Eprosartan	✔					
Irbesartan	✔		✔			
Losartan	✔	✔	✔	✔		
Olmesartan	✔					
Telmisartan	✔				✔	
Valsartan	✔	✔				✔

(Am J Cardiovasc Drugs. 2016:16:255-66.)

2) 베타차단제

(1) 프로프라놀롤(propranolol hydrochloride)

특징

⊙ 비선택적 베타차단제이며 혈압약, 부정맥치료제, 협심증치료제 등으로 사용.

⊙ β 차단제에는 종류가 많으며 β 수용체 차단작용 이외의 다양한 특징이 있으므로 임상상황에 사용할 수 있는 몇 종류를 알아 두면 좋음(표 1-5-3).

용법

① 고혈압(경도-중등도): 1일 40 mg, 1일 2회 매식 후 경구 투여로 시작. 불충분한 경우 증량, 유지량은 1일 120-240 mg, 필요한 경우 1일 640 mg까지 투여 가능.

② 기외수축(심실위성, 심실성), 발작성 빈맥 예방, 빈맥성 심방세동, 동성 빈맥, 발작성 심방세동 예방: 1일 10-30 mg, 1일 3-4회 식전 및 취침 시 경구 투여.

③ 협심증: 1일 80-240 mg을 2-4회 분할 투여, 심박수, 혈압에 대한 작용을 보며 증량.

⊙ 운동성 협심증에서 증상 개선을 기대. 심근의 산소 소비량은 심박수와 혈압을 곱하여 계산하며, 프로프라놀롤은 양쪽을 억제.

④ 비대형 심근증: 1일 30 mg, 1일 3회, 8시간마다 경구 투여로 시작. 심박수, 혈압에 대한 작용을 보며 1일 90 mg까지 증량 .

⑤ 식도정맥류 출혈 예방: 안정 시 심박수를 25% 감소시키는 양으로 조절하여 경구 투여.

표 1-5-3. **베타차단제**

약	작용기전	적응
비선택성 β 아드레날린대항제(1세대)		
Propranolol	Equal affinity for β1 and β2. Membrane stabilizing affect.	Used for: hypertension, angina, supraventricular arrhythmia, ventricular arrhythmia, MI.
Nadolol	Equal affinity for β1 and β2. No sympathomimetic or membrane stabilizing activity.	Used for: Hypertension, angina, LQTS.
Timolol	Equal affinity for β1 and β2. No sympathomimetic or membrane stabilizing activity.	Hypertension, congestice HF, acute MI.
β1 선택성 아드레날린대항제(2세대)		
Metoprolol	No sympathomimetic or membrane stabilizing activity.	Used for: essential hypertension, angina, tachycardia, HF, vasovagal syncope, secondary prevention after MI.
Atenolol	No sympathomimetic or membrane stabilizing activity.	Used for: hypertension, coronary heart disease, arrhythmias, angina, reduces risk of complications after MI.
Esmolol	Little sympathomimetic activity, no membrane-stabilizing activity.	Used when short duration is desired or in critically ill patients where rapid withdrawal may be necessary.
Acebutolol	Some sympathomimetic and membrane stabilizing activity.	Used for hypertension, atrial and ventricular arrhythmias, acute MI in high-risk patients.
Bisoprolol	No sympathomimetic or membrane stabilizing activity. Higher degree of β1 selectivity than metoprolol or atenolol.	Used for: HF, hypertension, MI, arrhythmias.
β 아드레날린 대항과 심혈관에 추가작용(3세대)		
Labetalol	Competitive antagonist to α1 and β receptors (β1 and β2). Partial agonist activity at β2 and also inhibits neuronal uptake of NE (cocaine-like).	Use for chronic hypertension or hypertension emergencies.
Carvedilol	Blocks α1, β1, and β2 similar to labetalol, but also has anti-oxidant and anti-inflammatory properties. Has membrane-stabilizing action, but no sympathomimetic activity.	Produces vasodilation and anti-inflammatory effects may help treatment of FH. Approved for use in hypertension, congestive HF, and LV dysfunction after MI.
Celiprolol	β1 antagonist. β2 partial agonist. Also α2 antagonist and promotes NO production.	Reduces HR and blood pressure. Used to treat hypertension and angina.
Nebivolol	β1 antagonist with endothelial NO-mediated vasodilatory action.	Also has antioxidant action and neutral or favorable effects on carbohydrate and lipid metabolism. Approved for the treatment of hypertension.

(BBA: Mol Basis Disease 2012:1867:166037.)

⊙ 문맥압을 내려 출혈 병력이 없는 식도정맥류에서 출혈을 예방하고(1차 예방), 출혈이 있던 환자에서 재출혈 예방(2차 예방).

⑥ 본태떨림: 1회 10 mg, 1일 3회 경구. 효과가 불충분하면 1일 120 mg까지 증량

⑦ 갑상선 기능항진증: 1회 10–40 mg, 1일 3–4회 경구 투여.

⊙ 갑상선 기능항진증에서 혈중 카테콜아민은 정상이지만 β 아드레날린 수용체 활성 증가에 의해 빈맥, 떨림, 발한 등 교감신경 자극증상이 나타남. 갑상선기능항진증 증상이 심한 환자에서 항갑상선제를 투여하여 갑상선호르몬이 저하되어 교감신경 항진증상이 없어질 때까지 비교적 오랜 시간이 걸리며 환자는 약을 먹어도 좋아지지 않는다고 걱정함. 이때 β 차단제를 같이 주면 불과 며칠 만에 전신 상태가 좋아지며 환자가 편하게 됨.

⊙ 의약품 정보 검색에도 갑상선중독증의 보조요법으로 명시되어 있지만 이런 사실을 모르는 약국에서 갑상선질환에 혈압약을 처방했다고 오해하게 되는 일도 있으므로 환자에게 교감신경 자극증상과 β 차단제 병용에 대해 설명해두는 것이 좋음.

⊙ 갑상선기능항진증에서 드물지만 심장차단이 있으므로 반드시 심전도를 확인함.

⑧ 갈색세포종(크롬친화세포종): 10–40 mg/일, 3–4회로 나눔.

⊙ α 차단제에 의해 혈압, 빈맥이 조절되지 않을 때 조심하여 사용.

⊙ α 차단제는 카테콜아민 분비를 억제하나 β 차단제는 수용체 결합하지 않은 카테콜아민을 증가시켜 증상을 악화시킬 수 있으므로 먼저 α 차단제를 충분히 투여하고 β 차단제는 나중에 투여.

주의사항

⊙ 본태고혈압에 사용하며, 혈압이 정상인 사람은 혈압이 떨어지지 않지만 고혈압 환자에게 투여하면 혈압 저하작용을 나타냄.

⊙ 증량해도 충분한 효과가 없으면 이것은 개인의 β 수용체 수 차이에 의한다고 생각.

- 고령자에서 β수용체 수가 나이가 들면서 감소되므로 효과가 일정하지 않아 우선 선택하지 않음.
- 120 mg/일에 효과가 없으면 다른 약제 병용이나 다른 약제로 바꿈.

⊙ 칼슘대항제 등 혈압 저하효과가 강한 약의 병용에서는 투여량을 줄임.

⊙ β 수용체를 비선택적으로 차단하므로 다른 기관에 대한 작용도 고려하며 기관지천식, 폐기종이 있으면 사용하지 않음.

중증 부작용

기관지천식, 기관지경련, 당뇨병케토산증, 대사산증, 중증서맥, 방실차단, 동부전증후군, 폐고혈압, 울혈심부전, 저혈압, 장기간 금식, 중증말초순환장애, 갈색세포종, 이형협심증

기타 부작용 | 우울증상, 어지럼, 감정불안정, 설사, 구역/구토, 위장 장애, 발기장애

대사 | 주로 CYP2D6, 소변 배설

반감기 | 3.9시간(20 mg)

교육 | 어지럼, 서맥, 저혈압, 사지냉감, 저혈당 증상 소실 등

처방 후 관찰 | 맥박, 혈압, 신기능

제형

인데놀 정 10 mg (₩ 15), 40 mg (₩ 32)/동광

(2) 카베딜롤(carvedilol)

특징

⊙ 비선택성 β 차단작용에 더하여 α 차단작용이 있는 αβ 차단제로 혈관확장성 베타차단제.

⊙ 내인성 교감신경 자극작용은 없고, 혈압약, 항협심증제로 심혈관질환 예방 관점에서 예후 개선 기대.

⊙ 중등도 이하의 만성심부전의 예후 개선에도 효과가 있어 확장형 심근증에 동반된 만성심부전 관리에 도움.

용법

① 본태고혈압(경증–중등도): 1일 1회 10–20 mg

⊙ 저용량으로 시작하며, 과량에서 기립저혈압, 급격한 서맥이 나타날 수 있음.

⊙ 중지할 경우에 갑자기 중단하면 혈압의 급상승을 일으킬 수 있어 조금씩 줄여 중지.

⊙ 장기간 사용에서 정기적으로 간기능검사를 시행하고, 심부전 발생에 주의.

② 협심증: 1일 1회 20 mg.

③ 허혈심질환, 확장형 심근증에 의한 만성심부전에서 ACE 억제제, 이뇨제 등과 병용: 1회 12.5 mg 1일 1–2회로 시작하여 1주 이상의 간격을 두고 증량하여 1일 유지량 5–10 mg.

④ 빈맥성 심방세동: 1일 1회 5 mg, 효과가 없으면 1일 1회 10 mg씩 단계적 증량, 1일 최대량 1일 1회 20 mg.

주의사항

- β1 차단작용에 의한 심수축력 저하와 심박수 감소에 의해 심근산소 요구를 줄임.
- α 차단작용에 의한 말초혈관 저항 및 관상동맥 저하, 혈압 저하에 의한 심근벽 긴장 감소.
- β2 차단에 의한 관상동맥 수축작용은 β1 차단작용이 우세하여 문제되지 않음.
- β 차단제를 만성적으로 사용하면 심근내 β 수용체 농도가 증가하며(up-regulation), β 차단제를 갑자기 중지하면 카테콜라민에 대한 감수성 항진으로 급성관상동맥증후군, 심근경색, 심장돌연사 등을 일으킬 위험이 있음.

중증 부작용

기관지천식, 당뇨병케토산증, 대사산증, 중증서맥, 방실차단, 동방차단, 심인성쇼크, 중증 심부전, 폐고혈압, 갈색세포종, 임신부 또는 임신 가능성 여성 및 수유부 금기

대사 | 주로 CYP2D6, 2C9에 의해 대사되어 담즙으로 배설

반감기 | 2시간(5 mg)

처방 후 관찰 | 맥박, 혈압, 간기능, 신기능

교육 | 어지럼, 서맥, 저혈압, 사지 냉감

제형

딜라트렌 정 3.125 (₩ 165), 6.25 mg (₩ 197), 12.5 nmg (₩ 348), 25 mg (₩ 410), 1일 25–50 mg/종근당

3) 칼슘통로차단제

(1) 암로디핀(amlodipine besylate)

특징

- 혈관확장성 칼슘통로차단제(CCB)이며 혈관확장에 의한 혈압 저하 작용 이외에 혈관확장에 동반된 불편한 증상으로 이뇨작용, 발목부종, 빈맥이 나타날 수 있음.
- 경도의 고혈압은 이 약 하나로 조절할 수 있으나, 혈압 저하가 불충분하면 다른 혈압약 병용. 과도한 혈압 저하작용에 주의하며, 특히 고령자에서 혈압이 너무 내려가지 않도록 저용량으로 시작해야함.

용법

① 고혈압: 1일 1회 2.5−5 mg, 효과가 없으면 1일 1회 10 mg까지 증량

② 협심증: 1일 1회 5 mg

⊙ 관상동맥질환 동반 고혈압에서 관상동맥확장을 기대하여 관상동맥연축 협심증의 예방약으로 사용하며, 대부분 질산제와 병용.

중증 부작용 | 간기능장애, 무과립구증, 방실차단, 횡문근융해증

기타 부작용 | 두통, 두근거림, 안면홍조, 어지럼, 발목부종, 빈뇨, 잇몸 증식

대사 | 주로 CYP3A4, 소변 배설

반감기 | 37시간

처방 후 관찰 | 혈압, 간기능(AST, ALT, GT)

교육

⊙ 가벼운 부작용(발목, 다리부종 등)을 혈관확장작용(말초부종)으로 이해시켜 임의로 투약을 중단하지 않게 함. 투여 초기 일시적 두통이 나타날 수 있음.

⊙ 자몽과 같이 복용하면 약의 작용이 증가되므로 주의.

동종 약제

많은 칼슘통로 차단제가 있음. 비교적 자주 사용되는 것의 특징, 작용 차이, 용법, 등을 구분하여 2−3종에 익숙해지면 좋음(표 1-5-4).

제형

암로핀 정 5 mg (₩ 188), 캡슐 2.5 mg (₩ 172), 캡슐 5 mg (₩ 188)/유한양행, 애니디핀에스 정 2.5 mg (₩ 367), 5 mg (₩ 577)/종근당

(2) 베라파밀(verapamil hydrochloride)

특징

⊙ 심장선택성 CCB이며 칼슘대항제 중에서 가장 오래 사용되어 왔으나 최근 강력한 칼슘대항제가 등장하여 발작성 심실위빈맥의 응급치료 이외에는 적극적으로 사용하지 않음.

⊙ 방실전도를 억제하므로 심실위부정맥빈맥 특히 심방세동, 심방조동에서 빈맥 예방에 사용하며, 주사제는 발작성 심실위 빈맥에 선택.

⊙ 사용에 편리한 약이지만 고령자에서 복용량을 증가하면 심기능을 억제하며, WPW 증후군에 동반된 심방세동에서 심박수를 증가시키므로 사용하지 않음.

표 1-5-4. 칼슘통로차단제 종류

	일반명	상품명	N형	T형
디히드로피리딘계				
1세대	니카르디핀	페르디핀®		
	니페디핀	아달라트®		
2세대	아라니디핀	아라니디핀®		○
	에포니디핀	핀테®		○
	바르니디핀	바르디핀®		○
	베니디핀	코니엘®	○	○
	마니디핀	마디핀®		○
	실니디핀	시나롱®	○	
	니솔디핀	니솔디핀®		
	니트렌디핀	레디핀®		
	닐바디핀	니바딜®		○
	펠로디핀	스프렌딜®		
3세대	아젤니디핀	레자루타스®		○
	암로디핀	노바스크®	△	
비디히드로피리딘계	딜티아젬	헤르벤®		
	베라파밀	이솝틴®		

L형 칼슘채널에 더하여 N형 갈슘채널이나 T형 칼슘채널을 저해하는 약은 ○으로 표시, 보고와 다른 것은 △로 표시

(약 바로 알고 처방하자, 2018.)

용법

① 발작성 심실위빈맥: 주사제 5 mg을 생리식염수 10 mL에 희석하여 5분 이상에 걸쳐 혈압, 심전도를 보며 천천히 정맥주사. 효과가 없으면 다시 같은 양(합계 10 mg까지)을 시도.

② 빈맥성 부정맥(심방세동, 심방조동, 심실위빈맥): 1회 40–80 mg, 1일 3회 경구, 최대 240 mg/일.

③ 협심증: 1회 40 mg, 1일 3회 경구, 최대 240 mg/일.

주의사항

⊙ 중증심질환이 없으면 빈맥으로 혈압이 낮아도 쇼크 상태는 되지 않음.

- 주사하는 동안 혈압을 자주 측정하며, 대부분은 5 mg 주사에서 동조율로 돌아오고 혈압도 회복됨.

⊙ 심방조동에 동반된 규칙적 빈맥이나 심방세동 빈맥에는 방실전도가 억제되지만 동조율 회복은 어려움.

⊙ β 차단제, 아스피린, 프라바스타틴 이외의 HMG-CoA 환원효소억제제 병용은 효과를 증가시키기 때문에 주의.

중증 부작용 | 심부전, 동정지, 방실차단, 서맥, 의식소실

기타 부작용 | 위장 증상, 두통, 어지럼, 잇몸 종창

대사 | 주로 CYP3A4, 소변 배설

반감기 | 내복에서 Tmax 약 2시간, T1/2 약 6시간, 정맥주사에서 효과는 20–30분 지속, T1/2 약 1시간

처방 후 관찰 | 심전도, 맥박, 혈압, 두근거림 증상

교육 | 두통, 두근거림, 안면홍조가 나타날 수 있음을 알려줌.

제형

이솝틴 정 40 mg (₩ 91), 80 mg (₩ 155), 서방정 180 mg (₩ 343), 240 mg (₩ 422)(1일 120–240 mg), 이솝틴 주 5 mg/2 mL(₩ 705)(1회 5 mg) 일성신약

4) 알파차단제

(1) 독사조신(doxazosin mesylate)

특징

⊙ α1 수용체의 선택적 차단으로 말초혈관을 확장시키는 혈압약.

⊙ α 차단제는 전립선 비대증에서 배뇨장애를 개선하므로 전립선 비대증을 동반한 고혈압 환자에 좋음.

⊙ 지질대사와 인슐린 감수성을 개선하고, 혈당이나 신기능에 영향을 주지 않음.

용법

① 고혈압 치료: 1일 1회 0.5 mg 경구 투여로 시작하고, 효과가 충분하지 않으면 1–2주 간격으로 1–4 mg 점증함. 1일 최대량 8 mg.

② 아침 고혈압 치료: 1일 1회 0.5 mg부터 시작하고, 효과가 불충분하면 1–2주 간격을 두고 1–4 mg 점증. 취침 전에 투여.

③ 갈색세포종에 의한 고혈압: 1일 16 mg까지 투여 가능.

주의사항

- 기립저혈압을 일으키므로 첫 회는 소량으로 시작함. 높은 곳에서의 작업이나 운전 등의 위험한 작업에 종사하는 경우에 주의.
- 고령자는 되도록 소량으로 시작하여 천천히 증량.
- 비만에서 교감신경 항진에 의한 고혈압 악화에 적합.
- 아침 고혈압은 뇌졸중의 위험인자로 알려졌으며, 교감신경 α작용에 의해 나타난다고 생각함.

중증 부작용

① 실신, 의식상실, 기립저혈압이 나타나면 투여를 중지하고 앙와위(supine position)로 함.
② 부정맥, 뇌혈관장애, 협심증, 간장애, 심근경색, 무과립구증

대사 | 주로 간에서 대사. 소변 배설이 적어 신기능장애가 있어도 투여량 조절 불필요

반감기 | 10–16시간이며, 매일 복용하면 4일 후에 평형 상태에 도달

처방 후 관찰 | 혈압(앉아서와 서서 측정)

교육 | 기립저혈압, 두근거림, 두통

동종 약제

① 프라조신(프라조신/영일): α 차단제로 처음 사용된 약제. 작용시간이 짧기 때문에 1일 3회 복용 필요. 내성이 생기기 쉽고, 효과가 없어지므로 점차 투여량을 늘림.
② 메틸도파: 효과가 약하지만 임신부에게 사용

제형

독시카민 정(₩ 185), 1일 4 mg/한국파비스

2 협심증 치료제

1) 니트로글리세린(nitroglycerin)

특징

- 관상동맥확장제이며 모든 형태의 협심증에 효과가 있고, 특히 발작 시 설하 투여는 이소소르비드보다 즉시 효과를 나타냄.

⊙ 관상동맥확장과 동시에 전신의 동정맥을 확장시켜 심장부하를 줄이고, 심근산소 요구량이 감소하여 흉통 발작을 완화시킴.

⊙ 목적에 따라 다양한 제형을 사용하며, 정제와 스프레이는 협심증발작 시에 설하 사용하고, 첨부제, 연고는 발작 예방용으로, 주사제는 급성기에 사용(표 1-5-5).

- 협심증에 적어도 2종류를 준비하여 구체적으로 용법을 정해 둠.

용법

① 협심증 발작 시: 설하정 0.3–0.6 mg을 설하 투여하고 수 분 내에 효과가 없으면 0.3–0.6 mg을 추가 투여. 스프레이는 1회 구강 내, 설하에 분무(0.3 mg)하고 효과가 없으면 1회 분무 추가.

② 불안정협심증(급성 관상동맥증후군): 니트로글리세린 주사를 수액펌프로 0.1–0.2 μg/kg/분으로 시작하여 1–2 μg/kg/분으로 유지하고 효과가 없으면 혈압을 감시하며 증량.

⊙ 관상동맥확장 및 관상동맥 혈류량의 증가, 전부하, 후부하 감소에 의한 심장일 감소 기대.

⊙ 혈압을 감시하며 최대한까지 사용하지만 니트로글리세린에만 의존하는 것이 아니라 신속하게 다른 치료 선택 시기를 놓치지 않도록 주의.

③ 협심증발작 예방: 패치 1일 1매 12시간 간격으로 부착, 휴약기(8–12시간)를 고려함. 연고 1회 1–3 cm, 1일 3–4회 상반신에 바름.

④ 관상동맥조영 시 관상동맥연축 완화: 관상동맥 주사용을 미리 준비하여 연축을 일으킨 관상동맥에 직접 주입. 동맥 주사량은 25–100 μg (0.5–2 mL)의 범위로 함.

주의사항

⊙ 질산에스테르제에 과민반응 병력, 녹내장, 중증 빈혈에 사용하지 않음.

⊙ 니트로글리세린 사용 24시간 내에 실데나필(타다라필은 36시간)을 복용하면 심한 혈압 저하, 쇼크 위험이 있음.

중증 부작용 | 급격한 혈압 저하, 심박출 저하, 심실세동

기타 부작용 | 투여 초기 안면홍조, 두통이 있으나 점차 좋아짐. 기립성 어지럼에 주의.

대사 | 간에서 대사

반감기 | 2상성이며 5분 이내

처방 후 관찰 | 혈압, 심박수

표 1-5-5. **질산제의 특징과 용량**

약	간통과 효과	전구약	용량	사용빈도	최대 용량	작용 시간	지속 시간
Nitrates							
Glycerol-trinitrate (GTN)							
Sublingual tab	No	Yes	0.3-0.6 mg	As needed (every 5 mins)	1.5 mg	1-3 min	10-30 min
Sublingual spray	No	Yes	0.4 mg/dose	As needed (every 5 mins)	1.5 mg	1-3 min	10-30 min
Patch	No	Yes	0.1-0.8 mg/h	1 daily (12 h on/12 h off)	1 pacth/day	30 mins	8-14 h
Isosorbide dinitrate (ISDN)							
Sublingual tab	No	Yes	2.5 mg	Repeated as needed	15 mg	3-4 min	1 h
Chewable tab	No	Yes	5 mg	Repeated as needed	15 mg	3-4 min	1 h
Standard release	Yes	Yes	30-120 mg	2-3 daily (last dose 6pm)	240 mg/day	15-30 min	3-6 h
Extended release	Yes	Yes	20-40 mg	2 daily (8am and 3pm)	80 mg/day	30-60 min	12-14 h
Isosorbide mononitrate (ISMN)							
Standard release	No	Yes	10-40 mg	2 daily (8am and 3pm)	120 mg/day	30-60 min	6-8 h
Extended release	No	Yes	60-240 mg	Once daily	240 mg/day	30-60 min	12-14 h
K^+ ATP agonist							
Nicorandil	No	Yes	10-20 mg	2 daily (8am and 3pm)	60 mg/day	30-60 min	12 h

(Cardiovasc Drugs Ther DOI 10.1007/s10557-016-6668-z.)

교육

습관성이 없으므로 흉통 시에 반드시 사용. 설하 투여에서 증상 호전이 없으면 반드시 진료를 받아야 함.

제형

니트로글리세린 설하정 0.6 mg (₩ 52)/하나, 니트로링구알 스프레이 15.24 g/100 mL (₩ 10,352), 니트로링구알 주사 1 mg/mL(₩ 9,040)/한국유니팜, 앤지

덤 패치 0.2 mg/시간(₩ 619), 0.4 mg/시간(비급여)/삼양홀딩스, 페링가니트 0.1% 주사(₩ 2,534/10 mL)/에리슨, 파사렉트 연고 40 mg/g(비급여)/대화

2) 이소소르비드(isosorbide mononitrate)

특징

- 협심증에 통증 완화나 발작 예방 목적으로 사용.
- 질산기가 하나인 일질산염(isosorbide mononitrate)과 2개인 이질산염(isosorbide dinitrate)이 있음. 칼슘대항제나 β 차단제와 병용하면 효과가 좋음.

용법

① 협심증 예방: 1회 20 mg, 1일 2회, 효과가 충분하지 않으면 1회 40 mg을 1일 2회까지 증량.

- 발작 횟수 증가, 운동능력 저하, 운동에 의한 흉통에서 1회 40 mg 1일 2회.

주의사항

- 1회 복용으로 5–6시간 효과가 지속되며, 아침 출근 활동으로 협심증이 나타나면 출근 1시간 전에 복용.
- 중증 흉통에는 투여해도 효과를 볼 수 없는 경우가 있음.
- 최근 협심증발작을 일으키는 허혈성 심질환에서 관상동맥중재술이 보편화되어 협착부위에 대한 직접치료를 시행하고 있음. 따라서 중재술이 불가능한 경우를 제외하면 이런 약을 막연히 투여하지 않음.
- 약의 복용으로 협심증 환자의 QOL이나 예후가 개선되지 않음.
- 중증 저혈압, 심인성 쇼크, 녹내장, 머리외상, 뇌출혈, 중증 빈혈, 질산제 과민병력에 투여하지 않음.

중증 부작용 | 간기능장애. 전부하 감소작용에 의한 저혈압과 순환 혈장량 감소에 의한 쇼크.

기타 부작용 | 혈관 확장에 의한 두통

반감기 | 5시간(20 mg)

처방 후 관찰 | 간기능

교육

이소소르비드 투여 후 24시간 내에 실데나필(타다라필은 36시간)을 복용하면 혈압이 크게 떨어질 수 있음.

제형

이스모 정 20 mg (₩ 100)/종근당, 앤지비드 서방정 40 mg (₩ 135)/코오롱, 이소켓 0.1% 주사 10 mL (₩ 1,565), 스프레이 25 mg/mL (15 mL/병, ₩ 11,013)/에리슨

3 항혈전제

1) 헤파린(heparin sodium)

특징

⊙ 분자량 5,000–30,000의 다당류이며, 혈중 안티트롬빈 III (AT III)와 결합하여 항응고작용을 나타냄.

- 헤파린/AT III 결합체는 응고인자 IIa(트롬빈), IXa, Xa, XIa, XIIa 등을 비활성화함.

⊙ 헤파린은 산성이며 염기성인 프로타민과 결합하면 안정된 염이 되어 AT III와 결합하지 못하여 작용이 소실됨.

⊙ 미분획헤파린(UFH)은 출혈이나, 개인에 따라 항응고 효과의 정도가 다양하게 나타나므로 주기적으로 aPTT 검사를 통한 용량조절이 필요함.

⊙ 저분자량헤파린(LMWH)은 이러한 단점을 개선하였고, 투여방법이 간단하며(주로 피하주사) 부작용이 적으나, 대부분 신배설되므로 신부전 환자에게 용량조절이 필요함.

용법

① 혈전색전증의 치료와 예방

심부정맥혈전증, 폐동맥혈전색전증, 급성 관상동맥증후군, 심근경색 등에 의한 혈전색전증, 파종혈관내응고(DIC), 관상동맥중재술 등에 사용.

⊙ 점적정맥주사: 10,000–30,000 IU를 5% 포도당주사액이나 생리식염수 1,000 mL에 희석하여 30방울/분의 속도로 점적 시작. aPTT 검사 결과가 투여 전의 2–3배가 되면 20방울/분으로 조절.

⊙ 간헐적 정맥주사: 1회 5,000–10,000 IU 4–8시간마다 정맥주사, 주사 3시간 후 aPTT를 측정하여 투여 전의 2–3배가 되도록 유지.

② 혈액투석 등에서 혈액응고 방지.

⊙ 전신 헤파린화: 투석 시작 전 헤파린나트륨으로서 1,000–5,000 IU 투여, 그 후

시간당 500−1,500 IU를 간헐적으로 추가 투여.

⊙ 국소 헤파린화: 시간당 1,500−2,500 IU를 지속 주입, 체내 관류 시 프로타민황산염으로 중화.

③ 수혈, 혈액검사에서 혈액응고 방지.
수혈 혈액 100 mL에 400−500 IU, 혈액검사에는 혈액 20−30 mL에 100 IU.

④ 정맥 내 유치 루트의 혈액응고 방지.
100단위/10 mL을 루트 사용 직후에 루트 내를 충전하며 충분한 양을 주입하여 채움.

주의사항

⊙ 출혈, 출혈 가능성, 중증 간·신장애, 중추신경계 수술, 헤파린유발 혈소판감소증 병력이 있으면 사용하지 않음.

⊙ 항응고제를 장기적으로 사용할 경우에는 수일 후 와파린으로 바꿈. 이때 4일 정도 와파린과 동시에 투여하는 기간을 둠.

⊙ 헤파린 효과는 활성화 부분트롬보플라스틴시간(aPTT)으로 판정하며, 목표 치료범위는 aPTT 45−75초(또는 대조의 1.5−2.5배)로 함. aPTT를 측정할 수 없으면 장기적으로 사용하지 않음.

중증 부작용 | 쇼크, 출혈.

⊙ 출혈은 대부분 헤파린 과량 투여가 원인이며, 고령자, 신장애에서 나타나기 쉬움. 다른 혈전용해제 병용에서 뇌출혈빈도가 높아짐.

⊙ 혈소판감소증은 헤파린 투여 시작 후 수일에 나타남. 혈소판 수와 Hb, Ht을 검사

- 혈소판감소증은 헤파린 중지로 개선.

반감기 | 약 40분(5,000단위 정맥주사)

처방 후 관찰 | aPTT, 혈소판 수, 출혈 징후, 혈중칼륨 농도(7일 이상 사용 시)

동종 약제

달테파린나트륨(프라그민주/화이자): 저분자헤파린(LMWH)의 하나로, Xa 인자에만 작용. 정맥주사제로, T1/2가 길고, 효과에 개인차가 적고 혈소판 감소작용은 거의 없지만, aPTT에 의한 모니터를 하지 못하여 사용범위가 한정됨(혈액투석, DIC 등에 이용).

제형

휴리온스 주 150 IU/mL (₩ 1,301), 200 IU/mL(₩ 1,531), 250 IU/mL(₩ 1,730)/휴온스, 헤파린나트륨 주사액 1,000단위(비급여), 25,000 IU/5 mL(₩ 4,050)/녹십자

2) 클로피도그렐(clopidogrel bisulfate)

특징

- 활성물질이 혈소판의 응집을 유도하는 ADP 수용체(P2Y12)에 결합하여 비가역적으로 억제하므로 혈소판 응집을 방지하는 항혈소판제.
- 혈소판의 점성을 약화시켜 뭉치지 않게 하므로 심혈관질환, 죽상경화증 등에서 혈전 형성 방지에 사용.
- 투여 수일 후에 효과 출현.
- 항혈소판제, 클로피도그렐의 경우 출혈 고위험군 수술 예정 시 5–7일 전 중단 권고.

용법

① 허혈성 뇌혈관질환 후 재발 방지: 1일 1회 75 mg.

② 허혈성 심질환, 급성 관상동맥증후군, 안정 협심증, 진구성 심근경색

- 유지량 1일 1회 75 mg, 항혈소판제 2제병용요법에서는 아스피린 100 mg과 병용.

③ 말초동맥질환에서 혈전, 전색 방지: 1일 1회 75 mg

중증 부작용 | 출혈, 위 십이지장궤양, 간기능장애, 혈소판 감소, 무과립구증, 심부전, 심방세동

대사 | 주로 CYP2C19, 소변(50%), 대변(46%) 배설

반감기 | 6.9시간, 항혈소판 작용은 비가역적이므로 혈소판 기능 회복은 투여 중지 후 7–14일

▶ 병용 주의

NSAIDs, 항응고제, 혈전용해제, CYP2C19 억제제(오메프라졸), SSRI, CYP2C19 유도제(리팜피신)

복용 후 추적 | Hb, Hct, 출혈 징후

교육 | 출혈 증상(코피, 멍 등 비정상 출혈이 있으면 즉시 내원), 소염진통제 병용 시 상의할 것

제형

플라비톨 정(₩ 1,149)/동아에스티, 플라빅스 정(₩ 1,127)/한독, 프리그렐(₩ 913)/종근당

3) 다비가트란(dabigatran etexilate mesylate)

특징

- 직접트롬빈억제제이며 트롬빈 작용억제에 의한 혈전 형성 억제.

- 억제는 가역적이며 농도의존적, aPTT 80 이상 연장에서 출혈 위험 증가.

⊙ 와파린에 비해 효과가 좋고, 약물 상호작용이 없으며, PT에 의한 용량조절 불요 등의 편리성으로 사용 증가(표 1-5-6).

⊙ 수술이나 침습적 수기에서 24–48시간 전 중지.

⊙ 출혈 부작용에 사용하는 항응고작용 중화제가 있음: idarucizumab(프락스바인드주/베링거인겔하임).

용법

⊙ 비판막심방세동에서 허혈성 뇌졸중 및 전신색전증 방지: 1일 150 mg을 1일 2회

⊙ 중등도신장애, 출혈 위험이 높으면 1회 110 mg을 1일 2회.

⊙ 인공심장판막치환술 후 항응고요법에는 사용 안 함.

주의사항

⊙ 위장관출혈 등 출혈에 의한 사망 보고가 있으므로 출혈 위험성 고려하여 투여 적정 여부를 신중히 판단.

⊙ 투여 중 출혈 위험을 평가할 수 있는 지표가 확립되지 않았음.

- 투여 중 혈액응고에 대한 검사뿐 아니라 출혈이나 빈혈 등의 징후를 관찰하며, 징후가 있으면 적절히 처치.

⊙ 간장애 환자, 중증 신장애 환자에는 투여 금지.

중증 부작용 | 출혈(위장관, 두개내 출혈 등), 간질폐렴, 급성중증과민증, 급성간부전, 간기능장애

반감기 | 11시간(110 mg 반복)

표 1-5-6. **항응고제 용량과 와파린과의 작용 비교**

약	용량결정	와파린 비교효과
Dabigatran	150 mg twice daily (75 mg twice daily incase of renal impairment)	우월
Apixaban	5 mg twice a day (2.5 mg twice a day for age ≥ 80, BMI < 60 kg or serum creatinine > 1.5)	우월
Rivaroxaban	20 mg a day (15 mg a day with renal impairment)	동등
Edoxaban	60 mg a day (do not use from GFR less than 15 mL/min because of an increased risk of ischemic stroke compared with warfarin in a NVAF trial)	동등
Warfarin	Targated INR of 2 to 3	대조

(Biomedicines 2021:9:1906.)

대사 | P당단백 기질, 배설 주로 소변(80%)

투약 후 관찰 | 신기능, 출혈 증상(코, 잇몸, 피하, 혈뇨, 혈변 등), 빈혈 징후(Hb)

교육 | 충분한 양(한 컵)의 물로 복용(식도 궤양 예방), 부작용(출혈 증상, 위장장애)

제형

프라닥사 캡슐 110 mg (₩ 1,166), 150 mg (₩ 1,219)/한국베링거인겔하임

4) 아픽사반(apixaban)

특징

- ⊙ Xa인자의 직접 억제에 의한 혈전 형성 방지. 억제는 가역적이며 농도 의존적. aPTT, INR은 약효 지표가 되지 않음.
- ⊙ 수술, 침습적 처치 24–48시간 전에 중지

용법

① 비판막심방세동에서 허혈성 뇌졸중 및 전신성 색전증 발생 방지. 1회 5 mg 1일 2회, 연령, 체중, 신기능에 따라 1회 2.5 mg를 1일 2회로 감량.

- ⊙ 80세 이상, 체중 60 kg이하, 혈청 Cr 1.5 mg/dL 이상 중 2가지 이상에 해당 시 1 회 2.5 mg를 1일 2회.

② 정맥혈전색전증(심부정맥 및 폐혈전색전증) 치료 및 재발 억제: 1회 10 mg를 1일 2회, 7일 투여 후 1회 5 mg를 1일 2회.

주의사항

- ⊙ 중증 출혈에서 사망 위험이 있으므로 사용 여부를 신중히 판단.
- ⊙ 출혈 위험을 정확히 평가할 수 있는 지표는 미확립, 다만 과량투여 판정이나 응급수술 결정 등에 로타크롬® anti–FXa 분석이 유용할 수 있음.
- ⊙ 항응고작용을 중화하는 약이 없으므로 투여 중 혈액응고에 대한 검사뿐 아니라 출혈이나 빈혈 등의 징후를 충분히 관찰.
- ⊙ 임상적으로 문제가 되는 출혈 증상, 혈액응고이상, 임상적으로 출혈 위험이 있는 간질환, 신부전(GFR 15 mL/분 미만)에서는 사용 안 함.

중증 부작용 | 출혈, 간질폐렴, 간기능장애

반감기 | 6.1시간(2.5 mg)

대사 | 주로 CYP3A4/5, P당단백, BCRP 기질, 소변 및 대변 배설

투약 후 관찰 | 신기능(SCr), 출혈 증상(잇몸, 결막, 피하, 창상, 혈뇨 등), 빈혈 징후(Hb), 간기능(ALT, AST 등)

교육 | 부작용으로 출혈 증상, 아스피린 등 항혈소판제 병용에서 출혈 위험 증가

제형

리퀴시아 정 2.5 mg (₩ 635) 5 mg (₩ 635)/종근당

5) 에독사반(edoxaban tosylate hydrate)

특징

⊙ Xa인자의 직접 억제에 의한 혈전 형성 방지. 억제는 가역적이며 농도 의존적.

⊙ aPTT, INR은 약효 지표가 되지 않음.

⊙ 수술, 침습적 처치 24시간 전에 중지

용법

① 비판막심방세동에서 허혈성 뇌졸중 및 전신색전증 발생 방지, 정맥혈전색전증(심부정맥혈전증 및 폐혈전색전증)의 치료 및 재발 방지.

⊙ 체중 60 kg 이하: 1일 1회 30 mg, 61 kg 이상: 1일 1회 60 mg, 신기능, 병용약에 따라 1일 1회 30 mg.

⊙ 출혈 위험이 있는 고령 환자에서 상태에 따라 1일 1회 15 mg으로 감량.

주의사항

⊙ 중증 출혈에서 사망 위험이 있으므로 사용 여부를 신중히 판단.

⊙ 출혈 위험을 정확히 평가할 수 있는 지표는 미확립.

⊙ 항응고작용을 중화하는 약이 없으므로 투여 중 혈액응고에 대한 검사뿐 아니라 출혈이나 빈혈 등의 징후를 충분히 관찰.

⊙ 출혈, 급성 세균심내막염, 출혈 위험이 있는 간질환, 신부전(GFR 15 mL/분 미만)에서 사용 안 함.

중증 부작용 | 출혈, 간질폐렴, 간기능장애

반감기 | 4.9시간(30 mg), 소변 배설

투약 후 관찰 | 신기능(SCr), 출혈 증상(잇몸, 결막, 피하, 창상, 혈뇨 등), 빈혈 징후(Hb), 간기능(ALT, AST등)

교육 | 부작용으로 출혈 증상, 아스피린 등 항혈소판제 병용에서 출혈 위험 증가

제형

릭시아나 정 15 mg (₩ 892), 30 mg (₩ 2,233), 60 mg (₩ 2,233)/다이이찌산쿄

4 혈관확장제

1) 리마프로스트(limaprost alfadex)

특징

⊙ 프로스타글란딘 E1 유도체, 혈관확장 및 혈류 증가작용, 혈소판의 cAMP 증가로 혈소판 응집억제.

⊙ 경구 투여하여 하지허혈에 의한 궤양, 통증, 냉감 개선.

용법

① 폐색성 혈전혈관염(버거병)에 동반한 궤양, 통증, 냉감 등의 허혈 증상 개선: 1일 3회, 1회 2정 경구 투여.

② 후천성 척추관협착증(SLR검사가 정상이며 양측성 간헐파행이 있는 환자)에 동반한 자각 증상(하지통증, 하지저림), 보행능력 개선: 1일 3회, 1회 1정 경구 투여.

주의사항 | 항혈소판제, 항응고제 병용에서 출혈 경향

중증 부작용 | 간기능장애, 황달

반감기 | 0.5시간(5 μg)

제형

오팔몬 정(₩ 319)/동아에스티

5 부정맥치료제

1) 프로파페논(propafenone hydrochloride)

특징

⊙ 나트륨통로차단제(Ic군)이며 심방세동 정지나 재발 예방에 사용(표 1-5-7).

용법

빈맥성 부정맥(징후성 심실성부정맥): 1회 150 mg, 1일 3회 또는 300 mg, 1일 2회(최대 900 mg/일)

주의사항 | 울혈심부전, 방실차단이 있으면 사용하지 않음.

중증 부작용 | 서맥, 전도장애(방실차단 또는 심실차단), 심실빈맥, 심실세동, 실신, 간기능장애

대사 | 주로 CYP2D6, 소변 및 대변 배설

표 1-5-7. **부정맥치료제의 분류**

Class I	Na^+ 통로차단	예
IA		Quinidine, Procainamide, Disopyramide, Cibenzoline
IB		Lidocaine, Tocainide, Mexiletine, Ethmozine, Ranolazine
IC		Encainide, Lorcainide, Flecainide, Propafenone
Class II	베타차단	Propranolol, Esmolol. Timolol, Atenolol, Metoprolol, Carvedilol
Class III	K^+ 통로차단	Amiodarone, d-Sotalol, Ibutilide, Dofetilide, Dronaderone
Class IV	Ca^{2+} 통로차단	Verapamil, Nifedipine, Diltiazem, Beprideil
Class V	I_f blocker, and other agents	Ivabradine, Adenosine, Digitalis, Magnesium Sulfate
Class VI	Late I_{Na} and late $I_{Ca,L}$ blockers	GS-458967 Roscovitine

(Front Pharmacol 2017:8:36.)

반감기 | 2–3시간

투약 후 관찰 | 심전도, 맥박, 혈압

제형

프로페논 정 150 mg (₩ 253), 300 mg (₩ 412)/하원제약

6 승압제

1) 도파민(dopamine hydrochloride)

특징

⊙ 급성심부전에서 소변량 증가와 신장보호작용 기대.

⊙ 저용량에서 신장(신혈류 증가) 및 장간막 혈관확장, 중등도 용량에서 혈압 상승(심장흥분)작용.

⊙ 심장 후부하가 증가하므로 심부전에서는 혈관확장제 병용.

용법

① 급성순환부전(심인성 쇼크, 출혈성 쇼크) 개선: 1–5 μg/kg/분 점적주입, 20 μg까지 증량.

② 무뇨, 핍뇨에서 이뇨제에 효과가 없을 때: 5 μg/kg/분 이하의 소량 주입.

⊙ 신혈류량과 심박출량 증가에 의한 유효 순환혈액량 증가에 따라 이뇨 유도.

③ 만성폐쇄성 폐질환에서 급성호흡부전의 개선:
횡격막혈류 증가와 횡격막 수축력 증가에 의한 호흡 상태 개선 기대.

주의사항

⊙ 도파민은 속효성이며 반감기가 짧아 투여 속도가 바뀌면 효과가 즉시 변화되므로 반드시 수액펌프를 사용하여 투여 속도를 정확하게 유지함.

⊙ 용량에 따라 다른 효과 기대:
[저용량(1–3 μg/kg/분)] 신혈류량이 증가하여 소변량 증가
[중등도 용량(3–10 μg/kg/분)] 신혈류, 심박수, 심수축력 증가
[고용량(> 10 μg/kg/분)] α 작용 우위에 의해 혈관수축과 혈압 상승

⊙ 이 약을 투여하기 전에 혈액이나 혈장을 투여하여 정맥압 10–15 cmH_2O, 폐쇄기압 14–18 mmHg이 유지되어야 함.

⊙ 체중 kg당 50 μg/분 이상 투여 시 요량 변화를 감시함.

⊙ 도파민은 원액으로 사용하지 않으며 반드시 생리식염수, 5% 포도당주사액 용액에 희석하여 사용.

- 다른 수액과 같은 라인으로 정맥주사하면, 도파민 본래의 점적 속도가 변화되므로, 반드시 도파민 전용 라인으로 주입.

⊙ 투여량이 많아지면 부정맥이 일어나기 쉬워지므로 주의가 필요.

- 심방세동 환자에서 빈맥이 되기 쉽고, 중증 허혈성 심질환 환자에서는 심실세동이나 심실빈맥 등의 중증부정맥을 일으키기 쉬움.

⊙ 당뇨병, 동맥경화증, 레이노증후군 등의 말초혈관장애 환자에서 말초허혈을 일으킬 가능성이 있으므로, 신중하게 증상을 관찰하면서 투여함.

⊙ 허혈성 심질환에 의한 심인성 쇼크에서는 심근 산소소비량의 증가, 심근허혈 유발, 부정맥 출현 등이 심장에 부담되므로 도부타민을 사용함.

⊙ 장기 투여하면 내성이 생기므로, 가능하면 72시간 이내에 환자 상태가 개선되도록 노력해야함.

⊙ 혈관 밖으로 누출되면 괴사가 일어날 수 있으므로 손등정맥보다 팔꿈치 앞의 대정맥에 투여.

- 조직 침윤 시 교감신경차단제 5–10 mg을 포함한 10–15 mL 생리식염주사액 투여.

중증 부작용 | 심실기외수축, 심방세동/심실성 빈맥

기타 부작용 | 위장 증상으로 구역/구토, 복부팽만, 복통, 마비장폐색

반감기 | 점적 정맥주사에서 T1/2는 수 분(2분) 이내

처방 후 관찰 | 혈압, 심전도, 심박수, 중심정맥압, 혈행 동태, 요량을 지속적으로 감시

동종 약제

- 도부타민(도타민주/명문)은 강력한 강심작용이 있어 심인성 쇼크나 중증심부전에 사용. 점적 정맥주사 1–5 μg/kg/분으로 투여하고 효과에 따라 증량.
- 도부타민과 도파민의 특성 차이에 따라 임상적으로 선택(표 1-5-8).
  - 도파민에 비해 α 작용이 없어 심박수 증가나 부정맥 유도 등 중증심부전에서 불리한 점이 적음.
  - 도파민과 같은 신혈류량 증가작용이 없고 도파민보다 내성을 일으키기 쉬움.
- 심근경색 급성기 등 부정맥이 문제가 되는 순환부전에서는 도부타민이 좋고,

표 1-5-8. **승압제의 특징과 반응**

약제	사용 용량	반응수용체				혈액학적 반응
		α1	β1	β2	Dopamine	
승압제/강심제						
도파민	0.5–2 μg/kg/min	–	+	–	+++	CO↑
	5–10 μg/kg/min	+	+++	+	++	CO↑↑, SVR↑
	10–20 μg/kg/min	+++	++	–	++	CO↑, SVR↑↑
노르에피네프린	0.05–0.4 μg/kg/min	++++	++	+	–	CO↑, SVR↑↑
에피네프린	0.01–0.5 μg/kg/min	++++	++++	+++	–	CO↑↑, SVR↑↑
페닐에페드린	0.1–10 μg/kg/min	+++	–	–	–	SVR↑↑
바소프레신	0.02–0.04 U/min	혈관 평활근 V1 수용체				SVR↑↑, PVR→
Inodilators						
도부타민	2.5–20 μg/kg/min	+	++++	++	–	CO↑↑, SVR↓, PVR↓
이소프로테레놀	2–20 μg/min	–	++++	+++	–	CO↑↑, SVR↓, PVR↓
밀리논	0.125–0.75 μg/kg/min					CO↑, SVR↓, PVR↓

(2022 심부전진료지침)

쇼크에서 무뇨, 핍뇨가 있으면 도파민이 좋음.

⊙ 저혈압을 동반한 쇼크에 도파민과 병용하여 혈압 상승을 기대할 수 있음.

제형

도파신 주 200 mg/5 mL, (₩ 1,527)/하나

2) 에피네프린(epinephrine)

특징

⊙ 내과적으로 심폐소생, 기관지경련에 사용되지만, 국소혈관수축을 이용한 국소지혈이나 국소마취제의 효과 연장을 목적으로도 사용.

⊙ 쇼크에는 노르에피네프린 사용(표 1-5-9).

용법

① 급성중증과민증 쇼크: 1회 0.5 mg 피하주사 또는 근육주사. 저혈압에서는 피하주사나 근육주사로 흡수되기 어렵기 때문에 1 mg (1A)를 생리식염수 100 mL에 용해하여 증상, 혈압, 맥박을 관찰하면서 5-15분에 걸쳐 정맥주사.

② 기관지천식이나 백일해의 기관지경련: 0.1% 용액 0.3 mL (0.3 mg)를 5-10배로 희석하여 흡입, 또는 주사제 0.3 mg 피하주사. 증상이 심하면 2회까지 투여하고, 그 후 4-6시간 간격으로 반복.

⊙ 에피네프린의 β2 작용으로 기관지경련 개선. β2 자극흡입제나 주사제를 사용할 수 있으면 부작용 가능성이 있는 에피네프린은 사용하지 않음.

표 1-5-9. 혈관수축제 선택

약제	적응증	고려사항
페닐에페드린	다양한 형태의 쇼크	후부하를 증가시키므로 심기능 저하 시 주의가 필요
노르에피네프린	쇼크에서 1차 약제로 가장 흔히 사용	심인성 쇼크에서 도파민보다 우선적으로 사용, 패혈증 쇼크에서 이득이 다수 증명됨.
에피네프린	아나필라틱 쇼크에서 1차, 대부분 쇼크에서 2차 약제로 사용	2차 약제로의 근거가 Surviving Sepsis Guideline에서 비롯됨.
도파민	대부분 쇼크에서 2차 약제로 사용	SOAP II 연구에서 도파민을 1차 약제로 사용할 경우 부정맥과 사망률의 증가함을 보고함.
바소프레신	대부분 쇼크에서 2차 약제로 사용	단일 용량 사용, 저나트륨혈증
도부타민	심인성 쇼크에서 흔히 사용	저혈압 발생 가능성

(2022 심부전 진료지침)

③ 심폐소생술의 보조치료: 1회 0.5–1.0 mg를 정맥주사하고 효과가 없으면 3–5분마다 반복.

④ 국소마취작용 연장 및 수술 시 출혈 예방과 치료, 이비인후과 영역에서 국소출혈 및 점막종창 충혈: 0.1% 용액의 국소주입이나, 국소마취제 10 mL에 1–2 방울의 비율로 첨가.

⊙ 국소작용이므로 에피네프린에 과민증이 없으면 부작용을 생각하지 않지만 혈압 상승, 빈맥 등 전신 작용이 있으면 중지.

주의사항

⊙ 급성중증과민증 쇼크 증상이 심하면(중증 혈압 저하) 대량 투여.

⊙ 혈압을 감시하여 혈압이 올라가면 서서히 감량하여 중지하지만 활력징후가 충분히 안정될 때까지 정맥을 확보하여 언제라도 다시 주사할 수 있도록 준비.

⊙ 점적 정맥주사 시 혈관밖 유출은 국소허혈성 괴사를 일으킬 수 있으므로 주사부위를 자주 체크, 만약 주사액에 혈관 밖으로 유출 시 즉시 펜톨아민 투여.

⊙ 기관지경련이 동반되면 아미노필린 정맥주사, 항히스타민제도 병용.

중증 부작용 | 부정맥, 빈맥, 혈압 상승, 두통, 불안, 안면홍조, 심실세동, 뇌출혈, 폐부종, 심정지

반감기 | 정맥주사 5분 미만

처방 후 관찰 | 심전도, 심박수, 호흡수, 혈액 가스, 혈행 동태

제형

에피네프린 주사액 1 mg/mL (₩ 330)/제일제약, 보스민 액 0.1 g/100 mL (₩ 4,150)/제일약품

Chapter

06 내분비대사질환 치료제

1 당뇨병치료제

1) 메트포민(metformin hydrochloride)

특징

- 비만한 2형 당뇨병에서 주로 선택하며 비만하지 않은 환자에서도 효과 기대, 10세 이상부터 복용 가능.
- 효과는 용량 의존성이며, 1일 최대 투여량은 2,550 mg.
- 중등도의 신기능장애, 간기능장애나 고령자에서 용량에 주의.
- 아미노당화물 항생제 사용, 영양상태가 나쁘거나 아픈날에도 일시중지.

용법

2형 당뇨병(식사·운동요법으로 혈당조절이 안 될 때)에서 1일 1,000 mg 2−3회로 나누어 식사와 함께 또는 식사 직후에 복용, 유지량은 효과를 관찰하여 결정.

주의사항

젖산 산증 병력, 중증 신기능장애(eGFR 30 mL/분/1.73 m^2 미만) 또는 투석 환자(복막 투석 포함), 중증 간기능장애, 심혈관, 폐기능의 고도장애(쇼크, 심부전, 심근경색, 폐색전 등), 기타 저산소혈증을 일으키기 쉬운 상태. 탈수(설사, 구토 등의 위장장애, 경구 섭취곤란), 과도한 알코올섭취자, 중증 케톤증, 당뇨병혼수 또는 혼수 전단계, 1형 당뇨병, 중증감염, 수술 전후, 중증 외상, 영양불량, 기아, 쇠약, 뇌하수체−부신기능장애, 임신부, 메트포민 과민 병력 등에서 사용에 주의.

중증 부작용 | 젖산 산증, 저혈당, 간기능장애, 횡문근융해증

기타 부작용 | 설사, 구역, 식욕부진, 복통, 구토, 위장장애, 젖산 상승

반감기 | 4 시간(500 mg 공복시)

배설 | 소변

투약 후 관찰 | 혈중 젖산, 설사, 구토 등의 위장증상, 혈당, 신기능

교육

위장증상 부작용(설사, 구역/구토, 복부팽만, 식욕부진, 소화불량, 변비, 복통)이 치료 초기에 일시적으로 나타나며 식사와 함께 복용하면 줄일 수 있음. 저혈당(다른 당뇨병약 병용에서), 아픈날의 대책

제형

다이아벡스정 250 mg (₩ 49), 500 mg (₩ 70), 1,000 mg (₩ 112), 다이아벡스 엑스알 서방정 500 mg (₩ 119), 1,000 mg (₩ 222)/대웅

2) 에보글립틴(evogliptin)

특징

- DPP4 억제제, 활성형 incretin 농도를 높임. HbA1c 1% 정도 저하(그림 2-6-2).
- 단독 사용에서 저혈당, 체중 증가 없음.

용법 | 2형 당뇨병: 1일 1회 5mg, 식사와 관계없이 투여

주의사항 | 1형 당뇨병, 당뇨병케토산증 환자에 투여 금지

중증 부작용 | 저혈당, 수포성 유사천포창

대사 | 주로 CYP3A4, 소변(34%) 및 대변 배설

반감기 | 32.5시간

투약 후 관찰 | 혈당치, 저혈당, 신기능

교육 | 다른 당뇨병약과 병용에서 저혈당

제형

슈가논 정 5 mg (₩ 737)/동아에스티, 에보글립틴과 메트포민 서방정 복합제: 슈가논 서방정 2.5/500 mg, 2.5/850 mg, 5/1,000 mg

3) 다파글리플로진(dapagliflozin formate)

특징

- 신세관에서 여과된 포도당의 재흡수 감소, 포도당 신장 배설 역치를 낮추어 요중 당 배설이 증가하게 되어 혈당 농도 감소(그림 2-6-3).
- 인슐린이나 설포닐유레아 병용에서는 용량을 줄여 사용.
- 이뇨제 병용 시 탈수에 주의, 아픈날에 중지.
- 다양한 SGLT2억제제가 개발되었으며 SGLT2 선택성에 차이가 있음(표 1-6-1).

표 1-6-1. **다양한 SGLT2억제제와 SGLT2 선택성**

SGLT2억제제	발매사	상품명	용량 mg/day	SGLT2 IC_{50} nmol/L	SGLT1 IC_{50} nmol/L
Dapagliflozin	AstraZeneca	Farxiga	5, 10	1.2	1,400
Canagliflozin	Janssen, Napp	Invokana	100, 300	2.7	710
Empagliflozin	Boehringer Ingelheim, Eli Lilly	Jardiance	10, 25	3.1	8,300
Ertugliflozin	Merck Sharp & Dohme, Pfizer	Steglatro	5, 15	0.9	1,960
Sotagliflozin	Lexicon	Zynquista	200	1.8	36
Ipragliflozin	Astellas	Suglat	25, 50	7.4	1,875
Luseogliflozin	Taisho	Lusefi	2.5, 5	2.3	3,990
Tofogliflozin	Chugai, Kowa	Apleway	20, 40	2.9	8,444

(Curr Diabetes Rep 2022 Feb 03 https://doi.org/10.1007/s11892-021-01442-z.)

용법

① 2형 당뇨병: 1일 1회 5 mg, 효과 부족하면 1일 1회 10 mg으로 증량

② 만성 심부전 및 만성 신질환: 1일 1회 10 mg

주의사항

중증 케톤증, 당뇨병혼수 또는 혼수 전단계, 중증 감염, 수술 전후, 중증 외상 등에 사용 안 함.

중증 부작용 Ι 저혈당, 신우신염, 외음부 및 회음부의 괴사근막염, 패혈증, 탈수, 케토산증

기타 부작용 Ι 성기 감염, 요로감염, 빈뇨, 체중 감소, 신장애, 골절, 악성종양, 하지 절단

반감기 Ι 12시간(10 mg)

대사 Ι 주로 UGT1A9, 소변 배설(75%)

투약 후 관찰 Ι 혈당, 피부 증상, 다뇨, 입마름, 탈수, 체중(감소)

교육 Ι 저혈당, 수분 보충, 요로 및 생식기 감염 위험 증가, 아픈날의 대책

제형

다파프로 정 10 mg (₩684)/동아에스티

4) 인슐린 리스프로(insulin lispro)

특징

- 인슐린유사체(insulin analogue)이며 간에서 당신생 억제, 해당계 촉진, 간과 근육에서 글리코겐 합성 촉진, 지방조직에서 지방합성 촉진 및 분해 억제 등의 작용으로 혈당 저하.

용법

① 1형 당뇨병: 1일 0.2단위/kg으로 시작.

② 2형 당뇨병에서 1형 당뇨병 감별이 어렵거나, 당독성 해소, 설포닐유레아 2차 무효에 1일 0.2단위/kg으로 시작.

③ 당뇨병의 급성 대사이상[당뇨병케토산증(diabetic ketoacidosis), 고삼투압고혈당(hyperosmolar hyperglycemia)] 보통 1–2단위/시로 지속 주입.

④ 당뇨병에 감염, 외상, 수술 후 등의 급성스트레스 상태: 혈당 수준에 따라 1일 4회 투여.

⑤ 당뇨병에서 부신피질스테로이드 사용: 매 식전(1일 3회) 속효성 인슐린 피하주사와 지속성 인슐린을 조합한 1일 4회 주사가 필요한 경우가 있음.

⑥ 당뇨병 환자의 임신: 엄격한 혈당조절을 위해 집중인슐린요법 시행. 경우에 따라 슬라이딩 스케일 사용.

중증 부작용 | 저혈당(발한, 떨림, 두근거림 등), 주사부위의 발적, 소양감, 피하지방 위축이나 비후

대사 | 간과 신장에서 대사. 피하주사 작용 발현은 약 15분으로 신속, 최대는 2–5시간, 지속은 6–8시간

제형

휴마로그 주 100 IU/mL (₩ 22,583/10 mL 병), 카트리지 주 100 IU/mL (₩ 11,732/3 mL)/한국릴리

5) 인슐린 아스파르트(insulin aspart)

특징

- 단기작용 인슐린유사체, 혈당 저하 작용 출현시간 10–20분, 최대 작용시간 1–4시간.
- 일반적으로 중간형 또는 지속작용 인슐린과 함께 투여, 1일 인슐린 요구량은 보통 0.5–1.0단위/kg.

- 총요구량의 50-70%는 이 약을 사용하고, 나머지는 중간형 또는 지속성 인슐린을 사용.

⊙ 플렉스 펜은 피하주사용, 정맥주사 또는 주입펌프 투여 시에는 바이알 제형의 약물을 사용.

용법 | 인슐린 치료가 필요한 당뇨병

처음에 1회 4-20단위를 1일 2회, 아침과 저녁 식사 직전에 피하주사, 유지량: 1일 4-80단위

중증 부작용 | 저혈당, 급성중증과민증쇼크

관찰 | 혈당, 주사부위

교육 | 주사방법, 보관방법, 저혈당, 아픈날대책

제형

노보믹스래피드 주 100단위/mL (₩ 21,571/10 mL 병), 노보래피드플렉스펜 주 100단위/mL (₩ 10,627/3 mL 펜)/노보노디스크

6) 인슐린 글라진(insulin glargin)

특징

⊙ 1일 1회 피하주사하는 지속작용 인슐린유도체.

⊙ 중간형 인슐린제에 비해 피크가 완만하고 긴 작용시간을 보임.

⊙ 1형 당뇨병뿐 아니라 경구용 혈당강하제(OHA) 사용 중인 2형 당뇨병에서 기저 인슐린 보충에도 유용.

용법 | 인슐린 치료가 필요한 당뇨병

처음에 1회 4-20단위를 피하주사, 주사시간을 매일 일정하게, 최대 80단위까지 투여

중증 부작용 | 저혈당, 쇼크, 급성중증과민증쇼크

투약 후 관찰 | 혈당, 주사부위

교육 | 주사방법, 보관방법, 저혈당, 아픈날 대책

제형

란투스 주 솔로스타 10.9134 mg (₩ 10,705/3 mL 관), 란투스 주 바이알 3.6378 mg/mL (₩ 27,631/0 mL 병)/사노피, 글라지아프리필드 펜(insulin glargine 100 IU, ₩ 10,172/3 mL 관)/녹십자

7) 인슐린 데글루덱/인슐린 아스파라트(insulin degludec/insulin aspart)

특징

- 지속작용 인슐린 데글루덱과 단기작용 인슐린 아스파트로 구성된 가용성 인슐린.

용법 | 인슐린 치료가 필요한 당뇨병

- 처음 1회 4–20단위를 1일 1–2회 피하주사
- 1일 1회 투여 시는 주된 식사의 직전, 1일 2회 투여 시는 아침 저녁 식사 직전.
- 유지 1일 4–80단위, 필요에 따라 증량.

중증 부작용 | 저혈당, 급성중증과민증쇼크

투약 후 관찰 | 혈당, 주사부위

교육 | 주사방법, 보관방법(냉장보관, 차광, 개봉 후 4주), 저혈당, 아픈날 대책

제형

리조덱플렉스터치 주 100단위(insulin aspart 30 IU/degludec 70 IU/mL, ₩ 16,864)/노보노디스크

8) 리라글루타이드(liraglutide)

특징

- GLP1에 지방산을 부착하여 작용시간을 길게 한 제제.
- 위장증상이 있어 소량으로 시작.
- 인슐린 의존 상태가 아닌 것을 확인하며, 인슐린과 병용 가능(인슐린과 복합제 있음).
- 체중 감소 기대.

용법 | 2형 당뇨병

유지량 1일 1회 0.9 mg를 아침 또는 저녁에 피하주사, 1일 1회 0.3 mg으로 시작하여 1주 이상의 간격으로 0.3 mg씩 증량, 최대 1일 1.8 mg

주의사항

당뇨병케토산증, 1형 당뇨병에는 사용하지 않음.

중증 부작용 | 저혈당, 췌장염, 장폐색

기타 부작용 | 구역, 설사, 주사부위 반응

반감기 | 10–11시간

제형

빅토자펜 주 6 mg/mL(비급여)/노보노디스크, 줄토피플렉스터치 주 insulin 100 IU, liraglutide 3.6 mg/mL(₩ 39,487)/노보노디스크

9) 인슐린 글라진/릭시세나타이드(insulin glargine/lixisenatide)

특징

- 지속작용 인슐린 단일제에 비해 저혈당 및 체중 증가 위험이 없이 혈당 관리 가능.
- 인슐린에 비해 GLP1수용체작용제 배합 비율이 상대적으로 높음.

용법 | 인슐린 치료가 필요한 2형 당뇨병

1일 1회 5–20단위를 아침 식사 전에 피하주사. 1일 1회 5–10단위로 시작

주의사항

탈수(위장관 부작용에 의한 체액 고갈에서), 항체형성(항약물항체로 고혈당 또는 저혈당 유발 가능성), 저혈당, 당뇨병케토산증, 당뇨병혼수 또는 혼수 전단계, 1형 당뇨병

중증 부작용 | 저혈당증, 급성췌장염, 쇼크, 급성중증과민증, 중증위장관질환, 중증 신기능장애

기타 부작용 | 구역/구토

반감기 | 릭시세나타이드 2.5시간(5단위 피하주사)

제형

솔리쿠아펜 주(30–60) (insulin glargine 3.6378 mg, lixisenatide 0.033 mg/mL, 펜, ₩ 39,498), 솔리쿠아펜 주(10–40) (insulin glargine 3.6378 mg, lixisenatide 0.05 mg/mL, 펜, ₩ 39,468)/사노피

2 갑상선질환 치료제

1) 메티마졸(methimazole)

특징

- 갑상선호르몬 합성을 억제하는 갑상선기능항진증 치료제.
- 갑상선 안에서 TPO (thyroid peroxidase)의 기질로 작용하여, 아이오다인이 티로신(tyrosine) 분자 내로 들어가 T4, T3로 합성되는 과정을 억제.

용법 | 갑상선기능항진증(특히 그레이브스병)

- 초기량으로 30 mg/일(갑상선종의 크기, 기능항진의 정도 등에 따라 15–45 mg/일의 범위), 분 3 또는 분 1 경구로 시작(그림 2-6-6)
- 투여 2–3주에 free T3, free T4, TSH를 검사하여 기능 개선 정도에 따라 1–2정으

로 감량하고, 그 후 수주–2개월 간격으로 1–2정씩 감량하여 5–10 mg/일을 유지.

주의사항

- 약을 복용하면 보통 1–2개월에 갑상선 기능은 정상화되지만, 이후 기능 정상(특히 고감도 TSH치의 정상화)을 유지하면서 TSH수용체항체(TRAb) 음성 상태가 6개월 유지된 시점에서 약의 중지 가능성을 평가.
- 항갑상선제 치료에도 불구하고 수개월 이상 갑상선 기능이 정상화 되지 않거나 무과립구증, 간장애 등 중증 부작용이 있으면 수술 치료, 또는 방사선아이오딘 치료로 변경을 고려.
- 갑상선기능항진증 중에서 무통성갑상선염은 자연 경과에 의해 갑상선 기능이 정상화되므로 이 약을 투여하지 않음.
- 임신에서 금기가 아니며, 기능 저하가 되지 않게 주의하고, 임신 말기에는 특수한 경우를 제외하고 free T_4를 정상 상한–경도 항진으로 유지.

중증 부작용 I 무과립구증, 간장애

- 무과립구증은 치료 시작 후 3–12주 이내에 일어나는 경우가 많고, 약 1/500명의 비율로 발병.
- 급성인후염 증상으로 나타나는 경우가 많음. 미리 예측은 어려우며, 투여 전에 반드시 환자에게 부작용 가능성을 설명해야함. 발병하면 즉시 약제를 중지하고 진료받도록 알려줌.

기타 부작용 I 발진, 가려움

대사 I 주로 소변 배설

처방 후 관찰 I 혈액검사, 간기능

교육 I 부작용

동종 약제

프로필티오우라실(안티로이드정/부광약품)이 있음(표 1-6-2).

제형

메티졸 정 2.5 mg (₩ 26), 5 mg (₩ 39)/다림바이오텍

2) 레보타이록신(levothyroxine sodium hydrate)

특징

- 합성 T4제, 포도당 합성 및 단백질 합성 촉진, 조직의 산소 소비를 높여 기초대사를 늘림.

표 1-6-2. **메티마졸과 프로필티오우라실 비교**

	MMZ	PTU
갑상선호르몬 합성 억제 효과	10 <	1
말초에서 $T_4 \rightarrow T_3$ 전환 억제작용	−	+
면역억제 효과	(+)	(+)
태아로의 이행	+	+
유즙/혈청 농도 비	1	0.1
부작용 빈도		
무과립구증	≤	
백혈구감소증	≤	
간장애	≤	
SLE-like 증후군	<	
ANCA 관련 신염	<	
피부과민증	>	
발열	≥	
관절통	≥	
위장장애	≥	
탈모	≥	
인슐린자가면역증후군	+	−

(나의 갑상선 진료, 2021)

용법 | 갑상선 기능저하증

⊙ 초기량으로 50 μg/일(심장합병증이 있는 환자 또는 60세 이상에서는 12.5−25 μg/일)로 1일 1회 경구투여.

⊙ 2−4주마다 50 μg/일(심장합병증이 있는 환자 또는 60세 이상에서는 25 μg/일)씩 증량하여 50−150 μg/일을 유지량으로 함(유지량은 환자의 80%에서 1일 100 μg).

⊙ 1일 1회 투여를 원칙으로 함.

주의사항

⊙ 효과 판정은 고감도 TSH를 지표로 0.1−5.0 μU/mL의 정상 범위에 들어가도록 투여량을 조절(2−4주마다 검사)

- 평생 계속해서 복용해야 하는 경우가 많음.

⊙ 고령자, 심혈관병변이 있으면 12.5 μg/일의 최소량으로 시작하는 것이 바람직함(신규 심근경색 증례는 원칙적으로 금기).

⊙ 부신기능부전 동반에서는 반드시 부신피질스테로이드 투여를 선행하고 이 약을 투여.

⊙ 임신 중에는 갑상선호르몬 요구가 증가하며, 고감도 TSH가 정상 범위에 들어가도록 투여량을 조절.

중증 부작용

과잉투여에 의한 갑상선중독 증상으로, 불면, 두통, 두근거림, 부정맥, 발한과다, 떨림, 설사, 탈진감 등.

반감기 | 약 1주

처방 후 관찰 | 갑상선종, 맥박

교육 | 부작용(협심증, 두근거림, 숨참)

제형

씬지록신 정 25 μg (₩ 26), 50 μg (₩ 33), 75 μg (₩ 33), 88 μg (₩ 35), 100 μg (₩ 35), 125 μg (₩ 44), 150 μg (₩ 73)/다림바이오텍

3 부신호르몬

1) 프레드니솔론(prednisolone)

특징

⊙ 대표적 당질코르티코이드제이며, 강력한 항염증작용과 면역억제작용을 이용하여 각종 만성염증질환, 자가면역질환, 알레르기질환, 혈액질환 치료에 이용.

⊙ 항염증작용은 소량투여에서부터 나타나지만, 면역억제작용은 비교적 다량 투여에서 확인.

⊙ 투여 시 부작용에 충분한 주의가 필요하지만 부작용이 두려워 초기에 소량투여하면 충분한 효과를 얻을 수 없음.

용법

⊙ 초기투여량이나 계속기간, 감량법 등은 질환에 따라 차이가 있으며, 투여법은 매일투여법과 간헐투여법으로 나눌 수 있음.

[매일투여법]

투여 초기에는 계속 투여가 효과적이나 부작용에 주의. 뇌하수체-부신기능 억제 방지를 위해 아침 1회 투여가 바람직. 1일 50-60 mg까지는 아침 1회 경구가 가능하지만, 증상으로 판단하여 충분한 효과를 얻을 수 없으면 아침, 저녁 2회로 함. 일반적으로 1-2주 이내의 투여는 즉시 중지해도 부신부전을 일으키는 경우가 드물다.

[간헐투여법]

증상이 안정된 감량·유지단계에서 시행. 격일법이 가장 흔히 이용되고 있음. 효과를 유지하면서 부작용도 감소하고, 성장억제나 방어반응 유지도 기대할 수 있음. 작용시간이 중간 정도인 제제를 이용.

⊙ 대표적 질환에서 스테로이드 투여 예시(처음 용량은 경구투여량):

① 아교질병(collagen disease)

⊙ 전신홍반루프스(SLE): 장애 정도에 따라 투여량을 구분. 피진이나 흉막염에는 30 mg, 발열·관절염에는 20 mg. 용혈성 빈혈, 혈소판감소증, 신염, 중추신경루프스는 0.5 mg/kg/일.

- 증상이 호전되면 1-2주에 10% 정도 감량하고, 10 mg 이하의 유지량 목표

⊙ 다발성 근염, 피부근염: 1-2 mg/kg으로 시작, 1-2개월에 개선이 있으면 2주마다 10%씩 감량.

⊙ 혼합결합조직병(mixed connective tissue disease): 수막염 동반에서 40 mg 이상. 그밖에 근염, 심막염에 유효하지만 레이노 증상이나 말초신경장애는 호전을 기대할 수 없음.

② 류마티스관절염: 혈관염에 의한 합병증(다발성·단일신경염, 폐렴 등)에 30-120 mg, DMARDs 시작까지 10 mg 이하.

⊙ 증상을 개선시키지만 경과를 바꾸는 효과는 없음. 중증관절염으로 전신 증상이 있거나 관절외 증상 동반에 사용.

③ 내분비질환

⊙ 아급성갑상선염: 15-20 mg/일, 분 3 경구. 보통 염증 증상은 1-3일 이내에 소실되고, 갑상선종도 2-4주에 축소됨. 1-2주간에 5-10 mg씩 감량하고, 5-10 mg/일을 1-2개월 투여하고 중지.

⊙ 안구돌출증: 40-60 mg 수주 투여 후 감량. 시신경 압박 있으면 80-120 mg를 단기간 투여.

④ 신증후군: 미소변화군 30–40 mg, 막성신증 40 mg, 초점성 사구체경화증 등에 40–80 mg.

⑤ 부신부전: 5–10 mg/일, 분 1–2. 보통, 아침 2 : 저녁 1의 양으로 함(경구/유지량).

⊙ 외상, 감염, 수술 등에는 보통 유지량의 2배 이상 투여를 요함. 급성 부신부전에는 단시간 작용형 히드로코르티손 100 mg를 정맥주사하고, 그 후 24시간에 100–200 mg를 정맥투여(표 2-6-8).

⑥ 특발 혈소판감소자반병: 첫 회 투여량으로 1–1.5 mg/kg/일을 2주간 경구투여

⑦ 자가면역 용혈빈혈: 첫 회 투여량으로 1–1.5 mg/kg/일을 2–4주간 경구투여

⑧ 호흡기질환

⊙ 기관지천식: 급성기 40–60 mg, 만성기 5–60 mg

⊙ 유육종증: 30 mg으로 3개월

⊙ 만성특발간질폐렴: 30–60 mg

⑨ 결핵수막염(60–80 mg을 2–3주 경구), 흉막염·복막염·심낭염에 항결핵제와 병용

⑩ 염증장질환(궤양대장염, 크론병): 1회 30–60 mg, 1일 1회 경구, 매일 아침

⑪ 안면신경마비: 60 mg 투여 후 2–3일마다 10 mg 감량

⑫ 악성종양

⊙ 악성림프종: CHOP요법에서 1사이클당 100 mg를 5일간 경구

⊙ 다발골수종: MP요법에서 40–60 mg 4일간 경구

⊙ 고칼슘혈증: 30–50 mg

중증 부작용

감염, 이차부신기능부전, 당뇨병, 소화성 궤양, 우울상태, 골다공증, 혈전증, 백내장, 고혈압

반감기 | 2.7시간

제형

소론도 정 5 mg (₩ 16)/유한양행

2) 덱사메타손(dexamethasone sodium phosphate)

특징

⊙ 강력한 항염증, 항알레르기작용이 있으며, 항염증작용은 히드로코르티손의 약 25배, 프레드니솔론의 약 6배, 베타메타손과는 거의 같은 정도(표 1-6-3).

⊙ 무기질코르티코이드 작용이 없어 나트륨 저류작용은 없음. 따라서 고혈압에

투여 가능한 부신피질 스테로이드제로 사용.

용법

① 뇌부종의 개선: 첫 회 10 mg 이상을 정맥주사, 이후 6시간마다 4 mg를 정맥주사. 각종 질환에 의한 뇌부종에서 뇌탈출증의 우려가 있는 경우, 고장용액과 함께 스테로이드제를 투여. 뇌경색에 의한 뇌부종에 대한 효과는 적음.

② 암 말기에 전신상태 개선

⊙ 두개내압 항진에 의한 두통: 8–16 mg으로 시작하고 점차 감량.

⊙ 신경압박: 1일 4–6 mg으로 시작하고 점감하여 유지량을 결정한다(2 mg이 표준).

⊙ 척수압박에 의한 통증: 다량(10–100 mg)으로 시작하고 방사선조사 중에는 4–6 mg을 6시간마다 반복투여.

③ 급성 후두염: 4–10 mg를 bolus로, 그 후 6 mg을 6시간마다 정맥주사

④ 다발골수종: 1–4일, 9–12일, 17–20일에 1회 40 mg 정맥주사

⑤ 덱사메타손 억제검사: 쿠싱증후군 선별에 이용. 신속법은 밤 10시에 1 mg을 복용하고 이튿날 아침 8시 공복 안정 시에 채혈. 혈청 코르티솔치 3 μg/dL 이하이면 쿠싱증후군 아님.

주의사항

위장관출혈 등의 합병증이 일어날 수 있기 때문에, 사용시에 H2수용체대항제나 제산제를 투여하고, 부작용에 대처

중증 부작용 I 스테로이드 일반

표 1-6-3. 주요 합성스테로이드의 비교

합성스테로이드	혈중 소실반감기 (시간)	생화학적 반감기 (시간)	당질코르티코이드	미네랄코르티코이드	환산 동등량 (mg)
코티솔	1.2	8–12	1	1	20
코티손	1.2	8–12	0.7	0.7	25
프레드니솔론	2.5	12–36	4	0.8	5
프레드니손	3.3	12–36	4	0.8	5
메틸프레드니솔론	2.8	12–36	5	< 0.01	4
트리암시놀론	–	12–36	10	< 0.01	4
덱사메타손	3.5	36–72	25	< 0.01	0.75
베타메타손	3.3	36–72	25	< 0.01	0.75

(한 권으로 끝내는 스테로이드 치료, 2017)

① 감염 발생이나 악화: 생리적 용량을 넘는 경우(30 mg/일)에 주의. 투여 자체로 백혈구가 증가하므로 백혈구 수만으로 감염이라고 판단하지 않음.
② 당대사장애 출현: 발현빈도는 6–25%. 보통 당뇨병 치료로 대응하지만, 스테로이드 이탈 후에도 치유되지 않는 경우가 있음.
③ 다행증(euphoria), 불면, 우울상태 등의 정신신경 증상: 투여 시작 후부터 기분 변화 등의 출현에 주의. 발병이 의심되면 서서히 감량하고 다른 치료로 바꿈.
④ 소화성 궤양이나 췌장염: 궤양 천공에도 복통 등의 자각증상이 동반되지 않는 경우가 있음. 위장관출혈은 투여 시작 3개월 이내에 나타나는 경우가 많음. 시작 전에 상부위장관검사로 상태를 평가해두는 것이 바람직함. 또 투여 중에는 제산제나 H2수용체대항제를 병용함.
⑤ 골다공증, 근병증(myopathy): 7.5 mg/일 이상 투여에서 골량 감소. 칼슘 1,000 mg/일을 비타민D제와 병용. 칼시토닌이나 비스포스포네이트제의 유효성이 확인됨. 근병증은 투여 시작 초기에 나타나고 근염과 감별이 어려움. CK, AST 등 근원성 효소는 크게 상승하지 않으며 LDH가 상승하고, 격일 투여로 개선됨.
⑥ 안압 항진, 녹내장, 백내장
⑦ 이탈증후군: 장기투여에 의해 2차부신기능부전상태가 되어 있으면 급격한 감량이나 발열·수술 등의 스트레스 부하에서 부신부전에 의한 쇼크 등의 증상을 일으키는 경우가 있음. 고령자의 장기투여에는 부작용이 나타나기 쉽기 때문에 주의.

대사 | 주로 CYP3A4, 소변으로 배설

반감기 | 4.7시간(20 mg 정맥주사)

제형

덱사메타손 정 0.5 mg (₩ 13), 덱사메타손 주사액 5 mg/mL (₩ 204)/유한양행

3) 히드로코르티손(hydrocortisone succinate sodium)

특징

⊙ 당질부신피질스테로이드제이며, 항쇼크작용, 항알레르기작용, 항염증작용에 의해 각종 질환에 사용.

용법

① 패혈증쇼크, 급성중증과민증쇼크: 1회 200–1,000 mg, 1일 1–4회 점적 정맥주사
② 중독성 표피박탈증 등 중증전신발진: 1회 100–300 mg 1일 2–4회 점적 정맥주사

③ 천식 발작: 1회 100–500 mg를 발작 시, 점적 정맥주사. 중등도의 발작 예에서 100–300 mg를 2회 점적 정맥주사하여 증상 개선 없으면 입원 고려.

④ 급성 부신부전: 의심되는 시점에서 코티솔 농도를 측정하기 위한 채혈 후에 곧바로 1회 100 mg을 정맥주사하고, 8시간마다 점적 정맥주사

주의사항

효과적 항생제가 없는 감염, 전신진균증, 급성심근경색, 소화성궤양, 정신병, 결핵

중증 부작용 | 쇼크, 감염, 2차성 부신기능저하, 골다공증, 위장천공, 혈전증, 정신 증상

대사

- 1 mg/kg 주사 후의 Tmax는 30–60분.
- 체내에서 신속하게 가수분해되어 호박산 히드로코르티손 및 히드로코르티손으로 존재.
- 유리형 또는 글루큐론산 포합형으로 48시간 이내에 대부분 소변으로 배설. 100 mg 정맥주사 후 T1/2는 100분.

동종 약제

호박산 메틸프레드니솔론 나트륨(솔루메드롤 주/화이자): 프레드니솔론에 비해 당질코르티코이드 작용이 약 3배 높음.

제형

코티소루 주 100 mg(비급여)/한올바이오

4 성호르몬

1) 테스토스테론(testosterone enanthate)

특징

- 지속형 제제이며 주사 후 2–3일에 피크에 도달하며 2주 후에 기저치가 됨.
- 남성갱년기증후군(LOH증후군)에서 보충요법으로 사용.

용법 | 남성 성선기능저하증: 1회 100 mg을 7–10일마다, 또는 125 mg을 2–4주마다 근육주사

주의사항

남성호르몬 의존성 종양(전립선암 등)이 없는 것을 확인.

제형

테스토스테론에난테이트 주 250 mg/mL(비급여)/큐엘파마

2) 에스트라디올(estradiol valerate)

특징

⊙ 강력한 에스트로겐제이며 호르몬보충요법에 사용.

용법

① 갱년기장애 또는 난소소실 증상에 의한 혈관운동신경 증상(안면 홍조, 발한) 및 질위축증: 1일 1회 0.5 mg, 증량 1일 1회 1 mg

② 폐경후골다공증: 1일 1회 1 mg

주의사항

⊙ 에스트로겐의존종양(자궁내막암 등)이 없는 것을 확인. 치료하지 않은 자궁내막증식증, 혈전정맥염, 임신 가능성, 중증 간장애 등이 있으면 사용하지 않음.

⊙ 장기간 사용할 경우 정기적으로 계속 여부를 검토.

중증 부작용 | 정맥혈전색전증, 혈전정맥염

기타 부작용 | 성기분비물, 유방 불쾌감, 부정출혈

반감기 | 24시간(1 mg)

대사 | 주로 CYP3A4

제형

프로기노바 28정 1 mg (₩ 114), 2 mg (₩ 173)/바이엘

5 골다공증치료제

1) 리세드로네이트(risedronate sodium)

특징

⊙ 파골세포를 억제하여 골흡수 비율을 감소시켜 골형성을 간접적으로 유도하는 비스포스포네이트제.

⊙ 척추와 대퇴의 골밀도 증가와 골절 발생 방지.

⊙ eGFR 30 mL/min/1.73 ㎡ 미만 신부전에 사용 안 함.

용법

① 골다공증: 1일 1회 5 mg(주 1회 제형은 35 mg, 월 1회 제형은 150 mg)(표 1-6-4).

② 파제트병: 1일 1회 35 mg(2개월 투여)

주의사항

⊙ 기상 시에 충분한 양의 순수한 물(180 mL)로 복용. 복용 후 적어도 30분 눕지 않으며, 물 이외의 음식 및 다른 약을 먹지 않음.

⊙ 식도협착, 식도통과지연장애, 복용 시 상체를 30분 이상 일으킬 수 없는 사람, 다른 비스포스포네이트제 과민증 병력, 저칼슘혈증, 임신 가능성 등에 사용하지 않음.

중증 부작용 | 상부위장관장애, 턱뼈 괴사, 대퇴골비정형골절, 간기능장애

표 1-6-4. **경구용 비스포스포네이트 제형과 적응증**

제제	용량/용법	폐경후골다공증		스테로이드 골다공증		남성 골다공증	비고
		예방	치료	예방	치료		
Alendronate	5 mg/day	●	●		●	●	
	10 mg/day		●		●	●	
	70 mg/week		●			●	시럽제 가능
	5 mg + calcitriol 0.5 g/day		●		●	●	장용정 가능
	70 mg + cholecalciferol 2,800 IU/week		●			●	
	70 mg + cholecalciferol 5,800 IU/week		●			●	
Risedronate	5 mg/day	●	●	●	●		
	35 mg/week	●	●			●	장용정 가능
	Two 75 mg consecutively/month	●	●				
	150 mg/month	●	●				
	35 mg + cholecalciterol 5,600 IU/week	●	●			●	
	150 mg + cholecalciterol 30,000 IU/month	●	●				
Ibandronate	150 mg/month	●	●				
	150 mg + cholecalciferol 24,000 IU/month		●				

(2019 골다공증 진료지침)

반감기 | 1.5시간(5 mg 금식), 16시간(150 mg 금식)

교육 | 치과 치료에 대한 대책, 신기능 변화 주의

제형

리드로퀸 정 35 mg (₩ 5,068), 150 mg (₩ 18,743)/종근당, 악토넬 EC정 35 mg (₩ 5,065)/동아에스티

2) 데노수맙(denosumab)

특징

- 파골세포 분화인자(RANKL)에 대한 단클론항체이며, RANKL과 RANK결합 억제에 의해 파골세포의 분화, 활성화, 생존을 억제.
- 폐경후골다공증의 추체, 비추체, 대퇴골근위부골절 방지 효과.
- 신기능 저하에서 저칼슘혈증 발생 위험이 있지만 골다공증에는 효과.

용법

골다공증: 매 6개월마다 1회 60 mg(1시린지) 피하주사

주의사항

저칼슘혈증 방지를 위해 칼슘제 1,000 mg 및 비타민D 400 IU 이상을 보충

중증 부작용

저칼슘혈증, 턱뼈 괴사, 급성중증과민증, 대퇴골비정형골절. 치료 중지 후 다발성 추체골절

제형

프롤리아프리필드시린지 60 mg (₩ 177,650)/암젠

3) 알파칼시돌(alfacalcidol)

특징

- 장관의 칼슘 흡수, 신세뇨관의 칼슘 재흡수, 골흡수를 촉진하여 혈청칼슘을 올리는 활성형 비타민D제(1αOH−D_3).
- 생리 활성은 간에서 25 위치에 수산화되어 1,25$(OH)_2D_3$가 되어 나타남.

용법

① 부갑상선기능저하증(2차성, 수술 후, 가성): 1−4 μg/일, 1일 1회, 경구

② 만성 신부전에 동반한 저칼슘혈증, 이차부갑상선기능항진증: 0.25−1 μg/일, 1일 1회, 경구

③ 골연화증(비타민D결핍증): 0.05 (0.01–0.1) μg/kg/일, 1일 1회, 경구
④ 골다공증: 0.5–1 μg/일, 1일 1회, 경구

주의사항

부갑상선호르몬 부족, 결핍, 작용 저하가 있으면 소변으로 칼슘 배설이 많아 요로결석을 만들기 쉽기 때문에 혈청칼슘 치료목표를 정상의 하한 부근으로 함.

중증 부작용

고칼슘혈증, 고칼슘뇨증에 동반한 증상, 위장증상, 발진, 간·신기능장애

대사 | 주로 대변

동종 약제 | 칼시트리올(로칼트롤 calcitriol 0.25 μg /한독)은 1,25$(OH)_2D_3$이며 같은 병태에 사용

제형

원알파 정 0.5 μg (₩ 226)/일성신약

6 이상지질혈증 치료제

1) 아토바스타틴(atorvastatin calcium hydrate)

특징

⊙ 간에서 HMG–CoA환원효소를 선택적 경쟁적으로 억제하여 콜레스테롤 합성을 억제하고, LDL 수용체 수를 증가시키며, 지단백 분비를 억제하여 혈중 지질을 저하시키는 고지혈증치료제.

용법

① 고콜레스테롤혈증: 1일 1회 10 mg(중증에서 20 mg/일까지)
② 가족성 고콜레스테롤혈증: 1일 1회 10 mg(중증에서 40 mg/일까지)

주의사항

LDL콜레스테롤 100 mg/dL을 치료목표로 하며, 관상동맥질환이 있으면 LDL콜레스테롤 70 mg/dL 미만을 목표로 함(그림 1-6-1).

중증 부작용 | 횡문근융해증, 근병증, 간기능장애, 당뇨병 발생

대사 | CYP3A4, 대부분 담즙배설

반감기 | 9.4시간(10 mg)

처방 후 관찰 | 신기능, 간기능, 근육통

교육 | 부작용으로 횡문근융해증

제형

리피논정 10 mg (₩ 633), 20 mg (₩ 677), 40 mg (₩ 1,168), 80 mg (₩ 1,291)/동아에스티

2) 에볼로쿠맙(evolocumab)

특징

⊙ 항PCSK9단클론항체이며 간세포 표면의 LDL수용체 분해 촉진 효소 PCSK9를 억제하여 LDLR 수를 증가시키고, LDL-C 감소시킴.

용법

① 가족성 고콜레스테롤혈증 이형접합체, 고콜레스테롤혈증: 140 mg을 2주에 1회 또는 420 mg을 4주에 1회 피하주사

② 가족성 고콜레스테롤혈증 동형접합체: 420 mg을 4주에 1회 피하주사. 효과 불충분하면 420 mg을 2주에 1회 피하주사

주의사항

스타틴 최대용량 사용에도 LDL콜레스테롤의 치료목표에 도달하지 않는 가족성 고콜레스테롤혈증 또는 심혈관질환 위험이 높은 환자의 이차예방. 또는 스타틴불내증에 사용.

교육

주사방법, 보관방법(투여 전 최소 30분 전 실온에 두고 사용): 전체 용량을 30분 이내 모두 투여해야 함. 심하게 흔들지 않음.

제형

레파타주프리필드 펜 140 mg (₩ 128,266/1 mL/관)/암젠

3) 페노피브레이트(fenofibrate)

특징

⊙ PPARα 표적유전자 발현을 조절하여 지질대사 개선(VLDL 분해 증가, 콜레스테롤 감소)

⊙ 당뇨병 환자에서 망막증이나 신병증 진행 억제 가능성

⊙ 스타틴 병용 시 정기적으로 신기능 검사 시행

용법

- 고지혈증(가족성 포함): 1일 1회 160 mg, 식후, 1일 최대량 160 mg.
- 총콜레스테롤만 높은 고지혈증(IIa형)에는 선택하지 않으며 총 콜레스테롤 및 TG가 모두가 높은 고지혈증(IIb 및 III형): 1일 160 mg .
- TG만 높은 고지혈증(IV 및 V형), 간기능검사 이상 또는 간장애 병력: 1일 50 mg
- 신장애: 혈청 Cr 2.5 mg/dL 이상은 투여 중지, 1.5 mg/dL 이상 2.5 mg/dL 미만은 50 mg으로 시작 또는 투여간격 연장.

주의사항 I 간장애, 신기능장애(Cr 2.5 mg/dL 또는 GFR 40 mL/분 미만), 담낭질환에 사용하지 않음.

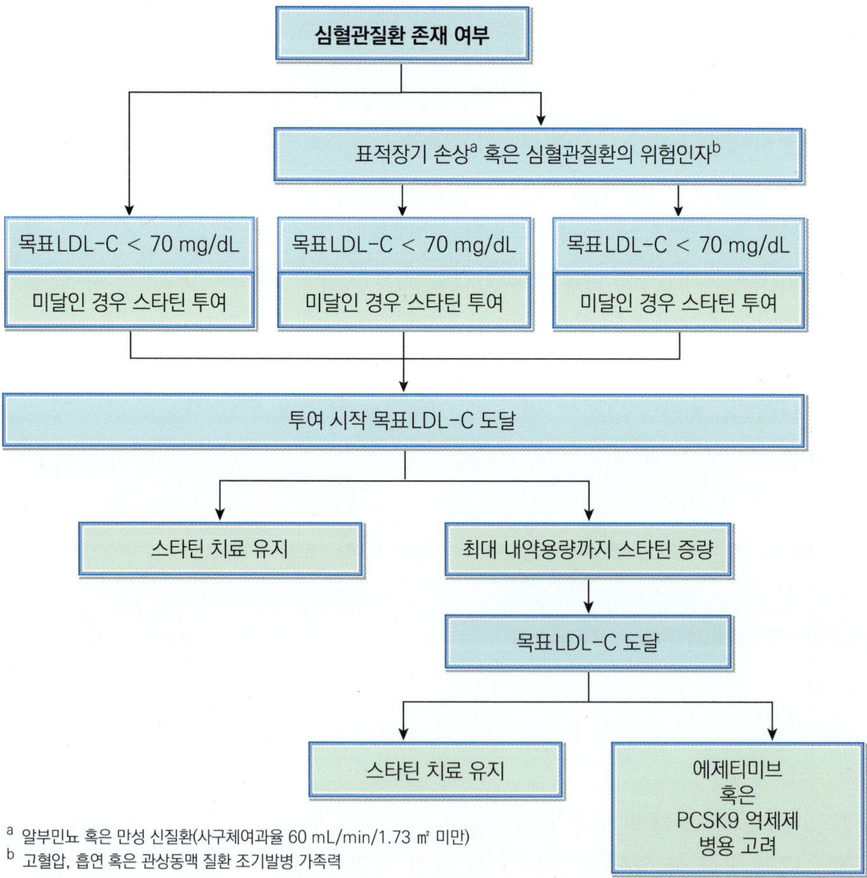

[a] 알부민뇨 혹은 만성 신질환(사구체여과율 60 mL/min/1.73 ㎡ 미만)
[b] 고혈압, 흡연 혹은 관상동맥 질환 조기발병 가족력

그림 1-6-1. 이상지질혈증치료지침. (2019 대한당뇨병학회치료지침)

중증 부작용 | 횡문근융해증, 간장애, 췌장염

기타 부작용 | 간기능 검사치 이상

반감기 | (활성) 20시간(160 mg 식후)

대사 | (페노피브린산) CYP2C9에 의해 대사억제

투약 후 관찰 | 신기능, 근육통, CK 상승 여부, 소변, ALT(100 units/L 이상 증가 시 중단)

교육 | 부작용(근무력증, 근육통, 피부발진, 횡문근융해증)

제형

리피딜슈프라정 160 mg (₩ 356)/녹십자

7 요산저하제

1) 페북소스타트(febuxostat)

특징

⦿ 비퓨린형 선택적 잔틴옥시다제억제제.

⦿ 경도-중등도의 신기능 저하에서는 용량조절 불요.

용법

① 통풍, 고요산혈증: 1일 1회 60 mg, 혈중 요산을 확인하여 필요에 따라 점차 증량, 유지 1일 1회 40 mg. 최대 1일 1회 80 mg.

② 암 화학요법에 동반한 고요산혈증: 1일 1회 80 mg, 암 화학요법 시작 1-2일 전부터 투여 시작하여 5일째까지 투여. 상태에 따라 투여기간 조절.

주의사항

잔틴옥시다제로 대사되는 약제(6-MP, 아자티오프린 등)과 병용 금기

중증 부작용 | 간기능장애, 과민증

반감기 | 6.2시간(10 mg)

투약 후 관찰 | 간기능, 혈청 요산 농도(6 mg/dL 미만 유지)

교육 | 부작용(피부발진)

제형

페소린 정 40 mg (₩ 221), 80 mg (₩ 311) 삼진

8 뇌하수체호르몬

1) 소마트로핀(somatropin)

특징

⊙ 유전자 재조합기술을 이용한 폴리펩티드호르몬이며, 뇌하수체 기원의 사람성장호르몬과 동일한 191개 아미노산 서열.

⊙ 주 작용은 뼈의 길이 성장 촉진, 골격 및 세포, 기관 성장, 기초대사 상승.

용법

① 골단선이 폐쇄되지 않은 성장호르몬 분비장애 저신장증: 1주 0.175 mg/kg, 4–6회로 나누어 피하주사

② 골단선이 폐쇄되지 않은 다음 질환의 저신장: 1주 0.175–0.35 mg/kg, 4–6회로 나누어 피하주사

⊙ 터너증후군, 만성 신부전, 프라더-윌리증후군, 연골이양증

③ 골단선이 폐쇄되지 않은 임신나이 저체중아(small for gestational age): 1주 0.23 mg/kg, 4–6회로 나누어 피하주사(효과 불충분하면 0.47 mg/kg까지 증량)

주의사항

⊙ IFG-1이 기준 범위를 넘지 않도록 4–12주마다 측정

⊙ 당뇨병, 악성 종양에서 투여 금기

중증 부작용 | 경련, 갑상선기능저하증, 신증후군, 관절통, 당뇨병

반감기 | 3.5시간(6 mg 피하주사)

제형

그로트로핀투 주사액 1.5 mL (₩ 57,355)/동아에스티

2) 데스모프레신(desmopressin acetate hydrate)

특징

⊙ 바소프레신 결핍에 의한 요붕증에 사용.

용법

① 중추성 요붕증: 1회 60–120 μg를 1일 1–3회, 1회 최대량, 240 μg, 1일 최대량 720 μg

② 소변 삼투압, 소변 비중 저하 동반 야뇨증: 1일 1회 120 μg, 취침 전. 효과 불충분 시 1일 1회 240 μg

주의사항 | 야뇨증 투여에서 중증 저나트륨혈증에 의한 경련 보고

- 환자와 가족에게 수분 중독을 설명하고, 수분 섭취 관리의 중요성을 충분히 인식시킴.
- 저나트륨혈증, 심인성 다음증(소변 생성량 40 mL/kg/일 이상), 심부전, SIADH, 중등도 이상의 신기능장애(GFR 50 mL/분 미만) 등에 사용하지 않음.

중증 부작용 | 뇌부종, 혼수, 경련 등을 동반한 수분 중독, 저나트륨혈증

반감기 | 1.6시간(60 μg)

교육

수분 과다섭취는 수분 중독을 일으켜 두통, 체중 증가를 일으키므로 수분 섭취 기준을 정해 둠. 야뇨증 복용에서는 저녁 식사 후 물 마심을 피하고, 자기 전 배뇨 후에는 물을 마시지 않음.

제형

디튜린 정 0.1 mg (₩ 735), 0.2 mg (₩ 1,136)/종근당

Chapter

07 신장·비뇨기질환 치료제

1 이뇨제

1) 푸로세미드(furosemide)

특징

⊙ 다양한 이뇨제 중에서 헨레고리상행각에 작용하여 강력한 효과(표 1-7-1).

⊙ 울혈심부전의 체액 저류에 우선 선택(표 1-7-2).

표 1-7-1. 작용기전에 의한 이뇨제 분류

계통	기전	분자기전	작용부위	약	포타슘 배출	적응
Carbonic anhydrase inhibitors	Natriuresis	Carbonic anhydrase	Proximal tubule	Acetazolamide	K^+ ↑	Glaucoma, epilepsy, high-altitude disorders
Loop diuretics	Natriuresis	Na^+-K^+-$2Cl^-$ symporter	Loop of Henle	Furosemide	K^+ ↑	Edema associated with heart failure, oliguria, hypertension
Osmotic diuretics	Osmosis	Unspecific	Everywhere	Mannitol	K^+ ↑	Acute renal failure, cerebral edema, glaucoma
Potassium-sparing diuretics	Natriuresis	1. Epithelial Na^+ channels 2. Mineralocorticoid receptor	Late distal tubule + collecting duct	Triamterene Spironolactone	K^+ ↓	Triamterene: add-on diuretic to reduce risk of hypokalemia, hypertension
Thiazides	Natriuresis	Na^+-Cl^- symporter	Distal convoluted tubule	(Hydrochloro)-thiazide	K^+ ↑	Hypertension, edema, heart failure, hypercalciuria

(Arch Phar 2022: 395:619-627)

표 1-7-2. 심부전 사용 이뇨제

이뇨제	초기용량	일반 유지용량	최대용량	작용시간
고리작용이뇨제				
푸로세미드	20-40 mg, 1-2회	40-240 mg	600 mg	6-8시간
토르세미드	10-20 mg, 1회	10-20 mg	200 mg	12-16시간
싸이아자이드계 이뇨제				
하이드로클로로싸이아자이드	25 mg, 1-2회	12.5-100 mg	200 mg	6-12시간
클로르탈리돈	12.5-25.0 mg, 1회	25-100 mg	100 mg	24-72시간
인다파미드	2.5 mg, 1회	2.5-5 mg	5 mg	36시간
메톨라존	2.5 mg, 1회	2.5-10 mg	20 mg	12-24시간
칼륨보존이뇨제*				
스피로놀락톤	12.5-25 mg, 1회	12.5-50 mg	50 mg	1-3시간
아밀로라이드	5 mg, 1회	5-10 mg	20 mg	24시간
병용요법(고리작용이뇨제에 추가)				
메톨라존	2.5-10 mg, 1회			
하이드로클로로싸이아자이드	25-100 mg, 1-2회			
*혈중 칼륨 농도 관찰 필요				

(2022 심부전지침)

■ 만성 심부전의 안정기에도 소량 사용.

⊙ 이뇨작용에 내성이 있으며 1회 투여량의 증가보다는 투여 횟수 증가가 좋음.

용법

① 울혈심부전, 신성부종, 월경긴장증, 말초혈관장애에 의한 부종, 요로결석 배설 촉진: 1일 1회 40–80 mg 경구. 또는 1일 1회 20 mg 정맥주사 또는 근육주사

② 급성 또는 만성 신부전에 의한 핍뇨: 20–40 mg를 정맥주사하여 이뇨반응이 없으면 100 mg 정맥주사하며 2시간 이내에 40 mL의 소변이 나오지 않으면 200 mg 정맥주사, 다시 소변이 없으면 400 mg 정맥주사, 그래도 소변이 나오지 않으면 혈액투석을 고려. 1회 최대량 500 mg, 1일 최대량 1,000 mg. 투여속도는 4 mg/분 이하로 함.

⊙ 소변이 나오지 않을 때 시도할 수 있는 방법이며 부작용에 주의.

③ 고혈압(본태성, 신성): 1회 20–40 mg, 1일 1–2회 경구

주의사항

- 작용이 신속하여 정맥주사에서 5분 정도에 이뇨가 있으나 작용 지속시간은 짧음.
- 무뇨 환자, 체내 나트륨이나 칼륨이 감소된 환자에서는 주의.
  - 무뇨, 혈중 Na, K 현저한 감소, 순환혈액량 감소, 혈압 저하에서는 사용하지 않음.
- 고령자의 심질환, 중증 관상동맥질환, 뇌동맥경화증 등에서 급격한 이뇨에 의한 혈액량 감소나 혈액 농축에 의한 혈전색전증 가능성에 주의.

중증 부작용 | 쇼크, 범혈구감소증, 난청, 심실부정맥, 간질성 신염

기타 부작용 | 어지럼, 위장증상, 저칼륨혈증, 저나트륨혈증, 저칼슘혈증, 알카리혈증, 고요산혈증 등의 대사이상

반감기 | 0.4시간

약물 상호작용

- 세팔로스포린 항생제(세팔로틴, 세팔로리딘 등), 아미노당화물 항생제(겐타마이신, 아미카신 등)와 병용하면 신독성을 일으킬 가능성이 있어 신기능 감시.
- 아미노당화물 항생제나 시스플라틴 병용에서 청력장애 증가 가능성이 있음.
- 체내 칼륨을 소변으로 배설하는 싸이아자이드이뇨제와 병용하면 저칼륨혈증 악화.
- NSAIDs 병용에서 이뇨와 혈압 저하작용 감소.

처방 후 관찰 | 체중, 수분보충량, 소변배설양, 혈압, 정기적 신기능검사, 혈청 전해질검사

교육 | 어지럼, 휘청거림, 기립 시 저혈압에 주의

제형

라식스 정 40 mg (₩ 49), 주 20 mg (₩ 349)/한독

2) 스피로놀락톤(spironolactone)

특징

- 원위신세관의 알도스테론 의존성 나트륨/칼륨 교환부위에 작용하고, 알도스테론 대항작용으로 나트륨 및 수분 배설 촉진.
- 이뇨작용은 푸로세미드처럼 강력하지 않지만 지속적 이뇨작용을 기대할 수 있으며 저칼륨혈증, 당대사나 요산대사에 영향이 없음.
  - 대부분의 부종 환자는 2차 알도스테론증의 병태가 있으며 이에 대항하여 작용.
- 푸로세미드, 싸이아자이드 등의 이뇨제는 저칼륨혈증을 일으키기 쉽고, 또 레

닌–알도스테론계를 항진시킴.

- 스피로놀락톤 병용은 이런 작용에 대항하여 이뇨작용을 증가하므로 유용

⊙ 이뇨작용은 투여 후 2–3일에 나타나며, 혈압은 2–3주 후에 서서히 저하.

⊙ 소량에서도 고칼륨혈증 발생 가능성이 있음.

용법

① 울혈심부전, 부종(신성, 간성부종), 특발성 부종: 1일 50–100 mg을 나누어 복용

② 고혈압(본태성, 신성): 1회 25–50 mg, 1일 1–3회, 경구

⊙ β차단제 정도의 혈압 저하작용이 있으며 칼슘대항제와 병용하면 혈압 저하작용이 증가.

③ 간경변 동반 복수: 1회 25–50 mg, 1일 2–3회, 경구

⊙ 복수 생성기전인 알도스테론 증가에 작용하여 치료효과가 좋음.

⊙ 약의 효과가 충분히 나타나기까지 수일이 필요하므로 단기간에 무효라고 판단하지 않음.

주의사항

⊙ 무뇨, 급성신부전, 고칼륨혈증 등에는 사용하지 않음.

⊙ 고령 심질환, 중증 관상동맥질환, 뇌동맥경화증 등에서 급격한 이뇨에 의한 급속한 혈액량 감소나 혈액농축은 혈전색전증을 일으킬 수 있어 주의.

⊙ 장기적으로 사용하면 전해질 이상을 일으킬 가능성이 있어 정기적 전해질검사.

중증 부작용

① 고칼륨혈증과 산혈증: 신기능장애가 있으면 고칼륨혈증이 되기 쉽기 때문에 혈청전해질 검사 필요. 산혈증의 원인은 고칼륨혈증이라고 생각되고 있음.

② 저나트륨혈증, 탈수증, 신기능장애(요소질소, 크레아티닌 상승)가 있지만, 혈당치는 상승시키지 않고, 혈중 지질에도 영향이 적음.

③ 항안드로겐 작용에 의해 남성에서 여성형유방과 성욕 감퇴, 여성에서 유방 종창, 생리불순 등이 일어나는 경우가 있음.

④ 기타 위장증상, 두통, 권태감, 발진 등.

대사 | 100 mg 경구투여에서 2.8시간에 혈중농도는 최대. 그러나 이뇨효과 발현 최대는 3일 후

교육 | 칼륨 많은 식품 섭취에 주의

처방 후 관찰 | 체중, 수분보충량, 소변배설량, 혈압, 전해질, 신기능, 여성형유방

제형

스피로닥톤 정 25 mg (₩ 39)/구주, 스피락톤 정 50 mg (₩ 70)/대원

2 전립선비대증치료제

1) 두타스테리드(dutasteride)

특징

⊙ 전립선 조직의 디하드로테스토스테론 농도를 저하시켜 비대된 전립선을 축소하여 소변 흐름을 개선.

⊙ 투여 6개월 후 PSA가 약 50% 감소하므로 PSA 평가시에 2배 정도 높여 기준치와 비교.

용법

전립선비대증: 1일 1회 0.5 mg

중증 부작용 | 면역과민반응(피부발진, 가려움, 국소부종), 간기능장애

반감기 | 3.4주(0.5 mg반복)

대사 | 주로 CYP3A4, 대변으로 배설

투약 후 관찰 | 신기능, 간기능

교육

⊙ 구강점막을 자극하므로 캡슐을 부수지 않고 삼킴.

⊙ 부작용(발기장애, 성욕 감소, 유방통증, 여성형유방), 마지막 복용 후부터 6개월간 헌혈 불가.

⊙ 피부를 통한 흡수 가능성이 있어 가임 여성은 만지지 않음.

제형

두타반 연질캡슐 0.5 mg (₩ 709)/동아에스티

2) 나프토피딜(naftopidil)

특징

⊙ 전립선비대증에 의한 배뇨곤란에 선택.

⊙ α1D 수용체에 대한 선택성이 높으며, 전립선과 요도부위의 α1 수용체를 차단하여 전립선요도 평활근을 지속적으로 이완시킴.

- 간기능장애에서 혈중농도 증가.

용법

- 전립선비대증 동반 배뇨장애
- 1일 1회 25 mg 식후, 효과 부족 시 1-2주 간격으로 1일 1회 50-75 mg으로 증량, 1일 최대량 75 mg

중증 부작용 | 간기능장애, 실신, 의식소실

반감기 | 15시간(25 mg)

대사 | 주로 CYP2C9, 3A4, 담즙배설

투약 후 관찰 | AST, ALT, 혈압

교육

부작용으로 혈압 저하에 의한 어지럼(특히 사용 초기나 증량 시), 수술중 홍채긴장저하증후군(IFIS) → 안과수술을 받을 때 안과의에게 복용 통보

제형

플리바스 정 25 mg (₩ 201), 50 mg (₩ 321), 75 mg (₩ 393)/동아에스티

3 발기부전치료제

1) 유데나필(udenafil)

특징

- PDE5효소 억제에 의한 NO 증가로 음경해면체혈관 확장에 의해 발기부전을 치료.

용법

- 발기부전: 1회 100 mg을 성행위 30분-12시간 전에 복용, 개인차 있으므로 복용시점을 조절.
- 효과가 없으면 200 mg으로 증량 가능, 식사와 관계없이 복용 가능.

주의사항

- 질산염제 또는 산화질소공여제(니트로글리세린 등) 병용에서 혈압 저하 우려가 있음(표 1-7-3).
- 6개월 이내의 심근경색, 뇌졸중, 관상동맥우회술 시행에서는 사용하지 않음.
- 90/50 mmHg 미만의 저혈압, 170/100 mmHg 이상의 고혈압에서는 사용하지 않음.

표 1-7-3. **발기부전 치료처방에서 주의할 점**

① PDE5저해제는 비보험이지만, 의사의 처방이 필요한 약이다. 오용에 의한 사고나 남용을 막기 위해 다음 사항을 확인한다.
② 확인사항을 진료기록에 기록해 둔다. - 부인이나 배우자의 동의 - NO/c-GMP계에 관여하는 약(니트로글리세린 등), 니코란딜 등 관상동맥확장제, PDE에 관여하는 약(실로시타졸, 디피리다몰 등), 혈압약(α차단제, 칼슘채널차단제) 복용 확인 - 합병증(특히 협심증, 진구성 심근경색 등)의 문진
③ 검사항목 - 심전도는 필수 - 심전도와 문진에서 허혈성 심질환이 의심되면 부하심전도를 시행한다.

(나도 당뇨병 전문가, 2018)

- ⊙ CYP3A억제제(케토코나졸, 이트라코나졸, 클라리스로마이신, 테라프레빌, 자몽 주스 등) 병용으로 이 약의 AUC 증가 가능성이 있음.
- ⊙ 4시간 이상, 통증을 동반한 발기가 계속되면 진료를 받아야 함(음경조직 손상, 발기력 영구상실 우려).
- ⊙ 투여 후에 급격한 시력 저하가 있으면 복용을 중지하고 안과진료

중증 부작용 I 두통, 안면홍조, 흉부불편, 안구출혈

제형

자이데나 정 50 mg(비급여), 75 mg(비급여), 100 mg(비급여)/동아에스티

4 과민방광치료제

1) 솔리페나신(solifenacin succinate)

특징

- ⊙ 무스카린수용체를 억제하여 방광수축 감소, 잔뇨 용량을 증가시켜 배뇨근 압력 감소.
- ⊙ 다양한 과민방광치료제 중에서 방광선택성이 높은 항콜린제, 과민방광에 권고수준이 높음(표 1-7-4).

용법

과민방광에 의한 절박뇨, 빈뇨, 절박요실금: 1일 1회 5 mg, 1일 최대량 10 mg까지.

표 1-7-4. 과민방광치료제

약		용량	방광 선택형*	요실금 치료의 NNT	중단 후 재발위험	부작용
Oxybutynin	Oral	5-15 mg/day	No	9 (6-16)	1.7 (1.1-2.5)	Dry mouth (68%) Constipation (10%)
	Transdermal	3.9 mg twice weekly				Dry mouth (7%) Constipation (2.1%) Erythaema at site (8%)
Solifenacin		5-10 mg/day	Yes	9 (6-17)	1.3 (1.1-1.7)	Dry mouth (26%) Constipation (12%) Blurred vision (5%)
Darifenacin		7.5-15 mg/day	Yes		1.2 (0.8-1.8)	Dry mouth (35%) Constipation (21%)
Tolterodine		2 mg twice daily	No	12 (8-25)	1.0 (0.6-1.7)	Dry mouth (23%) Constipation (6%) Dry eyes (4%)
Trospium		20 mg twice daily	No	9 (7-12)	1.5 (1.1-1.9)	Dry mouth (22.8%) Constipation (9.5%) Abdominal pain (3.1%)
Fesoterodine		4-8 mg once daily	No	8 (5-17)	2.0 (1.3-3.1)	Dry mouth (87%) Constipation (87%)
Mirabegron		25-50 mg/day	NA		1.22 (0.84-1.76)**	Hypertension (6.9%)

*Antimuscarinic more selective for bladder muscarinic receptor M3.
**Odds ratio.
NA: not available

(Ther Adv Urol 2021:13:1-9)

주의사항

요저류, 녹내장, 유문십이지장 장폐색 및 마비장폐색, 위무력증, 중증근무력증, 중증 간장애, 중증심질환에 사용하지 않음.

중증 부작용 | 쇼크, 급성중증과민증, 간기능장애, 요저류, QT연장, 심실빈맥, 방블록, 서맥, 환각, 섬망

기타 부작용 | 입안 건조, 변비

반감기 | 38시간(5 mg)

대사 | CYP3A4

투약 후 관찰 | QT연장

교육

항콜린작용이 있는 시판 감기약이나 위장약과 병용에 주의. 부작용으로 입안 건조, 변비, 시력장애(운전 시 주의), 졸음, 발진, 혈압 저하

제형

솔리토스 구강붕해정 5 mg (₩ 534), 10 mg (₩ 534)/종근당

2) 페소테로딘(fesoterodine fumarate)

특징

- 무스카린수용체대항제이며 과민방광에 권고수준이 높음.
- 일반용량 4 mg에서 8 mg로 증량 가능하고 용량조절이 쉬움.
- 데트르시톨이 활성대사물인 프로드러그, 방광선택성이 높은 항콜린제.

용법

- 과민방광에 의한 절박뇨, 빈뇨, 절박요실금: 1일 1회 4 mg, 1일 1회 8 mg까지 증량 가능.
- 중증 신장애, 중등도간장애, 또는 CYP3A4억제제 투여 중에는 4 mg 이상 증량하지 않음.

주의사항

요저류, 안압조절이 안되는 녹내장, 유문십이지장 장폐색 및 마비장폐색, 위무력증, 중증근무력증, 중증 간장애, 중증 심질환에는 사용하지 않음.

중증 부작용 | 요저류, 혈관부종, QT연장, 심실빈맥, 방블록, 서맥

기타 부작용 | 입안 건조

반감기 | 9.8시간(4 mg)

대사 | CYP2D6 배설: 주로 신장

투약 후 관찰 | QT연장

교육

- 습기나 고온을 피해 보관. 복용 직전에 PTP포장에서 꺼냄.
- 항콜린 작용이 있는 시판 감기약이나 위장약과 병용에 주의. 부작용으로 입안 건조, 변비, 시력장애, 어지럼, 졸음

제형

토비애즈 서방정 4 mg (₩ 1,034), 8 mg (₩ 1,035)/화이자

3) 플라복세이트(flavoxate hydrochloride)

특징

⊙ 과민방광에 사용하나 권고수준이 낮아, 다른 항콜린제에 효과가 없을 때 시도

⊙ 목이나 코에 대한 자극성 및 잔류성의 강한 쓴맛이 있어 분쇄하여 복용하지 않음.

용법

신경성 빈뇨, 만성전립선염, 만성방광염에 동반한 빈뇨, 잔뇨감: 1회 200 mg, 1일 3회

주의사항

유문십이지장 및 장관폐색, 하부요로의 고도 통과장애에 사용하지 않음.

중증 부작용 | 쇼크, 급성중증과민증, 간기능장애

투약 후 관찰 | 간기능(AST, ALT, γ−GT)

교육 | 부작용으로 피부발진, 혈압 저하, 위장장애

제형

유로게린 정 200 mg(비급여)/명인

4) 프로피베린(propiverine hydrochloride)

특징

⊙ 항무스카린성 진경제, 과민방광에 사용하는 방광선택성이 낮은 항콜린제

용법

신경성 방광, 신경성 빈뇨, 불안정방광, 방광 자극상태(만성방광염, 만성전립선염)에 의한 빈뇨, 요실금, 과민방광에서 절박뇨, 빈뇨, 절박 요실금: 1일 1회 20 mg 식후, 1회 20 mg를 1일 2회까지 증량 가능.

주의사항

유문십이지장 장관폐색, 위무력증, 요저류, 녹내장, 중증근무력증, 중증심질환에 사용하지 않음.

중증 부작용

급성녹내장, 요저류, 마비장폐색, 환각, 섬망, 신기능장애, 횡문근융해증, 혈소판 감소, 피부점막눈증후군, QT연장, 심실빈맥, 간기능장애

기타 부작용 | 입마름

반감기 | 15시간, 활성 9.6시간(20 mg)

대사 I 주로 CYP3A4

투약 후 관찰 I 간기능(AST, ALT), QT연장

교육

항콜린 작용이 있는 시판 감기약이나 위장약과 병용에 주의. 부작용으로 입안 건조, 변비, 시력장애, 어지럼, 눈의 충혈이나 부종, 발진

제형

유로나 정 20 mg (₩ 609)/명문

5) 미라베그론(mirabegron)

특징

- 방광의 β3 아드레날린수용체에 선택적 작용으로 방광 용적 증가
- 임신 가능 연령에 투여하지 않음.

용법

과민방광에 의한 절박뇨, 빈뇨, 절박요실금: 1일 1회 50 mg 식후

주의사항

중증 조절되지 않는 고혈압, 중증심질환, 임신 가능성, 수유, 중증 간장애에 사용하지 않음.

중증 부작용 I 요저류, 고혈압, 심방세동

반감기 I 36시간(50 mg 공복 시)

대사 I 일부 CYP3A4로 대사, CYP2D6 억제

투약 후 관찰 I 혈압, 맥박, 간기능

교육 I 부작용으로 변비, 다른 과민성방광 질환 약물과 병용에서 구강건조, 빈맥, 요로감염

제형

셀레베타 서방정 25 mg (₩ 240), 50 mg (₩ 381)/종근당

Chapter

08 혈액질환 치료제

1 빈혈치료제

1) 황산철(ferrous sulfate)

특징

⊙ 음식에 의한 철결핍성 빈혈 개선은 불가능하며 철제 경구투여가 필요.

- 철제 1정에 포함된 철분의 양은 스테이크 500–1,000 g에 해당.

⊙ 주사용 철제는 경구섭취가 어려운 경우에 사용.

용법

철결핍 빈혈: 철 용량 80 mg 1일 1–2회

주의사항

⊙ 헤모글로빈 2 g/dL 상승은 투약 3–4주 후에 나타남.

⊙ 빈혈이 개선되어도 저장철을 보충해야함.

- 일반적으로 4–6개월간 투여를 계속하여 혈장 페리틴 50 ng/mL를 넘을 때까지 투여.

⊙ 철제를 공복 시에 투여하면 부작용이 있으며, 철제 흡수가 저하되므로 식사 직전 또는 식후 즉시 투여.

⊙ 주사제 투여가 필요한 경우:

① 철제의 경구 섭취 불가능

② 만성 출혈에서 경구제로 개선되지 않을 때

③ 소화흡수불량증후군

⊙ 주사제는 부작용이 있으므로 가능한 경구제 사용.

중증 부작용

① 경구제: 위장증상(위통, 설사, 구역, 복부팽만감 등) 출현. 식후섭취에 감소

② 주사제: 과민증이 있으므로 천천히 투여

교육 I 대변이 검게 나올 수 있음.

제형

훼로바-유 서방정(₩ 93)/부광

2) 코바마미드(cobamamide)

특징

⊙ 비타민B12 결핍은 극단적 편식 이외에는 일어나지 않으며 대부분 위절제수술(위암수술, 비만대사수술)에 의한 위의 내인자 결핍에 의한 비타민B12 흡수장애의 결과.

- 이 경우 비타민B12제 경구투여는 의의가 없으며 주사제가 필요.

용법

① 악성빈혈: 1일 1회 1 mg 근육주사 7일간, 그 후 1회 1 mg 근육주사/1개월을 계속

② 위절제 후 거적아구성 빈혈, 회장말단 절제 후 거적아구성 빈혈: ①과 동일

주의사항

⊙ 비타민B12는 체내에 2–5 mg이 저장되어 있으며 어떤 원인으로 흡수되지 않으면 3–5년 걸려 체내 B12를 소비.

- 따라서 위절제 후 3–5년이 경과하여 빈혈 발생.

⊙ 코바마이드 주사 후 골수소견 개선은 24시간, 그물적혈구 상승은 2–3일(정점 7일), 적혈구용적률 상승은 7일 후에 나타남.

⊙ 피로, 탈진감 증상은 수일 후에 개선되지만, 신경증상이 있을 때 개선은 늦음.

⊙ 골수기능 개선에 따라 골수에 축적된 철의 이용도 촉진. 비타민B12 투여에 의해 혈액소견 개선이 없으면 혈청철을 측정하여 부족하면 철제 병용.

⊙ 신경증상에는 주 2회 근육주사를 6개월간 계속 함.

처방 후 관찰 I 혈액검사(그물적혈구 포함), 혈청 비타민B12, 엽산

교육 I 위절제수술 후 환자에게 매달 주사 계속 필요성. 위절제에서 철분결핍이나 골다공증 발생 가능성

제형

액티나마이드 주 1 mg/2 mL (₩ 1,148)/신풍

2 조혈촉진제

1) 에포에틴 알파(epoetin alfa)

특징

⊙ 만성 신질환의 빈혈을 치료하는 재조합 조혈인자(erythropoietin)

용법

⊙ 투석 중 신성빈혈

- 초기 1회 3,000 IU 주 3회, 서서히 정맥주사
- 유지 1회 1,500 IU 주 2–3회 또는 1회 3,000 IU 주 2회, 유지 최고량 1회 3,000 IU 주 3회

주의사항 I 제제에 따라 투여량, 투여시간, 투여경로가 다름에 주의

중증 부작용 I 쇼크, 급성중증과민증, 고혈압뇌증, 뇌출혈, 심근, 폐, 뇌경색, 간기능장애

반감기 I α 0.4시간, β 7시간(300 IU정맥주사)

제형

에포론 주 2,000 IU (₩ 8,250/1 mL, 병), 4,000 IU (₩ 11,500/1 mL, 병), 에포론 주사액 프리필드시린지 1,000 IU (₩ 4,551), 2,000 IU(₩ 7,404), 4,000 IU (₩ 11,500)/동아에스티

3 백혈구형성촉진제

1) 필그라스팀(filgrastim)

특징

⊙ 항암제에 의한 중성구 감소치료에 이용되었으며, 골수이식 후 중성구 감소, 재생불량성 빈혈, 골수이형성증후군, 만성 중성구감소증 등에도 사용.

용법

① 항암제 투여 후: 1일 1회 50 μg/m², 화학요법 종료 24–72시간 이내 피하주사, 중성구 1,000/μL 이상 상승까지 투여

② 골수이식 시행 후: 1일 1회 300 μg/m², 이식 시행 후 다음날부터 또는 5일 후 점적 정맥주사

③ 급성 백혈병: 1일 1회 200 μg/m^2, 점적 정맥주사에 의해 중성구 감소기간 단축

주의사항 | 중성구 감소(500/μL 이하), 감염 동반에서 효과적

중증 부작용 | 대량 투여에서 골통, 요통, 미열

제형

류코스팀 주사액 75 μg (₩ 21,062), 150 μg (₩ 31,321), 300 μg (₩ 55,523), 류코스팀 주사액 프리필드시린지 75 μg/0.25 mL (₩ 23,230), 150 μg (₩ 33,278), 300 μg (₩ 58,836)/동아에스티

Chapter

09 항알레르기제, 항히스타민제

1 베포타스틴(bepotastine besilate)

특징

- 선택적 항히스타민H1 수용체대항제로 비만세포에서 히스타민 분비를 억제.
- 1세대 항히스타민제에 비해 부작용이 적음.
- 아토피 기침, 후두 알레르기 등의 만성기침에도 효과적.

용법

알레르기비염, 만성 두드러기, 피부질환의 가려움(습진, 피부염, 소양증): 1회 10 mg을 1일 2회

반감기 | 2.4시간(10 mg)

배설 | 주로 신장

투약 후 관찰 | 혈액검사, 소변저류, 미각이상

제형

투리온 정 10 mg (₩ 148)/동아에스티

2 데스로라타딘(desloratadine)

특징

- 로라타딘의 활성대사물이며, 효과가 빠르고 졸음 등 중추신경 작용이 적음.
- 다른 약물과 상호작용이 적음.
- 식사와 관계없이 복용.

용법

알레르기비염, 만성 특발두드러기, 피부질환(습진·피부염) 동반 가려움: 1일 1회 5 mg

중증 부작용 | 쇼크, 급성중증과민증, 경련, 간기능장애

병용 주의 | 케토코나졸, 에리스로마이신 병용 투여 시 임상적 상호작용이 관찰되지 않음.

반감기 | 20시간(5 mg)

투약 후 관찰 | 쇼크, 급성중증과민증, 경련, 간기능

교육 | 졸음이 적어 차량 운전 가능

제형

에리우스 정 5 mg (₩ 225)/오가논

Chapter

10 항류마티스제

1 csDMARD(366 페이지)

1) 부실라민(bucillamine)

특징

- 소염진통제에 효과가 불충분하고 메토트렉세이트를 사용할 수 없는 경우에 처방.
- 항류마티스 작용은 중등도이며 효과가 늦음.
- 부작용으로 피부발진, 막성신염 빈도가 높음.

용법

만성 류마티스관절염: 1회 100 mg를 1일 1–3회 식후 1일 최대량 300 mg

주의사항 | 혈액이상, 골수기능 저하, 신장애

중증 부작용

재생불량빈혈, 범혈구감소증, 무과립구증, 혈소판 감소, 과민혈관염, 간질폐렴, 신증후군, 폐색성 세기관지염, 미각소실, 시신경염

기타 부작용 | 피부발진, 가려움

반감기 | 1시간(200 mg 식후)

투약 후 관찰 | 단백뇨, 신증후군, 정기적 혈액검사, 신기능검사

제형

리마틸 정 100 mg (₩ 446)/종근당

2) 메토트렉세이트(methotrexate)

특징

- 이 약의 위험성과 장기간 투여 필요성을 환자에게 설명하여 충분히 이해한 경우에 투여 시작.
- 근거수준이 높으며, 부작용에 비해 효과가 좋은 csDMARD이기에 금기가 없으

면 우선 선택.

⊙ 치명적 골수억제가 나타날 수 있으므로 휴약기간을 반드시 지켜야 함.

용법

① 류마티스관절염, 국소요법으로 효과 불충분한 심상건선, 관절증건선, 농포건선, 건선공피증

⊙ 1주 단위 투여량 6 mg. 1회 또는 2–3회로 나누어 복용.

- 나누어 복용할 때 첫 날 후 2일부터는 12시간 간격으로 투여.
- 1회 또는 2회로 나눈 경우 나머지 6일간은 휴약, 3회로 나눈 경우 나머지 5일간은 휴약, 이상을 1주마다 반복.

⊙ 증량: 1주간 단위 16 mg까지

② 관절증상이 있는 청년특발관절염: 1주간 단위 투여량 4–10 mg/m^2, 1회 또는 2–3회로 나누어 복용

⊙ 6–8 mg/주로 시작하여 2–4주에 증량

⊙ 효과 불충분 시 최대 투여량은 16 mg/주이며, 효과 피크는 체중 당 0.2 mg/주

주의사항

⊙ 중증 부작용(감염, 폐장애, 혈액장애 등)에 의한 긴급상황에 충분히 대처할 수 있으며, 이 약에 대한 충분한 지식과 사용 경험이 있을 때 사용.

⊙ 간질폐렴, 폐섬유증 등의 폐장애가 나타나면 치명적 경과가 됨.

⊙ 부작용 가능성을 환자에게 충분히 이해시켜, 발열, 기침이나 호흡곤란 등의 호흡기 증상, 구내염, 권태감이 있으면 즉시 진료받도록 주의.

⊙ 고령자, 신기능 저하에서 부작용 빈도가 높아 소량으로 시작하여 신중하게 증량.

⊙ MTX 최종투여 24 시간 후 엽산 5 mg/주 투여는 효과에 영향 없이 부작용 방지.

⊙ 비타민E 병용은 간효소 상승에 효과.

⊙ 신기능 저하에서 부작용이 심하게 나타나므로 투여 전과 투여 중에 신기능 검사 시행.

⊙ 임신 가능성, 골수억제, 만성 간질환, 신장애, 수유, 흉수, 복수, 활동성 결핵에 투여하지 않음.

중증 부작용

쇼크, 급성중증과민증, 골수억제, 감염, 결핵, 전격간염, 간부전, 급성신장애, 신세관 괴사, 간질폐렴, 폐섬유증, 흉수, 중독성 상피괴사융해증, 피부점막눈증후군, 출혈괴사장염, 췌장염, 골다공증, 뇌증(백질뇌증 포함)

기타 부작용 | 간기능장애

반감기 | 2.4시간(1주간 당 6 mg를 12주간 반복)

투약 후 관찰 | 부작용으로 열, 마른기침, 숨참 등의 증상이 있으면 즉시 진료

교육 | 생백신 접종금지

제형

메토트렉세이트 정 2.5 mg (₩ 142)/유한

2 bDMARD

1) 아달리무맙(adalimumab)

특징

- 인간화 항TNFα 단클론항체이며 항아달리무맙항체 발현이 높아 MTX와 병용 권고.
- 단독으로 80 mg 격주까지 증량할 수 있지만, MTX와의 병용에서는 80 mg까지 증량하지 않음.
- 2주에 한 번 집에서 자가 주사가 가능하여 간편.

용법

① 류마티스관절염: 1회 40 mg를 2주에 1회 피하주사, 효과 불충분 시 1회 80 mg까지 증량

② 여러 관절에 활동성이 있는 청년 특발관절염: 체중 15–30 kg 미만은 1회 20 mg, 30 kg 이상은 1회 40 mg를 2주에 1회 피하주사

③ 심상건선, 관절증건선, 농포건선: 효과 불충분하면 1회 80 mg까지 증량

④ 중등증 또는 중증 궤양결장염: 성인 첫 회 160 mg, 첫 회 투여 2주 후 80 mg 피하주사. 첫 회 투여 4주 이후에는 40 mg를 2주에 1회 피하주사, 상태에 따라 40 mg를 매주 1회 또는 80 mg를 2주 1회 가능

⑤ 중등증 또는 중증 활동기 크론병의 관해 도입, 유지요법: 첫 회 160 mg, 이후 2주 후 80 mg 피하주사, 4주 후에는 40 mg 2주에 1회 피하주사

주의사항 | 중증 감염(패혈증 등), 활동결핵, 다발성 경화증 및 과거력, 울혈 심부전

중증 부작용

중증 감염, 결핵, 루프스유사증후군, 탈수초질환, 중증 알레르기 반응, 중증 혈액이상, 간질폐렴, 전격간염, 간기능장애

기타 부작용

두통, 자가항체 양성, 상기도 감염, 기침, 간효소 상승, 피부발진, 가려움, 습진, 발열, 주사부위 반응

반감기 | 298시간(40 mg 피하주사, 류마티스관절염)

투약 후 관찰 | 부작용으로 발열, 기침, 호흡곤란(PaO_2, SpO_2 저하)에 주의

교육 | 투여 중 생백신 접종금지, B형 간염바이러스 재활성화

제형

휴미라 주 40 mg 바이알 (₩ 288,091)/애브비, 유플라이마펜 주 40 mg/0.4 mL(₩ 244,877)/셀트리온, 아달로체프리필드펜 주 40 mg (₩ 244,877)/삼성바이오

2) 인플릭시맵(infliximab)

특징

- ⊙ 키메라형 항TNFα 단클론항체제이므로 급성중증과민증 등 알레르기 반응에 주의, MTX 병용 필수.
- ⊙ 항인플릭시맙항체가 나타나면 효과가 없어짐.

용법

① 류마티스관절염: 1회 3 mg/kg 정맥 점적

- 첫 회 후 2주, 6주, 그 후 8주 간격으로 투여. 6주 투여 후 효과 불충분/감소에는 증량하거나 투여간격 단축을 단계적으로 시행.
- 1일 최대량: 8주 간격 10 mg/kg, 투여간격 단축: 6 mg/kg, 최단 투여 간격 4주.
- 메토트렉세이트 병용.

② 베체증에 의한 난치 망막포도막염, 중등증−중증의 궤양결장염: 1회 5 mg/kg 정맥 점적

- 첫 회 후 2주, 6주, 그 후 8주 간격으로 투여.

③ 심상건선, 관절증건선, 농포건선, 건선공피증: 1회 5 mg/kg 정맥 점적

- 첫 회 후 2주, 6주, 그 후 8주 간격으로 투여 6주 투여 후 효과 불충분/감소에 증량하거나 투여간격 단축을 상태에 따라 단계적으로 시행.

- 1회 최대량 8주 간격: 10 mg/kg, 투여간격 단축: 6 mg/kg. 최단 투여간격 4주.

④ 중등도-중증 활동기 또는 누공이 있는 크론병의 치료 및 유지요법:
1회 5 mg/kg 정맥 점적

- 첫 회 후 2주, 6주, 그 후 8주 간격으로 투여 6주 투여 후 효과 감소에 증량하거나 투여간격 단축
- 증량: 1회 10 mg/kg, 투여간격 단축: 1회 5 kg/kg, 최단 4주 간격으로 투여

주의사항

⊙ 기존 치료에 효과 불충분한 경우에 투여.

⊙ 바이알을 10 mL의 생리식염수에 용해하여 성인은 약 250 mL에 희석, 별도의 정맥주사 경로를 통해 2시간 이상 서서히 주입.

⊙ 주사에 의한 infusion reaction(급성중증과민증, 경련), 지연 과민증(투여 3일 이상 경과 후)이 나타날 수 있음. 탈수초질환의 임상증상 또는 영상진단 소견 악화 우려.

⊙ 중증 감염(패혈증 등), 활동성 결핵, 마우스유래단백질(마우스형, 키메라형, 인간화 항체 등) 과민증 병력, 탈수초질환(다발경화증 등) 및 과거력, 울혈심부전 등이 있으면 사용하지 않음.

중증 부작용

감염, 결핵, 중증 infusion reaction, 탈수초질환, 간질폐렴, 간기능장애, 지연 과민증, 항dsDNA 항체 양성을 동반한 루프스유사증후군, 중증 혈액이상, 횡문근융해증

기타 부작용

두통, 기도 감염, 인후두염, 혈뇨(요잠혈), 구역, 피부발진, 자가항체 양성, 바이러스 감염, 발열

투약 후 관찰 | 부작용으로 발열, 기침, 가래 등의 증상이 나타나면 즉시 진료

교육 | 투여 중 생백신 접종금지. 이상사례로 B형 간염 재활성화

제형

레미케이드 주100 mg (₩ 369,858)/얀센, 램시마 주 100 mg (₩ 346,953)/셀트리온, 레마로체 주 100 mg (₩ 286,454)/삼성바이오

3 tsDMARD

1) 바리시티닙(baricitinib)

특징

- JAK1/2 억제에 의해 INF-γ, IL-6, GM-CSF 등의 전달을 차단하는 멀티타겟 tsDMARD (그림 2-10-4).
- 항류마티스 강도가 다른 생물학제보다 높음.
- 효과발현이 빠르며, 통증 등 자각증상 개선효과가 높음.
- MTX 등에 효과 없는 환자에 사용.
- 악성종양 발생 가능성에 대해 근거 수집 중.
- 대상포진 등의 감염은 bDMARD와 같은 정도.

용법

- 기존 치료에 효과가 없는 류마티스관절염, 아토피피부염: 1일 1회 4 mg.
- 상태에 따라 2 mg으로 감량. 다른 항류마티스 생물학제제와 병용 불가.

주의사항

활동결핵, 림프구 500/mm^3 미만 및 과립구 1,000 mm^3 미만에는 투여금지, 임신 가능성, 중증 감염

중증 부작용 | 감염, 위장관천공, 중성구 감소, 간기능장애, 간질폐렴, 정맥혈전증

기타 부작용 | 상기도감염, LDL콜레스테롤 상승, 대상포진

반감기 | 6.4시간(4 mg)

대사 | 주로 CYP3A4, P당단백, 신장으로 배설

투약 후 관찰 | 중성구, 림프구, 혈색소

교육

- 부작용으로 기침, 발열이 있으면 즉시 진료. GFR 30 mL/min 미만 투여금지.
- 투여 중 생백신 접종금지. 감염 위험이 있어 신체 부상에 주의.

제형

올루미언트 정 2 mg (₩ 13,758), 4 mg (₩ 20,636)/릴리

4 SLE 치료제

1) 벨리무맙(belimumab)

특징

- 전신홍반루프스에 대한 분자표적 생물학제(인간 항BLyS항체).
- 항원제시세포에서 생산되는 B세포 활성화인자 BLyS를 중화하여 자가반응성 B세포 분화, 증식을 억제하여 효과 발휘.
- 항DNA 항체가가 높은 환자에서 효과 기대.
- 항핵항체 등 자가항체가 양성이며 스테로이드, 면역억제제에 무효인 환자에 사용.

용법

- 기존 치료에 효과가 없는 활동성 전신홍반루프스.
- 처음 1회 10 mg/kg을 1시간 이상 점적 주입, 2주 후, 4주 후에 투여하고 그 후 4주 간격.

주의사항

- 이 약 치료 전에 스테로이드, 면역억제제 등을 충분히 사용.
- 중증 감염, 활동결핵에 주의.

중증 부작용 | 중증과민증, 감염, 진행성 다초점백질뇌증, 간질폐렴, 우울증, 자살 시도

반감기 | 16일(10 mg/kg 점적)

교육 | 시작 후 6개월에 계속 여부 판단. 투여 중 생백신 접종금지. B형 간염 바이러스 재활성화

투약 후 관찰 | 부작용으로 지속하는 기침이나 발열, 발적, 가려움증 등의 증상이 있으면 즉시 진료

제형

벤리스타 주 120 mg (₩ 182,696), 400 mg (₩ 608,988)/GSK

Chapter

11 항생제

1 페니실린유사제

1) 앰피실린/설박탐(ampicillin-sulbactam)

특징

- ⊙ 베타-락타마제를 가진 세균에 효과적.
- ⊙ 설박탐은 베타-락타마제에 비가역적으로 결합하여 앰피실린을 보호.
- ⊙ 녹농균에는 효과가 없으나, 다른 베타-락타마제를 가진 세균에는 효과적.
- ⊙ 장알균에도 유효하고, 무산소균에도 효과적.

용법

시중감염폐렴: 1회 1.5–2 g, 1일 3회, 8시간마다, 정맥주사 또는 점적 정맥주사

주의사항

- ⊙ 시중폐렴 중 입원이 필요한 증례에 사용(미국감염학회 지침). 입원 환자에서 마이코플라스마, 클라미디아, 레지오넬라 등을 부정할 수 없으면(비정형성 폐렴) 에리스로마이신을 추가함. 비정형성 폐렴은 해열되지 않음. 예측투여 전에 반드시, 혈액배양과 가래배양 시행.
- ⊙ 환자가 해열되고 경구섭취가 가능해지며, 백혈구 수가 정상으로 된 시점에서, 경구항생제로 변경(antibiotic switch).
- ⊙ 내성 폐렴알균의 경우 세프트리악손으로 변경.

대사·배설

신기능이 저하된 증례는 투여량과 투여간격을 앰피실린에 준함. GFR 30 mL/분까지는 정상과 동량. 30 mL 이하는 앰피실린 양을 2 g/일까지로 함.

동종 약제

페니실린 복합제로 아목시실린+클라불란산(오구멘틴/일성)은 경구제로 연조직

염, 상·하기도 감염, 요로감염 등에 사용. 피페라실린+타조박탐(타조신/제일)은 주사제이며, 패혈증과 신우신염 등에 사용(표 1-11-1)

제형

암피박탐주 750 mg (₩ 1,756)/건일

표 1-11-1. 주요 항생제

계통	적용대상		치료질환
	그람양성균	그람음성균	
Penicillin	*β*-Hemolytic streptococci +++ Viridans streptococci ++ *Streptococcus pneumoniae* ++	No activity	Pharyngitis Endocarditis Neurosyphilis Osteomyelitis
Amoxicillin Ampicillin	See penicillin, plus *Enterococcus faecalis* +++ *Listeria monocytogenes* +++	*Haemophilus influenza* ++ *Esherichia coli* + *Proteus mirabilis* +	Pharyngitis Lower respiratory tract infections Genitourinary tract infections Skin/skin structure infections Endocarditis (ampicillin) Osteomyelitis (ampicillin) Prosthetic joint infection (ampicillin)
Aminopenicillins with *β*-lactamase inhibitors Amoxicillin-clavulanate Ampicillin-sulbactam	See aminopenicillins, plus MSSA ++	*Proteus mirabilis* +++ *Haemophilus influenzae* +++ *Escherichia coli* ++ *Moraxella catarrhalis* ++ *Klebsiella* sp.++ *Acinetobacter* sp.+ (sulbactam component) Anaerobes: *Bacteroides fragilis* +++	Bite wounds (animal/human) Pneumonia, community-acquired Intra-abdominal infections Urinary tract infections Diabetic foot infections
Antipseudomonal penicillins Piperacillin-tazobactam	See aminopenicillins and aminopenicillins with *β*-lactamase inhibitors, plus	*Escherichia coli* +++ *Klebsiella* sp.+++ *Enterobacter* sp.++ *Citrobacter* sp.++ *Pseudomonas aeruginosa* ++	Bloodstream infections (Gram-negative bacteremia) Intra-abdominal infections Diabetic foot infections Febrile neutropenia Pneumonia, hospital-acquired or ventilator-associated Sepsis and septic shock (broad-spectrum coverage) Urinary tract infection, necrotizing (broad-spectrum coverage)

(계속)

계통	적용대상		치료질환
	그람양성균	그람음성균	
Cephalosporins First generation *Cephalexin* *Cefazolin*	Streptococci +++ MSSA +++	*Esherichia coli* ++ *Klebsiella* sp. ++ *Proteus mirabilis* ++	Endocarditis (cefazolin) Osteomyelitis (cefazolin) Skin and soft tissue infections Bloodstream infections, MSSA (cefazolin) Pharyngitis Urinary tract infections, uncomplicated
Second generation *Cefoxitin* *Cefotetan* *Cefuroxime*	Streptococci ++ MSSA ++	*Haemophilus influenzae* ++ *Moraxella catarrhalis* ++ *Proteus* sp.++ *Escherichia coli* ++ *Klebsiella* sp.++ *Bacteroides fragilis* ++ (cefoxitin, cefotetan)	Intra-abdominal infections Pneumonia, community-acquired (cefuroxime) Skin/skin structure infections Urinary tract infections Pharyngitis
Third generation *Cefdinir* *Cefotaxime* *Ceftriaxone*	Streptococci +++ MSSA ++	*Haemophilus influenzae* +++ *Proteus* sp.+++ *Escherichia coli* +++ *Klebsiella* sp. +++ *Serratia* sp.+++ *Citrobacter* + *Enterobacter* +	Intra-abdominal infections (with metronidazole) Gonorrhea (cefotaxime) Pneumonia, community-acquired Spontaneous bacterial peritonitis Urinary tract infections Pyelonephritis Meningitis
Antipseudomonal cephalosporins Cefepime Ceftazidime Ceftazidime/avibactam Ceftazidime/tazobactam	See third generation, plus MSSA +++ Note: ceftazidime, ceftazidime/avibactam and ceftolozane/tazobactam have poor coverage of Gram-positive organisms	*Enterobacter* ++ (cefepime, ceftazidime/avibactam) *Pseudomonas aeruginosa* ++	Febrile neutropenia (cefepime) Intra-abdominal infections (with metronidazole) Pneumonia, hospital-acquired or ventilator-associated Urinary tract infections Osteomyelitis Infections by ESBL/KPC-producing Enterobacteriao (ceftazidime/tazobactam)
Anti-MRSA cephalosporins Ceftaroline	See third generation, plus MSSA/MRSA +++		Pneumonia, community-acquired Skin/skin structure infections

(계속)

계통	적용대상		치료질환
	그람양성균	그람음성균	
Carbapenems Imipenem-cilastatin Meropenem Doripenem Ertapenem	Streptococci +++ MSSA +++ *Enterococcus faecalis* (imipenem) ++	*Haemophilus influenzae* +++ *Proteus* sp. +++ *Escherichia coli* +++ ESBL *Escherichia coli* +++ *Klebsiella* sp. +++ ESBL *Klebsiella* sp. +++ *Serratia* sp. +++ *Enterobacter sp*. +++ *Bacteroides fragilis* +++ *Pseudomonas aeruginosa* ++ (except ertapenem) *Acinetobacter* sp. ++ (except ertapenem)	Intra-abdominal infections Febrile neutropenia (except ertapenem) Pneumonia, hospital-acquired or ventilator-associated (except ertapenem) Skin/skin structure infections, necrotizing (broad-spectrum coverage, except entapenem) Urinary tract infections Osteomyelitis
Vancomycin	*Sterptococci* +++ MSSA/MRSA +++ *Staphylococcus epidermidis* +++ *Enterococcus faecalis* +++ *Enterococcus faecium* +	No activity	Bloodstream infections Clostridium difficile colitis (oral) Endocarditis Osteomyelitis Pneumonia, hospital-acquiredor ventilator-associated Sepsis and septic shock Skin/skin structure infections
Lipopeptides Daptomycin	See vancomycin, plus VRE, VISA/VRSA	No activity	Bloodstream infections Endocarditis Osteomyelitis
Oxazolidinones Linezolid Tedizolid	See vancomycin, plus VRE, VISA/VRSA		Enterococcal infections (VRE), including bacteremia (linezolid) Pneumonia, hospital-acquired or ventilator-associated (linezolid) Skin/skin structure infections
Lipoglycopeptides Telavancin Dalbavacin Oritavancin	See vancomycin, plus VRE, VISA/VRSA		Bloodstream infections, *Staphylococcus aureus* (telavancin) Pneumonia, hospital-acquired or ventilator-associated (telavancin) Skin/skin structure infections

(계속)

계통	적용대상		치료질환
	그람양성균	그람음성균	
Aminoglycosides Amikacin Gentamicin Tobramycin	Synergy only *Enterococcus* sp. MSSA.	Enterobacteriaceae ++ *Pseudomonas aeruginosa* ++ *Haemophilus influenzae* + *Moraxella catarrhalis* +	Endocarditis Pneumonia, hospital-acquired or ventilator-associated Urinary tract infections Pyelonephritis Synergy (Gram-positive infections)
Fluoroquinolones Ciprofloxacin (C) Delafloxacin (D) Ofloxacin (O) Levofloxacin (L) Moxifloxacin (M)	Streptococci +++ (L, M, D) MSSA/MRSA +++ (D) *Enterococcus faecalis* +++ (D)	*Moraxella catarrhalis* +++ (except D) *Haemophilus influenza* +++ (L, M) *Escherichia coli* +++ ESBL *Escherichia coli* +++ *Klebsiella* sp. +++ *Proteus* sp. +++ (except D) *Serratia* sp. +++ (except D) *Enterobacter* sp. +++ *Citrobacter* sp. +++ (except D) *Pseudomonas aeruginosa* ++ (except M) *Bacteroides fragilis* ++ (M)	Intra-abdominal infections Osteomyelitis (C) Pneumonia, community-acquired (L, M) Pneumonia, hospital-acquired or ventilator-associated (C, L) Prostatitis (C, L) Urinary tract infections (except moxifloxacin) Pyelonephritis (except M) Skin/skin structure infections (D) Atypical coverage: *Legionella* sp., *Mycoplasma pneumoniae*, *Chlamydophila* sp.
Sulfamethoxazole-trimethoprim	MSSA/MRSA +++ *Staphylococcus epidermidis* +++ *Streptococcus pyogenes* +++ *Streptococcus pneumoniae* +	*Escherichia coli* ++ ESBL *Escherichia coli* ++ *Klebsiella* sp. ++ *Serratia* sp. ++ *Proteus* sp. ++	Skin/soft tissue infections Urinary tract infections Pyelonephritis *Pneumocystis pneumonia* Upper respiratory tract infections

(CJASN 2019:14:1080-90)

2) 피페라실린(piperacillin sodium)

특징

⊙ 그람양성알균에 앰피실린과 같은 항균력이 있으며 인플루엔자균에도 효과적, 아미노당화물과의 병용에서 녹농균에 상승작용. 대장균이나 클레브시엘라에도 상승작용 기대.

용법

① 녹농균 감염(폐렴, 신우염): 1회 1–2 g, 1일 4회, 6시간마다 정맥주사 또는 점적정맥주사, 14일간

② 중성구감소증의 발열: 4–8 g/일, 중성구 수가 500–1,000/ mL로 회복될 때까지

투여, 12 g/일을 요하는 경우도 있음.

주의사항

- 그람음성 막대균 감염에 효과가 신속하지 않을 수 있음.
- 장기간 투여에서 혈소판응집능 저하에 의한 출혈경향 확인 요함.
- 1 g당 1.85 mEq의 Na^+를 포함하므로, 대량투여에서 고혈압에 주의 필요.
- 중증 감염에 아미노당화물(겐타마이신 120 mg/일, 점적 정맥주사) 병용.

중증 부작용 | 급성중증과민증 증상, 피부점막안증후군

대사·배설

GFR 50 mL/분 이하의 경우, 투여간격을 연장하여 8시간마다 함. 또, 10 mL/분 이하에서는 12시간마다 투여

제형

타조페란주 2.25 g (₩ 4,270), 4.5 g (₩ 6,280)/종근당

2 세펨제

1) 1세대 세펨계

(1) 세팔렉신(cefalexin)

특징

- 그람양성 알균(페니실리나제생산 포도알균 포함)이나 그람음성 막대균(대장균, 변형균)에 효과적.

용법

① 농양, 연조직염: 1–2 g/일, 분 4 경구, 7일간. 포도알균에 의한 연조직염 치료에 사용하며 배농으로 효과가 빨리 나타남.

② 편도·인두염(용혈성 사슬알균에 의한): 1–2 g/일, 분 4 경구, 수일 내 해열.

③ 폐렴알균 폐렴: 1–2 g/일, 분 4 경구, 가래 그람염색으로 쌍알균 확인. 고령자는 중증이 되기 쉬우며, 경증에만 경구제 사용. 페니실린내성 폐렴알균에는 무효

④ 요로감염(하부): 1–2 g/일, 분 4경구, 증상 소실 확인

주의사항

- 용혈성 사슬알균 감염에도 효과적.
- 당뇨병의 연조직염은 중증이 되기 쉬우며, 무산소균이 관여할 빈도가 높기 때

문에 세팔렉신 경구투여만으로는 효과 부족.

중증 부작용 | 과민반응

대사·배설

GFR 10−15 mL/분에서는 1회 500 mg을 8−12시간마다 투여. 10 mL/분 이하에서는 1회 250 mg을 12−24시간마다 투여

동종 약제

세펨계 1세대 경구제 세파드록실(카멕스 캡슐/종근당), 세프록사딘(타이록신/삼진) 등의 효과에 차이가 없음.

제형

케파신캡슐 500 mg (₩ 183)/유한

(2) 세파졸린(cefazolin sodium)

특징

- 대표적 1세대 세펨제.
- 8시간마다 투여하여 사용하기 쉬움.
- 포도알균, 폐렴알균, 사슬알균 등에 항균력이 있어 페니실린 대용으로 사용.

용법

① 시중감염폐렴: 합병증이 없는 폐렴알균 폐렴에는 1회 500 mg, 1일 2회, 12시간마다 정맥주사, 10일간. 합병증(심낭염, 심내막염)이 있으면 1회 2 g, 1일 3회, 8시간마다 정맥주사. 클레브시엘라 폐렴이 의심되면 1회 2 g, 1일 3회, 8시간마다 정맥주사

② 연하성 폐렴(시중감염): 1회 1 g, 1일 3회, 8시간마다 정맥주사, 14−21일간

③ 감염성 심내막염: 1회 2 g, 1일 3회, 8시간마다 정맥주사, 4−6주간

④ 요로감염(신우염): 1회 1 g, 1일 2회, 12시간마다 정맥주사

⑤ 연조직염: 1회 1 g, 1일 3회, 8시간마다 정맥주사. 중증에는 1회 2 g, 1일 3회, 8시간마다 정맥주사. 배농과 괴사조직제거술 시행

주의사항

- 폐렴알균 폐렴에는 10일간, 합병증(심낭염, 심내막염)이 있으면 4주간 투여. 클레브시엘라 폐렴에도 4주간 투여.
- 포도알균, 녹색사슬알균에 대해 효과적임. 장알균의 심내막염에는 무효. 포도알균에 대해 6주간, 사슬알균에는 4주간. 페니실린알레르기의 경우에 사용

⊙ 당뇨병에 의한 연조직염에는 클린다마이신과 아미노당화물을 병용하고, 괴사 조직제거술 시행.

중증 부작용

페니실린 알레르기의 1–20%에서 이 약에도 과민증을 나타냄. 아미노당화물과 병용하면 60세 이상에서 신장장애를 일으키기 쉬움.

대사·배설

GFR 10–50 mL/분에서는 투여량 50% 감소, 10 mL/분 이하에서는 75% 감소로 함.

동종 약제

세팔로틴(세파로틴주/종근당), 세프테졸(세트라졸주/삼진)

제형

세파졸린주 1 g (₩ 965)/종근당

2) 2세대 세펨제

(1) 세프메타졸(cefmetazole sodium)

특징

⊙ 1세대 세펨제에 비해 그람음성 막대균에 대한 효과 확대와 무산소균에 대해 강한 항균력이 있음.

용법

① 시중감염 패혈증: 1회 1 g, 1일 3회, 8시간마다 정맥주사(중증에는 1회 1 g, 1일 4회, 6시간마다 투여)

② 담관염, 담낭염: 1회 1 g, 1일 3회, 8시간마다 정맥주사. 장내 그람음성 막대균(대장균, 클레브시엘라 등), 무산소균(특히 박테로이데스)의 빈도가 높으며 담즙 이행이 높아 효과가 좋음. 외과 수술시기를 놓치지 않도록 주의

③ 부인과 영역 감염: 1회 1 g, 1일 3회, 8시간마다 정맥주사

주의사항

⊙ 시중감염 패혈증 원인으로 요로감염이나 폐렴이 많으며, 치료 시작 전에 혈액배양을 시행하여 원인균 검색.

⊙ 요로감염 의심에서 세프메타졸을 시도하며 효과가 있으면 수일 내에 해열.

⊙ 쇼크 동반에서는 아미노당화물 항생제 병용.

중증 부작용

페니실린에 급성중증과민증 병력이 있으면 베타락탐제 이외의 항생제 사용이

안전. 세프메타졸에 의한 쇼크는 드묾.

대사·배설

⊙ 세프메타졸의 반감기는 1–1.2시간 전후이므로, 투여간격은 6–8시간으로 하면 좋음.

⊙ GFR이 10–60 mL/분의 경우에는 용량을 500 mg으로 함. 또는 투여간격을 24시간으로 함.

제형

세포타졸주 1 g (₩ 4,054), 1일 3g/종근당

3) 3세대 세펨제

(1) 세프트리악손(ceftriaxone sodium)

특징

⊙ 반감기가 길어 1일 1회 또는 2회 투여로 혈중농도 유지.

⊙ 척수액 이행도 양호.

⊙ 담도계를 통하여 배설되므로 중증 신부전에서만 투여량 조정.

용법

① 세균성 수막염: 1회 1g, 1일 2회, 12시간마다 정맥주사, 14일간

② 임질: 250 mg 또는 500 mg 근육주사, 1회

③ 신우염: 1회 2 g, 정맥주사, 24–48시간 후에 해열

④ 감염성 심내막염: 1회 2 g, 1일 1회 정맥주사, 4주간

⑤ 페니실린내성 폐렴알균폐렴: 1회 1 g, 1일 2회 정맥주사, 2주간

주의사항

⊙ 폐렴알균(페니실린 내성균 포함), 수막염균, 인플루엔자균, 대장균, 클레브시엘라에 유효하며, 소아, 고령자에게 투여 가능.

⊙ 패혈증 증상이 없는 신우염은 외래치료가 가능. 투여 후 다음날 재진에서 재투여 또는 경구제 변경 판단.

중증 부작용 | 쇼크, 급성중증과민반응, 범혈구감소증, 간기능장애, 신장애, 위막대장염

대사 | 신장으로 배설되지만, 담도계도 거쳐 배설되므로, 신기능 저하가 있어도 상용량 투여가 가능

반감기 | 7.5시간(0.5 g 정맥주사)

제형

쎄릭손 주 0.5 g (₩ 4,021), 2 g (₩ 12,137), 1일 2 g/종근당

(2) 세프타지딤(ceftazidime)

특징

⊙ 녹농균에 강한 항균작용이 있으나 포도알균과 무산소균에 대한 항균력은 약함.

용법

① 중성구감소증 발열: 중성구 수 500–1,000/μL 회복까지 투여

② 녹농균에 의한 수막염: 1회 1–2 g, 1일 3–4회, 6–8시간마다 점적 정맥주사, 14일

③ 녹농균폐렴, 패혈증: 1회 1–2 g, 1일 3–4회, 6–8시간마다 점적 정맥주사, 14일

주의사항 | 중증에 아미노당화물(겐타마이신 120 mg/일, 점적 정맥주사)를 병용투여

중증 부작용 | 쇼크, 급성중증과민반응, 범혈구감소증, 간기능장애, 신장애, 위막대장염

대사·배설

GFR 10–50 mL/분의 증례에서는 1회 1–1.5 g를 12–24시간마다, 또 10 mL/분 이하에서는 1회 0.5–0.75 g를 24–48시간마다 투여

제형

딤세프주 0.5 g (₩ 3,816), 1 g (₩ 9,134)/종근당

3 모노박탐계

1) 아즈트레오남(aztreonam)

특징

⊙ 그람음성 막대균에 유효하고, 아미노당화물과 같은 항균범위를 갖지만 보다 안전.

용법

① 요로감염(신우염): 1회 0.5–1 g, 1일 2–3회, 8–12시간마다 정맥주사, 4–5일간

② 복강내 감염: 1회 0.5–1 g, 1일 2–3회, 8–12시간마다 정맥주사, 14일간

③ 원내감염폐렴: 1회 0.5–1 g, 1일 2–3회, 8–12시간마다 정맥주사, 14–21일

- 그람음성 막대균에 유효. 감수성 있는 대장균, 클레브시엘라, 세라티아, 엔테

로박터 등에도 유효, 브란하멜라, 인플루엔자균에도 효과적

주의사항

- 신우염에서 해열과 정신상태 개선, 요로소견 개선. 정상 체온된 후 3일간 계속 투여 후 경구제 변경.
- 복강내 감염은 복수균 감염이므로 무산소균에 효과적인 클린다마이신 병용. 외과적 처치에 의해 배농이나 천공부 수술을 요함.
- 원내감염폐렴에서 다른 베타-락탐제와 병용하여 상승작용 기대.

중증 부작용

- 베타-락탐계 항생제이지만 페니실린 항체에 반응하지 않음.
- 장관내 무산소균에는 효과가 없어 위막장염이 드묾.
- 투여부위의 정맥염.

대사·배설 | 신장을 통해 배설되므로 신기능 저하에서 투여량 조정

제형

유니작탐 주사 500 mg (₩ 6,007), 1 g (₩ 80,664)(1일 1-3 g)/유니온

4 카르바페넴계

1) 메로페넴(meropenem trihydrate)

특징

- 베타-락타마제에 안정적 항생제. 그람음성 막대균에 다른 카르바페넴보다 효과적

용법

① 원내감염폐렴, 복막염, 세균성 수막염: 1회 0.5 g, 1일 3회, 8시간마다 점적 정맥주사
② 중성구감소증의 발열 또는 패혈증: 1회 0.5 g, 1일 3회, 8시간마다 점적 정맥주사

주의사항

- 원인균을 예측하여 투여하며, 감수성 균 감염이면 효과적
- 3-4일에 해열되지 않으면 포도알균 또는 진균류에 대한 항생제 추가

중증 부작용 | 급성중증과민증, 위막장염

대사·배설

GFR 50 mL/분까지는 정상 신기능과 동량을 같은 간격으로 투여할 수 있음. 10-50 mL/분에서는 1회 1g를 12시간마다, 10 mL/분 이하에서는 1회 0.5 g를

24시간마다 투여

제형

메로페넴주 500 mg (₩ 9,510), 1 g (₩ 14,090)/동아에스티

2) 반코마이신(vancomycin hydrochloride)

특징

- 위막장염 치료제로 도입되었으나, 메티실린내성 포도알균(MRSA) 감염치료제로 사용.
- 다제내성 장알균이나 페니실린내성 폐렴알균에 효과적.

용법

① 위막장염(*Clostridium difficile*에 의한 설사): 1회 125 mg, 1일 4회, 6시간마다 경구투여, 7–10일간

② 메티실린내성 포도알균 감염, 베타-락탐계 과민증 환자의 포도알균 감염, 장알균 감염: 1회 500 mg, 1일 4회, 6시간마다 점적 정맥주사. 또는 1회 1 g, 1일 2회, 12시간마다 점적 정맥주사

주의사항

- 반코마이신 점적 정맥주사는 100–200 mL의 생리식염수나 5% 포도당액에 용해, 60–90분에 걸쳐 투여.
- 아미노당화물 병용에서 신기능에 주의.
- 심내막염에는 적어도 4주간 투여.

중증 부작용

① 청신경 부작용: 신기능 저하에서 나타나기 쉬움.

② 신장애: 아미노당화물과 병용에서 주의 필요

③ 레드맨증후군(red man syndrome): 반코마이신 급속 투여로 안면 및 경부홍조, 피부 가려움, 저혈압

④ 약진, 약열

대사·배설

- 반코마이신은 신장으로 주로 배설되므로 신기능 저하에서 투여량 조정.
- GFR 50–70 mL/분에서는 1,000 mg/일, 30–49 mL/분에서는 500 mg/일, 10–29 mL/분에서는 200 mg/일을 투여.

제형

하노마이신정 주 500 mg (₩ 8,888), 1 g (₩ 13,857)/삼진, 반코진 캡슐 125 mg (₩ 2,393)/유나이티드

5 아미노당화물계(aminoglycoside)

1) 겐타마이신(gentamicin sulfate)

특징

⊙ 녹농균과 장내 세균에 효과적. 혈중농도 모니터링 가능하며 신독성 아미노당화물 항생제 중에서 가장 많이 사용.

용법

① 시중감염 패혈증: 겐타마이신 3–5 mg/kg/일(1일 3회, 8시간마다 점적 정맥주사)과 세파졸린 6 g/일 정맥주사. 감수성이 있으면 수일 내에 해열. 쇼크 동반에서 효과가 나타나기까지 시간이 걸림.

② 녹농균에 의한 폐렴, 패혈증, 수막염: ①의 겐타마이신 투여량과 세프타지딤 6 g/일 또는 피페라실린 4–8 g/일 병용으로 상승작용 기대

주의사항

⊙ 경구로 흡수되지 않으며 점적 정맥주사나 근육주사로 투여.

- 점적 정맥주사는 30분에 걸쳐 투여.

⊙ 혈중 최고농도 6–8 μg/mL가 되도록 혈중농도 모니터링 필요.

- 신부전, 중증 감염, 비만, 고령자, 탈수 등에서 투여 시작 48시간 동안에 모니터.

⊙ GFR에 따라 겐타마이신 투여량 조정.

- 50 mL/분 이상: 상용량의 60–90%, 10–50 mL/분: 30–70%, 10 mL/분 이하: 20%를 8시간마다 투여.

중증 부작용

신장애(혈중 크레아티닌 0.5–1 mg 이상 상승)가 투여 5–10%에서 출현, 세팔로틴이나 반코마이신과 병용에서 신장애 증가

제형

겐타마이신주 80 mg (₩ 260)/신풍

6 테트라사이클린계

1) 독시사이클린(doxycycline hydrate)

특징

- 테트라사이클린계에서 가장 장시간 혈중농도 유지.
- 복약순응도가 좋음.
- 신기능부전에도 정상인처럼 투여 가능.

용법

① 클라미디아 감염, 마이코플라스마 감염: 제1일에 200 mg를 분 2 경구투여하고, 그 후 1일 1회 100 mg를 경구투여. 14일간

② 말라리아 예방: 100 mg/일을 유행지역 체재 중 사용. 유행지역에서 떠난 후 4주간 계속

주의사항

- 중증에는 경구투여보다 점적 정맥주사. 이 경우, 미노사이클린 사용 가능(첫회 100–200 mg, 그 후 12–24시간마다 100–200 mg을 30분에서 2시간 점적 정맥주사).
- 테트라사이클린계는 신부전에서 투여량을 변경하지만, 독시사이클린은 위장관으로 배설되므로, 신기능이 나빠도 투여량 변경은 필요하지 않음.
- 테트라사이클린계 항생제의 흡수는 음식(특히 우유), 제산제에 의해 영향을 받지만, 독시사이클린의 흡수는 안정되어 있음.

중증 부작용

① 치아와 뼈에 부작용: 테트라사이클린계는 치아의 황변을 일으키고, 또 뼈의 성장을 억제하므로, 8세 이하 소아, 임산부에 투여하지 않음.

② 양성 뇌압항진: 성인 여성에서 나타날 수 있으며, 두통, 유두부종에 주의.

기타 부작용 | 과민반응, 위장증상, 식도궤양, 신전성 신부전

반감기 | 15–18시간

동종 약제

미노사이클린(미노씬캡슐/에스케이케미칼)은 독시사이클린(바이브라마이신엔정/화이자)과 같은 장시간 작용형이며, 전정기관에 대한 부작용이 심하여, 복용 중에 어지럼을 일으키는 경우가 많음.

제형

테트라사이클린갑셀 250 mg (₩ 67)/종근당

7 마크롤라이드계

1) 클래리스로마이신(clarithromycin)

특징

⊙ 마크롤라이드계 중에서 항균력과 약리적 특징에서 우수.

⊙ 투여 횟수가 1일 2회이므로 복약순응도가 좋음.

용법

① 마이코플라스마폐렴, 클라미디아폐렴: 1회 500 mg, 1일 2회, 아침식사 후 경구투여, 14일간. 2–3일에 발열, 기침 개선

② 폐렴알균폐렴: 1회 500 mg, 1일 2회, 아침식사 후 경구투여, 14일간

③ 상기도 감염, 만성기관지염 악화기: 1회 250–500 mg, 1일 2회, 아침식사 후 경구투여, 7–14일간

④ 헬리코박터감염 위궤양에서 제균요법: 클래리스로마이신 500 mg, 아목시실린 1,000 mg, 라베프라졸 20 mg을 1일 2회 7일간

주의사항

⊙ 경증–중등도에서는 경구투여로 시작하고, 14일에 중지.

⊙ 중증 예는 처음 2–3일간은 주사용 에리스로마이신을 점적 정맥주사로 1회 0.5 g, 1일 4회, 6시간마다 투여.

⊙ 마이코플라스마 폐렴인지 폐렴알균 폐렴인지 판단이 불가능한 증례에 투여하는 것도 하나의 방법.

- 어느 세균이나 클래리스로마이신에 감수성이 있음. 따라서 경증 또는 중등도의 시중감염 폐렴에 대해 클래리스로마이신을 사용함. 폐렴알균의 폐렴은 24시간 이내에 해열됨.

⊙ 상기도 감염의 대부분은 바이러스가 원인이지만 세균 또는 마이코플라스마의 관여가 의심되는 경우에 클래리스로마이신을 사용.

- 인두·편도염의 원인이 되는 세균은 B군 사슬알균이므로 클래리스로마이신에 의해 충분히 치료될 수 있음.

- 열과 농 모양 가래 감소와 전신증상의 개선을 수일 내에 확인.

⊙ 만성기관지염 악화는 대부분의 증례에서 폐렴알균과 인플루엔자균에 의한다고 생각되고 있음.

- 양자에 클래리스로마이신은 효과적. 다른 마크롤라이드계 항생제는 인플루엔자균에 대해 항균력을 갖지 못하여 만성기관지염 악화기에는 사용할 수 없었음.

⊙ 새로운 마크롤라이드계는 위산에 의한 분해에 안정되어 위장관에서 흡수가 좋고, 이전 제제와 비교하여 위장장애가 적은 것이 특징이며, 혈중농도가 에리스로마이신에 비해 높은 값을 얻을 수 있음.

중증 부작용 | 위장장애

대사 | 주로 CYP3A4

반감기 | 4시간(200 mg)

동종 약제

⊙ 아지스로마이신(지스로맥스정/화이자)은 비인후 감염에 효과적, 1일 1회 복용이 편리함.

⊙ 에리스로마이신(보령에릭캡슐/보령)은 1일 4회 분할투여 및 부작용 문제로 사용빈도가 낮은 편.

제형

헤리클로 정 250 mg (₩ 865), 500 mg (₩ 1,291)/종근당

8 린코마이신계

1) 클린다마이신(clindamycin)

특징

⊙ 무산소균에 효과적 항생제.

⊙ 그람양성알균(감수성이 있는 포도알균, 사슬알균, 폐렴알균)에도 효과적.

용법

① 무산소균에 의한 흡인성 폐렴, 폐농양, 농흉: 1회 600 mg, 1일 3–4회, 6–8시간마다 정맥주사, 14–21일간

② 복강내 감염: 1회 600 mg, 1일 3–4회, 6–8시간마다 정맥주사

③ 당뇨병 괴저: 1회 600 mg, 1일 3–4회, 6–8시간마다 정맥주사

주의사항

- ⊙ 폐렴알균에 의한 폐렴에 비해 급속한 개선이 확인되지 않지만, 도중에 변경하지 않고 투여. 체위 변환에 의한 드레인은 가래의 배출을 촉진시키므로 중요함.
- ⊙ 복강내 감염은 무산소균과 호기성 그람음성 막대균(대장균, 클레브시엘라 등)의 복합 감염이므로, 아미노당화물(겐타마이신)를 추가하지 않으면 효과를 얻을 수 없음.
  - ▪ 복강내 감염에는 장관에서 내용물의 누출이나 폐색을 동반하므로, 외과적 치료가 필요한 경우가 많으며 드레인이 필요함.
- ⊙ 당뇨병 괴저에서는 호기성 그람음성 막대균과 혼합 감염이 많기 때문에 아미노당화물을 추가함.
  - ▪ 포도알균이나 사슬알균의 혼합 감염에는 클린다마이신이 유효, 1세대 세펨제를 추가하는 경우가 많음.

중증 부작용

*Clostridium difficile*에 의한 위막장염. 클린다마이신이 무산소균에 대해 유효하기 때문에, 장관내 상주 무산소균을 살균하여 *C. difficile*의 교대증이 일어남. 따라서 설사를 일으키며, 중증이 되면 위막장염 발생

대사 | 간에서 대사되므로 중증 간부전에는 투여량을 줄이고, 중증 신부전에 투여량 반감함.

제형

훌그램 주사 300 mg/2 mL(₩ 750), 600 mg (₩ 974)/삼진

9 퀴놀론제

1) 시프로플록사신(ciprofloxacin hydrochloride)

특징

- ⊙ 날리딕스산 구조를 변화시켜 만든 퀴놀론제.
- ⊙ 그람음성 막대균에 항균력이 좋으나, 연쇄상 구균과 무산소균에는 효과가 없음.

용법

① 요로감염: 방광염에 1회 200 mg, 1일 2회 아침 저녁, 3–5일간 경구투여. 신우염에 1회 400 mg, 1일 2회 아침 저녁, 10–14일간 경구투여

② 장관감염: 캄필로박터, 살모넬라균, 장염비브리오, 이질, 장티푸스균에 1회 400 mg, 1일 2회 아침 저녁, 5일간 경구투여. 장티푸스에는 14일간 투여

주의사항

- 하부요로감염에는 3–5일간 투여로 충분함.
- 신우염에는 초기에는 정맥주사용 항생제 투여.
- 전립선염에는 ST 복합제가 효과적.
- 장티푸스균 이외에는 5일간 투여로 충분.

중증 부작용

- 중추신경계 증상(두통, 우울증 등)이 1–4%에서 나타남.
- 테오필린제나 비스테로이드소염제 병용에서 경련이 일어날 수 있음.
- 광선과민증에 주의.
- 소아나 임신부에서 연골미란을 일으키므로 투여하지 않음.
- 마그네슘이나 알루미늄을 포함한 제산제를 병용하면 이 약의 흡수가 떨어짐.

대사 | CYP1A2

반감기 | 3시간(100 mg)

동종 약제

레보플록사신(크라비트정/제일), 노르플록사신(뉴시딜/동구), 오플록사신(타리비드/제일) 등이 있음.

제형

씨프로바이주 100 mL(200 mg) (₩ 7,394), 200 mL(400 mg) (₩ 8,964), 씨프로바이정 750 mg (₩ 851)/바이엘

2) 레보플록사신(levofloxacin)

특징

- 살균성으로 작용하는 퀴놀론제.
- 기도감염을 일으키는 세균(폐렴알균을 포함)에 효과적.

용법

요로감염 시 levofloxacin의 용량은 1일 1회 500–750 mg qd, 단순급성신우신염: 7일에 500 mg qd 혹은 5일에 750 mg qd, 시중감염 폐렴에서 7–14일에 500 mg qd 또는 5일에 750 mg qd.

주의사항

⊙ 하부 요로감염(방광염) 치료는 3일간으로 충분하나, 전립선염에는 장기간 투여 필요(2–4주간).

⊙ 신우염에서는 수일간 세프트리악손 등의 정맥주사로 치료하고, 해열된 후 경구 레보플록사신을 시작. 투여기간은 정맥주사 시작 후 2주간.

⊙ 시중감염 폐렴 중에서 페니실린내성 폐렴알균에 사용하면 효과적이지만 중증에는 투여하지 않음.

중증 부작용

⊙ 퀴놀론제의 소아 투여는 바람직하지 않기 때문에 레보플록사신도 사용을 피함.

⊙ 아킬레스건, 또는 그 외 힘줄의 단열이 보고되어 있으므로, 힘줄 부위의 통증을 호소하거나 종창이 있으면 투약을 중지하고 정형외과에 의뢰.

대사

신기능에 따른 용량조절은 eGFR 50 미만부터 조정, 1회 500–750 mg으로 사용중인 경우 eGFR < 50 에서는 격일투여가 원칙이며, 1일 투여량이 250 mg 이하인 경우엔 qd로 조정

반감기 | 7.9시간(500 mg)

약물 상호작용

페닐초산계 또는 프로피온산계 NSAIDs와 병용하여 경련이 일어날 수 있음. 와파린 작용 증가 보고가 있음.

제형

크라비트정 250 mg (₩ 891), 500 mg (₩ 1,466), 1일 300 mg /제일약품

10 ST복합제

1) 설파메톡사졸/트리메토프림(sulfamethoxazole/trimethoprim)

특징

⊙ 설파메톡사졸 400 mg과 트리메토프림 80 mg의 복합제이며, 상승작용이 나타남.

용법

① 요로감염: 1회 2정, 1일 2회 경구 아침 저녁, 3일간

② 만성기관지염 악화: 1회 2정, 1일 2회 경구 아침저녁, 5–7일간

③ 급성 중이염, 부비강염: 1회 2정, 1일 2회 경구 아침저녁, 5–10일간

④ 카리니폐렴: 1회 3–4정 또는 3–4 g, 1일 4회, 6시간마다 경구

주의사항

- ⊙ 만성기관지염의 악화는 대부분 폐렴알균과 인플루엔자균이 원인이며, ST복합제를 시도할 수 있음.
  - ▪ 장기간 투여는 내성균 출현을 일으키므로 5–7일간 투여하고 종료.
- ⊙ 호흡곤란이 있는 카리니폐렴에 경구제 또는 정맥주사용 코트림(트리메토프림/설파메톡사졸복합제/대원)를 6–8시간마다 주사.
  - ▪ AIDS의 40–50%에서 피부발진 출현, AIDS 이외에는 2주간 투여로 종료.
- ⊙ 카리니폐렴 예방에는 설파메톡사졸 800 mg/m^2와 트리메토프림으로 160 mg/m^2를 면역부전이 호전될 때까지 사용.

중증 부작용

설파제를 포함하고 있으므로, 그에 따른 약진 등이 중요한 부작용. 임산부 투여를 피함. 고칼륨혈증이 자주 보이므로, 신부전 사용에는 주의가 필요

대사 | S: CYP2C9, T: CYP2C8

- ⊙ 신기능 저하에서 투여량 조절 필요. GFR 10–30 mL/분에서는 1/2양을 분 2로, 10 mL/분 이하에서는 첫 회 상용량, 그후 1/2양을 1일 1회.
- ⊙ 세균의 엽산대사경로대항제이나 사람에는 그 경로가 없기 때문에 안전하게 사용할 수 있지만, 임산부에는 투여하지 않음.

반감기 | S: 7.8시간, T: 6.8시간

제형

셉트린정 S 400 mg, T 80 mg(₩ 61)/삼일, 코트림주 S 400 mg, T80 mg/5 mL(₩ 1,807)/대원

11 항원충제

1) 메트로니다졸(metronidazole)

특징

- ⊙ 트리코모나스 감염 치료를 위해 도입되었으나 아메바이질에도 효과적이며 무산소균 감염에도 사용.

용법

① 트리코모나스질염: 1일 1회 질정 250 mg 삽입, 10-14일간. 또는 500 mg/일, 분 2 경구, 10일간

② 항생제에 의한 장염(위막장염): 1,000 mg/일, 분 4 경구, 7일간

③ 아메바이질: 1,000-1,500 mg/일, 분 3 경구, 10일간

주의사항

경증에서 중등도의 위막장염에 사용. 경구섭취 불가능 시 반코마이신 정맥주사(1회 500 mg, 1일 4회, 6시간마다 점적)

중증 부작용

임신 초기에 기형유발성 있어 투여해서는 안됨. 소뇌실조 증상이나 말초신경증을 나타내는 경우가 있음.

반감기 | 미변화 12시간, 활성 19시간(500 mg)

제형

후라시닐정 250 mg (₩ 73)/에이치케이이노엔

12 항진균제

1) 암포테리신 B (amphotericin B)

특징

- 진균감염(칸디다증, 크립토콕스병, 아스페르길루스증, 뮤코르증, 스포로트리코시스)에 일차선택제.
- 치료적 투여법(정맥주사)과 예방적 투여법(경구 또는 정맥주사)이 있음.
- 정맥주사는 4-6시간에 걸쳐 투여. 반드시 5% 포도당액을 사용.

용법

[치료적 투여법]

① 칸디다 감염

- 칸디다식도염: 10 mg/일을 점적 정맥주사로 2주간 투여
- 칸디다 간 감염: 25-50 mg/일을 점적 정맥주사로 투여. 총투여량은 확정되어 있지 않으며, 임상적 반응에 의해 결정
- 파종성 칸디다증: 0.5 mg/kg/일을 점적 정맥주사. 총 투여량은 임상적 개선에

의해 결정

② 크립토코커스 수막염

암포테리신 B 0.3 mg/kg/일의 점적 정맥주사와 플루시토신 1회 25 mg/kg, 1일 4회, 6시간마다 경구)의 병용요법으로 6주간 투여. 골수억제(혈소판 수 5만/μL 이하)가 출현한 시점에서 중지

③ 아스페르길루스폐렴 또는 장기감염

암포테리신 B 시험투여 후(1 mg를 200 mL의 5% 포도당액으로 희석), 즉시 0.5 mg/kg/일 점적 정맥주사의 유지량으로 증량

④ 뮤코르증

⊙ 뮤코르폐렴: ③의 아스페르길루스폐렴과 같음.

■ 비뇌형 뮤코르증: ③에 나타낸 시험투여 후, 0.75–1.0 mg/kg/일을 즉시 시작

[예방적/예측적 투여법]

⊙ 급성 백혈병의 관해 도입기에 장관내 진균류를 살균하여 진균감염 예방목적으로, 훈기존 경구투여를 1회 200 mg, 1일 4회, 6시간마다 투여.

⊙ 급성 골수성 백혈병 관해 도입기의 중성구감소증에서 항생제에 반응하지 않는 발열에 대해 예측적으로 0.5 mg/kg/일, 점적 정맥주사.

중증 부작용

① 발열과 오한전율: 투여 시작 후 1주에 특히 많이 나타남. 소염진통제(이부프로펜 400 mg)를 암포테리신 B 투여 30분 전에 복용. 또 히드로코르티손 50 mg을 정맥주사액에 혼합

② 구역/구토: 지속투여에서 이 부작용은 서서히 개선. 필요하면 메토클로프라미드 20–40 mg를 근육주사

③ 신독성: 가장 중요한 부작용. 혈청 크레아티닌을 주 3회 모니터하고 크레아티닌 3.0 mg/dL 이상, BUN 40 mg/dL 이상이면 일단 중지. 크레아티닌이 정상으로 회복되면 격일투여로 재개. 신부전에 대한 투여량 조절은 불필요

④ 빈혈: 투여 예의 45%에서 경험되는 부작용

⑤ 저칼륨혈증: 세뇨관 이상에 의함. 25%의 증례에 보임. 크레아티닌 모니터와 같이 시행. 칼륨보충

⑥ 정맥염

대사·배설

경구투여하여 거의 흡수되지 않으므로, 치료적 투여는 정맥주사로 함. 척수액

이행이 양호하지 않기 때문에, 중증에서 척수강 주사를 시행하는 경우도 있음. 배설은 담도계를 거쳐 이루어짐.

제형

훈기존주 50 mg (₩ 11,170/병)/디케이에스에이치

2) 플루코나졸(fluconazole)

특징

⊙ 아졸계 항진균제이며, 칸디다증, 크립토콕스병에 효과적. 아스페르길루스증과 뮤코르증은 효과 없음. 정맥주사와 경구투여 가능

용법

① 칸디다 감염(구인두염, 식도염): 첫날 1회 200 mg를 경구투여, 그 후 1일 1회 100 mg를 2-3주간 경구투여

② 크립토코커스수막염: 치료 첫날 1회 400 mg를 정맥주사, 그 후 1일 1회 200 mg를 정맥주사. 투여기간은 척수액 배양 음성, 척수액 중 크립토코커스 항원 음성화까지로 함.

중증 부작용

약진이나 구역/구토가 5% 정도. Stevens-Johnson증후군이나 간독성이 드물게 보고

대사 | CYP2C9, 2C19, 3A4 억제

⊙ 경구투여에서 흡수가 좋고, 또 척수액 이행도 양호하여 혈중농도의 50-80%가 척수액에서 증명. 플루코나졸 대사가 안정되어 70%가 미변화체로 소변에 배설.

⊙ 신기능장애가 있는 증례(GFR < 40 mL/분)에서는 1일째와 2일째에 상용량 투여 후에, GFR에 따라 투여량을 조정.

반감기 | 30시간(50 mg)

약물 상호작용

리팜피신은 플루코나졸 혈중농도 감소. 플루코나졸은 글리벤클라미드 농도를 증가. 와파린 투여에서 프로트롬빈 시간 연장. 페니토인 혈중농도를 증가시키므로 페니토인 농도 감시 요함.

동종 약제

이트라코나졸(스포라녹스/얀센)도 트리아졸계 항진균제이며 심부진균증에 사용. 50 mg 캡슐이 있고, 1일 1회 100–200 mg를 식후에 복용. 흡수가 나쁘기 때문에, 조기에 혈중농도를 상승시키기 위해 600 mg/일을 3일간 복용 권고

제형

디후렉스 캡슐 50 mg (₩ 1,777)/동아에스티, 푸루나졸주 100 mg (₩ 9,708)/대웅

3) 테르비나핀(terbinafine hydrochloride)

특징

⊙ 외용제와 경구제가 있음. 피부사상균 감염, 칸디다 손톱감염 또는 스포로트리코시스에 투여.

용법

① 피부 스포로트리코시스: 1회 125 mg, 1일 1회, 경구투여

② 칸디다 손톱감염: ①에 준함. 4–6주간

주의사항

스포로트리코시스는 피부병변이 주된 증상이지만, 장기간 방치하거나 면역부전 예에서 드물게 전신파종이 나타남. 전신성 스포로트리코시스에는 암포테리신 B를 시도. 투여기간은 피부병변 개선 후, 다시 1주간 투여

중증 부작용

위장증상이 가장 많음. 심한 부작용은 적지만, 쇼크, 급성중증과민증 증상이 나타나는 경우가 있음. 정기적으로 간기능과 혈액검사를 시행. 임신 시에는 사용하지 않음.

대사·배설

경구제는 70%의 높은 흡수율. 테르비나핀은 피부·손톱이나 지방조직에 고농도로 분포

약물 상호작용

⊙ 리팜피신은 테르비나핀 대사를 증가시키므로 병용하지 않음.

⊙ 시메티딘은 테르비나핀의 클리어런스를 약 30% 감소시킴.

제형

라니텐정 125 mg (₩ 435), 라니텐크림 10 mg (₩ 2,595/15 g)/휴텍스

13 항결핵제

1) 이소니아지드(isoniazid, INH), 리팜피신(rifampicin, RIF), 피라진아미드(pyrazinamide, PZA), 에탐부톨(ethambutol, EMB)

특징

⊙ 살균성 항결핵제이며, 결핵치료의 기본약. 조직이행도 좋음. 특히 척수액 이행은 다른 항결핵제에 비해 뛰어나서 결핵성 수막염의 일차선택제임. 치료목적은 치유와 전파의 방지이며, 내성균 출현을 일으키지 않는 것임.

용법 | 폐결핵 치료

① 표준 6개월 치료: 집중치료기 2개월 INH, RIF, EMB, PZA → 유지치료기 4개월 INH, RIF, EMB

② 9개월 INH, RIF, EMB

⊙ INH에 의한 말초신경병증 예방을 위해 피리독신 10–50 mg 처방

주의사항

⊙ 간기능장애가 1–2% 정도에서 나타남. AST, ALT가 3자리 수자가 되면 양자를 중지하고, 2자리 수자로 내려가면 INH를 시작하고 1주 후에 RIF 추가.

⊙ 임산부에서도 상기 치료방법을 WHO는 권고하고 있음. 수유 중에 유아에게 영향이 없음.

⊙ 수막염에 의한 의식장애, 뇌신경 증상, 척수액압 300 mmH_2O 이상에서 부신피질스테로이드 병용. 투여량은 프레드니솔론 1–3 mg/kg/일, 2개월 후에 점감하여 중지. 그밖에 다량의 흉수, 심낭염에도 병용.

중증 부작용 | 간기능장애를 일으키므로, 매달 간기능을 검사시행

대사·배설

신기능에 관계없이 상용량을 투여할 수 있음. 그러나 말초신경장애에 주의. 간기능장애가 있는 증례는 AST, ALT를 보면서 투여. WHO는 만성간질환에 피라진아미드를 피하도록 권고

제형

유한짓정 100 mg (₩ 15), 리팜핀 캡슐 150 mg (₩ 68), 피라진아미드정 500 mg (₩ 115), 마이암부톨정 400 mg (₩ 94)/유한양행

14 항바이러스제

1) 아시클로버(aciclovir)

특징

⊙ 단순포진, 수두-대상포진바이러스에 효과적 항바이러스제. 정맥주사제는 중증 감염에 사용

용법

① 단순포진 감염

⊙ 포진뇌염: 아시클로버 1회 10 mg/kg, 1일 3회, 점적 정맥주사 8시간마다 투여를 10일간 지속. 중증에서는 14-21일간 투여.

⊙ 뇌염 중에서 단순포진이 원인이면 치료 가능하므로 검사결과가 나오기 전에 치료를 시작. 진단방법으로 PCR(척수액)이 가장 좋음.

⊙ 피부점막 포진병변(면역부전에서): 아시클로버 1회 5 mg/kg, 1일 3회, 점적 정맥주사, 8시간 주사 투여를 7일간 지속.

⊙ 외음부 포진: 초감염에는 valacyclovir 1회 500 mg, 1일 2회 경구 7-10일간 투여. 재발 예는 동량을 5일간 투여. 자주 재발하는 증례에는 1회 500 mg, 1일 2회 경구로 수개월에서 12개월간 투여(4개월간 투여에 50% 재발을 감소).

⊙ 장기투여의 경우, 최소 필요량을 결정. 치료 중에도 사람 간 전파가 일어날 수 있음.

② 수두-대상포진 바이러스 감염

⊙ 면역부전증에서 대상포진: 아시클로버 1회 500 mg/m^2, 1일 3회, 점적 정맥주사, 8시간마다, 7일간 투여. 발병 후 72시간 이내 투여 시작이 바람직.

⊙ 면역상태 정상의 대상포진: 비교적 경증이면 경과를 보지만, 통증이 심하면 통증 감소와 치유촉진을 위해 투여. 경구는 valacyclovir 1회 1,000 mg, 1일 3회 7일간 투여. 발진 출현 후 48시간 이내에 투여를 시작하지 않으면 효과가 없음. 정맥주사는 아시클로버 1회 5 mg/kg, 1일 3회, 점적 정맥주사, 8시간마다, 5일간.

중증 부작용

① 정맥염: pH가 높기 때문에(> 9.0) 정맥염을 일으키기 쉬움.

② 신기능부전: 크레아티닌 상승이 있으며, 이것은 아시클로버 결정 석출에 의함. 1시간 이상의 점적 정맥주사로 피할 수 있음. 또 탈수의 방지로 피할 수 있음. 가역적 부작용임.

대사·배설

신부전 증례에는 아시클로버 투여량을 조절할 필요가 있음. Valacyclovir는 GFR 15–30 mL/분까지는 투여량을 변경하지 않음. 15–30 mL/분에는 1,000 mg를 12시간마다, 15 mL/분 이하에는 1,000 mg/일

제형

조이렉스 정 200 mg (₩ 569), 400 mg (₩ 671), 800 mg (₩ 1,860), 조이렉스 주 250 mg (₩ 4,479)/한국유나이티드

2) 발라시클로비르(valaciclovir hydrochloride)

특징

⊙ 아시클로비어유도체로 경구흡수율을 개선하여 1일 2–3회 투여해도 유효 혈중농도 유지.

⊙ 단백결합률은 약 20%로 낮고, 초회 통과효과에 의해 신속하게 대사되어 acyclovir로 전환됨.

용법

① 단순포진 성인 1회 500 mg 1일 2회

② 조혈모세포 이식에서 단순포진바이러스 감염 발병억제: 1회 500 mg를 1일 2회, 조혈모세포 이식 시행 7일 전부터 시행 후 35일까지 투여

③ 대상포진: 1회 1,000 mg를 1일 3회

④ 성기포진 재발억제: 500 mg 1일 1회

⑤ 수두: 1회 1,000 mg를 1일 3회

주의사항 | 신기능저하에서 신경정신 증상 출현

중증 부작용

급성중증과민증, 범혈구혈소판 감소, 무과립구증, DIC, 혈소판감소 자반병, 급성신장애, 신세관간질신장염, 정신신경 증상, 중독성 상피괴사융해증, 피부점막눈증후군, 호흡억제, 무호흡, 간질폐렴, 간기능장애, 급성췌장염

반감기 | 3시간(500 mg)

배설 | 주로 신장

투약 후 관찰 | 체온 백혈구, 과립구, 혈소판, 피부증상, 호흡, 정신신경 증상, 소변량, 간기능, 아밀라제

교육 | 복용시간과 1회량을 지킴, 부작용으로 정신신경 증상

제형

발비루스 정 500 mg (₩ 1,321)/동아에스티

3) 오셀타미비르(oseltamivir phosphate)

특징

- 인플루엔자 A 바이러스와 인플루엔자 B 바이러스에 효과적.
- 인플루엔자 바이러스의 뉴라미니다제에 강력한 억제물질이며, 인플루엔자가 세포 표면에 부착하는 것을 억제.

용법

① A형 또는 B형 인플루엔자 치료, 예방

- 성인: 1회 75 mg, 1일 2회, 경구 5일간
- 유·소아: 1회 2 mg/kg를 1일 2회, 경구 5일간

주의사항

- 감염 48시간 이내에 사용하면 바이러스 배출량과 배출기간 단축.
- 일상생활 복귀 1.6일 단축.
- 48시간 이내에 투여하지 않으면 효과가 없지만 합병증 위험이 높으면 3–4일째에도 투여.
- 예방적 투여에서 감염 방지는 50%, 발병 방지는 84%.
  - 예방적 투여대상: 백신 미접종에서 고위험군, 유행 후에 백신접종한 고위험군, 백신주와 유행주가 다르거나 백신접종했지만 고위험군, 고위험군 관리자나 동거자, 인플루엔자 발생 요양병원 입소자와 종사자.

중증 부작용 | 구역/구토가 약 10%에서 나타나지만, 음식과 동시에 섭취하면 감소

대사·배설

경구섭취 후 75%가 혈중에 존재. GFR 30 mL/분 이하는 75 mg를 1일 1회 투여. 식사와 함께 복용하면 위장 부작용이 저하되나 약물 동태는 변화하지 않음.

제형

타미플루캡슐 30 mg (₩ 814), 45 mg (₩ 1,024), 75 mg (₩ 1,660)(1일 150 mg)/종근당

Chapter

12 마취제

1 아산화질소(nitrous oxide)

특징

⊙ 마취작용이 약하여 다른 흡입마취제와 병용(그림 1-12-1).

⊙ 체내 폐쇄강을 증가시키므로 장폐색, 기흉 등의 수술에는 사용 안 함.

⊙ 비타민B12 불활성화에 의한 조혈기능 장애, 신경병증에 주의.

⊙ 근이완 작용은 약함.

용법

전신마취 시 산소와 병용하며, 흡기 중 산소 농도 20% 이상 유지

추적관찰 | 과립구, 혈소판

2 치오펜탈 나트륨(thiopental sodium)

특징

⊙ 전신마취, 전신마취 도입, 국소마취제나 흡입마취제와 병용.

⊙ 국소마취제 중독, 파상풍, 임신중독증 등의 경련에 사용 가능.

⊙ 천식악화 위험. 강알칼리성이므로 정맥 밖 누출에 주의.

용법

[정맥주사: 2.5% 수용액]

① 전신마취 도입: 처음에 2–4 mL 주입하고 반응에 따라 추가량 결정

② 단시간 마취: 처음에 2–3 mL를 10–15초 속도로 주입 후 30초간 관찰, 필요하면 2–3 mL를 같은 속도로 주입

③ 병용 사용: 2–4 mL를 간헐적으로 정맥주사

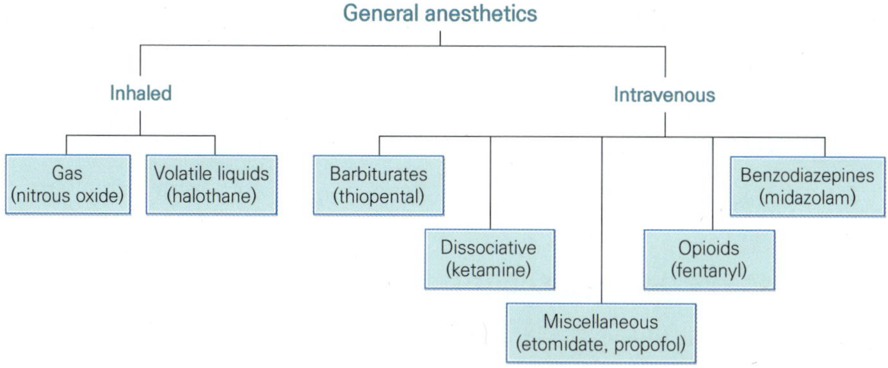

그림 1-12-1. **전신마취제의 분류.**

④ 경련시: 2-8 mL를 경련 멈출 때까지 서서히 주입

[근육주사: 2-2.5% 수용액]

⊙ 대퇴근육, 상완부근육 등 근육이 많은 부위에 근육주사.

⊙ 총량 20 mg/kg을 2-3등분하여 5분마다 필요에 따라 추가투여.

주의사항

쇼크, 대출혈에 의한 순환부전, 중증심부전, 급성 간헐성포르피린증, 애디슨병, 중증기관지천식, 바르비틀산계 약물과민증에는 사용하지 않음.

중증 부작용 | 쇼크, 급성중증과민증, 호흡 정지

대사 | 간

투여 후 추적 | 호흡, 심기능, 체온, 혈압, 기침(발작), 딸꾹질, 피부발진

제형

펜토탈소디움 주사 0.25 g (₩ 1,496), 0.5 g (₩ 1,532)/JW중외

3 프로포폴(propofol)

특징

마취 도입이나 지속 정맥주입에 의해 마취 유지에 사용

용법

① 전신마취의 도입, 유지

⊙ 도입: 0.5 mg/kg/10초로 잠들 때까지 정맥주사. 보통 2−2.5 mg/kg에 잠듦.

⊙ 유지: 산소 또는 산소/아산화질소 혼합가스와 병용하여 정맥주사4−10 mg/kg/시. 진통제(마약성 진통제, 국소마취제 등) 병용

② 집중치료에서 인공호흡 중 진정

⊙ 0.3 mg/kg/시로 지속정맥주사 시작, 보통 0.3−3 mg/kg/시에 적절한 진정 유도.

주의사항

⊙ 소아의 진정에 사용하지 않음. 주사 시 통증(혈관통), 고령자에서 투여속도 감속.

⊙ 지방유제(0.1 g/ mL의 지방 함유)이므로 오염에 의한 세균증식 위험.

중증 부작용

저혈압, 급성중증과민증, 기관지경련, 설근침하, 일과성 무호흡, 중증서맥, 심수축 저하, 심실빈맥, 심실성 기외수축, 좌각블록, 폐수종, 각성지연, 횡문근융해증

반감기 | α 3분, β 51분, γ 365분(전신마취 도입, 유지 시)

배설 | 주로 소변

투약 후 관찰

혈관부종, 피부발진, 혈압, 호흡, 맥박, 심전도, CK, K, 혈중 및 소변 미오글로빈 상승

제형

아네폴주사 5 mL (₩ 1,157), 8 mL (₩ 1,479), 12 mL (₩ 1,992), 20 mL (₩ 4,554)/하나

4 미다졸람(midazolam)

특징

⊙ 마취 도입에 사용하며, 국소마취 시 진정에도 사용.

⊙ 작용지연에는 대항제 푸르마제닐이 효과적.

⊙ 반복 사용에 의해 약물의존을 일으킬 수 있음.

용법

① 마취 전 투약: 0.08−0.1 mg/kg 수술 전 30분−1시간에 근육주사

② 전신마취 도입, 유지: 0.15−0.3 mg/kg 정맥주사하고 필요에 따라 처음의 반−동량 추가

⊙ 되도록 굵은 정맥을 선택하여 서서히(1분 이상)에 주사.

③ 집중치료에서 인공호흡 중 진정: 도입: 0.03 mg/kg 1분 이상에 걸쳐 정맥주사. 최고 0.06 mg/kg까지.

⊙ 필요에 따라 0.03 mg/kg을 5분 이상 간격을 두고 추가. 초기 및 추가 총량은 0.3 mg/kg까지 유지: 0.03–0.06 mg/kg/시의 지속정맥주사 시작(권장량 0.03–0.18 mg/kg/시).

④ 치과·구강외과 영역에서 수술 및 처치 시 진정: 처음에 1–2 mg을 되도록 서서히(1–2 mg/분) 정맥주사. 필요에 따라 0.5–1 mg을 2분 이상의 간격을 두고 되도록 서서히(1–2 mg/분) 추가. 총량 5 mg까지 투여

주의사항

⊙ 호흡 및 순환 동태의 연속적 관찰이 가능한 시설을 갖추고, 긴급 시 충분한 조치가 가능한 경우에 사용.

⊙ 녹내장, 중증근무력증, 쇼크, 혼수, 활력징후 이상, 급성알코올중독에는 사용하지 않음.

중증 부작용

무호흡, 호흡억제, 설근침하, 급성중증과민증, 쇼크, 심장정지, 심실빈맥, 악성증후군

기타 부작용 | 반복 사용에서 의존성, 혈압 저하, 심전도 이상(부정맥), AST· BIL·γ–GT 상승

대사 | 주로 CYP3A4

상호작용

경구 CYP3A에 의한 상호작용을 받기 쉬운 기질약(CYP3A가 강한 억제제와 병용하여 AUC 5배 이상 증가, 강한 유도제와 병용하여 AUC 1/5 이하 저하)

투여 후 관찰 | 호흡, 혈압, 맥박, 심전도, 근경직, CK, 소변미오글로빈, 체온

제형

미다졸람주사 5 mg/5 mL(₩ 700), 3 mg/3 mL(₩ 700), 15 mg/3 mL(₩ 771)/부광

5 리도카인(lidocaine)

특징

신경막의 Na채널 차단에 의한 국소마취제

용법(1%) (그림 1-12-2)

① 경막외마취 100–200 mg

② 전달마취 30–200 mg

③ 침윤마취 20–200 mg

④ 표면마취 도포

주의사항

- 아미드형 국소마취제 과민증 병력, 대량 출혈, 쇼크상태, 주사부위 주변에 염증, 패혈증.
- 아드레날린함유제에서 고혈압, 동맥경화, 심부전, 갑상선기능항진, 당뇨병에 사용하지 않음.

중증 부작용 | 쇼크, 떨림, 경련

반감기 | 외용액 81분(50 mg 정맥내)

대사 | 주로 CYP1A2, 3A4

투여 후 관찰

맥박, 심전도, 혈압, 체온, 호흡, 청색증, 의식상태, 떨림, 경련, 이상감각, 감각 및 운동장애, 악성고열, 발한, 산증, K, 미오글로빈뇨

제형

리도카인염산염 수화물 1% 주(10 mg/ mL) (₩ 507)/대한약품

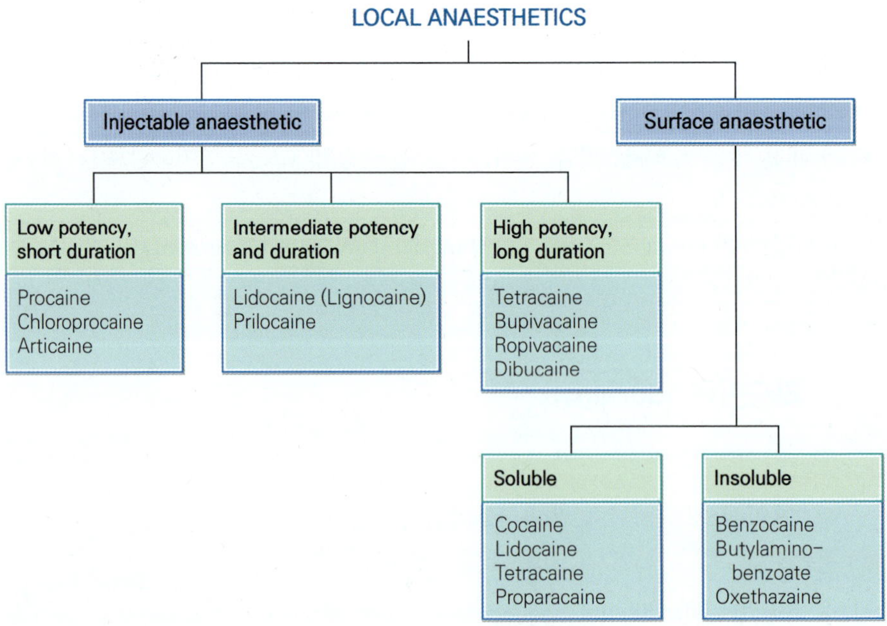

그림 1-12-2. **국소마취제 종류.**

Part 02

주요 질환에서 처방약 선택

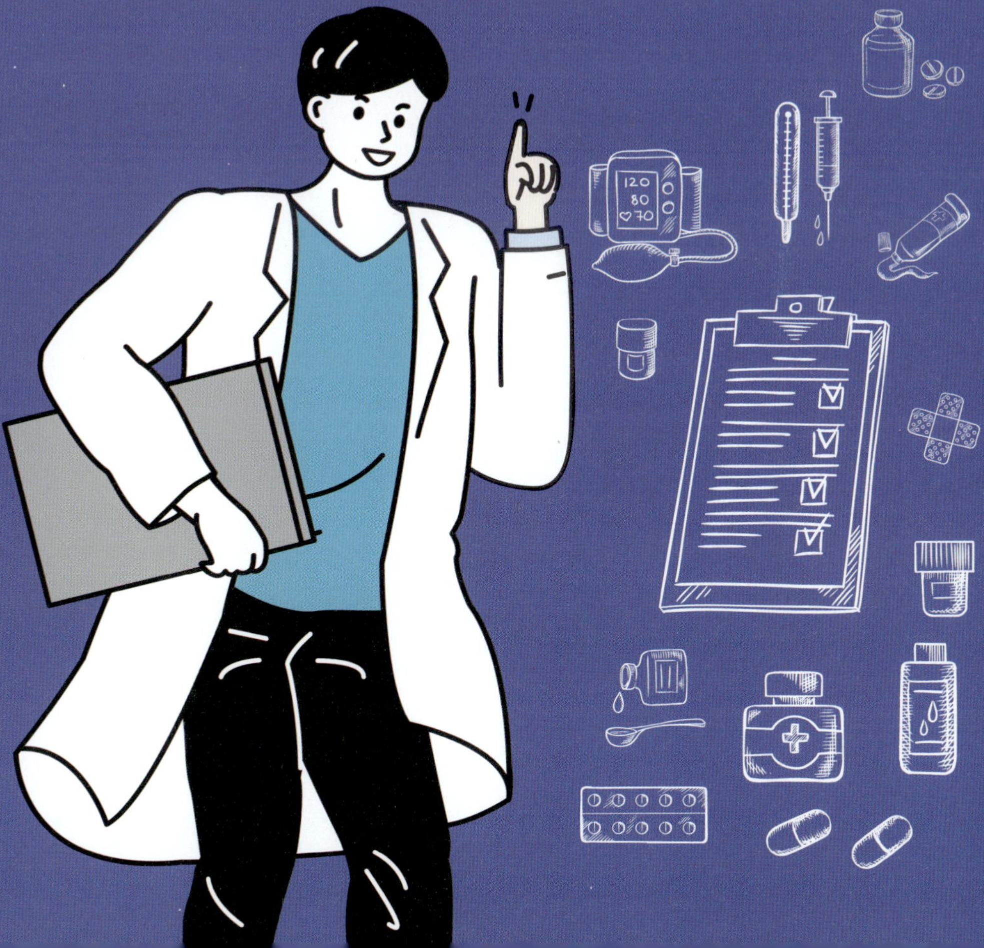

Chapter

01 진통제, 해열제 처방

1 비스테로이드 소염진통제

1) 작용 기전

⊙ 비스테로이드 소염진통제(NSAIDs)의 작용 기전은 아라키돈산 연쇄반응임.

⊙ 염증이 일어나면 염증 주변에 프로스타글란딘(PGs)이 만들어짐(그림 2-1-1).

- 프로스타글란딘 E는 통증유발 물질이며 증가하면 통증이 인식됨.

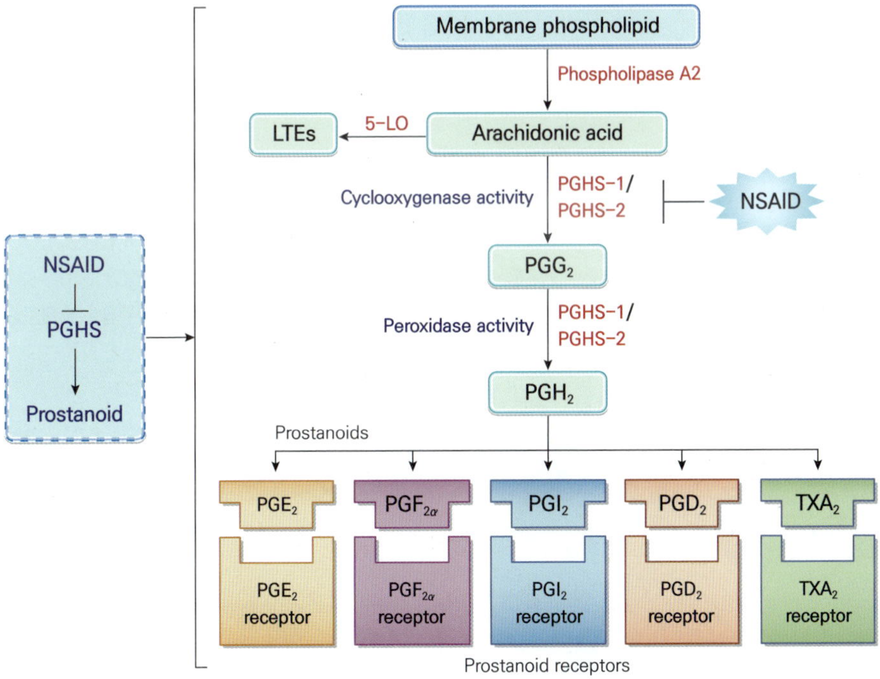

그림 2-1-1. 세포막의 아라키돈산에서 프로스타글란딘 합성의 연쇄와 NSAIDs 작용 부위.
(Biochemical Phamacology 2020:80:114147)

- 프로스타글란딘은 급성 염증 이외에 다양한 생체 반응 유지 작용이 있으며, 신 혈류·위점막 혈류유지, 혈소판 기능 유지, 기관지 확장 작용 등에도 관여.

⊙ 아라키돈산에서 프로스타글란딘 생성에 작용하는 효소는 시크로옥시게나제(COX)이며, COX-1. COX-2의 2종류가 있음.

- COX-1은 체내에 상주하여 항상성 유지에 작용하며, COX-2는 염증 주위에 생산됨.
- COX-2에 의해 아라키돈산으로부터 통증 유발물질 PGs 생산.

⊙ NSAIDs는 COX-1과 COX-2를 억제하여 진통 작용을 나타내지만, 항상성 손상에 의해 신기능 장애, 위점막 손상, 혈소판 기능 장애 등의 부작용을 일으킬 수 있음(그림 2-1-2).

2) 다양한 NSAIDs

⊙ NSAIDs작용을 높이기 위해 COX-2에 선택성을 주거나, 작용 시작 시간 변화,

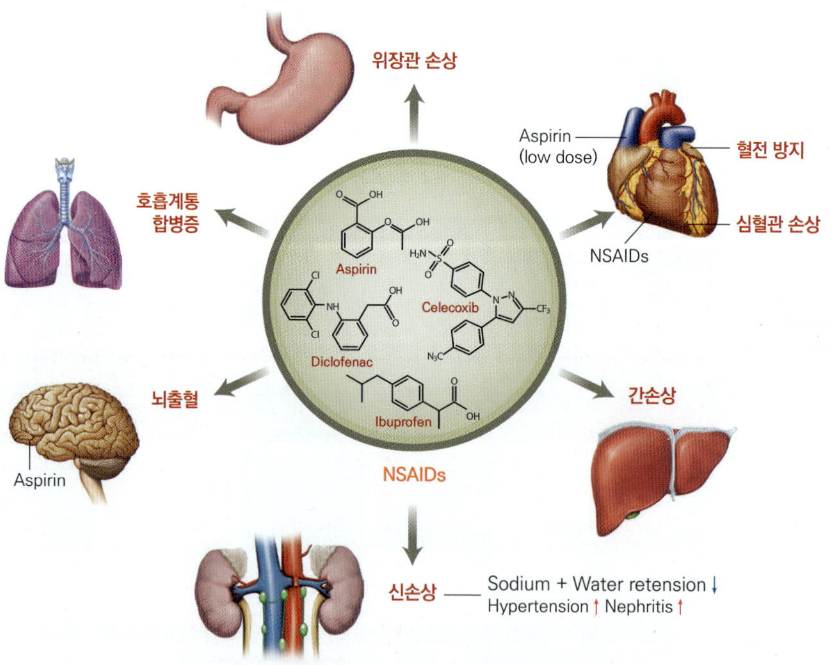

그림 2-1-2. NSAIDs의 다양한 장기에 대한 위해작용.
(Biochemical Phamacology 2020:80:114147)

반감기를 길게하는 등으로 많은 제제 개발(신기능 저하 방지를 위해 반감기를 짧게 만들기도 함).

⊙ NSAIDs 효과를 같은 조건에서 비교한 연구가 없어 어떤 약이 더 효과적이라고는 할 수 없음.

⊙ NSAIDs를 2종류 이상 병용해도 NSAIDs가 포화되어 있으면 병용 효과를 볼 수 없음.

⊙ 속효성 NSAIDs는 강력하지만 부작용 대책이 필요하고, 작용이 늦은 제제는 안전성이 좋지만 효과가 낮은 경향이 있음.

- 안전성을 높이면 속효성이 떨어져서 1회 복용만으로는 충분하지 않음.

⊙ NSAID의 분류(그림 1-1-1 참고)

① 프로피온산계(록소프로펜): 위장 장애가 다른 약보다 비교적 적다(COX-2 선택적 억제제 제외).

② 살리칠산계(아세틸살리칠산, 아스피린): 항혈소판제 특성으로 주로 이용.

③ 안트라닐산계(메페나믹산, 폰탈): 해열 작용이 좋아 아스피린의 4배. 상용량에서 저체온, 쇼크를 일으킬 수 있음.

④ 페닐초산계(디크로페낙): COX-2 억제 효과는 비교적 적음. 다양한 제형이 있음.

⑤ 인돌산계(인도메타신): COX-1 억제 효과가 비교적 적음.

⑥ 피라노신초산계(에토돌락): 장기적으로 사용(예; 류마티스 관절염)하는 진통제.

⑦ 콕시브계(셀레콕시브): COX-2 선택적 억제제로 위장 부작용 저하를 위해 개발. 혈소판응집 억제 작용은 없으며 심혈관질환 위험이 높은 환자에서 주의.

3) NSAIDs 사용 구분과 주의점

⊙ 통증이 지속되는 환자에게 NSAIDs 선택 요점은 효과보다 부작용 정도 차이를 우선 생각.

⊙ 고령자, 신기능 저하에는 특히 주의.

- 미국신장재단(KDIGO)의 지침은 GFR <30 mL/분/1.73 m^2에는 NSAIDs를 금지하며, GFR < 60 mL/분/1.73 m^2에는 장기적 계속 사용을 피하도록 권고.

⊙ 다른 약과의 상호작용도 고려.

- 스테로이드제나 골다공증약을 NSAIDs와 병용하면 위장 장애가 있어도 통증이 나타나지 않아 중증화될 수 있음.
- 문진으로 대변 색깔 변화를 묻는 것이 중요.

⊙ NSAIDs를 투여하여 통증이 감소되고 일상활동이 편해지면 환자에게 적합하다고 할 수 있지만 계속 투여 여부는 신중히 생각.

- 통증에 변화가 없으면 일단 중지하고 통증이 어떻게 변화하는지 경과를 봄.

⊙ NSAIDs는 침해 수용 통증에 효과가 있지만, 시간 경과에 따라 침해 수용성 통증 비율이 감소되므로 통증이 오래 지속된 환자에는 효과가 떨어짐.

4) NSAIDs 부작용의 대책

⊙ NSAIDs 부작용으로 천식(아스피린 천식), 위궤양, 신기능 장애, 심혈관 질환 발생 등이 있음.

- 위장 장애를 우려하여 증상이 나타나기 전에 양성자펌프 억제제(PPI)나 스틸렌(위점막 보호제)을 같이 처방할 수 있음.

⊙ 위궤양 고위험군에는 COX-2 선택성 NSAIDs가 좋지만 저위험군에는 불필요하다는 보고도 있음.

⊙ 입원 환자에서 신기능 저하가 우려되면 수액을 공급하여 신혈류량 증가를 시도할 수 있음.

2 통증의 이해

1) 통증의 분류

⊙ 통증은, ① 감정적 통증, ② 조직의 손상이나 변형에 의한 침해수용 통증, ③ 중추나 말초신경 손상이나 기능 이상에 의한 신경병증 통증으로 구분할 수 있음(표 2-1-1).

⊙ 침해수용 통증은 다시 체성통과 내장통으로 나눔.

- 체성통은 동작이나 하중이 계기가 되어 국소 부위가 비교적 명확한 강한 통증이며 필요시 적절한 진통제를 사용하도록 교육.
- 내장통은 국소 부위가 명확하지 않은 지속적 둔한 통증으로 표현되며 오피오이드 진통제가 효과적이고 필요에 따라 증량하면 통증을 조절할 수 있음.

⊙ 신경병증 통증은 신경 경로의 파탄에 의한 통증.

- 신경병증 통증이 괴로운 것은 통증이 시간 경과에 따라 증폭된다는 점.

⊙ 신경병증 통증은 다양한 표현으로 호소하며 감각이나 운동 저하, 이상 지각,

발한 이상 등이 동반되기도 함.

⊙ 질환에 따른 신경장애 통증에서 통증에 대한 표현.

- 전반적 신경장애 통증: 작열감, 바늘로 찌른다, 근지럽다, 이질통증(allodynia), 통각 과민
- 대상포진 후 신경통: 쑤신다, 작열감, 바늘로 찌른다, 이질통증, 통각 과민
- 당뇨병 신경병증: 쑤신다, 작열감, 바늘로 찌른다, 따끔함, 창으로 쑤시는, 조이는, 근지러운, 저린, 이질통증
- 척수 손상 후 통증: 작열감, 찢어지는, 꿰뚫는, 저린, 이질통증, 통각 과민

2) 만성적으로 지속되는 통증

⊙ 3개월 이상 지속되면 만성 통증.

- 만성 통증은 앞에서 구분한 통증의 종류에서 침해 수용성 통증과 신경병증 통증에 감정적 통증이 환자에 따라 다양하게 다양한 비율도 혼합되어 나타남.

⊙ 만성 통증에는 통증 경로의 이해가 중요함(그림 2-1-3).

① 감각 수용기에 들어온 통증 정보가 1차 신경세포, 2차 신경세포를 지나 대뇌에 전달됨.

표 2-1-1. 통증의 분류와 진통제

Emotional pain	Anxiolytics (minor tranquilizers)	Benzodiazepines Etifoxine (etafenoxine)	Clonazepam, diazepam, midazolam
	Antidepressants	Typical Atypical	Nortriptyline, amitriptyline, SSRIs, SSNRIs
	Antipsychotics (major tranquilizers)	First generation	Haloperidol, chlorpromazine
		Second generation	Quetiapine, risperidone, olanzapine
Sensory pain	Nociceptive pain	Somatic (Superficial and deep)	NSAIDs, APAP, ASA, and steroids
		Visceral	Opioids: weak and strong
	Neuropathic pain	Positive symptoms	Anticonvulsants
		Negative symptoms	Antidepressants: nortriptyline, amitriptyline

SSRIs: Selective Serotonin Reuptake Inhibitors, SSNRIs: Selective Serotonin Norepinephrine Reuptake Inhibitors, NSAIDs: Non-steroidal Anti-inflammatory Drugs, APAP: N-acetyl-para-aminophenol, ASA: Acetyl Salicylic Acid.

(Korean J Pain 2020: 33: 108-120)

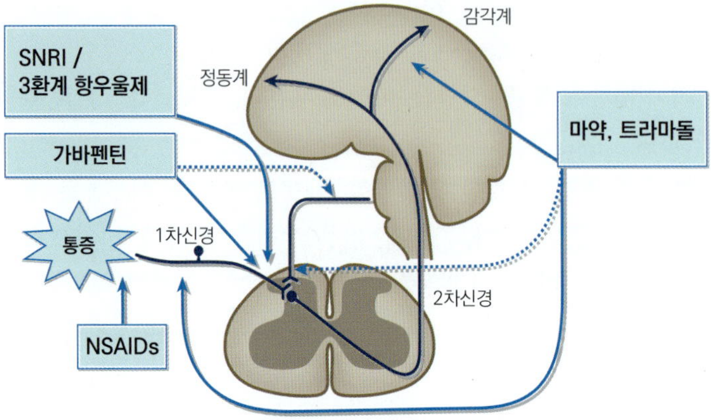

그림 2-1-3. 진통제의 작용 부위. (J Cell Biochem 2008:105:414)

② 2차 신경세포 전달에는 2개의 경로가 있으며, 하나는 척수시상경로이고 체성감각 영역으로 감(감각계). 다른 하나는 척수망양체경로이고 정동을 담당하는 대뇌변연계로 감(정동계).

③ 동시에 통증 억제 경로가 뇌 중추부에서 척수 후각부로 전달됨(하행성 억제계).

- NSAIDs는 감각 수용기 주변의 염증 부위에만 작용하며 전체 통증 경로에서 보면 매우 제한적.
- 만성 통증 환자의 대부분에서 신경 경로의 손상에 의해 통증이 계속되며, 또 시간이 경과하면 점차 대뇌, 뇌의 중추부, 척수부에서 이상 신경 활동이 나타나서 NSAIDs가 작용하는 장소는 적어짐.
- NSAIDs가 작용하는 부위가 적다고 통증에 사용할 필요가 없다는 것은 아님.
- 진통제에 따라 다른 작용점의 이해가 필요(그림 2-1-3).
  - 작용점이 다른 진통제를 병용하면 진통 효과를 높일 수 있음.
- 진통제에 의해 부작용이 나타나는 작용점의 이해도 중요.
  - 통증 치료는 고통 감소뿐만 아니라 장기적으로 ADL 개선이 중요.

3) 신경병증 통증 치료제

- 신경병증 통증은 NSAIDs나 오피오이드만으로 조절이 어려우며, 비약물요법을 포함한 포괄적 치료가 필요.
- 대표적 진통제 프레가발린은 척수 후각의 신경연접 간격에서 칼슘 통로를 억

제하여 통증 연락 물질을 억제하고 일부 하행성 억제계에도 작용.

- 둘록세틴은 하행성 억제계의 회복을 촉진.
- 오피오이드는 μ 수용체에 결합하여 1차와 2차 신경세포의 활동 전위를 억제.
- 트라마돌은 μ 수용체와 하행성 억제계에 작용하여 통증 작용을 나타냄.
- 신경병증 통증 치료제는 부작용으로 휘청거림, 어지럼, 졸림 등의 중추신경에 대한 작용과 변비 등 평활근 활동 저하가 나타냄.
- 요통 치료에서 통증에 강력한 약을 처방하여 단기간에 통증이 감소되어도 부작용으로 졸림, 어지럼이 계속되면 활동성이 저하되어 근력 저하, 균형력 저하를 일으킴.
- 그 결과 넘어짐과 골절 위험이 높아짐. 골절은 건강 수명을 크게 저하시킴. 통증 치료에서 항상 ADL의 개선이나 유지되고 있는지 확인.

⊙ 진통제는 소량으로 시작하고 시간을 두고 조금씩 증량하는 것이 중요.

- 효과뿐만 아니라 안전성(넘어짐이나 졸림)에 주의.

⊙ 만성통증에서 침해 수용성 통증, 신경장애성 통증 이외에 항우울제를 이용한 감정적 통증의 대책도 필요(표 2-1-2).

- 업무 스트레스에 의한 목의 통증이나 요통이 약으로 통증 개선이 없으면 신경차단 치료도 필요.

표 2-1-2. 통증 치료에 사용하는 항우울제

항우울제	진통정도	재유입 억제		부작용				반감기
		NE	SE	항콜린 작용	기립 저혈압	졸림	부정맥	
Nortriptyline	+++	++	++	++	+	+	+++	18-48
Amitriptyline	+++	++	++	+++	+++	+++	+++	9-46
Imipramine	+++	++	++	+++	+++	++	+++	6-28
Desipramine	++	+++	0	+	++	+	+++	12-28
Paroxetine	+	0	+++	0	0	0	0	21
Citalopram	+	0	+++	0	0	0	0	24
Venlafaxine	?	+	+++	0	0	0	0	4

NE: Norepinephrine, SE: Serotonin.

(Korean J Pain 2020: 33: 108-120)

3 암 통증의 치료

1) 암환자의 통증

⊙ 암환자의 3/4는 경과 중에 신체적 통증을 경험한다고 알려져 있음.

⊙ 통증은 환자의 QOL, 치료 경과, 정신 증상에 영향을 주므로 암 단계나 항암 치료 유무와 관계없이 적극적으로 평가하여 치료.

2) 통증 평가

⊙ 통증 조절을 위해서는 환자의 호소나 영상 소견에 의해 통증의 종류, 원인, 상태를 파악하여 약제 선택과 교육을 시행.

⊙ 암통증에서 침해수용 통증과 신경병증 통증을 구분하여 평가.

- 암 경과중에 새로운 통증이 나타나면 통증 부위나 신경 지배 영역에 새로운 병변 가능성을 생각하여 신체 진찰과 영상 평가 시행.

3) WHO 방식 암통증 치료

⊙ 2018년 암통증 관리의 표준으로 WHO 암통증 진료지침이 제정됨(그림 2-1-4).

⊙ 암 통증은 가능한 한 감소되어야 하지만, 환자의 모든 통증을 완전히 없애기는 불가능함.

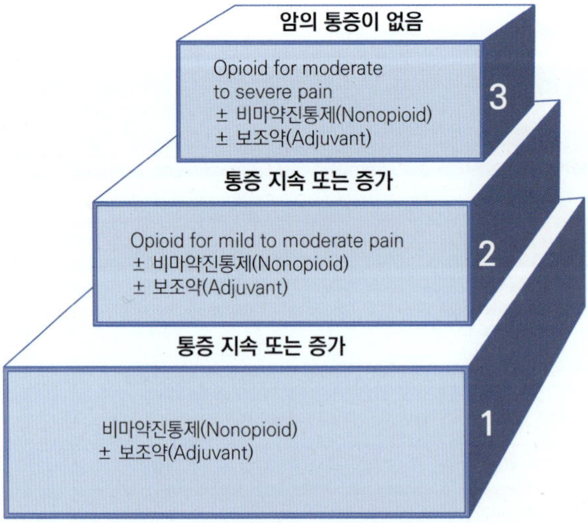

그림 2-1-4. 암통증의 단계적 치료.

(Am Fam Physician. 2013:87:766-772)

- 통증 관리의 목표는 "통증에서 해방"이 아니며, "환자가 견딜 수 있는 삶의 질 확보" 수준까지의 통증 감소.

⊙ 진통제 과량 투여에 의한 위험과 치료에 의한 이익의 균형이 중요.

⊙ 약물요법은 다음 원칙으로 시행.

① 경구 투여: 진통제는 되도록 경구로 투여.

② 시간 결정: 결정된 시간 간격으로 정기적으로 사이를 두지 않고 투여.

③ 환자에 따라: 통증 강도에 따라 진통제를 선택. 중등도 이상의 통증[NRS (numeric rating scale, 수치 평가 스케일)로 6/10 이상]은 처음부터 오피오이드 투여를 고려.

④ 구체적 배려: 오피오이드제의 부작용에 구체적으로 대처하고, 환자의 생활이나 선호에 따라 약 투여 방법을 배려해야함.

4) 진통제 종류

(1) 비오피오이드진통제

① 아세트아미노펜

⊙ 위장관, 신기능, 혈소판 기능, 심혈관에 대한 영향이 적어 안전성이 높지만, 진통을 위해 650–1,000 mg/회 정도가 필요하여 약을 많이 복용하기 어렵거나 간기능 장애가 있으면 사용할 수 없음.

② NSAIDs

⊙ 다양한 제형이 있어 암성 통증 치료 시작약으로 사용하기 좋음.

- 위장관 장애 병력이 있으면 COX-2 선택성 약을 선택.
- 신기능 장애가 있거나 신장애성 화학요법을 받고 있으면 NSAIDs 전에 아세트아미노펜을 선택.

(2) 약한 오피오이드

⊙ 트라마돌은 마약으로 지정되어 있지 않으며, 모르핀에 비해 신체 의존성, 구역, 변비, 호흡 억제 등이 적음.

- 세로토닌/노르아드레날린 재유입 억제 작용이 있어 신경병증 통증에도 효과 기대.

⊙ 고령자나 신기능 저하에는 1일 1–2회로 투여 회수를 줄여 시작.

⊙ MAO 억제제와 병용은 금기.

⊙ 효과에 한계가 있으며, 1일 300 mg 이상에서 통증 개선이 없으면 강한 오피오이드로 변경.

(3) 강한 오피오이드

① 모르핀

⊙ 다양한 제형이 있으므로 환자의 상태에 따라 투여 방법 선택(표 1-1-2).

■ 호흡 곤란이 있어도 사용할 수 있다는 근거가 있어 선택 가능.

⊙ 모르핀은 간에서 글루큐론산 포합에 의해 M3G, M6G로 대사되어 신장으로 배설.

■ 이 대사물에도 약리 활성이 있으며 축적되면 진정이나 호흡 억제를 일으킴.

⊙ 신기능 장애가 있으면 다른 오피오이드 선택을 권고(표 1-1-2).

⊙ 지속적 통증에는 모르핀 서방정 1일 20 mg으로 시작하여 효과나 부작용을 보

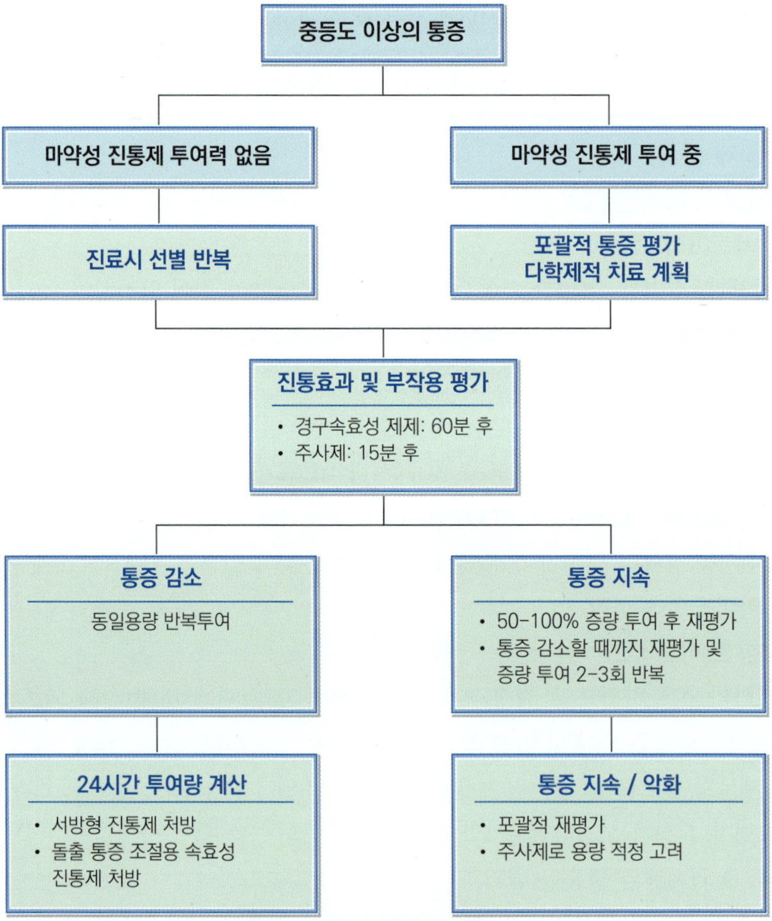

그림 2-1-5. 마약진통제 용량 조절.

(암통증 관리지침 2019)

아 서서히 증량하고, 돌출성 통증에는 구출 용량(resucue dose)으로 모르핀 속방제 5 mg를 처방함(구출 용량은 1시간 간격으로 반복)(그림 2-1-5).

⊙ 구역, 변비 등 부작용에 대한 약도 함께 처방.

② 옥시코돈

⊙ 옥시코돈은 간의 CYP2D6, CYP3A4에 의해 노르옥시코돈과 옥시몰폰으로 대사.

- 대사물의 약리 활성은 약하여 신기능 장애가 있어도 비교적 사용하기 쉬지만, CYP2D6나 CYP3A4에 억제 작용이 있는 약과 상호작용에 주의.

⊙ 졸음, 구역 구토, 변비 등의 부작용은 모르핀과 같은 정도이므로 투여 시 대책을 마련할 필요가 있음.

③ 히드로몰폰

⊙ 모르핀과 효과, 부작용이 거의 같음.

- 글루큐론산 포합으로 대사되나 활성 대사 산물 H3G의 약리 활성은 미약하여 신기능 장애에서도 사용 가능.

④ 펜타닐

⊙ 모르핀, 옥시코돈에 비해 위장 증상, 정신 증상이 빈도가 적고, 변비가 심할 때 유용.

- 패취제는 약 복용이 어려운 환자에 유용하지만 혈중 농도 안정되기까지 시간이 필요하여 통증 조절이 안 되거나 심한 경우에는 사용하지 않음.

5) 오피오이드 시작에 대한 불안

⊙ 마약 사용에 대한 불안감으로 피하려는 환자도 많음.

- 통증이 충분히 조절되기 위해서는 환자의 오피오이드 사용에 대한 이해가 필요.
- 지시 대로 복용해야 효과적이라고 불안감을 배려하여 설명하며, 부작용으로 복용 중단을 방지하기 위한 대책도 미리 마련.

⊙ 오피오이드에 대한 환자의 불안은, ①중독된다, ②수명이 단축된다 등의 우려와 ③오피오이드는 최후에 사용하는 약이라는 오해가 있음.

- 환자가 불안을 느끼는 이유를 들어 그에 따라 설명.

⊙ 정신적 의존증(환자는 중독이라고 표현)이나 생명 예후에 대한 나쁜 영향을 우려하면 다음과 같은 자료를 알려줌.

<의사의 지시에 따른 적절한 사용에서 정신적 의존증 가능성은 0.2% 이하.>

<마약 사용량과 예후 사이에 관계가 없으며 예후를 나쁘게 한다는 근거는 없음.>

6) 부작용 대책

부작용에 대해 환자에게 미리 설명하고 대책을 마련하면 안심하고 사용할 수 있음.

① 졸음

⊙ 오피오이드 시작이나 증량하고 수일–1주에 개선됨.

⊙ 그 이상의 불편한 졸음이 지속하면 감량이나 다른 오피오이드로 변경.

② 구역/구토

⊙ 약 30%에서 나타나며, 시작이나 증량하고 1–2주에 개선됨.

⊙ 때로 오피오이드 중단을 바랄 정도로 심할 수 있음.

⊙ 오피오이드 시작 전부터 위장 증상이 있거나 오피오이드에 의한 구역 병력이 있으면 구토 억제제를 처방.

[처방 예]

- 구역이 오피오이드 혈중 농도 상승과 동시에 출현: 페르페나진(명인페르페나진정/명인) 4 mg 1회 1정 또는 1일 3회
- 어지럼을 동반한 구역: 디펜히드라민(보나링에이/일양) 1회 1정, 또는 1일 3회

③ 변비: 내성이 없으며 오피오이드 사용 동안 완하제를 계속할 필요가 있음.

[처방 예]

- 오피오이드에 의한 변비: 산화마그네슘 330 mg 1회 1–2정 1일 2–3회
- 장관 연동 저하: 센노시드(소프트모닝정/대웅) 12 mg 1회 2정 1일 1회 취침 전

④ 중증 부작용(섬망, 혼란, 호흡 억제)

⊙ 혈중 농도가 유효 범위 이상의 중독 범위에서 출현하며 적절한 사용에서 문제가 되는 경우는 드묾.

⊙ 오피오이드의 급격한 증량에서 증상이 출현한 경우에는 오피오이드 감량.

⊙ 오피오이드 투여량 증가 없이 나타나면 신기능 저하나 위장관 병변을 예상하여 상태를 평가.

7) 약물 치료 저항성 신경병증 통증

⊙ 신경병증 통증에 NSAIDs나 오피오이드 효과가 없을 때 진통 효과의 충분한 평가 없이 오피오이드를 증량하면 과량 투여나 부적절 사용이 될 위험이 있음.

⊙ 오피오이드 구출 용량에도 진통 효과가 없으면 증량보다 진통보조제 병용이나 신경차단 등 비약물요법 고려.

- 진통보조제로 항우울제(3환계, SNRI), 항경련제, 스테로이드 등을 사용하지

만 충분한 근거가 없어 개개 환자에 따라 신중하게 선택.

⊙ 신경병증 통증에서 지속적 통증 자극은, 통각 전달 신경의 과민성 항진, 억제성 신경의 활동 저하에 의한 통증의 만성화 결과. 동시에 신체 사회 활동 저하에 의한 불안, 고독 등의 심리 사회적 문제의 동반이 있음.

- 이때 통증 치료 목표를 완전한 통증 제거로 설정하여 약을 증량하는 것이 아니라, 일상 생활을 지낼 정도의 억제에 대해 환자와 공통 목표로 설정.

⊙ 약물요법과 병행하여 삶의 질을 포함한 통증 평가, 교육, 인지 행동요법 등 포괄적 관리 필요.

4 발열과 해열제

1) 체온 조절 기전

⊙ 체온 조절 중추는 시상하부에 있으며, 설정 체온(set point)이 유지되도록 열생산과 열발산의 균형이 일어남.

- 열생산은 근육조직의 떨림 및 지방조직과 근조직의 떨림 없는 기전에 의해 일어남.
- 열발산이 없으면 체온은 시간당 1℃ 올라감.
- 열발산은, ① 발산(땀, 불감 소실), ② 방열(적외선 전자 에너지 배출), ③ 전도(피부를 통한 냉각 등), ④ 대류(공기 중으로 열의 이동)에 일어남.

⊙ 체온 상승에는 발열(fever)과 고체온(hyperthermia)이 있음.

- 발열은 "set point"가 윗쪽으로 이동하며, 외인성 발열물질에 의해 내인성 발열물질이 유도되어 체온 조절 중추의 혈관내피세포에서 PGE2 발현으로 시작.
- PGE2에 의한 세포내 cAMP 상승은 직접 또는 간접적으로 열생산을 늘리며, 열발산을 줄여 체온을 올려 발열 상태가 됨.
- 고체온은 "set point" 변화 없이 열생산과 방열 균형이 깨진 결과에 의해 일어나는 현상.

2) 해열제의 작용 기전

⊙ 해열제에는 아세트아미노펜, NSAIDs, 부신피질 스테로이드가 있음.

- 아세트아미노펜은 중추(시상하부)에 작용하며, 말초 효과는 없고 항염증 작

용을 나타내지 않음.

- NSAIDs는 염증 국소의 COX 억제에 의한 아라키돈산에서 프로스타글란딘 생산 억제에 의해 해열 작용.
- 부신피질 스테로이드는 염증성 사이토카인(내인성 발열물질)에 대한 직접 작용과 NSAIDs와 같은 COX 억제에 의해 항염증, 해열 작용.

3) 해열제 처방 전 생각할 점

① 열의 원인은?

⊙ 체온이 높으면 고체온과 발열을 구분해야함.

⊙ 병력에서 고체온 환경에 있었는지 확인(여름철 고령자의 열사병, 겨울철에 옷을 많이 껴입어 열발산 차단에 의한 고체온 등).

⊙ 고체온에는 set point 변화가 없어 해열제 무효.

⊙ 발열에는 감염을 우선 생각하며, 관절염 같은 만성 질환도 생각.

⊙ 발열에 동반된 증상에 의해 원인을 추정.

② 열을 내려야 할까?

⊙ 열은 환자의 전신 상태 파악에 중요한 지표.

⊙ 해열제로 열을 내려 병의 지표가 없어지면 상태 악화를 놓칠 수 있음.

⊙ 한편 발열에 의한 환자의 고통은 무시할 수 없음.

⊙ 중증 환자는 발열에 의해 호흡 증가, 심근의 산소 요구량 증가, 중추신경 손상을 일으킬 수 있어 해열을 시도.

⊙ 한편 패혈증에서 NSAIDs, 아세트아미노펜 투여에 의해 28일 사망률이 각각 2.6배, 2.1배 증가했다는 보고도 있음.

⊙ 중증 환자에게 시급한 해열제 투여 필요성은 의문이며 이것은 경증에서도 같음.

⊙ 소아나 고령자에서 발열에 의한 전신 상태 불량과 물마심 감소에 의한 탈수 우려에는 해열제가 필요.

⊙ 소아의 열성 경련에서 해열제가 경련 재발을 예방한다는 근거는 없음.

⊙ 열의 원인을 어느 정도 알 수 있고, 자연 경과를 예상할 수 있으면 무조건 해열제를 처방하지 않고 경과를 볼 수도 있음.

4) 해열제의 종류와 선택

⊙ 해열만이 목적이면 아세트아미노펜이 좋음.

⊙ 진통도 필요하면 부작용 합병증을 고려하여 NSAIDs 사용.

⊙ NSAIDs를 감염에 사용하면 중증 세균성 합병증 위험 증가 보고가 있으므로 중증이 아닌 증상(발열, 통증, 근육통)에 NSAIDs에 의한 대증요법은 권고하지 않음.

① 아세트아미노펜

⊙ 소아의 표준 해열제로 인정.

⊙ 효과가 없으면 처방과 복용 상황을 확인.

⊙ 일반적으로 1회 300–500 mg, 1일 2회까지 최대 1,500 mg 투여하나 1회 투여량은 1,000 mg을 넘지 않게할 것.

⊙ 부작용으로 간기능 장애가 있음. 간독성은 용량 의존성이며 상용량(1회 300–500 mg)을 장기적으로 사용하지 않으면 안전.

⊙ 간기능 장애가 있으면 계속 처방에 주의하고 간기능 검사를 추적.

② NSAIDs

⊙ 해열뿐 아니라 진통도 필요할 때 사용함.

⊙ 소아에 무심코 처방하지 않을 것.

⊙ 부작용 우려가 있지만 해열 목적의 단기간 사용에 반드시 COX–2 선택적 억제제를 처방할 필요는 없음.

⊙ NSAIDs의 부작용은 COX–1억제에 의한 위장 장애(위천공이나 상부 위장관 출혈), 신장애, 아스피린 천식, 광선 과민증.

Chapter

02 정신·신경질환 처방약

1 수면제

1) 불면 증상에서 수면제의 역할

⊙ 불면 증상은 다음과 같이 나눌 수 있음.

- 야간 수면 장애(잠들기 어려움, 수면 유지 어려운, 아침 일찍 깸)
- 수면 장애에 대한 불안 긴장(오늘 밤에도 잘 수 없으면 어쩌지 하는 불면 불안)

⊙ 수면제를 투여하여 야간 수면이 보장되면 점차 여유가 생겨 <불면증이 있었던 것을 잊는다>는 상태가 될 수 있음.

⊙ 이런 상태에서 <불면 불안>이 없어지면 불면증은 개선됨.

⊙ 수면제는 야간 증상을 억제하여 치유를 촉진하는 보조제라고 할 수 있음.

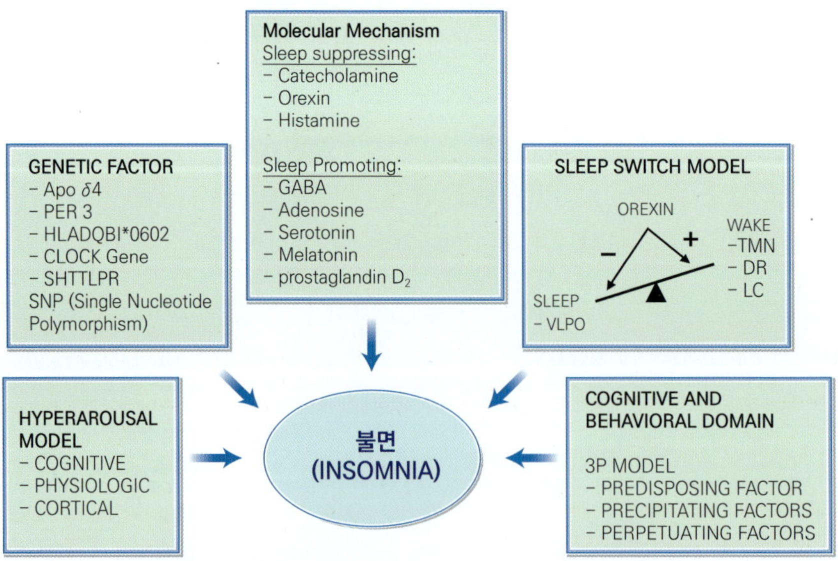

그림 2-2-1. 불면증의 원인. (Missouri Medicine 2019:116:68)

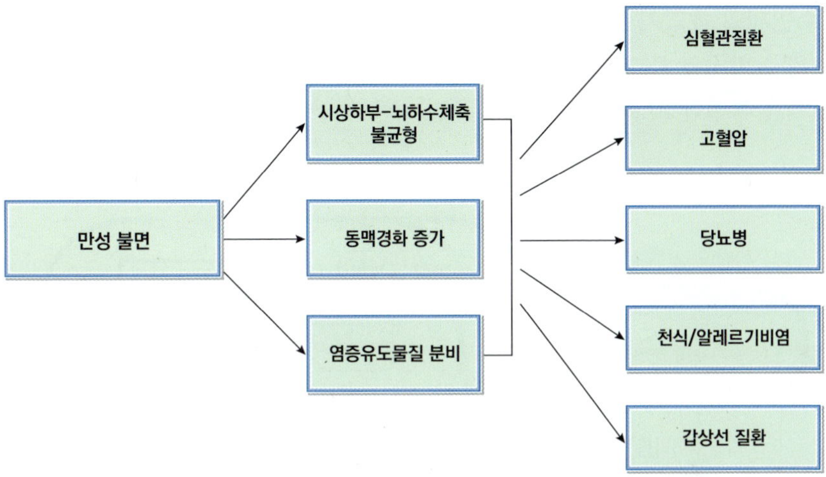

그림 2-2-2. 만성 불면증의 위해. (Missouri Medicine 2019:116:68)

- ⊙ 불면증은 원인이 다양한 만성 질환이며 호전과 악화를 반복하기 쉬우며, 호전되면 수면제를 감량, 중지하며 악화기에는 증량(그림 2-2-1).
- ⊙ 복용에 신축성을 주면 약제 의존성을 피할 수 있음.
- ⊙ 불면의 지속은 장기적으로 많은 문제를 일으킴(그림 2-2-2).

2) 수면제의 종류

- ⊙ 수면제는 작용 부위 따라 다양한 종류가 있음(그림 2-2-3).
- ⊙ 우리나라에는 벤조디아제핀제만 있지만 외국에는 멜라토닌 수용체 작용제, 오렉신 수용체 대항제가 있음.
- ⊙ 10종 이상의 벤조디아제핀 수면제는 벤조디아제펜 수용체 작용제(BZRA).
- ⊙ BZRA중에서 졸피뎀, 에스조피클론 등은 반감기가 짧아 아침 졸림 가능성은 낮은 반면, 야간에 작용이 없어져서 아침에 일찍깸이 나타날 수 있음(Z drug라고 함).
- ⊙ 2017년 미국수면학회 지침은 BZRA, 에스조피클론과 졸피뎀은 입면 장애와 수면 유지 장애에 모두에 효과적이며, 오렉신 수용체 대항제 수보렉산트는 수면 유지 장애에, 멜라토닌 수용체 작용제 라멜르테온은 입면 장애에 사용 권고.
- ⊙ 미국에서는 수면제 대신 약값이 저렴한 항우울제 트라조돈 사용 빈도가 높지만 이중맹검 비교 연구 결과가 적고, 장기적 안전성도 확립되지 않았음.

3) 수면제의 효과가 없을 때

① 약을 바꾸어 봄.

⊙ 처음 투여한 BZRA에 효과가 없으면 다른 계열로 바꿀 것. BZRA 사이의 변경

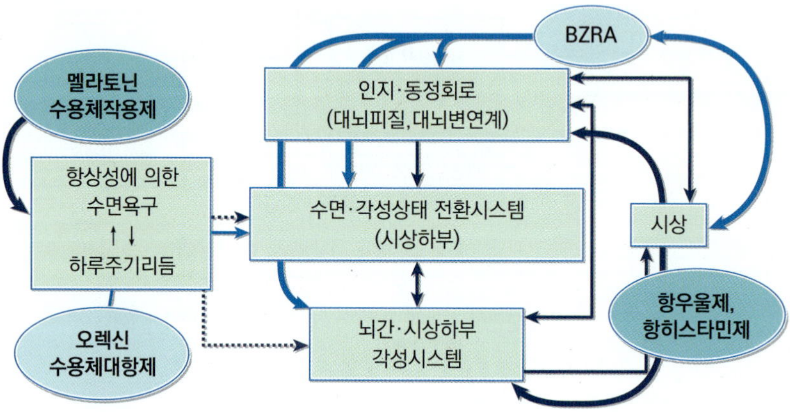

그림 2-2-3. 수면-각성 조절계 모델과 수면제 작용점.
(Drug Discv Today Dis Models 2011:8:129)

표 2-2-1. 수면 환경 개선

정기적 운동	되도록 정기적으로 운동한다. 적당한 유산소 운동은 잠들기 쉬워지고 수면이 깊어진다.
침실 환경	쾌적한 취침 환경에는 밤중에 눈이 떠지는 일이 줄어 든다. 소음의 대책으로 귀마개를 하고, 문을 빈틈 없이 닫으며, 차광 커튼 이용 등의 대책도 도움이 된다. 침실을 쾌적한 온도로 유지한다. 너무 덥거나 추우면 수면에 방해가 된다.
규칙적 식생활	규칙적 식생활이 필요하며 공복으로 잠을 자지 않는다. 공복이 수면을 방해할 수 있다. 수면 전 가벼운 식사(특히 탄수화물)는 수면에 도움이 될 수 있지만 기름진 음식이나 트림이 나는 식품은 취침 전에 피한다.
취침 전 수분 섭취	취침 전 물 마심에 주의한다. 밤중에 화장실에 가는 회수가 줄어 든다. 그러나 뇌경색이나 협심증 등 혈액 순환에 문제가 있으면 주치의의 지시를 받는다.
취침 전 카페인	취침 4시간 전부터는 카페인이 들어 있는 음료에 주의한다. 카페인이 들어간 음료나 음식(예, 녹차, 커피, 홍차, 콜라, 초콜릿 등)은 잠들기 어려워지거나 밤중에 깨기 쉽고 수면이 얕아진다.
취침 전 음주	잠 자기 위한 음주는 역효과다. 술을 마시면 일시적으로 잠들 수 있으나 서서히 효과가 없어지며 밤중에 깨기 쉽고 깊은 잠을 잘 수 없다.
취침 전 흡연	밤에는 흡연하지 않는다. 니코틴은 정신 자극 작용이 있다.
침상에서 걱정거리	낮의 고민을 침상에 가지고 가지 않는다. 문제에 대한 생각이나 다음날 행동 계획은 다음날에 한다. 걱정하는 상태에는 잠들기 어렵고 잠을 자도 얕은 잠이 된다.

으로는 의미가 없으며 항우울제 병용 고려.
⊙ 약에 부분적으로 효과가 있어 입면 장애는 어느 정도 조절되나 수면 유지 장애가 남아 있을 때 항우울제 병용.
② 수면 환경 조사
⊙ 진료실에서 약의 효과만 이야기하고 수면 개선을 위해 반드시 필요한 생활습관(수면 환경)은 소홀히 하기 쉬움. 수면 환경을 조사하여 환경을 바꿀 수 있도록 알려줌(표 2-2-1).

2 외래 진료에서 자주 만나는 정신과 문제

1) 정신과 질환의 기본지식

① 약물치료로 개선되는 정신 장애는 2/3 정도.
② 정신 장애를 뇌의 생활습관병이라고 이해하면 좋음.
③ 불안장애의 기본 치료제는 SSRI(선택적 세로토닌 재유입 억제제), 기분장애의 기본 치료제는 SNRI(세로토닌, 노르아드레날린 재유입 억제제)와 SSRI.
④ 기분장애에서 우울증과 양극성장애는 치료 방침이 다르므로 양쪽의 감별이 필요.

2) 표준 처방의 이해

① 불안장애(공황장애, 강박성장애, 사교 불안 장애 등)
⊙ 기본 치료제는 SSRI(파록세틴, 플루복사민 등).
⊙ SSRI의 주된 부작용은 위장 증상(구역/구토, 복통, 설사)과 활성화 증후군(불안, 초조, 불면, 자극성, 충동성 항진)이며 투여 초기에 나타날 수 있음.
⊙ SSRI 장기에 의한 부작용은, 불면, 성기능 장애, 정신·행동면의 변화(의욕이나 흥미 저하)가 있음.
② 기분 장애
⊙ 기분 장애의 기본 치료제는 SNRI와 SSRI.
⊙ 불안이 강한 기분 장애(예: 초조함이 심하다, 불안장애가 같이 있다): 벤라팍신
⊙ SNRI에는 SSRI와 공통된 부작용에 더해 배뇨 어려운, 요폐, 빈맥 등의 부작용이 있어 전립선비대가 있는 고령 남성은 주의.
⊙ SNRI에 효과가 없는 기분장애에는 NaSSA(미르타자핀), S-RIM (vortioxetine),

도파민 수용체 부분 작용제 아리피프라졸 등을 시도.

⦿ NaSSA의 부작용으로 졸음, 식욕 증가, 체중 증가가 있음.

3) 항우울제 처방

① 처방의 주의점

⦿ 어떤 항우울제나 부작용이나 중단 증후군이 있으므로 신중하게 증감.

⦿ 양극성장애는 항우울제의 효과가 적고, 조증 상태를 일으킬 수 있어 사용하지 않음.

⦿ 가벼운 조증 상태를 의심하는 병력(예: 수면 시간이 짧아도 활기가 있음. 과도한 계획을 세우며 돈을 마구 쓴다)이나 양극성 장애의 가족력이 있으면 항우울제는 처방하지 않음.

② 항불안제 사용

⦿ 벤조디아제핀(BZD)의 항불안 효과는 즉효성이 있으나 대증적이고 제한적.

⦿ 의존성 문제가 있어 주로 1회용으로 사용.

⦿ 불안 시 BDZ 1회 투여(예: 로라제팜 0.5 mg 복용), 사교 불안 장에 BZD와 β차단제의 1회 투여(예: 연설 1시간 전에 클로나제팜 0.5 mg와 카베딜롤 5 mg 복용)는 효과가 좋음.

⦿ 장기간 처방한 BZD 항불안제를 줄일 때는 신중한 감량이 중요.

4) 표준 치료제에 의해 개선되지 않을 때 생각할 점

① 환자의 요인과 환경 요인을 생각할 것.

⦿ 표준 치료에 개선되지 않는 불안장애나 기분장애에는 환자의 요인이 있으며, 표적 대응으로 개선되지 않는 정신장애에 환경 요인의 관여가 있음.

[환자의 요인]

1. 우울을 일으키는 인지(나는 안 된다와 과도한 비관)에 의해 자신에 대한 부정적 인식으로 다양한 상황에서 비관하기 쉬움.
2. 회피, 강박 경향: 불안–갈등의 처리에 약하고, 회피(예: 서투른 장면을 피한다)–강박 경향(예: 실패, 질책이 두려워 반복하여 확인한다)가 심함.
3. 활동량 부족+ 환자 요인
4. 무신경: 생활 리듬이 흐트러지거나 몸을 움직이는 활동량이 줄어들며 무

신경 으로 지내는 시간이 많음.

[환경 요인]

1. 대응하기 어려운 과제의 존재: 환자 주위의 힘든 환경이나 본인이 대응하기 어려운 과제의 존재.
2. 생활 변경의 필요: 환자 생활의 중대한 변화(예: 실업, 가정 붕괴)에 의한 변화 요구.

② 중증 트라우마가 있는지 알아볼 것.

⦿ 중증 트라우마(PTSD)가 있으면 환자 요인과 환경 요인이 모두 심해져 병이 심해지고 오래 지속됨.

⦿ PTSD의 원인으로, 가정내 심리적, 육체적 학대, 가혹한 괴롭힘(harassment), 폭력적 언행 등에 의한 부적절한 관계에 의한 피해가 있음.

⦿ PTSD의 외상 기억이 어떤 단서(예: 불합리한 대우를 받는다, 자살 뉴스를 본다)에 의해 활성화되면 심신 안된 상태(우호적, 안심)가 심신 불안정 상태(적대적, 혼란)로 바뀜.

⦿ 적대적, 혼란 상태에서 기분의 불안정으로 생각에 빠지거나 난폭한 언동을 하기 쉽고, 다양한 신체 증상(통증, 두근거림, 가슴 답답함 등)이나 감각 과민(청각 과민 등)이 나타남. 이런 경우에는 전문의에게 의뢰.

3 치매 환자 진료

1) 치매 진료 시작

⦿ 근본 치료가 없는 인지 기능이 저하된 환자의 외래 진료에 대한 원칙을 이해함.

⦿ 인지 기능이 저하된 환자를 포함하여 가족이나 관리 담당자의 환자에 대한 건강 기여가 모두 치료의 과정임.

① 환자의 특성

⦿ 진료 시에 환자가 "이 사람은 나를 도와주고 있다"고 느낄 수 있는 환경을 만듬.

⦿ 구체적으로, 진료 당일의 기분이 어떤지 묻고, 혈압과 맥박을 직접 재는 간단한 신체 접촉을 시도하면서 표정, 운동 기능을 관찰. 지난 번 진료 내용과 처방을 보고 효과를 물어보며, 최근의 화제거리를 이야기하여 인지 기능 변화 여부를 파악.

⊙ 병식이 부족한 환자에게 힘들었던 사건을 들어주며, 환자 자신의 생각이 중요하다는 태도에 공감해줌.

② 보호자에 대한 설명

⊙ 환자의 상태를 근거로 환자의 생활 상황과 치료 내용을 알아보고, 보호자의 부담이나 힘든 점을 파악함.

⊙ 환자와 보호자 모두 치료 대상이 되는 진료이므로 시간이 필요. 보호자에게 환자 상태를 기록하게 하고 다음 진료에 가져오게 하면 진료에 효과적임.

2) 외래 진료 대책

⊙ 임상적으로 알츠하이머형, 레비소체형, 혈관성, 전두측두형 등으로 분류함.

⊙ 인지 기능 저하 정도는, 혈관성치매는 병소 부위에 따라 다양하지만, 신경 변성 질환에는 병소 진행에 따라 특이한 상태를 나타냄.

⊙ 증상이 복잡해도 ① 핵심 증상, ② 행동·심리 증상(behavioral and psychological symptoms of dementia: BPSD)로 나누어 보면 치료 방침을 생각하기 쉬움 (표 2-2-2).

⊙ 치료는 비약물치료에 의한 관리가 중심이고, 약물치료는 보조적이라고 생각.

⊙ 환자의 치료 참여가 가능한 기대하는 경증기에는 재활요법을 시도하나 그 이외에는 보호자의 관리가 필요.

⊙ 환자의 말과 행동을 정상 상태로 만드는 것이 아니며, 환자의 세계를 이해하여 온화한 기분으로 지낼 수 있도록 도와줌.

⊙ 약간의 도움으로 실행할 수 있는 것은 도와주지만, 할 수 없는 것은 강요하지 않음. 실패 경험을 거듭하지 않도록 유도.

⊙ 환자의 증상뿐 아니라 남아있는 인지 기능을 보호자가 알 수 있게 하는 것이 중요. 보호자가 환자 증상이나 상태를 인식하면 진료와 보호자의 부담 완화에

표 2-2-2. 치매 증상

	핵심증상	BPSD
원인	뇌의 병변에 의한 인지 기능 저하	인지 기능이 저하된 상태에 환경요인이 더해져 발생
뇌병변에 대응	가능	대응 안됨
치료	관리와 환경 정비 치매 치료제	관리와 환경 정비 정신과약

도움이 됨.

⊙ 환자의 청력 저하, 인간 관계 감소, 운동 부족, 흡연, 음주 등의 문제가 있으면 무리하지 않는 범위에서 지원.

⊙ 보호자에게 환자의 상태를 물어보면, 몇 번 말해도 아무것도 기억하지 못하는 일이 많다고 함. 보호자가 치매 증상을 인식하기 어려움. 따라서 보호자에게 핵심 증상과 BPSD를 알려주어 적합한 관리 환경이 되도록 설명함(표 2-2-2).

3) 사회적 자원

⊙ 인적 자원의 부족으로 이상적 치료와 먼 것이 현실. 보호자의 고립과 피폐는 학대의 원인이 될 수 있음.

⊙ 비약물치료의 자원에 대한 지역의 지원을 파악. 지역의 지원과 공동 대처를 목표로 함(표 2-2-3).

4) 약물치료

⊙ 알츠하이머형 치매의 기억 장애나 의욕 저하, 실행 기능 장애에 대해 콜린에스테라제 억제제와 NMDA 수용체 대항제가 있으며, 레비소체 치매의 환각에 콜린에스테라제 억제제가 있음(그림 2-2-5).

⊙ 알츠하이머형 치매에서 조기 치료에 의한 취업 계속, 가사 관리, 재활치료 도입 등의 효과를 기대할 수 있음.

⊙ 경도 인지 장애에서 약물치료 도입에 의해 장기적으로 인지 기능이 유지되는 경우도 있지만 약효에 의한 것인지는 명확하지 않음.

⊙ 콜린에스테라제 억제제의 부작용으로는 위장 증상, 서맥에 의한 실신, NMDA 수용체 대항제에 어지럼이 있음(그림 2-2-6).

표 2-2-3. **치매 치료**

비약물치료	약물치료
직장에서 배치 조정 인간 관계 유지 재활치료 인지 훈련 연상법, 현실 인식 훈련 시설 입소 가족에게 교육, 치료	콜린에스테라제 억제제 NMDA 수용체대항제 비정형항정신약 항불안제 항우울제 수면 유도제 기분 안정제

⊙ 자립도가 저하되어 효과가 없으면 중단함.

⊙ BPSD가 심하여 보호자가 대응 어려우면 정신과약이 필요하며 효과와 부작용의 균형 유지에서 사용이 어려운 경우가 있음.

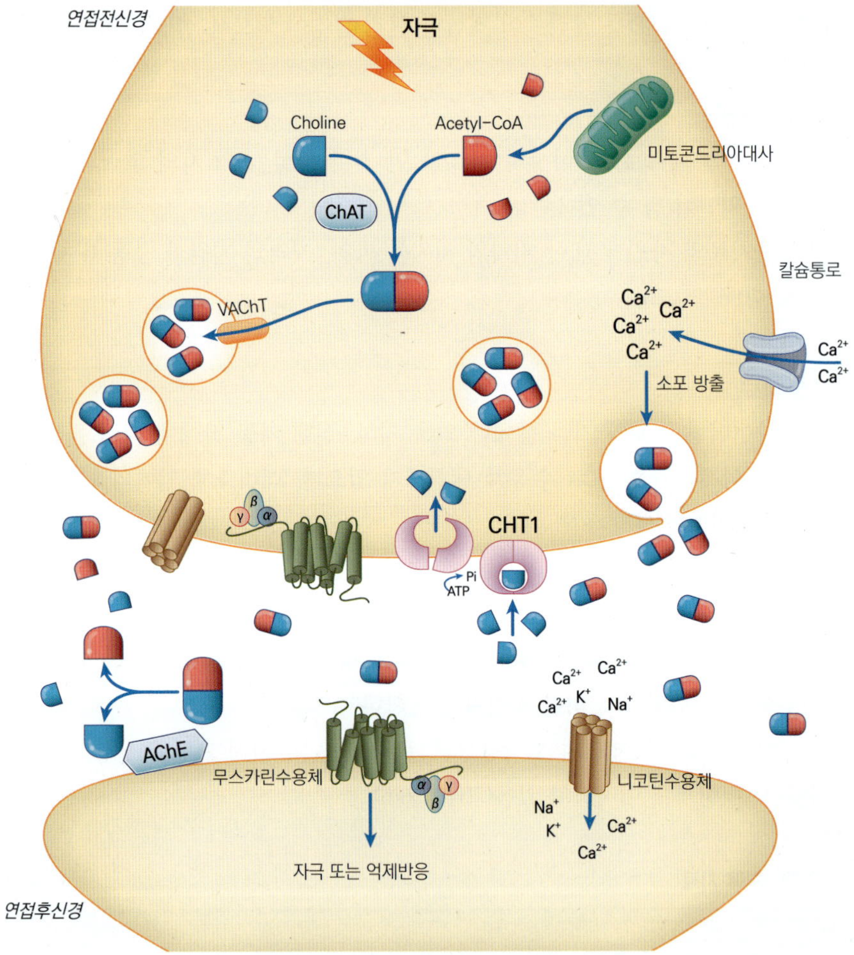

그림 2-2-4. 아세틸콜린의 분비와 작용.
(Current Neuropharmacology, 2016:14:103)

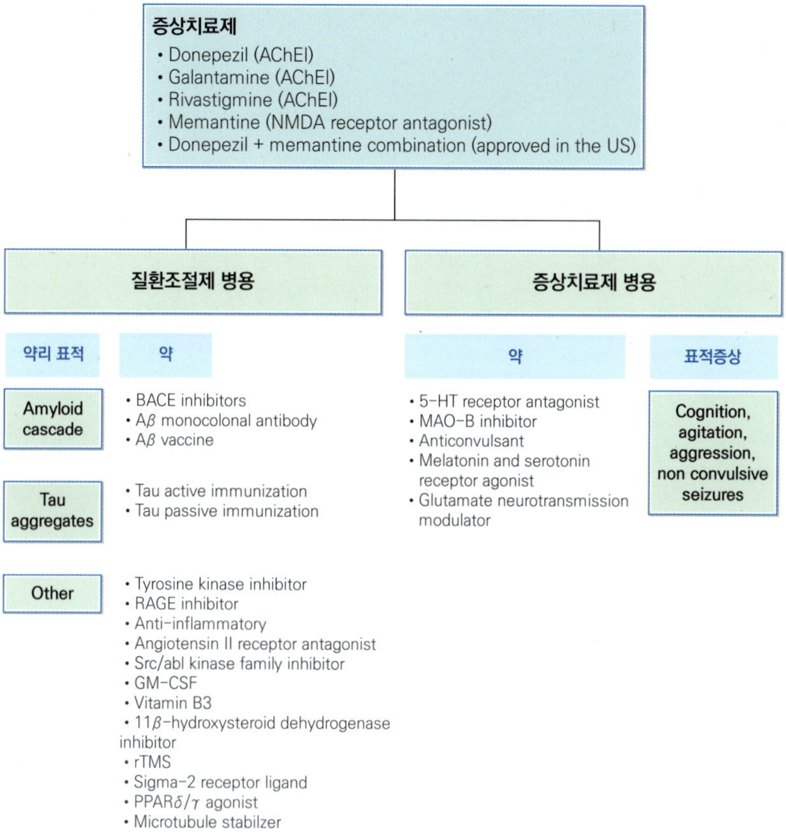

그림 2-2-5. **치매치료제.**

5) 진료 의뢰

⊙ 인지 기능 저하가 심해지면 전문의에게 의뢰.

⊙ 신경 변성 질환은 경과하면서 다른 질환으로 밝혀지는 일이 있음. 기존 상태와 차이가 있으면 전문의에게 의뢰.

⊙ 치매 증상의 급격한 변화는 BPSD 이외에 뇌질환, 당뇨병 악화, 전해질 이상, 약제성 등 다양한 원인에 의해 나타나며 신속한 대응이 필요.

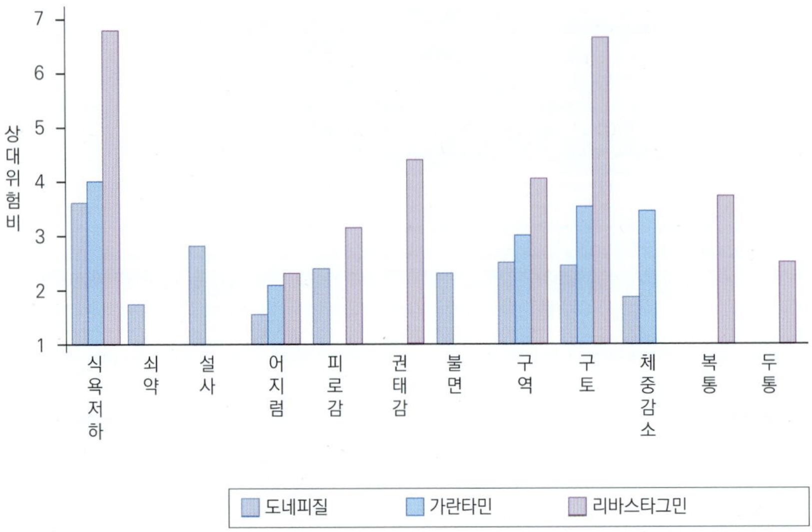

그림 2-2-6. 콜린에스테라제 억제제의 부작용.
(약 바로 알고 처방하자, 2018)

4 뇌전증 치료제

1) 뇌전증이란?

⊙ 뇌전증은, 뇌의 신경세포 과잉 흥분에 의해 발작 증상(뇌전증 발작)이 반복으로 일어나는 만성 뇌의 병으로 정의.

⊙ 뇌전증 지속상태(status epilepticus)에는 발작 정지 기전의 이상으로 발작이 지속되며, 경련 발작이 5분 이상 지속하면 신속한 치료가 필요.

⊙ 50–70%는 급성 질환에 의한 징후성 발작이며, 적극적치료와 동시에 원인 조사를 시행.

2) 작용 기전에 의한 분류

흥분계 전달의 억제 및 억제계 전달의 활성화에 작용에 따라 다음과 같이 분류 (그림 2-2-7).

① 전위의존 이온통로(Na^+, Ca^{+2}, K^+) 조절:

phenytoin, carbamazepine, lamotrigine(라모티진/부광), oxacarbazepine(트리렙탈/노바티스), ethosuximide(자론티/영풍), zinsamide(엑세그란/동아에스티),

rufinamide(이노베론/한독), lacosamide(라코팻/현대).

② GABA (gamma-aminobutyric acid) 활성 증가: phenobarbital, benzodiazepines, vigabatrin(사브릴/한독).

③ 다양한 기전: sodium valproate, gabapentin, topiramate(가바토파/동아에스티)

④ 신경종말 SV2A (synaptic vesicle glycoprotein 2A) 작용: levetiracitam(레비라정/한미)

⑤ 흥분성 신경연접 후막 AMPA (α-amino-3-hydroxy-5-methyl-4-isoxazole-propionic acid)형 글루탐산 수용체 대항제: perampanel (파이콤파/에자이)

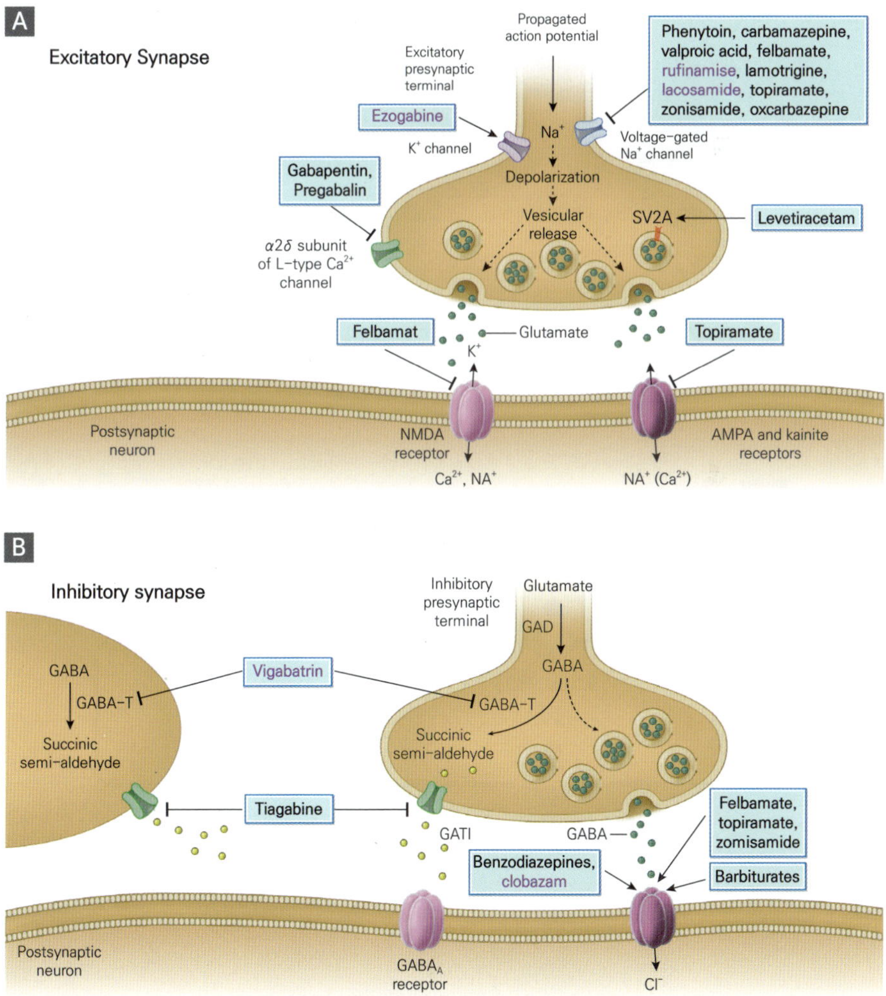

그림 2-2-7. 다양한 항경련제의 작용기전.

(Mayo Clin Proc. 2012:87:879-889)

3) 항뇌전증약의 선택

⊙ 최근 다양한 항경련제 도입(그림 2-2-8).

⊙ 경련을 국소발작과 전신발작으로 나누어 약 선택(표 2-2-4, 그림 2-2-9).

⊙ 치료 목표는 부작용 없는 발작 소실.

- 환자의 QOL 개선을 위해 발작뿐 아니라 부작용에도 관심.

⊙ 2종류의 항뇌전증약 병용에도 발작이 소실되지 않으면 약제 저항성 의심과 진단의 재검토.

(1) 국소발작

⊙ 1차 선택제: 카바마제핀, 옥스카바제핀, 라모트리긴

⊙ 추가 치료제: 클로바잠, 가바펜틴, 발프로산, 티아가빈, 토피라메이트

(2) 전신발작

① 전신 강직-간대발작

⊙ 1차 선택제: 발프로산, 라모트리긴

⊙ 추가 치료제: 클로바잠, 레베티라세탐, 페람파넬.

② 무운동발작

⊙ 1차 선택제: 에토숙시미드, 발프로산, 라모트리긴.

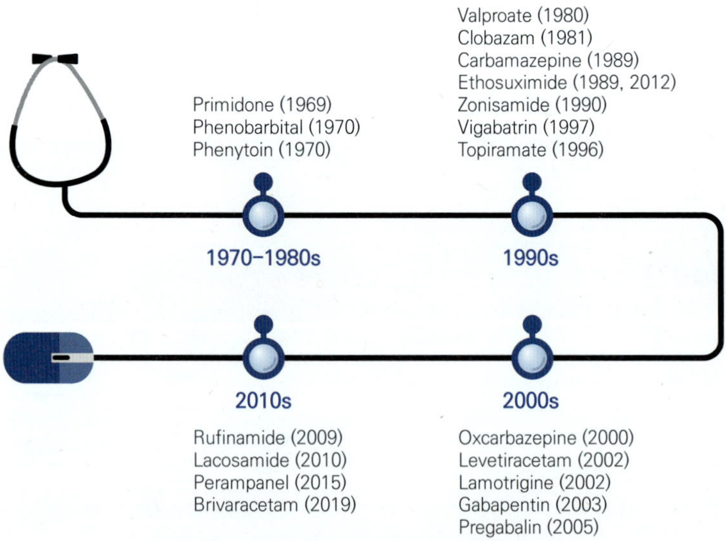

그림 2-2-8. 우리나라의 항경련제 도입.
(J Clin Neurol 2020:16:547-555)

⊙ 추가 치료제: 크로바잠, 클로나제팜, 레베티라세탐

③ 간대발작

⊙ 1차 선택제: 발프로산

⊙ 추가 치료제: 라모트리긴, 조니사미드

표 2-2-4. 뇌전증 형태에 따른 항경련제 선택

	국소발작	전신강직-간대발작	무운동발작	근간대발작	무긴장 또는 강직발작
PB	1st	1st	X	1st	
PTH	1st	1st	W	W	1st
PRM	1st	1st	X		
ESM	X	X	1st	X	X
CBZ	1st	1st	W	X	X
CLB	2rd	2rd	W	W	W
VPA	1st	2rd	1st	1st	1st
VGB	2rd	2rd	W	W	U
ZNS	1st	1st	U	1st	U
LTG	1st	1st	2rd	2rd	2rd
GBP	1st	X	W	W	X
TPM	1st	2rd	U	2rd	2rd
OXC	1st	1st	X	X	X
LEV	1st	2rd		2rd	
PGB	2rd	X	X	X	X
LCM	2rd	U	U	U	U
RFN					2rd
PRP	2rd	2rd	U	U	U
BVC	2rd				

BVC: brivaracetam, CBZ: carbamazepine, CLB: clobazam, ESM: ethosuximide, GBP: gabapentin, GTCS: generalized tonic-clonic seizure, LCM: lacosamide, LEV: levetiracetam, LTG: lamotringine, OXC: oxcarbazepine, PB: phenobarbital, PGB: pregabalin, PHT: phenytoin, PRM: primidone, PRP: perampanel, RFN: rufinamide, TPM: topiramate, U: unknown effect and mechanism, VGB: vigabatrin, VPA: valproate, W: worsening effect, X: no effect, ZNS: zonisamide, 1st: first choice, 2nd: second choice.

(J Clin Neurol 2020:16:547-555)

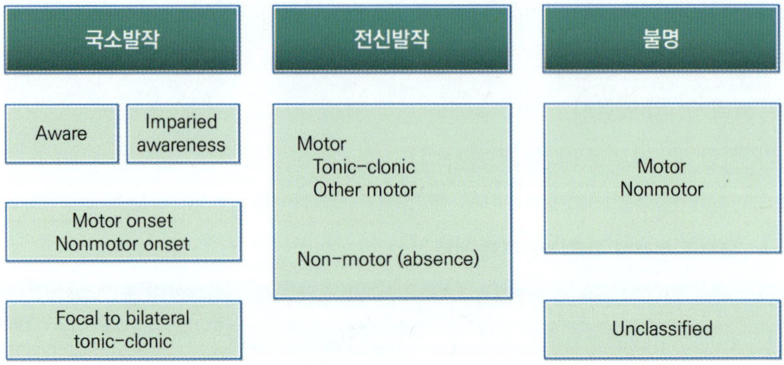

그림 2-2-9. **국제뇌전증학회(ILAE 2017)의 경련 분류.**
(J Clin Neurol 2020:16:547-555)

④ 강직/무긴장발작

⊙ 1차 선택제: 페니토인, 라모트리진

(3) 국소발작과 전신발작의 감별이 어려울 때

⊙ 레베티라세탐 또는 라모트리긴 등 스펙트럼이 넓은 새로운 항뇌전증약 처방.

⊙ 페람파넬도 가능.

4) 처방 주의

(1) 임신 가능 여성

⊙ 병형에 관계없이 기형 발현율이 낮은 레베티라세탐, 라모트리긴 사용.

⊙ 전신발작에서 발프로산은 600 mg/일 이하.

(2) 고령자

⊙ 고령자는 국소발작이 많고, 부작용이 나타나기 쉬워 소량으로 시작.

⊙ 유지량이 작아도 발작 소실.

5) 교육

⊙ 치료를 시작하며 규칙적 복용의 중요성을 강조.

⊙ 장기간의 복약이 필요한 것과 약의 부작용을 설명.

⊙ 치료 목표는 부작용 없이 발작 소실이라고 알려줄 것.

⊙ 부작용으로 피부발진이 있으면 진료받도록 알려줄 것.

⊙ 일상생활에서 수면부족, 음주, 복용 잊음에 주의.

- ▪ 스트레스, 피로는 발작의 유발요인이 될 수 있음.

⊙ 자동차 운전은 발작 없이 2년 경과하면 가능함.

6) 응급 처치에 사용하는 항뇌전증약

⊙ 응급 상황에서 경련을 만나는 일이 드물지 않음.

⊙ 경련 발작 치료에는 항뇌전증약 주사제를 이용하며 발작 지속 시간에 따라 3단계 대처;

<1단계> 뇌전증 지속상태라고 판단하면 디아제팜이나 로라제팜 정맥 주입을 시작.

<2단계> 발작 중단 없이 30분 이상 지속하면 포스페니토인이나 페노바르비탈 정맥 주입.

<3 단계> 60−120분 이상 지속하면 집중 치료실 관리를 시작하며 미다졸람이나 프로포폴 전신 마취 도입.

5 파킨슨병 치료제

1) 파킨슨병

⊙ 알츠하이머병 다음으로 빈도가 높은 신경 변성 질환.

⊙ 노화에 따라 빈도가 증가하므로 고령사회에서 환자 수의 증가 예상.

⊙ 운동불능, 떨림, 근 강직으로 시작되어 경과에 따라 자세 유지 장애가 나타남.

⊙ 증상 출현은 흑질 신경세포 탈락과 관련이 있으며, 병리진단의 지표인 레비소체의 구성 성분은 α−시누크레인.

⊙ 흑질 신경세포가 탈락되면 줄무늬체의 신경전달물질인 도파민이 결핍되어 대뇌기저핵과 대뇌피질, 시상, 뇌의 중추부를 연결하는 경로에 변화를 일으킴.

- ▪ 도파민 감소는 여러 부위에서 흥분성과 억제성의 균형이 무너지며, 특히 창백핵에서 시상으로 가는 억제성 전달이 우세하고, 시상에서 피질로 가는 흥분성 출력이 저하되어 운동 저하를 일으킴.
- ▪ 도파민 보충으로 균형을 교정하면 증상이 개선.

⊙ 임상적으로 흑질신경의 축색종말에 존재하는 도파민 트랜스포터를 SPECT 영상을 이용하여 흑질 신경세포 탈락을 간접적으로 평가.

⊙ 기저핵 경로는 흥분성과 억제성의 출력 균형을 조절하여 자동차의 액셀과 브레이크처럼 섬세한 움직임을 제어.

2) 약의 작용 기전

⊙ 다양한 부위에 작용하는 치료제가 개발되어 있음(그림 2-2-10).

[도파민제]

① 도파민 전구물질 레보도파

② 도파민 수용체를 자극하는 도파민 작용제

③ 뇌의 도파민 분해효소 MAO-B를 억제하는 MAO-B억제제

④ 말초에서 레보도파를 3-OMD 로 분해하는 효소 COMT를 억제하는 COMT 억제제 등.

[비도파민제]

조니사미드(엑세그란정/동아에스티), 항콜린제, 아만타딘(피케이멜즈/한화), 드록시도파(돕스 오디정/희귀약품센터) 등이 있음.

(1) 도파민제

⊙ 뇌에 도파민 보충을 위해 도파민 전구물질 레보도파 투여.

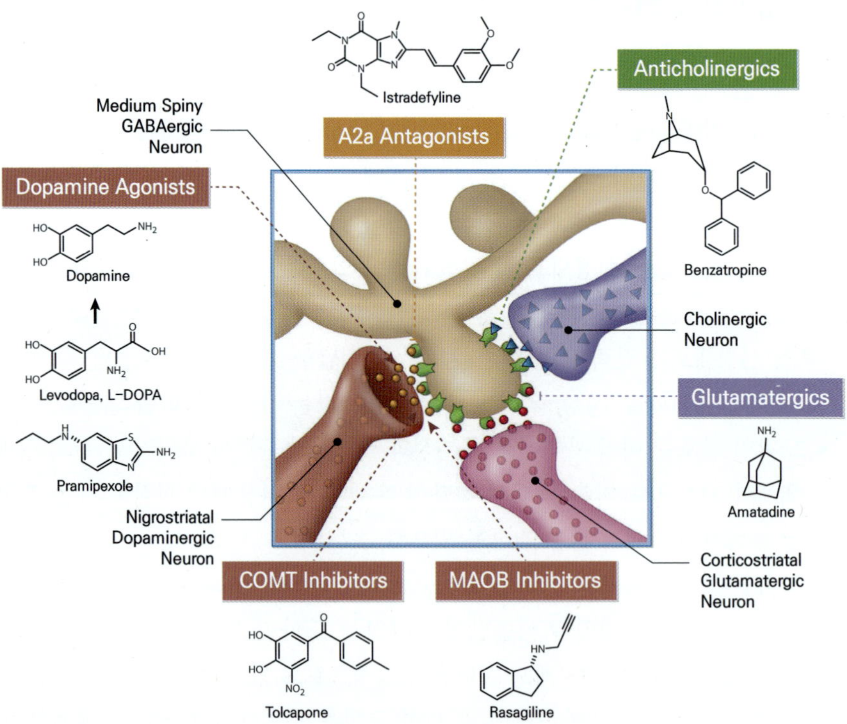

그림 2-2-10. 파킨슨병 치료제.

(J Nerochem 2016:139(Suppl 1):325-337)

- 도파민은 혈액-뇌관문을 통과할 수 없지만, 레보도파는 통과할 수 있기 때문.

⊙ 레보도파는 십이지장 하부에서 흡수 후 혈관내에서 말초 탈탄산효소에 의해 도파민으로 전환되므로 뇌에 필요한 도파민에 대량의 레보도파가 필요.

⊙ 말초의 탈탄산효소 억제제(dopa decarboxylase inhibitor: DCI)와 레보도파 복합제를 사용하면 레보도파 필요량을 75-80% 줄이고, 레보도파 대량 투여에 의한 위장증상도 감소.

⊙ 레보도파는 카테콜-O-메틸트란스페라제(catechol-O-methyltransferase: COMT)에 의해 혈관내에서 3-O-메틸도파(3-O-methyldopa : 3-OMD)로 분해되므로 오프 시간(약의 효과가 없는 시간)을 짧게할 목적으로 COMT 억제제 사용.

⊙ 레보도파는 뇌에 들어가 도파민 신경이나 세로토닌 신경에 있는 방향족아미노산 탈탄산효소(aromatic L-amino acid decarboxylase: AADC)에 의해 도파민으로 전환되며 신경연접 틈(간격)으로 방출되어 도파민 수용체에 결합하여 작용.

⊙ 도파민은 모노아민 산화효소 B (monoamine oxidase B: MAOB)에 의해 분해되므로 MAOB를 억제하는 약도 치료에 이용.

⊙ 레보도파의 단점은 45-90분으로 짧은 반감기.

- 펄스 상태의 자극이 도파민 수용체에서 기저핵 경로를 바꾸면 이상운동이 나타날 수 있음.

⊙ 도파민 작용제는 반감기가 길며, 도파민 수용체에 직접 결합하여 활성화를 일으킴.

- 운동 증상 개선 효과도 기대되지만 특이한 부작용도 있음.

(2) 비도파민제

⊙ 조니사미드는 항경련제이지만 파킨슨병 치료 효과가 알려짐.

- 작용 기전으로 줄무늬체에서 도파민 방출 증가, 티로신 수산화효소 활성 증가에 의한 도파민 합성 항진, MAOB 억제, T형 칼슘 통로 억제, δ1 수용체 작용제 작용, 대사형 글루탐산 수용체를 통한 수식 작용 등을 통해 증상 개선.

⊙ 항콜린제는 초기에 사용하며, 도파민에 비해 아세틸콜린의 상대적 유지가 증상 악화에 관여하므로 아세틸콜린을 줄여 증상 개선 기대. 고령자에서 항콜린제에 의한 인지 기능 저하 가능성이 있어 사용 빈도 감소.

⊙ 아만타딘은 도파민 유리 촉진, NMDA형 글루탐산 수용체 대항 작용으로 이상운동 개선.

3) 치료제 선택

⊙ 초기 치료 시작에 증상에 따라 레보도파 또는 도파민 작용제 선택.

⊙ 레보도파는 운동 증상 개선 효과가 우수하며, 도파민 작용제에 비해 정신 증상을 비롯한 비운동증상에 관한 부작용이 적지만, 투여 시작 5년에 약 50 %에서 운동 합병증(wearing off 현상이나 이상운동)이 나타남.

⊙ 도파민 작용제나 MAO–B억제제는, 치료 효과가 레보도파에 비해 낮지만 운동 합병증 출현 억제 기대.

6 섬망의 대책

1) 섬망의 병태

⊙ 섬망의 발병 기전은 비교적 복잡하며 여러 신경전달물질의 관여 예상.

- 도파민 작용제나 항콜린제에 의한 섬망 발생이 보고되어 도파민 신경계 기능 항진이나 아세틸콜린 신경계 기능 저하에 의한 섬망 발생 생각.

⊙ 조현병 발병에 도파민 신경계 기능 항진이 관여하므로 섬망과 공통적.

- 조현병 치료제 항정신약은 과잉의 도파민 억제에 의해 효과가 있으므로 섬망에도 이용할 수 있음.

2) 섬망 치료의 주의점

⊙ 섬망에 대한 약물요법은 어디까지나 대증요법이며, 근본적 치료는 섬망의 원인이 되는 신체 질환이나 유발 약제의 제거.

⊙ 섬망 치료제는 효과, 투여 경로, 부작용, 상호작용 등 다양한 측면을 고려하여 선택.

⊙ 임상에서 주로 항정신약을 이용하지만, 약의 종류가 많기 때문에 자주 사용하는 약에 익숙할 필요가 있음.

- 흥분이 심한 섬망에 당뇨병이 없으면 쿠에티아핀, 리스페리돈 선택.
- 주사제로 할로페리돌을 많이 사용하지만 진정 효과가 크지 않아 효과 불충분하면 디아제팜 병용.

3) 치료제 선택

(1) 섬망의 예방

⊙ 섬망 예방을 위한 약물요법으로 항정신약을 이용할 수 있으나 보험 인정은 없고, 추체외로 증상 등 부작용 가능성이 있어 예방 투여에 일치된 견해가 없음.

(2) 섬망 위험 환자의 불면

⊙ 섬망 위험이 높은 환자에게 불면의 방치가 섬망을 일으키기 쉬우므로 대책이 필요.

⊙ 벤조디아제핀 수용체 작용제는 약제성 섬망을 일으킬 가능성이 있음.

⊙ 트라조돈은 섬망 위험이 높은 환자의 불면에 좋음.

- 항우울제이지만 항우울 효과는 적고 적당한 진정 작용이 있고 반감기가 짧아 다음날 아침에 졸림이 적음. 우울제에 흔한 항콜린 작용이 없어 고령자에도 사용 가능.

(3) 경구 복용제

⊙ 흥분이 심하지 않아 경구 복용이 가능하면 내복약을 이용.

⊙ 침상에서 안정되지 않는 모습이거나 대화가 안되면 트라조돈을 투여.

⊙ 불안이 있으면 쿠에티아핀 1회 25 mg을 1일 3회까지 투여.

⊙ 이런 약을 처방하고 다음날 약의 효과와 부작용을 평가하여 투여 용량을 조정.

⊙ 섬망에 대한 약은 취침전이 아니라 저녁 식사 후 투여가 좋음.

- 섬망은 밤에 증상이 심해지지만 실제로는 저녁 무렵부터 침착성이 없는 모습이 시작됨.

⊙ 섬망 증상이 심해질 때까지 기다렸다가 투약하면 투여량이 많아지고, 다음날 과도한 진정이 나타날 수 있음.

⊙ 흥분이 심하고, 배회나 폭언, 폭력이 있으면 쿠에티아핀이나 리스페리돈을 사용.

- 쿠에타아핀은 진정 효과가 강한 반면 환각, 망상에 대한 효과는 부족.
- 리스페리돈은 환각, 망상에는 효과적이지만 진정 효과는 약함.
- 쿠에티아핀은 반감기가 짧아 다음날 아침에 이월 작용이 적음. 항정신약에 흔한 파킨슨 증상 등의 부작용이 적어 안전성이 높지만, 당뇨병에서 고혈당에 주의.

(4) 주사제

⊙ 수술 후나 장폐색 등으로 약을 복용을 할 수 없거나, 흥분이 심해 투약을 거부하면 주사제를 선택.

⊙ 주사제로 할로페리돌 이용.

⊙ 할로페리돌 투여 방법에는 정맥주사와 근육주사가 있으며, 정맥주사는 파킨슨

증상 등의 부작용이 적고 효과가 빠름.

- 환자의 불안이 심하면 정맥주사한 측관으로 할로페리돌을 one-shot(정맥내에 1회로 주입)함.
- 아침까지 안정이 필요한 지속적 관리에는 정맥 점적을 시행.

⊙ 호흡 억제에 충분히 주의하여 투여 중 펄스옥시미터나 혈압 측정으로 호흡, 순환 동태 감시.

- 중증 호흡 억제에 대비하여 벤조디아제핀 수용체 대항제 푸르마제닐 준비.

7 편두통 치료제

1) 편두통 진단

⊙ 효과적 편두통 치료에서 중요한 것은 편두통의 올바른 진단.

⊙ 편두통은 병력 청취에 의해 진단하며 두통 환자에서 무엇을 질문할지 알고 있어야 함.

(1) 편두통 문진

① 두통 발병 전 전조 증상이 있는가

② 두통의 성질과 상태는, 박동성 여부

③ 두통의 부위는 한쪽인가 양쪽인가

④ 두통 발병 시 구역/구토 동반 증상

⑤ 두통 발병 시 눈물이나 결막 충혈 증상 동반 여부

⑥ 두통 발병 시 운동 제한

⑦ 어떤 때 또는 어떤 장소에서 두통이 일어나는가

⑧ 여성에서 월경과의 관련

⑨ 1개월에 몇회의 두통인가

⑩ 진통제는 효과가 있는가

(2) 감별진단

⊙ 전조 증상에는 맹점, 평소에 느끼지 못한 냄새, 혀가 제대로 움직이지 않음, 혼잡이나 소음이 신경 쓰임 등이 있음.

⊙ 편두통의 두통은, 박동성이며, 구역이나 구토 등의 증상과 운동 제한 동반이 반복성 긴장두통과 다른 점.

- 어깨 결림 증상이 편두통에서 나타날 수 있으므로 어깨 결림 두통을 긴장두통이라고 단정하지 않음.

⊙ 눈물이나 결막 충혈은 편두통에서 흔하지 않으며, 군발두통이나 단시간지속성 한쪽신경통모양 두통발작(short-lasting unilateral neuralgiform headache attacks with conjunctival injection and tearing: SUNCT), 머리부분 자율신경 증상동반 단시간지속성 한쪽 신경통모양 두통발작(short-lasting unilateral neuralgiform headache attacks with cranial autonomic symptoms: SUNA)과 감별해야함.

⊙ 편두통은 잠을 자고 있는 동안에는 나타나지 않음.

⊙ 기상시 발생은 있지만, 두통 때문에 자다가 눈을 뜨면 수면 시 두통을 생각.

⊙ 목욕, 운동, 성교 등에서 나타나는 천둥모양의 두통 발생은 편두통 보다 가역성 뇌혈관 연축증후군을 생각.

⊙ 기압 저하, 하루 중 기온 5℃ 이상 차이 등 기후 변화에 의한 편두통 발생이나 두통 발생 장소의 환기성 즉 이산화탄소 농도 상승 환경 등도 알아봄.

⊙ 월경 편두통은 월경 전기, 중기, 후기의 어느 시기인지 알아둠.

(3) 진단 후 조사

⊙ 편두통으로 진단되면 심한 정도와 그 동안의 치료에 대해 알아봄.

⊙ 발생 빈도가 한달에 몇 번인지 물어, 빈번한 발작 예를 들어 한달에 2회 이상 또는 6일 이상이면 예방요법 도입 고려.

⊙ 시판 진통제나 NSAIDs에 치료 효과가 없었던 두통에는 트립탄제 도입을 계획.

(4) 편두통 치료제 선택

⊙ 편두통 치료제는 다양한 부위에 작용(그림 2-2-11).

⊙ 급성기 치료제와 예방요법제가 있으며 두통의 중증도와 발작 빈도에 따라 사용을 구분.

① 급성기 치료제

⊙ 급성기 치료제에 아세트아미노펜, NSAIDs 진통제가 있지만 편두통으로 진단되면 트립탄제가 치료의 중심.

- 편두통의 병인으로 혈소판의 세로토닌(5-hydroxytryptamine: 5-HT) 이상을 생각하며, 트립탄제는 세로토닌 수용체에 작용하여 치료 효과를 나타냄.
- 트립탄제는 종류에 따라 효과에 차이가 있으므로 특징에 따라 선택(표 1-2-3).
- 구역/구토 등의 동반 증상이 경도이면 부작용이 적은 졸미트립탄(조믹정/

아스트라제네카)이 좋음.

- 중증도를 정확히 판단할 수 없지만 투통 발생 시에 약 복용이 가능한 환경이면 수마트립탄(이미그란/GSK)을 사용. 1회 1정 50 mg을 투여하며, 추가로 1일 200 mg 가능.

⊙ 월경 관련 편두통에는 이부프로펜 1회 1정 200 mg과 나라트립탄(나라믹정/GSK) 1회 1정 2.5 mg을 동시에 복용하면 좋음.

- 나라트립탄은 효과 발현까지 시간이 걸려 속효성은 없지만 반감기가 5.5시간으로 긴 것이 특징.
- 효과가 충분하지 않으면 1일 5 mg까지 사용 가능하고, 2번째 투약은 4시간 이상의 간격을 둠.
- 이부프로펜 병용은 중등도의 편두통에는 효과가 있으며 나라트립탄의 속효성 부족을 보충.
- 월경 기간중에 두 약의 병용은 속효성과 작용 시간 지속이라는 2개의 치료 효과 기대.

⊙ 편두통 발생에서 장관 연동운동 저하에 의한 구역/구토에 돔페리돈 1회 1정 10 mg을 병용.

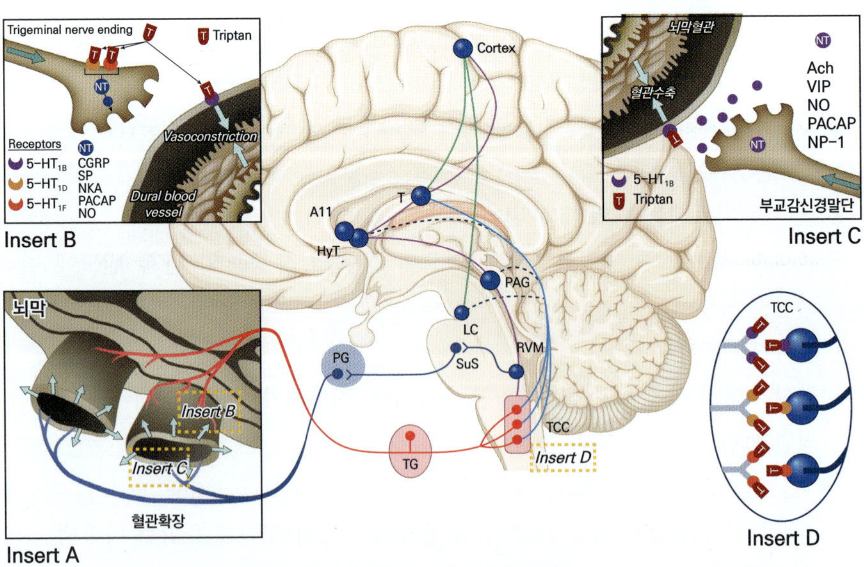

그림 2-2-11. 편두통 치료제의 작용부위.
(Neurotherapeutics 2018:15:274-290)

⦿ 환자교육에 편두통이 시작되면 되도록 신속한 투약의 중요성을 강조.
- 15분 이내의 트립탄제 복용이 필요.
- 트립탄제는 확장된 혈관을 수축하여 혈압을 올리므로 조절 불량 고혈압에서 사용에 주의.

② 예방요법

⦿ 일반적 만성 편두통의 예방약으로 발프로산, 토피라메이트 사용(표 2-2-5).

⦿ 기상 시 발생 예방에 아미트립틸린 1회 5–10 mg 1일 1회(취침 전) 복용이 효과적인 경우가 있음.

③ CGRP제에 의한 편두통 예방요법

⦿ CGRP (calcitonin gene–related peptide, 칼시토닌 유전자관련 펩티드)제는 반복성 및 만성 편두통의 예방약으로 새롭게 도입된 피하 주사제.

⦿ CGRP에 대한 단클론항체이며 galcanezumab(앰겔러티 100, 120 mg/mL/릴리), fremanezumab(아조비/한독)이 있음.

⦿ 기존 편두통 예방약에 효과가 없는 환자에서 예방 효과 확인.

표 2-2-5. 편두통 예방약

일차치료제	이차치료제	기타
Antiepileptic drugs Divalproex sodium Valproate sodium Topiramate Beta–blockers Metoprolol[a] Propranolol Timolol Triptans Frovatriptan[b]	Antidepressants Amitriptyline Venlafaxine Beta–blockers Atenolol Nadolol Triptans Naratriptan[b] Zolmitriptan[b]	ACE inhibitors Lisinopril Alpha–agonists Clonidine Guanfacine Antiepileptic drugs Carbamazepine Beta–blockers Nebivolol Pindolol Antihistamines Cyproheptadine ARBs Candesartan

ACE; angiotensin–converting enzyme, ARBs; angiotensin reseptor blockers.
a Not covered by Korea National Health Insurance Service for the treatment of migraine;
b Short–term prevention of menstrual migraine.

(J Korean Neurol Assoc 2020:38:100–10)

8 항정신약

1) 조현병의 개요

⊙ 15−40세에 발병하는 대표적 정신 질환.

⊙ 유병률은 국가나 지역에 따른 차이가 적어 0.5−1.9%. 2011년 WHO보고에서 세계 11개국 62,392명 성인 주민에서 유병률은 0.6%.

⊙ 증상은 지각, 사고, 감정, 의욕 등 정신 기능 영역 장애로 나타나서 환각, 망상 체험 등의 양성 증상과 감정 둔마, 자발성 감퇴, 사회적 격리 등 음성 증상, 기억, 주의, 실행 기능 등 인지 기능 장애 등 특이한 증후군을 나타냄.

⊙ 1/3은 완전, 또는 경도의 장애를 남기고 회복하지만, 대부분 급성 정신병 에피소드를 반복하며 만성적으로 경과하여 장기적으로 사회 생활 지원 필요.

⊙ 발병 기전은 명확하지 않지만, 태생기의 신경 발달 장애에 의한 선천 소인과 환경요인이 관여.

- 뇌의 정보처리 과정이 복잡하게 되는 사춘기 이후에, 도파민 신경계의 기능 항진, 글루탐산 신경계의 기능 저하를 일으켜 특이한 정신 증상이 나타남.

2) 양극성 장애(급성 조증)의 개요

⊙ 양극성 장애는 기분 장애 중에서 적어도 1회의 조증 에피소드가 있는 질환.

⊙ 단극 조증은 비교적 적으며, 보통 우울 증상, 조증의 양극 에피소드를 가짐.

⊙ 평균 발병 연령은, 우울 증상이 19.3세, 조증이 28.8세로 평균 9년의 지연이 있어 단극 우울증 진단 후에 조증 에피소드가 나타나 진단이 바뀔 수 있음.

⊙ 조증 에피소드는 기분이 비정상적으로 계속 고양되거나 초조함이 1주 이상 계속 되어, 자존심의 과다, 수면 욕구 감소, 말이 많음, 주의 산만, 목표 지향 활동 증가, 쾌락 활동에 열중 등의 조증상이 3−4개 이상 나타남.

⊙ 이런 증상이 1주 이상 지속되어 입원이 필요한 사회 활동이나 인간 관계의 현저한 장애를 초래하면 조증 에피소드, 4일 이상 에피소드가 지속되지만 사회 기능에 대한 영향이 가벼우면 경조증 에피소드.

⊙ 경과에서 우울증 시기가 조증보다 김.

⊙ 알코올 남용, 의존이나 불안 장애, 자살 시도 등이 동반.

3) 치료제 분류

⦿ 항정신약은, 정형(종래형)과 비정형 항정신약으로 대별됨.

⦿ 정형 향정신병약은, 약리적으로 브티로페논계, 페노티아진계, 벤자미드계 등으로 나뉨.

⦿ 비정형 항정신약은, 세로토닌/도파민 대항제(SDA), 다원수용체 표적화 항정신약(MARTA), 도파민시스템 안정화제(DSS), 도파민/세로토닌대항제(DSA), 세로토닌/도파민 활성조절제(SDAM) 등 수용체 특성으로 구분.

(1) 협의의 세로토닌/도파민 대항제(SDA)

⦿ 세로토닌 5-HT2A 수용체, 도파민 D2수용체에 대한 강한 친화성이 특징이며 표적 수용체가 비교적 적음.

⦿ 리스페리돈, 파리페리돈, 페로스피론, 루라시돈 등.

⦿ 대사장애가 MARTA에 비해 적지만, 고용량 사용에서 종래형 항정신약 부티로페논계처럼 추체외로계 부작용이 나타나므로 부작용을 감시하여 용량 결정.

[리스페리돈]

- 조현병 치료에 대한 많은 연구에서 효과가 알려져 우선 선택.
- 응급 상황에서 급속 진정이나 유지기의 복용 충실도가 좋음.
- 고용량에서 급성 추체외로 증상이나 고프로락틴혈증을 일으킴.
- 지속성 근육주사제는 양극성 장애 유지기에 조증 방지 효과 기대.

(2) 다원수용체 표적화 항정신약(MARTA)

⦿ MARTA는 뇌내 다양한 수용체에 결합하여 추체외로 부작용은 적은 반면 체중 증가나 대사장애 부작용이 나타날 수 있음.

⦿ 진정 작용이 강하고, 항불안 효과, 수면 보조 효과가 있음.

① 올란자핀

⦿ 대규모 임상시험에서 효과가 좋고 지속성이 있어 리스페리돈과 함께 조현병의 1차 선택제.

⦿ 양극성 장애에서 조증과 우울 증상에도 효과적.

② 쿠에티아핀

⦿ 대규모 연구에서 효과 인정.

⦿ 단극 우울증에 증강요법으로 효과 기대.

⦿ 대사 산물 노르쿠에티아핀의 노르아드레날린 재유입 억제 작용으로 항우울 작용.

③ 클로자핀

⦿ 약물 치료 저항성 조현병에 효과를 기대하여 세계 각국에서 사용.

⦿ 양성 증상, 음성 증상, 우울 증상, 자살 시도 등에 효과.

⦿ 과립구 감소증의 치명적 부작용과 순환기 부작용으로 선택에 주의.

⦿ MARTA에 공통인 내분비 대사 부작용이 적음.

(3) 도파민시스템 안정화제(DSS)

[아리피프라졸]

- 다른 비정형 항정신약에 속하지 않는 특이한 약리 특성.
- 도파민 D2수용체에 강한 친화성이 있으며, 이 수용체에 부분 대항제(약30% 활성) 작용.
- 흑질선조체에서 세로토닌 5-HT2A 차단 작용이 있어 추체외로 부작용, 고프로락틴혈증 발생이 적음.
- 항α1작용, 항무스카린 작용, 항히스타민 H1 작용도 적어 변비, 입마름, 졸음, 체중 증가, 대사 장애가 적고, 기립저혈압, 부정맥 등 혈압 순환기에 대한 안전성도 높음.
- 조현병에 정형적 항정신약과 같은 효과.
- 진정 작용이 적어 급성기의 흥분, 초조에는 벤조디아제핀 등 보조제 병용.
- 불면, 구역 부작용에 대한 대처 필요.
- 급성 조증에도 사용하지만 조현병의 양성 증상 개선에는 보다 대량 필요.
- 양극 우울증에는 효과가 없으나 단극 우울증에는 항우울제의 증강요법 기대.

(4) 도파민·세로토닌대항제(DSA)

[블로난세린]

- 강력한 도파민 D2차단 작용과 세로토닌 5-HT2A 차단 작용 이외에 다른 수용체에 대한 친화성이 낮음.
- 다른 비정형 항정신약과 달리 D2 차단 작용이 5-HT2A 차단 작용보다 큼.
- 고프로락틴혈증이 적으며, 지용성이 높아 시상하부-뇌하수체에 이행이 낮기 때문.
- 추체외로 증상이 리스페리돈 보다 적지만 항콜린제 병용이 필요한 경우도 있음.
- 체중 증가, 대사장애는 적지만 진정 효과가 없음.
- 진정 작용이 적고 부작용이 적어 사회 생활 유지가 가능하여 외래 치료나 처음 에피소드에서 치료 시작에 좋음.

(5) 세로토닌/도파민 활성조절제(SDAM)

[브렉스피라졸]

- 아리피프라졸을 기초로 개발된 항정신약이며, 도파민 D2수용체, 세로토닌 5-HT1a 수용체에 대한 친화성이 높고, 부분 대항제 작용과 5-HT2A 수용체에 대한 대항제 작용 기전이 있음.
- 아리피프라졸에 비해 좌불안석이 적음.
- 도파민 D2차단 작용이 아리피프라졸 보다 강하여 항정신병 작용 기대.

4) 조현병 치료제

(1) 병기에 따른 치료 계획

⊙ 조현병 치료는 급성기, 회복기, 유지기로 나눈 병기에 따라 개입.

[급성기]

- 항정신약에 의한 양성 증상의 신속한 감소가 치료 목표.
- 응급 상황에서 자해 위험, 격렬한 흥분 상태나 심리적 혼란을 수습하여 수면, 휴식의 유도로 안전한 치료 접근을 가능하게 함.

[회복기]

- 급성기에서 유지기에 이르는 중개 시기이며, 음성 증상, 인지 기능 장애를 파악하고, 약의 부작용 모니터링과 대처에 의한 장기간의 지속 처방 결정.

[유지기]

- 조현병은 재발 반복이 많아(5년간 완전 관해율 약20%), 유지기 치료에 복용 충실도 유지가 중요.
- 장기적으로 내용성이 좋은 약을 선택하고, 생활의 편리성을 고려해 단일제 1회 처방을 목표.
- 정기적 복용이 어려우면 지속성 주사제 사용.

(2) 항정신약의 선택

⊙ 대규모 임상시험이나 메타분석 결과에서 항정신약의 효과가 균일하지 않으므로 부작용을 고려한 선택이 현실적.

⊙ 당뇨병 가족력, 비만 동반으로 내당능이상이 우려되면 MARTA 이외의 약을 선택.

⊙ 추체외로 증상이나 성기능 장애가 문제가 되면 협의의 SDA 이외의 약 선택.

⊙ 처음 에피소드의 치료 효과는 어느 약이나 효과에 큰 차이가 없어 부작용과 진정 효과가 적은 아리피프라졸이나 블로난세린(로나센정/부광)이 좋은 선택.

(3) 처방약의 효과 판정

- ⊙ 항정신약에 의한 환각, 망상의 효과 판정 기간에는 적어도 2주가 필요.
- ⊙ 약에 따라 판정 기간에 차이가 있으며, 리스페리돈은 2주, 올란자핀, 클로자핀은 보다 긴 기간 필요.
- ⊙ 음성 증상에 대한 효과 판정은 더 길어 수개월의 기간이 필요.

(4) 항정신약 병용요법의 효과와 위험

- ⊙ 다제병용이 시도되지만 단일제 치료보다 효과가 더 높지 않고 부작용 악화, 복용 충실도 저하가 있음.
- ⊙ 진료지침은 병용요법으로 클로자핀 치료 후 치료 저항성에 부작용 모니터에 의해 제한적 사용 권고.

5) 양극성 장애 치료

- ⊙ 양극성 장애 치료는, ① 급성 조증, ② 급성 양극우울증, ③ 유지기 재발 예방의 3개 목표로 나눔.
- ⊙ 과거 급성 조증이나 급성 양극 우울증에 리튬을 주로 사용했고 항정신약은 조증 급성기의 정신 운동 흥분 상태에 진정이나, 정신병 증상(과대 망상 등)에 일시적으로 병용됨.
- ⊙ 오늘날 비정형 항정신약의 급성 조증, 급성기 초기 3주의 효과가 알려져서 많은 진료지침이 비전형 항정신약의 단독 또는 기분 안정제의 병용을 권고.
- ⊙ 급성 양극우울증에도 올란자핀이나 쿠에티아핀 등의 항정신약 단독 또는 항우울제(대부분 세로토닌 재유입 억제제: SSRI) 병용으로 효과를 기대.
- ⊙ 유지기의 예방 효과에는 리튬이나 쿠에티아핀의 효과가 알려져 있음.

6) 항정신약 사용의 주의 사항

- ⊙ 올란자핀, 쿠에티아핀은 당뇨병에 사용 금기.
- ⊙ 모든 항정신약은 아드레날린과 병용 금기.
- ⊙ 부작용으로 악성증후군(고열, 의식 장애, 근경직이 주된 증상이며 고CK혈증, 미오글로빈뇨를 나타내고, 신부전으로 사망하기도 함.
  - ■ 비정형 항정신약에는 적지만 특징적 증상이 없어 진단이 늦기도 하므로 주의.
- ⊙ 추체외로 증상(급성 근긴장증, 좌불안석(akathisia), 약제성 파킨슨증, 지연성 운동이상증, 지연성 근긴장증) 등은 비정형 항정신약에서 발병 빈도가 저하했

지만, 정형약을 사용할 때 주의.

- ⊙ 성기능 장애(고프로락틴혈증에 의한 월경 이상, 젖분비, 성기능 이상)나 골다공증 위험은 도파민 D2 차단 작용이 강한 항정신약에서 주의.
- ⊙ 항콜린성 부작용(입마름, 변비, 배뇨 곤란, 무시, 주의 집중 곤란) 2차성 음성증상(과도한 진정, 졸음, 우울감) 기립저혈압, 심전도 QT연장
- ⊙ 내분비 대사 장애(고혈당, 당뇨병, 지질대사 이상, 체중 증가)

7) 다제병용, 대량 처방

- ⊙ 약의 작용에 의한 QTc 연장이나 치명적 부정맥 등 심전도 이상, 심부 혈전증, 폐전색증 등의 위험 증가.
- ⊙ 비정형 항정신약은 추체외로 증상 등 근육운동 이상 부작용이 적지만 대사 부작용(혈당 상승, 지질대사 장애)이나 순환계 부작용은 정형약과 같거나 그 이상일 가능성이 있음.
- ⊙ 고령자에서 생명 예후의 상대 위험이 증가한다는 보고가 있어, 사용 전에 본인과 가족에 충분한 설명 필요.

8) 교육

- ⊙ 조현병에서 급성 조증이나 치료 도입기에 병식이 없어 복용이 어려울 수 있음.
  - ■ 그러나 강제적 약물 치료 도입은 신중해야함.
- ⊙ 치료 관계 구축은 그 후 오랜 세월 치료 계속의 질과 환자의 삶의 질을 결정함.
- ⊙ 약을 거부하는 경향이 있을 때 복용 대책.

① 본인이 좋아하는 제형 도입(용액제, 구강붕해정 등)

② 여러 직종의 참여(의사 이외의 권고는 받아 들인다)

③ 환자가 힘들어하는 문제에 초점을 두어 협력을 구함.

④ 충분히 설명해도 복용을 희망하지 않거나 거부하면 2–4주에 1회 지속성 근육주사제 시도.

- ⊙ 지속성 주사제는 혈중 농도가 복용보다 안정되며, 추체외로 부작용 감소나 치료 효과 추가 기대.
  - ■ 부작용이 나타나도 약을 중지할 수 없으므로 복용약으로 효과와 안전성을 충분히 파악하여 환자와 가족이 이해하여 시작.

9 골격근 이완제

1) 중추 근이완제

(1) 특징

⊙ 골격근이 늘어나면 근방추 → Ia섬유→ 척수 → α운동 신경세포 순서로 활성화되어 근육의 원래 길이를 유지하도록 근섬유가 수축하여 원래 길이도 되돌아옴(늘어남반사).

⊙ 한편 근수축에 의해 근방추가 늘어나면 Ib섬유가 자극되어 α운동 신경세포가 억제에 의한 근수축으로 근장력을 제어.

⊙ γ운동 신경세포는 근방추 자극에 의해 늘어남반사 기전을 활성화시켜 α운동 신경세포를 통해 근수축을 일으킴.

- 이것은 γ고리라고 부르며 자세 유지에 중요하지만 심리적 긴장에서 이런 자극이 과도하면, 근긴장, 근육 뭉침, 통증의 원인이 됨.

(2) 치료제 분류

⊙ 다음과 같은 작용 기전에 의해 분류하지만 복합적 기전도 있음.

① 척수, 뇌의 중추부에서 신경연접 반사 억제

② γ운동 신경세포를 억제하여 근방추 민감도 저하에 의한 골격근 이완

③ 칼슘 대항 작용이나 교감신경 억제 작용에 의한 근혈류 개선

④ GABA 수용체 자극 작용

(3) 치료제 사용에 대한 주의사항

⊙ 근긴장, 경직, 통증 완화 목적으로 투여.

[대상 질환]

- 요통, 경견완증후군, 견관절 주위염
- 경련성 마비: 뇌혈관 장애, 경련성 척수 마비, 경부 척추증, 수술후 후유증(뇌척수 종양 포함), 외상 후유증(척수 손상, 머리 외상), 근위축성측색경화증, 뇌성 소아 마비, 척수 소뇌 변성증, 척수 혈관 장애 등

(4) 교육

⊙ 졸음, 어지럼, 탈진감에 의한 기립시 넘어짐에 주의.

⊙ 자동차 운전을 피하도록 교육

2) 말초 근이완제

(1) 치료제 분류

⊙ 비탈분극성 근이완제: 로큐로니움, 베큐로니움

⊙ 탈분극성 근이완제(석사메토니움): 마취나 기도 확보에 사용.

⊙ 신경근육 접합부 종판의 니코틴성 아세틸콜린 수용체에 결합.

- 로큐로니움, 베큐로니움은 아세틸콜린에 의한 신경근육 자극 전달을 억제.
- 석사메토니움은 강렬한 탈분극을 일으켜서 근육의 움직임을 일시적으로 억제.

⊙ 단트롤렌 주사제는 악성 고열증, 악성증후군에, 복용약은 경련성 마비에 투여. 골격근 근소포체에 있는 리아노딘 수용체에서 칼슘 방출을 억제하여 근육의 이상 수축을 억제.

⊙ A형 보툴리눔 독소는 눈꺼풀 경련, 안면 경련, 경련성 사경 등의 치료에 사용.

- 운동신경 말단의 세포막 활성대에 신경연접소포 융합을 억제하여 신경종말에서 아세틸콜린 방출 감소에 의한 근수축 억제.

(2) 치료제 사용에 대한 주의사항

① 로큐로니움, 베큐로니움, 석사메토니움

⊙ 석사메토니움(석사콜린주/일성)은 기관삽관이나 후두 경련시 기도 확보에 유용하지만, 단시간 작용(완전 회복까지 10분 정도)이므로 근이완 유지에는 적합하지 않음.

- 석사메토니움은 긴급 기도 확보, 전기 경련요법 등에 사용하지만, 부작용, 금기가 많아 투여에 제한.

⊙ 로큐로니움(로큐메론정/일성)은 기관삽관에서부터 마취 유지기를 통해서 사용할 수 있음.

- 로큐로니움은 작용 시간이 길고(보통 1–2시간) 수술후 잔존 근이완 예방에는 근이완 회복제로 대항.
- 이 때 근이완 모니터에 의한 회복 평가가 필요.
- 로큐로니움은 축적성이 없어 지속 투여도 가능.

⊙ 베큐로니움(베로늄주/대한뉴팜)은 대사물에도 근이완 작용이 있어 지속 투여시 시간 경과에 따라 감량.

- 로큐로니움, 베큐로니움은 간이 주된 배설 경로이므로 간기능 장애, 간경변에는 작용 시간이 지연됨.

⊙ 근이완 회복제로 슈가마덱스(로베디온주/신풍)이 있음.

- 로큐로니움 분자를 포착하여 근이완 작용에 대항.

- 로큐로니움에 직접 작용하므로 천정 효과가 없고, 깊은 근이완에도 대항. 베큐로니움에도 효과.

⊙ 네오스티그민은 항콜린에스테라제이며, 신경근육 접합부에 증가한 아세틸콜린이 로큐로니움 분자와 수용체에 경쟁하여 근이완 작용을 대항.

- 아세틸콜린을 통한 간접 작용이므로 천정 효과가 있고 깊은 근이완에는 효과가 없음. 무스카린 작용 방지를 위해 아트로핀을 병용.

② 단트롤렌

⊙ 정맥주사제 1 바이알 20 mg을 주사용 증류수 60 mL로 희석함.

⊙ 체온 저하, 심박수 감소, 근긴장 저하까지 투여를 반복.

⊙ 보통 투여량은 7 mg/kg까지로 되어있지만, 증상 개선까지 투여할 필요가 있으며, 해열 후 수시간에 재발하면 다시 단트롤렌(아노렉스캡슐/유영) 투여를 반복.

- 악성 고열증 치료를 위한 단트롤렌 정맥내 투여중 발생한 빈맥에 베라파밀 등 칼슘대항제 병용은 고칼륨혈증에 의한 심실세동이나 순환 허탈 위험성이

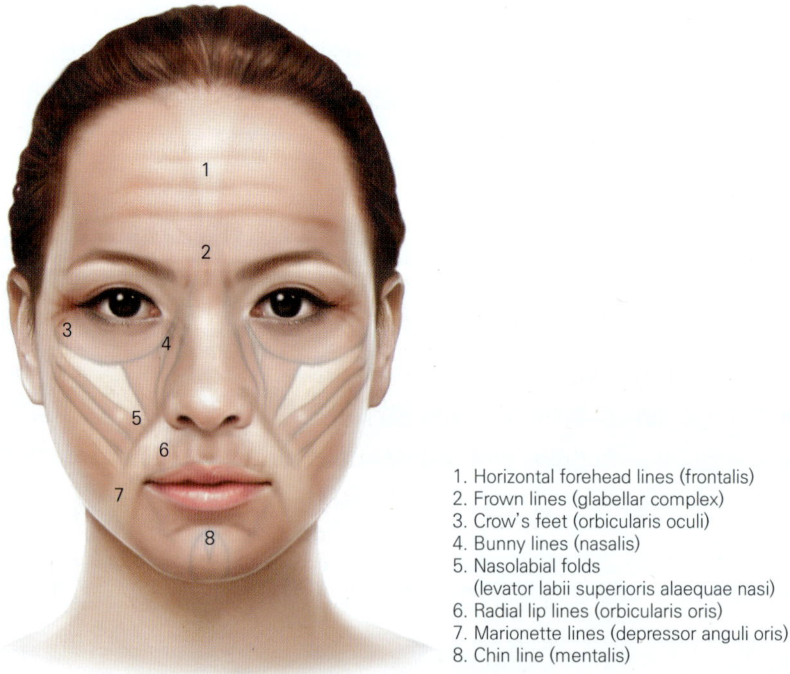

그림 2-2-12. 얼굴 주름 관련 근육과 보툴리눔 주사 부위.

(Am Fam Physician. 2014:90:168-175.)

있어 피할 것.

③ A형 보툴리눔 독소

⊙ 과도한 근이완 작용이 나타날 수 있으므로 투여량, 총투여량을 지켜야함.

⊙ 안검 하수를 피하기 위해 윗눈꺼풀거근 주위에 투여를 피함(그림 2-2-12).

⊙ 급성중증과민증이 나타날 우려가 있으므로 투여 후 20–30분간 환자를 관찰.

3) 교육

⊙ 단트롤렌 복용 시작시 탈진감, 전신 권태감, 어지럼에 의한 넘어짐에 주의.

⊙ A형 보툴리눔 독소 주사 2–3일 후부터 근이완 효과가 나타나며 1주에 최대 효과가 나타남을 교육.

10 신경면역질환 치료제

1) 중증근무력증

(1) 특징

⊙ 중증근무력증은 신경근육 접합부가 표적인 자가면역 질환.

⊙ 치료는 신경근육 접합부 전달을 개선하는 항콜린에스테라제(항ChE제) 사용.

⊙ 면역요법으로 부신피질 스테로이드제, 면역 억제제(타크로림스, 시클로스포린), 면역 글로블린요법이 있음.

(2) 항콜린에스테라제의 종류와 특징

⊙ 항ChE제의 약리 작용은 신경연접 간격에서 ChE의 작용 억제이며, 아세틸콜린 분해 방지에 의한 농도 상승과 장시간 작용으로 효과를 나타냄.

⊙ 중증근무력에 1차 선택제이지만 근무력 증상에 대한 대증요법이며, 다른 치료법과 조합.

① 피리도스티그민

⊙ 효과 나타나기까지는 30분 정도이며 3–4시간 지속.

⊙ 장기 이환, 중증에서 효과가 감소됨.

② 네오스티그민

⊙ 복용하면 작용 시간이 짧고 단독 사용에 적합하지 않으며 근육주사 사용이 많음.

⊙ 15–20분에 효과가 나타남.

⊙ 주사제는 복용이 어려운 경우에 사용.

⊙ 마비장폐색에도 사용.

③ 에드로포니움

⊙ 중증근무력증에 사용 가능한 정맥주사이지만 효과가 짧음.

⊙ 진단에 시행하는 에드로포니움 검사에 사용.

⊙ 중증근무력증 위기 감별이나, 악화시 구별에 유용.

(3) 치료제의 사용에 대한 주의사항

⊙ 항ChE제의 부작용은 무스카린 작용에 의한 것과 니코틴 작용에 의한 것이 있음(표 2-2-6).

⊙ 부작용 나타나는 개인차가 커서 소량에서도 부작용이 강하게 나오기도 함.

⊙ 에드로포니움 검사에서 나타나는 부작용 정도에서 항ChE제의 초기 투여량을 고려하면 좋음.

⊙ 부작용이 심하면 일시적으로 중단하고 소량으로 재시도함.

⊙ 과잉 투여에 의한 콜린 작동성 증상 악화 방지에 주의.

⊙ 중증근무력증 위기는 에드로포니움 정맥주사에 대한 반응에 따라 ① 근무력성, ② 콜린 작동성, ③ 혼합성으로 나뉨.

①은 근무력 증상 악화에 의한 것이며 에드로포니움에 의해 개선됨.

②는 항ChE제 과잉 투여에 의한 것이며 타액이나 기도 분비물 증가, 구역, 복통, 설사 등 무스카린 작용과 섬유속 연축 같은 니코틴 작용 증상이 나타남. 임상 검사에서 혈청 ChE 저하가 있음.

③에 의한 중증근무력증 위기에는 에드로포니움 정맥주사에서 호흡 장애 악화가 있음.

⊙ 치료는 황산 아트로핀 0.5–2.0 mg의 정맥주사이며, 필요에 따라 호흡 관리를 시행.

⊙ 중증근무력증 안정기에 근 경련이 있으면 항ChE약제 감량, 중지에 의해 개선되는지 관찰.

(4) 교육

⊙ 부작용, 특히 중독 증상이 나타나면 즉시 진료를 받을 것.

표 2-2-6. 항콜린에스테라제의 부작용

무스카린성 작용	복통, 복명, 설사, 구역/구토, 타액 분비 과다, 눈물, 발한, 두근거림, 서맥, 축동, 빈뇨
니코틴성 작용	근 섬유다발 땅김과 연축, 근 경련, 탈진

⊙ 중증근무력증에 갑상선 기능항진증, 기관지천식, 서맥 등이 동반될 수 있음.

⊙ 전신 마취에 의한 수술을 받는 경우에 항ChE제 복용 중임을 알릴 것.

2) 다발경화증

(1) 특징

⊙ 다발경화증은 중추신경 백질을 침범하는 만성 염증성 탈수초 질환.

⊙ 탈수초에 동반된 중추신경 증상의 재발과 관해가 반복되어 시간적, 공간적 다발성이 특징.

⊙ 치료는 급성 악화기 치료, 관해기의 재발 예방 목적의 치료와 만성기 후유증에 대한 대증요법으로 나누어 생각.

⊙ 급성 악화기에는 조기에 고용량의 스테로이드요법을 시행하여 급성기 단축을 시도.

⊙ 재발 예방 목적으로 나탈리주맙 등을 사용하지만, 시신경 척수염 스펙트럼 장애(neuromyelitis optica spectrum disorder: NMOSD)의 병태가 있으면 오히려 악화되므로 치료 전에 혈청 항아크아포린 4 (AQP4) 항체 음성을 확인.

(2) 핀골리모드(피타렉스캡슐/산도스)

⊙ 체내에서 인산화 되어 림프구의 스핑고신1-인산(S1P) 수용체의(내재화 유도) 기능적 대항제로 작용.

⊙ 림프절에서 림프구의 이동을 억제하여 말초혈액의 림프구 수를 감소.

▪ 이 기전으로 말초 림프구에 들어있는 자가 반응성 T세포의 중추신경계 침윤을 억제하여 MS 재발 억제 작용을 나타냄.

⊙ 진행형 MS, 항아크아포린 4 항체 양성, 3추체 이상의 척수 병변 등에서 효과와 안전성은 확립되지 않았음.

⊙ 처음 투여에서 서맥성 부정맥, 시작 직후에 심전도 감시 장치를 부착하여 관찰.

⊙ 황반부종을 일으킬 수 있어 심장내과, 안과 진료 필요.

(3) 나탈리주맙(티사브리주/에자이)

⊙ 항α4인테그린 단클론항체제이며 백혈구에 나타나는 α4β1 인테그린과 혈관내피세포에 나타나는 VCAM-1(혈관세포 접착분자)의 상호작용을 억제하여 중추신경계에 백혈구의 침입을 억제하여 MS 재발을 방지.

⊙ 중증 부작용으로 진행 다초점성 백질뇌증(PML)이나 기회감염, 포진 바이러스 감염 등이 있음.

Chapter

03 소화기, 간질환 처방약

1 항연축제(antispasmodic)

1) 항연축제의 개념

⊙ 평활근 수축을 지속적으로 억제하는 약을 항연축제라고 하며 주로 항콜린제 (표 2-3-1).

⊙ 신경전달물질 아세틸콜린 수용체에는 니코틴성 아세틸콜린 수용체와 무스카린성 아세틸콜린 수용체가 있음.

- 항콜린제는 무스카린성 아세틸콜린 수용체를 억제.

⊙ 자율신경은 중추에서 나와 표적기관에 이르기까지 신경세포를 한번 바꿈.

- 그 접합부가 신경절이며 중추쪽은 절전섬유, 말초쪽은 절후섬유가 됨.

⊙ 항콜린제는 절후섬유와 표적기관 사이의 신경연접에서 아세틸콜린에 대항하여 아세틸콜린 전달을 차단.

⊙ 위액분비 억제 작용과 위장관 운동 억제 작용이 있어 위장관의 운동이나 분비 억제를 목적으로 사용.

- 과거 위산분비 억제제로 사용되었으나 현재 강력한 위산 분비 억제제가 도입되어 항연축제로 사용.

⊙ 표적 장기 이외의 무스카린 수용체에도 작용하므로 동공 확장, 심박수 증가,

표 2-3-1. 항콜린제의 주된 부작용

- 중추: 두통, 불면, 환각, 착란, 피로감, 어지럼
- 눈: 동공 확장, 조절 마비, 안압 상승, 녹내장 발생
- 분비선: 입마름, 피부 건조, 피부 고온
- 심혈관: 빈맥, 두근거림, 부정맥
- 위장관: 변비, 복부 팽만감, 구역,구토
- 요로: 요로 장애, 요저류

입마름, 분비선 억제, 방광 평활근 이완과 괄약근 수축 등 다양한 작용을 나타냄(표 2-3-2).

2) 치료제 분류

⊙ 항콜린제는, ① 3급아민 합성항콜린제, ② 4급암모늄염 합성항콜린제, ③ 선택적 무스카린 수용체 대항제로 분류.

[3급아민 합성항콜린제]

- pipedrolate, 경구 흡수가 좋고 항연축작용이 강함.
- 혈액-뇌관문을 통과하여 중추신경에 작용하므로 일상적으로 사용하기 어려움.

[4급 암모늄염 합성항콜린제]

- timepidium, scopolamine, butropium, propanthelin 등
- 항연축작용은 약하지만 중추 작용은 약하며, 신경절 차단 작용은 강하고, 위산분비 억제 작용이 있음.

[선택적 무스카린 수용체 대항제]

- tiquizium은 부작용으로 배뇨 장애가 적음.

3) 치료제의 사용에 대한 주의사항

⊙ 주된 사용은, ① 부교감신경의 과도한 긴장, 위장관 운동이나 분비 항진 질환

표 2-3-2. 항연축제 작용기전

약	작용기전				
	항콜린 작용	칼슘통로 억제	오피오이드 수용체대항제	포타슘통로 차단	평활근 이완
Alverine		V			
Dicyclomine	V				V
Hyoscine	V				V
Hyoscyamine	V				V
Mebeverine					V
Otilonium	V	V			
Pinaverium		V			
Trimebutine		V	V	V	

(Am J Gastroenterol 2021:116:1587-600)

(식도 경련, 위염, 위십이지장 궤양, 장염, 경련성 변비, 기능성 설사, 담석증, 담낭염, 담관염, 췌장염), ② 위장관 방사선검사, 위장관 내시경검사 전 처치제.

- ⊙ 주사제 정맥 투여는 3−5분에 효과가 나타나며, 경구 복용은 효과가 나타나기까지 20−30 분이 필요하고 장관 흡수도 나빠 속효성을 기대할 수 없음.
  - ■ 급성 복통에 효과가 빠른 주사제 사용.
- ⊙ 감염 장염에 항콜린제 투여는 균 배출을 지연시킬 가능성이 있어 주의.
- ⊙ 부작용이 나타나면 약의 중지, 감량이 기본이지만 대항제로 콜린에스테라제 억제제(네오스티그민)를 사용할 수 있음.
- ⊙ 임신부에 투여는 유용성이 큰 경우에게만 사용.
- ⊙ 소아에 사용 가능한 항연축제는 제한적이며 프로판테린이나 스코폴라민 사용.
- ⊙ 약물상호작용
  - ■ 3급아민 합성항콜린제, 4급 암모늄염 합성항콜린제는 3환계항우울제, 페노티아진, MAO 억제제, 항히스타민제에 의해 작용 증가.
  - ■ 디곡신의 작용을 증가시켜 상부위장관 내시경 검사 전처치로 브틸스코폴라민 정맥내 주사 직후에 빈맥, 심실세동, 호흡 정지 등이 나타난 보고가 있어 검사 전 갑작스러운 변화에 준비가 필요.
- ⊙ 항콜린제는 녹내장, 중증 심질환에는 사용하지 않음.

4) 교육

- ⊙ 복용하고 효과가 나타나기까지 시간이 걸림.
- ⊙ 주사의 영향으로 두통, 눈부심, 복시, 두근거림, 배뇨 장애 등이 나타날 수 있음.
- ⊙ 차량 운전을 하지 않아야 함.
- ⊙ 소변이 나오지 않으면 진료를 받아야 함.

2 위산관련 질환 치료제

1) 위산관련 질환

(1) 위식도역류병

- ⊙ 하부식도 괄약근 기능 부전, 일과성 하부 식도 괄약근 이완에 의해 산을 포함한 위십이지장액이 식도내로 역류하여 점막 손상이나 가슴앓이 등의 증상을

일으키는 질환.

⊙ 하부 식도 괄약근을 효과적으로 제어하는 약은 없으며 내과 치료의 중심은 위산분비 억제.

- 위산분비 억제 작용이 PPI보다 강한 PCAB이 난치성 역류성 식도염 치료제로 등장(표 2-3-1).
- PCAB은 고가스트린혈증을 일으키므로 증상 개선후 스텝다운 치료.

⊙ 최근 증가하는 호산구성 식도염의 일부에서 PPI 및 PCAB의 효과 보고.

(2) 소화성궤양

⊙ 위나 십이지장의 점막이 점막하층 아래까지 깊이 결손된 상태.

⊙ 오목가슴 통증, 복부 팽만감, 식욕 부진 등의 증상이 있지만 무증상 궤양도 많음.

⊙ 중증 합병증으로 출혈, 천통, 천공, 협착 등이 있음.

⊙ 과거 소화성궤양이 공격인자(위산, 펩신 등)와 방어인자(점액, 혈류, 중탄산 방어 등)의 불균형에 의한 점막 방어 기전 파탄에 의해 발생하며, 궤양 발병에 위산이 중심 역할을 한다고 생각.

- *H. pylori* 감염이 궤양 발병에 관여하는 것으로 밝혀졌음.

⊙ *H. pylori* 감염과 NSAIDs가 소화성궤양의 중요한 요인이며, 위산은 각각의 요인에 공통된 악화인자로 이해하고 있음.

⊙ 치료의 중심은 약물치료.

- PPI나 H2수용체 대항제(H2RA), *H. pylori* 제균치료의 등장에 의해 과거에

표 2-3-3. 난치성 위식도역류병의 원인

PPI adherence and compliance
Functional esophageal disorders
Functional heart burn, esophageal hypersensitivity, IBS
Weakly acidic or nonacid reflux
Weakly acid reflux, duodenogastroesophageal reflux
Residual acid
NAB, acid pocket
Delayed gastric emptying
Rapid PPI metabolism
Eosinophilic esophagitis
Causes unrelated to GERD

Abbreviations: GERD, gastroesophageal reflux disease; PPI, proton pump inhibitor; IBS, irritable bowel syndrome; NAB, nocturnal acid breakthrough.

(Clinical and Experimental Gastroenterology 2018:11 119-134)

강조하던 식사요법이나 안정 필요성은 낮아지고 있음.

⊙ 궤양 원인에 따라 선택되는 치료나 약이 다르므로 저용량 아스피린(LDA) 복용이나 NSAIDs 복용력, *H. pylori* 감염 유무를 확인.

⊙ NSAIDs 복용력이 없는 *H. pylori* 양성 궤양은 PPI와 항생제 병용에 의한 제균 치료 선택.

- *H. pylori* 제균이 성공하면 궤양 재발률이 낮아 유지요법은 불필요.

⊙ NSAIDs 궤양에는 투여 중지가 원칙이지만, 골관절 질환으로 중지가 어려운 환자도 많음.

- 이 때는 PPI나 프로스타글란딘(PG) 분비 촉진 방어인자(artemiae 추출물, 스틸렌) 선택.

⊙ *H. pylori* 제균 치료의 어려움(항생제 알레르기 등)이나 2차 제균 실패, 또는 비NSAIDs, 비*H. pylori* 궤양에는 위산분비 억제제로 초기 치료를 시행하고 재발 방지를 위해 유지요법을 시행.

- 초기 치료에 PPI를 사용할 수 없으면 H2RA가 효과적.

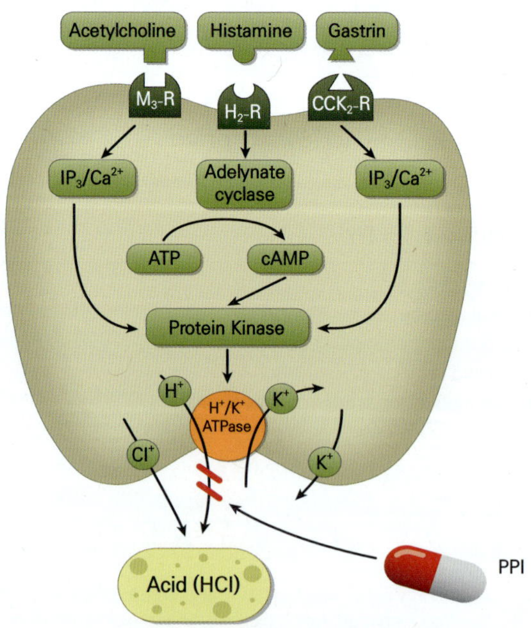

그림 2-3-1. 위산 분비과정과 PPI 작용.
(Mol Sci 2019:20:5469)

2) 치료제 종류

(1) 위산분비 억제제

⦿ 위산이 궤양 형성의 최대 요인은 아니라고 알게 되었지만 위산 과다는 궤양 치유를 방해하며, 임상적으로 위산분비 억제는 효과적.

⦿ 위산 분비 억제제에는 PCAB, PPI, H2RA 이외에 선택적 무스카린 수용체 대항제도 있음(그림 2-3-1).

① 칼륨이온 경쟁 산차단제(PCAB)

⦿ PPI보다 강력하고 지속적 위산분비 억제 작용이 있으며, 효과가 신속함(표 2-3-4).

⦿ 난치성 역류성 식도염, *H. pylori* 제균요법의 임상시험 성적은 PPI 보다 좋음.

⦿ LDA, NSAIDs 궤양의 재발 방지 효과도 알려짐.

⦿ 강력한 위산분비 억제 작용에 의한 고가스트린혈증이나 세균 과잉 번식을 일으킬 수 있어 장기적 안전성에 주의.

② 양성자펌프 억제제(PPI)

⦿ 중증 역류식도염 이외의 위산관련 질환에 PPI 선택.

⦿ PPI는 위벽세포에서 H^+ 분비의 최종 단계인 양성자펌프(H^+/K^+–ATPase)를 특이적으로 억제하여 위산분비 억제 작용을 나타냄.

⦿ 1일 1–2회 복용하여 복용 충실도가 높음.

⦿ NSAIDs 복용자의 궤양 억제에도 효과적(표 2-3-5).

표 2-3-4. PPI와 PCAB의 작용 차이

PPIs	P-CABs
Requires transformation to the active sulfonamide form	Acts directly on the proton pump (K^+, N^+-ATPase)
Lower concentration in parietal cell acid space (1,000-fold higher than those in plasma)	Super concentration in parietal cell acid space (100,000-fold higher than those in plasma)
Covalent binding to K^+, H^+-ATPase	Competitive binding to K^+, H^+-ATPase
Irreversible binding to K^+, H^+-ATPase	Reversible binding to K^+, H^+-ATPase
Duration of effect related to half life of the sulphonamide-enzyme complex	Duration of effect related to half life of drug in plasma
Delay onset of action	Full effect from first dose
Food-dependent inhibition of gastric acid	Food independent acid inhibition
Incomplete acid suppression	Complete, prolonged acid suppression

PPIs, proton pump inhibitors; P-CABs, potassium channel acid blocking drugs.

(Dig Dis 2020:38:104-111)

⊙ 오메프라졸, 판토프라졸 주사제는 소화성궤양에 의한 위장관 출혈에서 경구 투여가 불가능하고 H2수용체 주사제에 효과가 없는 경우에 사용.

⊙ 최근 장기 사용에 의한 다양한 부작용이 알려지고 있음(표 2-3-6).

③ H2수용체 대항제(H2RA)

⊙ 위벽세포의 H2수용체에 대항하여 위산 분비 억제.

⊙ 경구제와 주사제가 있으며 안전성이 높아 사용하기 쉬움.

④ 선택적 무스카린 수용체 대항제

⊙ 위벽세포, 히스타민 분비 세포(ECL 세포)의 무스카린(M) 수용체와 아세틸콜린 결합을 차단하여 위산 분비 억제.

⊙ M1수용체 특이적 피렌제핀이 전립선 비대증이나 녹내장, 심질환이 있을 때 사용됨.

표 2-3-5. PPI 치료가 효과적 질환과 효과 없는 질환

PPI 단기간 치료
Healing of erosive esophagitis (Los Angeles grade A and B)
Helicobacter pylori eradication (in combination with antibiotics)
Functional dyspepsia
Pepic ulcer disease
Acute upper gastrointestinal bleeding
Stress-ulcer prophylaxis in high-risk patients
Eosinophilic esophagitis
PPI 장기치료
Barrett's esophagus
Severe erosive esophagitis (Los Angeles grades C and D)
Zollinger-Ellison syndrome
Idiopathic peptic ulcer disease
Gastroprotection in high-risk patients (long-term nonselectice NSID-users)
Anti-platelet therapy in parients at high risk for upper GI complications
PPI-responsive Eosinophilic esophagitis
PPI 무효
Corticosteroid treatment (unless used in combination with NSAIDs)
Acute pancreatitis (no benefit form acid inhibition)
Hypertensive gastropathy (no need for acid suppression)
Chronic pancreatitis (standard dose of PPI only in patients with steatorrhea, refractory to enzyme replacement treatment)
Stress ulcer prophylaxis in noncritically ill hospitalized patients and low risk for upper GI complications
Anticoagulant therapy (no need for gastroprotection unless used in combination unless used in combination with NSAIDs)

PPI, protron pump inhibitor; NSAID, nonsteroidal anti-inflammatory drug;
GI, gastrointestinal.

(Dig Dis 2020:38:104-111)

표 2-3-6. PPI 부작용

부작용 종류	특정 부작용
Infections due to hypochlorhydria	*Clostridium difficile* infection
	Enteric infections
	Spontaneous bacterial peritonitis
	Liver diseases
	Community-acquired pneumonia
Impaired absorption of nutrients due to hypochlorhydria	Bone fractures
	Vitamin B_{12} deficiency
	Hypomagnesemia
	Iron deficiency
PPI-induced hypergastrinaemia	Gastric hyperplasia/metaplasia
	Rebound acid hypersecretion
Other	Kidney disease and acute kidney injury
	Dementia

(Basic Clin Pharmacol Toxicol 2018:123: 114-121)

(2) 위산 중화제

- 즉시 효과를 나타내지만 작용 시간이 짧아 대증요법으로 사용.
- 부작용으로 알루미늄염은 변비, 마그네슘염은 설사를 일으킬 수 있음.

(3) 방어인자 증가제

- 점막의 미세순환 개선, 점액생산 촉진 및 분비 등의 기전으로 궤양 치유에 도움을 주고 자각 증상 개선.
- 소화성궤양에 단독 투여 보다 H2RA와 병용이 많음.
- 위염에 적응증이 있음.
- NSAIDs 궤양에서 NSAIDs 투여 중지가 불가능한 경우 혹은 NSAIDs 지속에서 궤양 재발 방지에도 사용.

(4) *H. pylori* 제균

- NSAIDs 복용력이 없는 *H. pylori* 양성 궤양에는 항생제 2제(아목시실린, 클라리스로마이신)과 PPI의 3제병용으로 제균치료 시행.
- PPI에도 제균작용이 있지만 강산에서 항생제 작용 저하 방지를 위해 병용.
- 1차제균 성공율은 약 80-90%.

- 제균 실패 원인으로 클라리스로마이신 내성이 많으며, 실패에는 메트로니다졸로 바꾸어 2차제균 치료 시행.

⊙ 제균에 성공하면 위점막 염증 개선과 궤양 치유율이 높아 과거의 약물요법과 달리 재발이 적어 소화성궤양 치료가 가능.

3) 교육

⊙ *H. pylori* 제균 치료제는 매일 복용하지 않으면 효과가 없으며, 1일 2회 정해진 시간에 3종류를 확실히 복용하도록 교육.

⊙ 항생제 대량 투여에 의한 설사 부작용이 나타날 수 있음.

⊙ 제균제에 의한 중증 부작용(출혈장염 등)에 대해 알려주고, 증상이 있으면 복용을 중지하도록 교육

⊙ 2차 제균에 사용하는 메트로니다졸 복용 중에는 금주.

⊙ 제균 성공 판정을 위한 검사를 반드시 진료받도록 권고.

3 위장 기능 개선제

1) 위장 기능 개선제의 개념

(1) 건위 소화제

⊙ 건위 소화제는 소화액 분비 촉진 성분, 위산 중화 성분, 소화를 돕는 소화 효소 등을 복합한 약

⊙ 약효 성분은 중조, 탄산칼슘, 디아스타제 이외에 감초, 계피 등.

⊙ 소화불량 증상인 속쓰림, 구역, 상복부 불쾌감, 식욕 부진 등에 사용.

(2) 위장 기능 개선제

⊙ 위장에 암, 궤양 등의 기질적 질환 없이 복통, 복부 팽만감, 배변 이상 등의 증상을 나타내는 질환군을 기능성 위장관 질환이라고 함(표 2-3-7).

- 기능성 소화불량(functional dyspepsia, FD)이 대표적(그림 2-3-2).

[FD 정의]

기능성 소화불량이란 <증상의 원인이 되는 기질적, 전신성, 대사성 질환 없이 만성적으로 오목가슴 통증이나 위트림 등 오목가슴 중심으로 복부 증상을 나타내는 질환>.

⊙ 위장 기능 개선제는 기능성 위장관 질환에 사용하며, 위장관 운동을 촉진하는 약과 억제하는 약이 있으며, 위장의 생리 작용에 따라 사용.

⊙ 위장관 운동은 노르아드레날린이 전달물질인 아드레날린 작동성 교감신경과 아

표 2-3-7. Rome IV에 의한 기능성 소화불량의 진단 기준

B1 기능성 소화불량
다음 증상 중 하나 이상: a. 식후 팽만감 b, 조기 포만감 c. 오목가슴 통증, d, 오목가슴 작열감 증상을 설명할 수 있는 구조 이상(상부 위장관 내시경 검사 소견 포함)이 없으며, 6개월 이상 전에 증상이 시작하여 3개월간 지속.

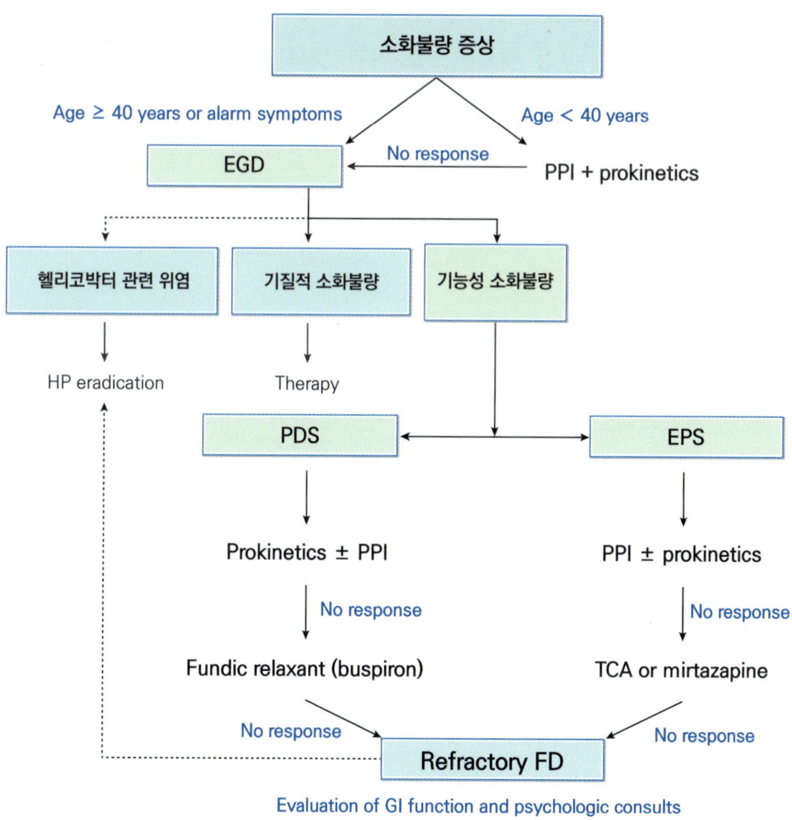

그림 2-3-2. 기능성 소화불량 치료. (Korean J Gastroenterol 2021:73: 77-83.)

* PDS: postpradial distres syndrome (식후통증증후군)

* EPS: epigastric pain syndrome (상복부통증증후군)

세틸콜린이 전달물질인 콜린 작동성 부교감신경의 이중 지배를 받음.

- 부교감신경은 위장관 운동에 촉진적으로 작용하며, 무스카린, 도파민, 세로토닌, 오피오이드 등의 수용체를 통해 위장 기능 개선제의 작용에 관여.

2) 위장 기능 개선제의 종류

(1) 위장관 운동 촉진제

① 콜린 작용제

⊙ 베타네콜(하이네콜/일양)은 무스카린 수용체에 작용.

⊙ 위장관의 연동운동 항진뿐 아니라, 위액, 췌장액 등 소화액 분비도 항진하므로 소화성궤양, 역류식도염, 췌장염 등에는 사용하지 않음.

⊙ 전신에 작용하므로 방광 괄약근 긴장 증가에 의한 방광 용량 감소, 기도 분비 촉진, 축동, 눈물 등을 일으키므로 기관지천식, 파킨슨증, 갑상선 기능항진증 등에서 주의.

⊙ 경구 투여에서 위장관과 요로에 대한 작용이 나타남.

② 도파민 수용체 대항제

⊙ 교감신경 도파민 D2수용체에 대항하여 아세틸콜린 유리 촉진으로 위장관 운동을 항진.

⊙ 메토클로프라미드(맥페란정/동화)는 구토 중추 억제 작용이 있으나 혈액–뇌관문을 통과하므로 추체외로 증상이 나타나고, 젖분비 등의 부작용이 있음.

⊙ 메토클로프라미드는 운동이상증 부작용으로 장기 사용이 제한됨.

⊙ 돔페리돈(돔필정/신풍)은 중추 이행이 비교적 적으며 구토 억제 작용도 있음.

③ 세로토닌 수용체 작용제

⊙ 모사프리드(모프리드정/종근당)는 콜린 작동성 신경의 세로토닌 5–HT4 수용체를 자극하여 부교감신경 말단의 아세틸콜린 유리를 촉진.

⊙ 모티리톤(모티리톤/동아에스티)은 5–HT4 수용체 조절과 도파민 D2 대항 작용의 복합 기전으로 위장 운동을 촉진.

(2) 위장관 운동 억제제

① 항콜린제(항연축제 참조)

② 세로토닌 수용체 대항제

⊙ 설사형 과민장증후군 치료제로 5–HT3 수용체 대항제 라모세트론이 있음.

⊙ 효과가 빠르고 복통 개선율이 높음.

⊙ 변비 경향이 있으면 중단.

③ 오피오이드 수용체 대항제

⊙ 트리메부틴(포리부틴정/삼일)은 오피오이드 μ수용체에 친화성이 높은 작용제.

⊙ 위장관 평활근, 근육사이신경총에 이 수용체가 있어 연동운동을 조절.

⊙ μ수용체는 교감신경에 대한 친화성이 부교감신경 보다 높아 저농도에서 노르아드레날린 억제와 아세틸콜린 촉진으로 위장관 운동 항진에 작용.

⊙ 고농도에는 아세틸콜린 방출 억제에 의해 위장관 운동을 억제.

⊙ 임상적으로 고농도에서 운동 억제 작용을 기대하여 사용.

3) 치료제의 사용에 대한 주의사항

⊙ 실제 처방 전에 상부위장관 내시경검사를 시행하여 위암 등 악성질환을 포함한 기질적질환의 제외가 필수(그림 2-3-2).

⊙ 항콜린제 의한 녹내장, 전립선비대에 주의.

⊙ 소디움 바이카보네이트 복합제는 나트륨 함량에 의해 염분 제한이 필요한 고혈압에 주의.

⊙ 알루미늄, 마그네슘제의 장기적 복용에 의한 알카리증이나 신기능 저하에서 체내에 축적될 가능성 고려.

⊙ 소화 효소제는 소화를 돕기 위해 식사 직후 또는 식사 중에 복용.

⊙ 소화 효소제는 고온, 다습 환경에서 효소 작용이 소실되므로 보관에 주의.

⊙ 콜린 작용제에서 구토, 속쓰림, 복통, 설사 등에 주의.

⊙ 콜린 작용제에 의한 기관지천식, 갑상선 기능항진증, 협심증 등의 증상 악화에 주의.

⊙ 도파민 수용체 대항제에서 추체외로 증상, 젖분비, 유방 통증, 생리불순 출현에 주의.

⊙ 모사프리드는 복용 후 효과 빠르게 나타나기 때문에 식사 직후 또는 식전에 복용.

⊙ 모사프리드, 트리메부틴의 부작용으로 설사, 연변, 입마름 등이 나타날 수 있음.

⊙ 돔페리돈은 임신부에게 금기

⊙ 운동 촉진제와 억제제의 동시 복용은 효과가 상쇄됨.

4) 교육

⊙ 검사 결과 위장에 상처나 병이 없어 다행이지만 위장 기능 균형이 좋지 않아 이것을 돕는 약을 준다고 설명.

⊙ 효과가 충분히 나오려면 1–2주가 걸리므로 계속 꾸준히 복용하고 다음 번 진

료에서 약의 효과를 말해주도록 설명.

⊙ 4주간 투여해도 효과가 없으면 위장의 정밀 검사나 약의 변경을 생각.

⊙ 드물지만 변이 굳어지거나 반대로 설사 또는 구역을 느끼는 경우도 있음.

⊙ 복용하고 오히려 위장 상태가 나빠지면 다시 진료를 받아야 함.

4 구토 억제제

1) 구토의 기전

⊙ 구토 작용에는 제4 뇌실 맨아래구역에 위치하는 화학 수용체 방아쇠대(chemoreceptor trigger zone: CTZ)가 관여하며, 다양한 물질이 CTZ를 통해 연수의 망양체 배외측에 있는 구토 중추를 자극하여 구역/구토를 유발.

⊙ CTZ에는 세로토닌 3(5−HT3), 뉴로키닌 1(NK1), 무스카린 1(M1), 히스타민 1(H1), 도파민 2(D2) 등의 수용체가 있음(그림 2-3-3).

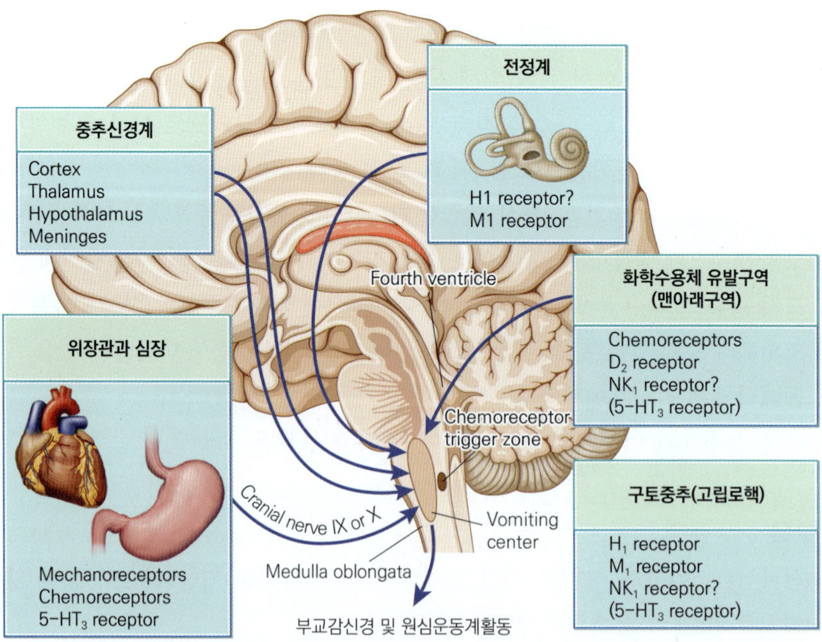

그림 2-3-3. 구토 중추와 구토 기전. (J Clin Gastroenterol. 2021:55: 279−299)

- 이런 수용체가 구토 억제제의 표적 작용점이 되어 적절한 약의 선택에 중요.

⊙ 냄새에 의한 유발은 대뇌피질, 멀미나 내이 장애는 속귀의 미로, 위의 자극물은 구심성 미주 신경, 장의 폐색이나 허혈은 구심성 내장신경을 통해 중추에 전달.

⊙ 항암제에 의한 구토, 세균 독소나 요독증 또는 대사전해질 이상 등은 직접 작용.

⊙ 구토 수용체 대항제나 위장관 운동 촉진제 등 작용점을 고려한 구토 억제제가 개발되고 있음(표 1-3-4).

⊙ 치료제 선택에는 구역/구토 자극의 전달 경로를 알 필요가 있으며, 원인 감별과 원인 질환 치료가 중요.

2) 구토 치료제의 종류

⊙ 작용점에 따라 중추 구토억제제, 말초 구토억제제, 중추/말초 구토억제제로 구분

⊙ 중추 구토억제제는 구토 중추나 CTZ 억제 작용이 있으며, NK1 수용체 대항제, 항정신약 페노티아진제, 항히스타민제가 해당.

- NK1 수용체 대항제는 지연성 구토의 발생요인으로 알려진 서브스탠스 P 결합을 경쟁적으로 억제.
- 페노티아진제는 D2수용체 차단으로 CTZ 억제.
- 항히스타민제는 H1수용체 차단에 의해 선택적으로 내이 미로와 구토 중추 억제.

⊙ 말초 구토억제제는 주로 위장관 자극에 의한 반사성 구토를 차단하며, 위점막 국소 마취제, 항콜린 작용제, 위장 기능 조정제가 해당됨.

- 위점막 국소 마취제는 위점막 감각신경을 마비시켜 중추로 가는 자극 전도 차단.
- 항콜린 작용제는 아세틸콜린 억제하여 부교감신경 자극을 감소시키고, 위장관 운동 기능을 억제.
- 위장 기능 조정제는 콜린에스테라제 억제 작용에 의해 위장관 운동을 항진시켜 만성 위염 등에 의한 구토를 억제.

⊙ 중추/말초 구토억제제는 양쪽에 작용 기전이 있으며 D2수용체에 대항하여 아세틸콜린 유리 촉진에 의한 위장관 운동이 항진에 의한 반사성 구토에서 CTZ 작용을 억제하여 중추 구토에 효과적.

⊙ 항암제에 의한 구역/구토는 빈도가 높음.

- 항암제 투여 후 24시간 이내에 나타나는 급성 구토, 2–4일 후에 생기는 지연 구토, 항암제 투여 전에 나타나는 예측성 구토 등 3개 형태가 있음.

- 상부위장관의 미주신경을 통한 경로와 CTZ에 직접 작용하는 경로가 있음.

⊙ 예측성 구토에는 대뇌피질이 관여.

- 구토 유발 작용이 강한 시스플라틴에 의한 급성 구토에는 5-HT3 수용체가 관여하며, 위장관의 구심성 복부 미주신경 말단의 5-HT3 수용체에 세로토닌 결합을 선택적으로 억제하거나 CTZ의 5-HT3 수용체를 차단하는 5-HT3 수용체 대항제가 효과적.

⊙ 지연성 구토에는 구토 중추나 CTZ에 존재하는 NK1수용체에 substance P 결합이 유발요인으로 생각하며 NK1 수용체 대항제가 효과적.

⊙ 스테로이드제는 항암제 치료에 의한 급성 구토와 지연성 구토에 유용하며, 중추에서 세로토닌 합성 억제, 프로스타글란딘 합성 억제 등의 다양한 기전을 생각.

3) 치료제의 사용에 대한 주의사항

⊙ 페노티아진제와 아드레날린 병용에서는 중증 혈압 저하를 일으킴.

- 혈압약이나 항콜린 작용제와 병용에 주의.

⊙ 항히스타민제는 중추신경 억제제, 모노아민 산화효소(MAO) 억제제, 알코올과 병용에서 작용 증가.

⊙ D2수용체 대항제는 항콜린 작용제와 병용하면 위장관 운동 활성화 작용(콜린 작용)이 감소. 페노티아진과 병용에서 내분비 기능 조절 이상, 추체외로 증상을 일으킴.

⊙ 항콜린 작용제는 녹내장, 전립선비대에 의한 배뇨 장애, 중증 심질환, 마비장 폐색에서 증상 악화.

⊙ 5-HT3 수용체 대항제는 위장관 운동 저하.

⊙ NK1 수용체 대항제는 CYP3A4로 대사되며, CYP3A4로 대사되는 약과의 병용에 주의. 특히 구토 억제 목적으로 스테로이드를 투여할 때 50% 정도 감량.

5 변비 치료제

1) 변비의 이해

⊙ 변비는 체외로 배출되어야 할 대변이 충분한 양으로 쾌적하게 배출되지 않는 상태.

⊙ 검사나 치료가 필요한 상태는, 대변을 보는 회수 감소(복통, 복부 팽만감 등), 굳은 변(대변을 보기 어려움, 과도한 노력), 대변 배출 장애(무른 변도 나오지 않음, 잔변감으로 반복 배변) 등.

⊙ 변비 증상에 따라, <대변 회수 감소형>과 <배변 곤란형>으로 구분.

[대변 회수 감소형]

- 주 3회 미만 배변에 따라 대장 안에 대변이 쌓여 복부 팽만감, 복통, 대변 배출 어려움(대장에 장기간 저류된 대변에서 수분 흡수에 의한 굳은 변이 원인)의 증상이 있음.

[배변 곤란형]

- 직장내 대변이 쉽게 배출되지 않아 대변 보기 어려움, 과도한 노력, 잔변감에 의한 반복 배변 등의 증상이 있음.
- 대장 통과시간 검사나 배변 조영검사 등의 검사를 시행:
  대변 회수 감소형은 대장 통과 정상형과 대장 통과 지연형으로 나뉨.
- 배변 곤란형은 굳은 대변을 보기 어려움과 무른 변을 보기 어려운 대변 배출 장애로 구분.

2) 설사제의 종류

⊙ 변비 동반 상태에 따라 설사제 선택(표 2-3-8).

(1) 비자극성 설사제

① 산화마그네슘

⊙ 위산과 반응하여 염화마그네슘으로 변화하고 장 안에서 흡수가 어려운 중탄산염이나 탄산염이 되어 대변과 섞이면 삼투압의 작용으로 대변을 무르게 하여 대장 내 수송을 촉진시키며 배변 회수를 증가시킴.

⊙ 위절제 수술 후, H2수용체 대항제, 양성자펌프 억제제 복용 등에서 위산이 저하되면 산화마그네슘의 설사제 효과가 충분하지 않음.

⊙ 고령자, 신기능 저하에서 고마그네슘혈증에 주의하여 정기적으로 혈청 마그네슘 농도 측정.

② 루비프로스톤(아미타지연질캡슐/제일)

⊙ 소장 점막상피의 2형 염소통로 활성화에 의해 염소이온이 장관 내로 수송되면 나트륨이온이 이동하여 소장 내 삼투압이 올라감.

⊙ 삼투압 기울기에 의해 소장내로 수분이 이동하고 수분이 대장에 유입하여 대

변을 무르게하거나 배변 회수를 증가시킴.

⊙ 염소 이온의 이동은 능동 수송이지만, 수분은 삼투압 기울기에 의한 수동적으로 이동이므로, 수분 이동면에서는 산화마그네슘 등 삼투압성 설사제와 같은 기전인 비자극성 설사제.

⊙ 동물 실험에서 유산이 증가하여 임신부에는 금기.

⊙ 구역 부작용이 많아 식사 직후나 식사 중 복용을 권고.

③ 폴리에틸렌 글리콜(macrogol, 폴락스산/안국)

⊙ 등장성 삼투압 설사제이며 서구에서 만성 변비 치료제로 오래 사용되었고, 대장내시경 검사전 장관 전 처치제로 사용되어 왔음.

④ 락툴로스(듀파락/애보트)

⊙ 과당과 갈락토스로 합성된 인공 2당류이며 삼투압 작용을 이용한 삼투압 설사제.

⊙ 고암모니아혈증에 의한 간성 뇌증 치료제로 사용되어왔음.

⊙ 당류 설사제이므로 단맛 있지만 장관에서 흡수되지 않고 혈당에 영향을 주지 않아 당뇨병에 사용 가능.

(2) 자극성 설사제

① 센노시드, 센나

⊙ 안트라퀴논계 설사제이며, 복용 후 위와 소장을 통과하여 대장에 도달하면 장

표 2-3-8. 각종 질환에서 변비치료제

	팽창 완화제	삼투성 완화제			자극성 완화제	프루칼로프라이드	관장
		마그네슘염	비흡수 탄수화물	폴리에틸렌 글리골			
Old age	△	△	○	●	▲	△	
Pregnancy	△	X	●	○	▲	X	
Lactation	●	X	●	○	▲	X	
Renal insufficiency	△	X	○	△	▲	X	
Hepatic dysfunction	△	△	○	○	▲	X	
Overlap syndrome	X	△	△	●	X	○	
Fecal impaction	X	X	X	X	X	X	○
Postoperatice ileus	X	X	X	○	X	△	
Spinal cord injury	X	△	△	○	▲	○	○

○, most favorable; ●, useful; △, occasional; ▲, short-term use; X, no use.

(Korean J Gastroenterol 2019:73: 92-98)

내세균에 의해 분해되어 레인안스론이라는 활성물질이 됨.

⊙ 레인안스론은 대장 내강에 작용하여 대장의 연동운동 항진과 동시에 물과 전해질 분비를 증가시켜 설사제로 작용.

⊙ 복용 후 효과 발현까지 6–8시간이 걸리므로 다음날 아침 배변을 기대하여 자기전에 복용.

⊙ 설사제 효과가 높지만 작용 발현시 복통, 배변 회수 과다, 고령자에서 변실금 가능성이 있어 매일 복용하지 않음.

⊙ 센나, 알로에 등 안트라퀴논제의 계속 복용은 대장 흑색증(melanosis)에 의해 대장 장관벽의 신경총 장애를 일으킬 수 있어 장기적 복용은 피함.

⊙ 임신부에서 자궁 수축을 일으켜 유산 위험이 있어 금기.

② 피코설페이트 나트륨(듀오연질캡슐/영일)

⊙ 대장의 장내세균에 의해 디페놀체가 되어 대장 연동운동을 항진시키므로, 복용하고 효과 발현까지 7–12시간이 걸리므로 다음날 아침 배변을 기대하여 자기전에 복용.

⊙ 작용 발현 시에 복통, 설사, 변실금 등이 나타날 수 있어 매일 복용은 권고하지 않음.

⊙ 임신중 투여 안전성은 확립되지 않았음.

③ 폴리카보필 칼슘(실콘정/명문)

⊙ 고분자 흡수폴리머의 칼슘염이며 위산으로 칼슘이온이 분리되어 폴리카보필이 됨.

⊙ 폴리카보필은 소장이나 대장에서 35배 이상의 물을 흡수하여 부풀어 겔화되며, 위장관에서 흡수되지 않고 대변으로 배출됨.

⊙ 설사 상태에는 장내 수분을 흡수하여 겔화 되므로 장내용물의 이동을 늦추고 장관의 수분 흡수 촉진하여 대변을 굳게 함.

⊙ 변이 굳은 변비에는 소장에서 흡수된 수분으로 대장의 대변이 부풀고 겔화되어 항문 쪽으로 이동을 촉진하여 배변을 회수를 늘리며, 흡수된 수분 유지에 의해 대변을 부드럽게 함.

3) 변비 치료제 사용

⊙ 설사제 사용 원칙은 비자극 설사제는 매일 복용하고, 대변을 보지 못한 날에는 자기전에 자극 설사제를 복용하며, 약을 복용하지 않고 대변을 보는 관리가 치료 목표.

⊙ 설사제는 구불결장에 모여 있는 대변을 직장으로 이동시키기 위해서 사용하며, 좌약 관장은 직장에 있는 대변을 강제로 배출시키기 위해서 사용.

⊙ 설사제는 대장 통과 지연형 변비에 사용하지만 중증도가 다양하므로 비자극성 설사제로 용량 조절이 가능한 산화마그네슘을 선택.

⊙ 산화마그네슘으로 개선되지 않거나 고마그네슘혈증 우려에서 루비프로스톤이나 락툴로스 선택.

- 산화마그네슘 최대량으로 충분한 배변이 안 되면 자기전에 자극성 설사제 센노시드 복용. 다음날 대변을 볼 수 있으면 센노시드는 중지하고 비자극성 설사제 복용은 계속. 센노시드 복용으로 다음날 대변을 보지 못하면 다음날 자기전 복용을 증량.

⊙ 목표하는 배변 회수는 1–2회/일이며, 대변 상태는 약간 굳은변–약간 무른변.

⊙ 매일 대변을 보지 않으면 기분이 나쁘다는 환자에게는 정상 배변 봄 회수는 3회/주–3회/일이며, 복통, 복부 팽만감, 대변 곤란 등의 증상이 없으면 2일에 1회 배변으로도 충분하다고 설명하여, 설사제를 무리하게 증량, 남용하지 않게 함.

⊙ 자극성 설사제가 반복하여 필요하면 산화마그네슘을 증량.

⊙ 팽창성 설사제는 비자극성 설사제에 의해 대변이 무르게 되어도 배변 회수가 주 3회 미만으로 작으면 사용.

- 대변의 재료인 식품섬유 섭취량이 적은 대장 통과 정상형 변비 가능성에 대변량을 증가시키는 폴리카보필 칼슘 사용.

4) 관장

⊙ 설사제로 무른변이 되어도 대변을 보기 어렵거나 잔변감을 호소하며, 기질성 대변배출 장애나 골반저근 협조운동 장애 등 기능성 대변배출 장애가 원인이면 설사제 계속 복용이 아니라 배변조영 검사 등의 진료를 위해 전문기관에 진료 의뢰.

⊙ 기능성 대변배출 장애에는 바이오피드백요법을 시행.

⊙ 바이오피드백요법에 효과가 없거나 대변이 직장을 막고 있으면 대변을 강제로 배출하여 직장을 정기적으로 비우기 위해 글리세린 관장시행.

6 장질환 치료제

1) 장질환의 개념

⊙ 장질환은 세균이나 바이러스에 의한 감염장염, 소장대장 종양, 허혈장병변, 아교질병 등 전신질환 동반 장질환, 다인자가 관여하는 염증장질환 등으로 다양.

⊙ 대표적 염증장질환은 궤양결장염과 크론병.

- 장관의 만성 지속성 염증이 특징이며 장관 국소의 면역 제어 이상에 의해 발생.
- 임상적으로 항TNFα항체제 등 생물학제제나 타크로림스 등 새로운 면역억제제의 도입으로 치료 체계가 크게 바뀌었음(그림 2-3-4).

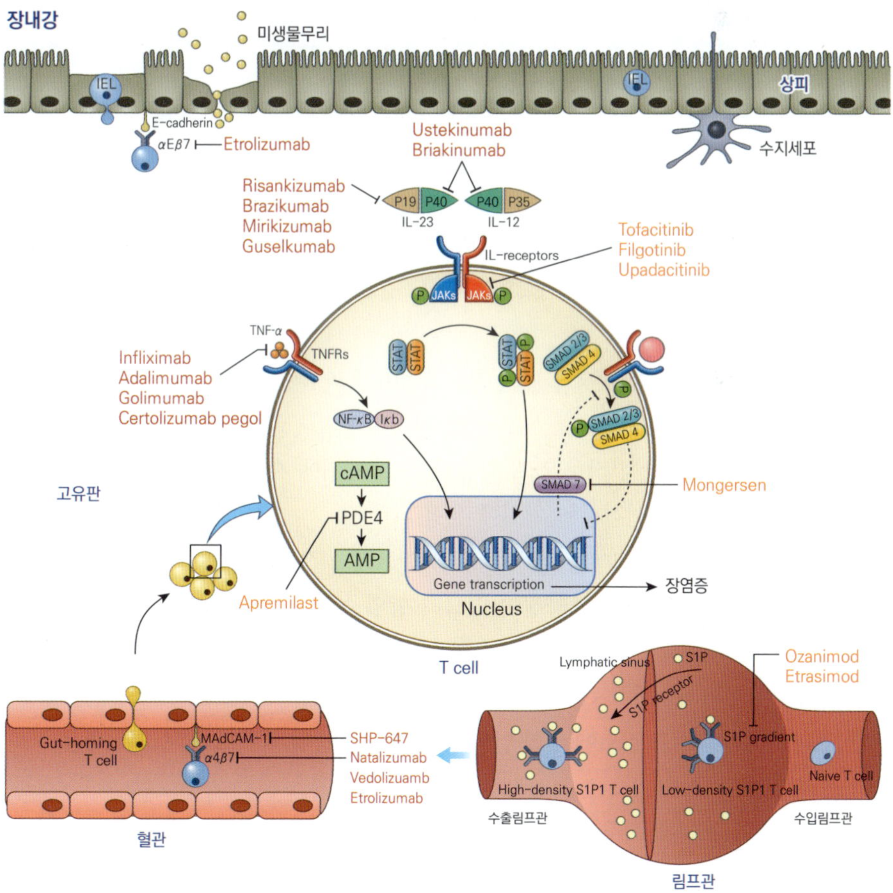

그림 2-3-4. 염증장질환의 생물학 치료제의 표적.

(Gut Liver, 2019:13: 604-616)

2) 치료제 분류

⊙ 장질환 치료제는 다양하며 장의 병태 생리에 따라 사용.

(1) 장운동 억제제

⊙ 로페라미드나 트리메부틴은 오피오이드 수용체에 결합하여 장운동을 억제.

⊙ 설사 회수와 양이 많을 때 사용.

(2) 수렴제

⊙ 탄닌산알부민은 장점막에 결합하여 장표면을 덮어 염증과 장 연동운동을 억제.

⊙ 경증에서 중등도의 설사에 사용.

(3) 위장관용 흡착제

⊙ 규산알루미늄은 세균 독소를 흡착하여 장관을 보호.

⊙ 경증에서 중등도의 세균 설사에 사용.

(4) 살균제

⊙ 베르베린은 장관내 살균 작용이 있어 병원성 세균 관여가 의심될 때 투여.

(5) 유산균제

⊙ 항생제 치료는 특정 병원체 제거를 목적으로 하지만 프로바이오틱스는 사람에 유익한 장내세균을 투여하는 치료법.

⊙ 세균성 설사와 염증장질환에 효과 기대.

(6) 젖당분해 효소제

⊙ β-갈락토시다아제는 젖당 불내성 치료제이며 소화불량이 있는 급성 설사에 사용.

(7) 위장관 가스제거제

⊙ 디메치콘의 계면활성 작용으로 위장관 가스 제거에 사용.

⊙ 내시경 검사, 방사선검사 전처치에 유용.

(8) 염증장질환 치료제: 5-ASA제

⊙ 살라조설파피리딘과 메살라진이 있으며 항염증 작용이 있음.

⊙ 살라조설파피리딘은 대장의 장내세균에 의해 유효 성분 5-ASA (5-아미노살칠산)과 설파피리딘으로 분해됨.

⊙ 설파피리딘은 정자 감소에 의한 남성 불임과 약진 등의 알레르기 보고가 있음.

(9) 스테로이드

⊙ 강력한 염증 억제 작용으로 5-ASA로 조절할 수 없는 중등-중증에 사용.

⊙ 부작용이 나타나기 쉽고, 병변 범위나 중증도에 따라 투여량, 투여 방법이 달라 병태 파악이 필요.

⊙ 스테로이드는 관해의 유지 효과가 확인되지 않았으며, 관해 도입 목적으로 사용하고 그 다음에는 점차 감량하여 중단.

⊙ 2개월 이상 계획 없이 사용하거나 지속 사용은 피함.

⊙ 중등증의 일부나 중증에는 프레드니솔론 1–1.5 mg/kg의 정맥주사요법을 사용할 수 있음.

⊙ 감량 방법은 상태가 안정될 때까지는 2주 마다 10–20% 감량하고, 20 mg 이하에는 2주에 5–10 mg씩 감량.

(10) 면역억제제

① 아자티오프린, 메르캅토퓨린(6–MP)

⊙ 스테로이드 의존성, 저항성, 또는 부작용으로 스테로이드 중단, 시클로스포린으로 관해 도입 궤양결장염 등에서 관해 유지를 목적으로 소량 투여.

- 스테로이드 이탈에 유용.

⊙ 크론병의 난치성 누공에도 효과적.

⊙ 효과 출현까지 2개월 정도가 걸리며 유지요법으로 사용이 많음.

- 약물 대사효소 활성의 차이에 의해 필요량은 인종이나 개인에 따라 차이가 있음.

⊙ 주의해야 할 부작용은 백혈구 감소와 간기능 장애.

- 백혈구 감소는 투여 시작 후 조기 출현이 많아 처음 2개월은 신중히 관찰.
- 투여 시작 후 1–2주 마다 채혈하여 검사.

⊙ 구역이나 탈모가 백혈구 감소 전에 나타날 수 있음.

- 아자티오프린의 골수 억제, 탈모 등의 부작용은 NUDT15 유전자 다형에 의한 것으로 알려졌음.

② 시클로스포린

⊙ 각종 장기 이식의 거부반응 억제제로 사용하며, 스테로이드 치료 저항성 중증 궤양결장염의 약 70%에서 효과적.

⊙ 2주간 경정맥 지속 투여.

- 2–4 mg/kg로 시작하여 혈중 농도 400 μg/mL 전후 유지.

⊙ 단기 효과는 좋지만 장기적으로 수술 회피율 개선에는 논란이 있음.

③ 타크로림스

⊙ 스테로이드 저항성이나 스테로이드 의존성 활동성 궤양결장염(중등–증중증)에 용법.

⊙ 염증 억제 작용은 시클로스포린의 약 100배.

⊙ 혈중 농도 측정이 필요하며, 목표 최저 혈중 농도는 관해 도입시 2주간은 10−5 ng/mL, 그 후에는 5−10 ng/mL를 지표로 조절.

- 혈중 최저 농도는 식사 시간과 관계, 약물 상호작용(예: 자몽 주스) 등에 영향을 받기 때문에 복용에 대해 교육.

⊙ 부작용은 신장애, 감염, 떨림, 고혈압 등.

(11) 생물학제제

① 항TNFα 항체

⊙ 염증장질환의 원인으로 TNFα의 관여가 알려짐.

⊙ 마우스키메라형 항TNFα 항체 인플릭시맙은 크론병, 궤양결장염, 장관형 베체트증 등에 사용.

- 인플릭시맙은 정맥주입으로 5 mg/kg를 0, 2, 6주에 투여, 그 후 유지요법으로 8주 마다 투여.

⊙ 최근 "2차 무효"가 알려졌으며, 크론병에는 10 mg/kg 8주 마다 투여 또는 5 mg/kg 4주 마다 투여.

⊙ 장관형 베체트증은 10 mg/kg 8주 마다 증량 가능.

⊙ 완전 사람형 항TNFα 항체 아달리무맙은 크론병, 궤양결장염, 장관형 베체트증 등에 사용.

- 피하주사사형 제제의 자기 주사도 가능.
- 처음 160 mg, 2주 후에 80 mg투여, 그 후 2주 마다 40 mg 주 투여하는 유지요법으로 이행.

⊙ 크론병에 아달리무맙 2차 무효 환자는 80 mg으로 증량하여 격주 투여.

⊙ 고리무맙은 피하주사형 사람형 TNFα항체제이며 궤양결장염에 대해 처음 200 mg, 2주 후에 100 mg, 그 후 4주마다 100 mg를 피하 주사.

⊙ 항TNFα 항체의 선택은 환자의 필요나 순응도에 의해 결정하며, 효과에는 차이가 없음.

② 항인간 IL-12/23p40 단클론항체

⊙ 크론병은 염증성 사이토카인 IL−12나 IL−23 생산 항진에 의해 T세포 면역이 활성화되어 있음.

⊙ 우스테키누맙은 IL−12 및 IL−23의 공통 구조 p40 분자에 대한 사람형 단클론 항체이며, p40 분자에 결합하여 IL−12 및 IL−23을 통한 신호를 억제.

③ 항α4β7 인테그린항체

⊙ 말초 혈관을 흐르는 림프구는 세포 표면의 접착분자 α4β7 인테그린과 혈관내피세포의 접착분자 MAdCAM1의 결합에 의해 장관 조직으로 돌아옴.

⊙ 인테그린분자는 α고리와 β고리로 구성되어 있으며 그 조합에 따라 각 장기로의 귀소가 결정됨.

⊙ 장관으로 귀소하는 림프구에는 α4β7이 발현되며 이에 대한 항체 베돌리주맙은 장관 특이적으로 림프구 귀소를 방지하여 장관 염증을 억제함.

④ 야누스키나제(Janus Kinase, JAK) 억제제

⊙ 궤양결장염에 사용되는 토파시티닙은 신호 전달 작용 JAK를 억제하는 저분자 화합물.

⊙ JAK-signal transducers and activators of transcription (STAT) 경로는 사이토카인 수용체를 비롯한 다양한 수용체 하류의 신호전달에 관여.

⊙ JAK 패밀리에는 JAK1-3, TyK2의 4 종류가 있으며 토파시티닙은 JAK1, 2, 3에 결합능이 있어 pan JAK 억제제로 분류.

⊙ JAK-STAT 경로의 억제는 염증성 사이토카인의 신호를 억제.

⊙ 저분자 화합물이므로 반감기가 짧고, 2차 무효 원인이 되는 항체가 생기지 않음.

(12) 과민장증후군 치료제

⊙ 세부 형태와 관계 없이 대변 형태 조절에는 폴리카보필칼슘을 사용.

⊙ 설사형에는 지사제, 유산균제를 기본으로 함.

⊙ 5-HT3 수용체 대항제 라모세트론(이리보/동아에스티)은 배변 이상과 감각 과민 개선을 기대하여 설사형 과민장증후군에 사용.

⊙ 변비형 과민장증후군에는 완하제 사용.

⊙ 과민장증후군은 기능성 위장관 장애에 의한 배변 이상으로 복부 불쾌감 또는 복통을 나타냄.

⊙ 염증장질환에서도 위장관 감각 이상, 위장관 운동 이상, 중추의 기능 이상 등이 관여하여 과민장증후군 치료제를 사용하는 경우가 있음.

3) 치료제의 사용에 대한 주의사항

⊙ 염증장질환의 약물 치료 선택에서 중요한 요점은, ①궤양결장염의 기본 치료제는 5-ASA, ② 스테로이드제는 계획 없이 사용하지 않음, ③ 치료 저항성에서 강력한 치료제로 진행하기 전에 감염 동반 등 다른 요인의 제외 등.

4) 교육

⊙ 복부 증상이 악화되면 투약 치료 이외에 식사 제한도 필요.

⊙ 스테로이드나 면역억제제는 환자 자신이 조절하지 않음.

⊙ 정기적 진료 및 혈액 검사에 의한 경과 관찰 필요.

7 간질환 치료제

1) 만성 바이러스 간염의 개념

⊙ 바이러스 감염에 의해 6개월 이상 간세포 파괴, 염증이 진행되는 만성 염증질환.

⊙ 원인은 B형 간염 바이러스(HBV): 60–70%, C형 간염 바이러스(HCV): 20–30%.

⊙ 치료 목표는 바이러스 증식을 억제하여 염증을 완화하고 간섬유화를 방지하여 간경변, 간암 발생 예방.

⊙ 간염 활동성이 높은 상태의 지속에서는 보다 조기에 병기가 진행될 수 있음.

⊙ C형 간염은 항바이러스제의 발전으로 바이러스 배제가 가능한 시대가 되었음.

⊙ B형 만성 간염의 HBe 항원 양성에서 HBV DNA량이 많고, ALT가 높으면 병기 진행이 빠름.

⊙ HBe 항원 음성화와 HBe 항체 양성화에서 HBV DNA양 저하에 따라 ALT가 저하되지만 ALT 상승이 반복되면 간경변으로 진행.

⊙ B형 만성간염 치료의 1차 목표는 HBe 항원 음성화에 의한 간염 진정화이며, 2차 목표는 HBV DNA양과 ALT의 저하와 안정화(표 2-3-9).

⊙ C형 만성간염에서도 ALT 상승의 반복은 간경변, 간암으로 조기에 진행.

- 치료의 1차 목표는 HCV RNA 음성화에 의한 간염의 진정이고, 2차 목표는

표 2-3-9. 2022 만성 B형 간염 진료가이드라인 요약

1. 항바이러스제 치료 시작: 혈청 HBV DNA ≥20,000 IU/mL인 HBeAg 양성 간염, 또는 혈청 HBV DNA ≥ 2,000 IU/mL인 HBeAg 음성 간염에서 ALT가 정상의 2배 이상.
2. 면역활동기의 HBeAg 양성 및 HBeAg 음성 만성 간염에서 ALT가 정상 5-10배 이상 급격한 상승, 황달, 프로트롬빈 시간의 연장, 복수, 간성뇌증 등 간부전 소견.
3. 혈청 HBV DNA ≥2,000 IU/mL인 HBeAg 음성 간염에서 ALT가 정상 이내이면 추적 관찰 또는 염증 및 섬유화 정도 평가에 의한 치료 여부를 결정.
4. 혈청 HBV DNA <2,000 IU/mL이며, ALT가 정상 이내이고, 간섬유화의 증거가 없는 면역비활동기는 치료 대상이 되지 않는다.
5. 혈청 HBV DNA <2,000 IU/mL에도 간섬유화 소견이 있으면 치료 고려.

HCV RNA양이나 ALT의 지속적 저하와 안정화.

2) 치료제 분류

- B형 간염 치료는 핵산 유사체(라미부딘, 아데포비어, 엔테카비어, 테노포비어)에 의한 HBe 항원 음성화, HBV DNA양 저하, ALT저하와 안정화를 위한 항바이러스 효과와 항염증 효과 기대.
- 치료 내성에 대한 대책 필요(표 2-3-10).
- C형 간염 치료에 항체형에 따라 직접 작용형 항바이러스제(DAA) 이용(표 2-3-11).

3) 치료제 사용

(1) B형 간염 치료

- HBV 감염에서 항바이러스요법의 치료 목표는 간염 활동성과 간섬유화 진행 억제에 의한 만성 간부전 방지 및 간세포암 발생을 억제하여 생명 예후 및 QOL 개선.
- HBs 항원 소실까지의 항바이러스요법의 목표는 ALT의 지속적 정상화, HBe 항원 음성화와 HBe 항체 양성, HBV DNA 증식 억제 등.
- HBV 지속 감염에서 치료 대상 선택은, ① 조직학적 진행도, ② ALT 수치, ③ HBV DNA양(≥ 2000 IU/mL).
- 핵산 유사체에서 약제 내성 획득 위험이 적은 테노포비어, 엔테카비어 선택.

표 2-3-10. B형 간염바이러스치료제 내성 대책

내성	선택	다른 선택
Lamivudine/Telbivudine/ Clevudine resistance	1. Change to tenofovir†	1. Add tenofovir† 2. Add adefovir
Entecavir resistance	1. Change to tenofovir† 2. Add tenofovir†	1. Add adefovir
Adefovir resistance	1. Change to tenofocir† 2. Change to entecavir+tenofovir	1. Add entecavir
Tenofovir resistance	1. Add entecavir	
Multi-drug resistance	1. Change to entecavir+tenofovir†* 2. Change to tenofovir†	

* Preferrd for heavily pretreated patients (e.g. including entecavir+adefovir resistance).
† Tenofovir disoproxil fumarate or tenofovir alafenamide fumarate.

(2018 만성B형간염 진료가이드라인)

표 2-3-11. C형 간염바이러스(1b형) 치료

	초기치료		인터페론 치료자	
	만성감염	대상성 간경변	만성감염	대상성 간경변
Ledipasvir/sofosbuvir	12 wk (8 wk*)	12 wk	12 wk	12 wk+R/24 wk
Elbasvir/grazoprevir	12 wk	12 wk	12 wk	12 wk
Ombitasvir/paritaprevir/ritonavir+dasabuvir	12 wk	12 wk	12 wk	12 wk
Daclatasvir+sofosbuvir	12 wk	12 wk+R/24 wk	12 wk	12 wk+R/24 wk
Daclatasvir+asunaprevir	24 wk	24 wk	24 wk	24 wk
Glecaprevir/pibrentasvir	8 wk	12 wk	8 wk	12 wk
Sofosbuvir/velpatasvir	12 wk	12 wk	12 wk	12 wk

HCV, hepatitis C virus; PR, pegylated interferon alpha+ribavirin; R, weight-based ribavirin.
* Without liver cirrhosis, without HIV co-infection, and HCV RNA < 6×10^6 IU/mL.

(2017 C형간염 진료가이드라인)

⊙ 임신 희망에서 TDF 선택. 신기능 장애, 저인혈증, 골다공증이 있으면 ETV, TAF 선택.

(2) C형 간염

⊙ 치료대상: HCV RNA 양성, 조직검사에서 진행된 섬유화 동반.

⊙ 직접작용 항바이러스제(direct acting antivirals: DAA): HCV의 비구조적 단백질(nonstructural protein: NS)에 작용하여 바이러스 증식 및 감염 억제, 치료효과가 좋고, 안전성이 높으며, 치료기간이 짧고, 복용에 편리.

① NS3/4 protease inhibitor (PI)

Telaprevir, Boceprevir: 1세대 DAA, Asunaprevir(순베프라/BMS): 2세대 DAA

② NS5 inhibitor: Daclatasvir(다클린자/BMS), Ledipasvir

③ NS5B polymerase inhibitor: Sofosbuvir(소발디/길리어드)

④ 복합제: Ledipasvir/ Sofosbuvir(하보니/길리어드)

유전자형에 따라 보험 적용 기준이 다름.

4) 교육

⊙ B형 간염에서 핵산 유사체는 매일 빠뜨리지 않고 복용.

⊙ 자신의 판단에 의한 복용 중단은 간염 악화 위험성이 있음.

⊙ 핵산 유사체 장기적 복용에서 내성 바이러스 출현에 의한 간염 악화될 가능성이 있으므로 정기적 검사가 필요.

⊙ C형 간염의 직접 작용형 항바이러스제 병용요법에서 기형아 출산 문제가 있어 치료 기간중 및 치료 종료 후 6개월간 피임.

Chapter

04 호흡기질환 처방약

1 기침 억제제, 가래 제거제

1) 기침, 가래 치료의 필요성

⊙ 기침은 지속기간에 따라 3주 이내의 급성기침, 3주에서 8주의 아급성기침, 8주 이상의 만성기침으로 분류(대한 결핵 및 호흡기학회는 2020년 기침진료지침 개정)(표 2-4-1).

⊙ 만성기침 치료를 위해 상기도 기침증후군, 기침형천식, 위식도역류를 구분하고, 기타 원인으로 만성기관지염, 기관지확장증, 세기관지염 등을 고려.

표 2-4-1. 기침의 분류와 원인

분류	주요 원인
급성기침(3주 미만)	- 급성 호흡기 감염 - 바이러스: respiratory syncytial virus, rhinovirus, influenza, parainfluenza, adenovirus, respiratory corona virus, metapneumovirus - 세균 - 독성 가스 흡인 - 이물질 흡인
아급성기침(3-8주)	- 감염후기침 혹은 호흡기 감염
만성기침(8주 이상)	- 천식, 기침형천식 - 호산구성기관지염 - 위식도역류질환, 인후두역류 - 상기도기침증후군 - 약물: 안지오텐신전환효소 억제제(angiotensin converting enzyme inhibitor, ACEi), DPP4 억제제(dipeptidylpeptidase-4 inhibitor, DPP4i) - 기타: 폐종양, 심부전, 만성폐쇄성폐질환(COPD)

(2020 기침진료지침)

2) 기침억제제

(1) 분류

⊙ 기침억제제(진해제)는 중추성 기침억제제와 말초성 기침억제제로 나누며, 중추성에는 마약성과 비마약성이 있음(표 2-4-2).

① 중추성 기침억제제

⊙ 연수의 기침 중추 억제나 역치 증가.

⊙ 중추성 기침억제제는 염증 부위를 치료하여 기침을 멈추는 것이 아니므로 국소 염증이 소실될 때까지 일시적으로 작용.

⊙ 감기, 급성 기관지염에 사용하는 비마약성 중추성 기침억제제는 효과가 약하여 보다 강력한 마약성 중추성 기침억제제가 선호되고 있으나 남용에 조심.

a) 모르핀: 의존성이 있어 폐암 말기 등 다른 약으로 조절되지 않는 기침에만 사용.

b) 코데인: 모르핀과 같은 기침억제, 진통, 진정 작용이 있으며, 의존성은 덜함. 코데인 30 mg 1일 4회 투여와 60 mg 1회 투여를 비교한 임상연구에서 고용량에서만 기침 횟수 감소가 있었음.

c) 덱스트로메토르판: 모르핀의 합성유도체이며 코데인과 비슷한 작용 기전이 있고 진통 효과는 없으며 호흡 억제와 중독 작용이 없음.

표 2-4-2. 진해제와 거담제

- 진해제는 중추성 진해제와 말초성 진해제로 구분함.
  - ○ 마약성 중추성 진해제: 모르핀(morphine), 코데인(codein)
  - ○ 비마약성 중추성 진해제: dextromethorphan, levopropoxyphene
  - ○ 말초성 진해제: benzonatate, benproperine, theobropoxyphene

- 거담제는 분비촉진제, 점액조절제, 점액용해제(점액분해제), 점액활성제로 구분함.
  - ○ 분비촉진제: 고장성 식염수, 요오드 포함 복합물, guafenesin, 이온통로 조절제
  - ○ 점액조절제: carbocysteine, 항콜린제, 글루코코르티코이드, macrolide계 항생제
  - ○ 점액용해제(점액분해제)
    - 전형적 점액용해제: N-acetylcysteine, N-acetylin, bromhexin, erdosteine, fudosteine
    - 펩타이드 점액용해제: dornase alpha, gelsolin, thymosin β-4
    - 비파괴성 점액용해제: dextran, heparin
  - ○ 점액활성제: 흡입 속효성베타작용제, 메틸잔틴, 표면활성제, ambroxol, acebrophylline

- 새롭게 시도되고 있는 약제들로는 gabapentin, pregabalin, amitriptyline, gefapixant (P2X3 receptor antagonist) 등이 있음.

(2020 기침진료지침)

⊙ 기타 비마약성 중추성 기침억제제로 noscapine이 기침약에 들어있음.

② 말초성 기침억제제

⊙ 기침 수용체의 구심성 신경활성을 억제.

⊙ benzonatate(지콜연질캡슐/동성), benproperin(코프렐정/화이자)은 미주신경의 늘임수용체 억제에 의한 기침 억제 작용.

⊙ theobromine(애니코프캡슐/안국)은 TRPV-1 (transient receptor potential vanilloid-1) 차단에 의한 미주신경의 구심신경 활성을 억제하여 기침 억제 작용.

(2) 사용 주의

⊙ 소아는 마약성 기침억제제 코데인을 사용하지 않음.

⊙ 성인에서 마약성 기침억제제의 변비나 호흡 억제 등 부작용에 주의.

⊙ 녹내장, 요로 폐색성 전립선비대증에서 사용에 주의.

⊙ 3주 미만에 개선되는 급성 기침의 대부분은 감염성 기침이며 흉부 방사선사진으로 이상을 확인하며, 경피 산소포화가 90% 이하이면 호흡기내과 진료를 의뢰.

⊙ 기저질환으로 알레르기질환이 없으면 중추성 기침억제제 처방(비마약성을 우선 선택하고 효과가 없으면 마약성 고려).

⊙ 기침이 피크를 지나고 있으면 치료하지 않고 경과를 보거나 가래제거제 투여.

⊙ 마이코플라스마 감염에서 흉부 방사선에 이상 소견이 없이 기침이 심하여 코데인이 아니면 멈추지 않는 경우가 있음.

- 인두 도말에 의한 검사를 의뢰하고 마크롤라이드를 투여하며, 내성균에는 퀴놀론으로 변경.
- 마이코플라스마 감염을 치료하지 않으면 만성 기침이 지속되기 쉬움.

⊙ 흉부 방사선사진에서 이상 소견이 없어도 기관지 결핵이나 기관지 종양은 기침이 점차 심해지므로 흉부 CT 촬영이 필요하며 호흡기내과 진료를 의뢰함.

⊙ 기저질환으로 기관지천식, 알레르기 상기도염, 역류식도염 등이 있으면 기침억제제에 효과가 없으며, 3주 이상 기침이 지속하는 아급성, 만성기침으로 이행.

- 이 때 중추성 기침억제제가 아니라 기저질환을 치료하지 않으면 기침이 개선되지 않음.

(3) 급성기침 치료

⊙ 상기도감염: 증상 완화를 위한 대증 치료로 서방형 슈도에페드린, 항히스타민제 사용.

⊙ 급성 기관지염에 코데인과 덱스트로메토르판을 단기간 투여하며, 항생제와 베

타-2 작용제는 권고하지 않음.

(4) 아급성 기침 치료

- 기도 염증, 기도과민증, 객담분비증가, 점액섬모 기능 장애, 부비동 염증에 의한 후비루, 기침에 의한 위식도역류 악화증 등에 의해 발생하므로 악화인자에 대처.
- 감염후 기침에서 세균성 비부비동염을 제외하면 자연 호전되므로 항생제는 사용하지 않으며 증상 호전이 없으면 코데인이나 덱스트로메토르판 투여.

(5) 만성 기침 치료

① 상기도 기침증후군

- 코, 인후, 부비동을 포함한 상기도의 자극, 염증에 의한 기침 질환군.
- 원인 질환을 치료하며, 원인이 명확하지 않으면 기침 호전을 위해 항히스타민제와 비충혈제거제를 사용하고 알레르기 비염 가능성이 있으면 비강분무 스테로이드제와 항히스타민제 사용.

② 기침형 천식

- 기관지천식은 전형적 증상으로 기침, 호흡곤란, 천명이 함께 나타나지만 다른 증상 없이 기침만 심하면 기침형천식이라고 함.
- 일반 천식 치료처럼 흡입 스테로이드제로 치료하며, 호전이 없으면 류코트라이엔 조절제 추가.

③ 위식도역류병

- 과체중, 비만에 대한 생활습관 교정이 중요.
- 속쓰림 증상이 있으면 양성자펌프 억제제를 투여.

④ 기타 원인에 의한 만성기침은 해당 질환 치료

3) 가래제거제

- 가래제거제(거담제)는 가래 자체를 없애는 것이 아니라, 기도 분비량이 증가하거나 병적으로 변화된 상태에서 과다분비를 감소시키거나 가래의 양이나 성질을 바꾸어 쉽게 뱉어내도록 도와줌(그림 2-4-1).

(1) 분비촉진제(expectorants)

- 기도 분비물의 수분을 증가시켜 가래 배출능을 좋게 함.
- Guaifenesin은 많은 감기약에 들어있으며 가래 표면장력 감소와 콜린 경로 자극으로 기도 점막의 점액 분비 촉진으로 가래 배출을 쉽게 함.

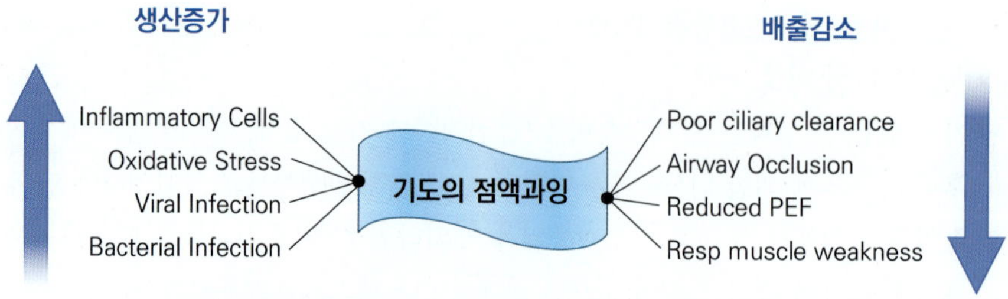

그림 2-4-1. 호흡기질환에서 가래 증가 기전. (Am J Rsip Crit Care Med 2013:187)

(2) 점액 용해제(mucolytics)

⦿ 점성도가 높은 가래를 뱉기 쉽게 부드럽게 하는 작용이 있는 약이며 전형적 점액용해제와 펩타이드 점액용해제로 구분.

⦿ 전형적 점액용해제는 점액 당단백질을 분해하는 thiol복합체이며, N-acetylcysteine(누코미트캡슐/셀트리온), bromhexin(뮤코졸/부광), erdosteine(뮤코원캡슐/보령) 등이 있음.

⦿ 펩타이드 점액용해제는 점액 구조의 DNA-실모양 액틴 그물망을 분해하여 점도를 감소시킴(그림 2-4-2).

- Dornase alpha, gelsolin, thymosin β-4 등을 낭성섬유증에 사용하나 국내 시판제는 없음.

(3) 점액활성제(mucokinetics)

⦿ Ambroxol(로이솔/신풍)은 폐의 표면활성제 분비를 촉진시켜 기도 점막과 가래의 점착력 저하에 의해 점액섬모 수송능을 개선.

- Acebrophylline은 abroxol에 acephylline기를 붙인 ambroxol 유도체.

(4) 점액조절제(mucoregulators)

⦿ 점액을 과다분비 하는 술잔세포의 과형성을 억제하여 가래의 점액성을 저하시켜 배출 촉진.

⦿ Carbocysteine(리나치올/현대)은 점액 성분 sialomucin 합성 증가와 점액 탄력성에 관여하는 sialyltransferase 활성 자극으로 시알로뮤신과 fucomucin의 균형 유지.

⦿ 항염증 작용과 항산화작용도 있어 COPD 치료에 사용.

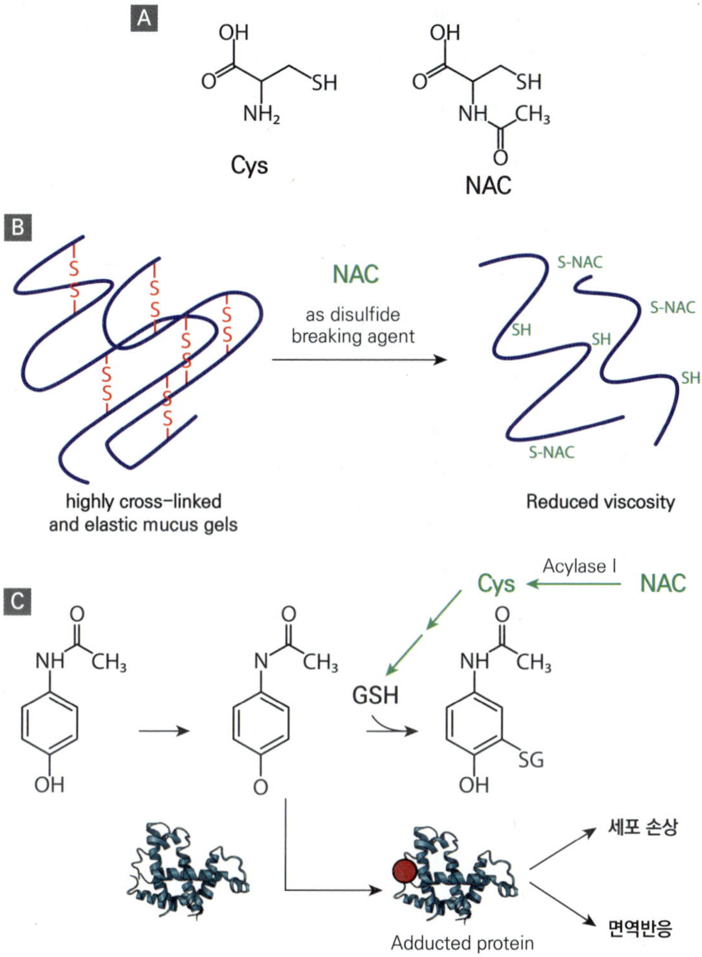

그림 2-4-2. **N-acetyl cystein의 작용.** (Free Rad Res 2018:52:751-762)

2 기관지확장제

1) 기관지확장제의 개념

⊙ 기관지확장제는 기관지 평활근의 이상 수축을 개선할 목적으로 사용하며, β2 자극제, 테오필린, 항콜린제(부교감신경 차단제)의 3 종류가 있음.

⊙ 기관지천식과 COPD 치료에 주로 사용하지만, 기도협착을 동반한 급성 기관지염이나 기관지확장증 치료에도 사용.

⊙ 교감신경 수용체에는 α수용체(α1, α2)와 β수용체(β1, β2)가 있음(표 2-4-3).

- 기관지 평활근 이완에는 β2 수용체가 관여.
- 수용체를 자극하면 아데닐산시크라제 활성화에 의해 세포내에서 아데노신-3인산(ATP)이 3'-5'-아데노신인산(cAMP)으로 변화되어 기관지 평활근을 이완(그림 2-4-3).

⊙ 선택적 β2자극제는 주로 β2수용체를 자극하지만, 심장을 자극하는 β1수용체에도 일부 작용하여 두근거림 같은 부작용도 나타남(표 2-4-3).

⊙ 테오필린은 비특이적 포스포디에스테라제 억제 작용으로 세포내 cAMP 농도 증가에 의해 기관지 평활근을 이완.

표 2-4-3. 교감신경 수용체 자극에 의한 작용

- α1수용체: 기관지 수축, 혈관 수축, 자궁 수축, 인슐린 분비 억제, 장관 이완
- α2수용체: 노르아드레날린, 아세틸콜린 유리 억제
- β1수용체: 심박수 증가, 심수축력 증가, 지방분해 촉진, 장관 이완
- β2수용체: 기관지 확장, 혈관 이완, 자궁 이완, 골격근 연축 지속 시간 감소, 해당작용 촉진, 인슐린 분비 촉진
- β3수용체: 지방분해 촉진, 심근 수축 억제, 혈관 이완

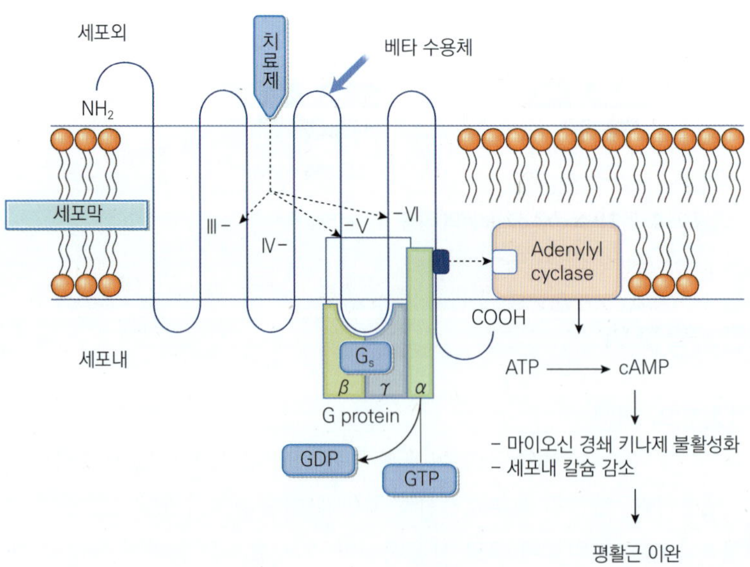

그림 2-4-3. 베타-아드레날린 수용의 구조와 작용. (Respir Care 2018:63:641-654)

■ β2 자극제보다 기관지 확장 작용은 약하지만 항염증 작용이 있음.

⊙ 항콜린제는 부교감신경을 억제하여 기관지 확장 작용을 나타냄.

■ 부교감신경 종말에서 유리된 아세틸콜린은 무스카린 수용체에 작용하여 기관지 긴장을 높여 기관지를 수축시킴.

■ 무스카린 수용체에는 M1-M4의 4개 아형이 있으며 기관지 평활근 수축에는 M3수용체가 관여.

■ 항콜린제는 아세틸콜린 유리 억제에 의해 무스카린 수용체를 비선택적으로 억제하며, M3수용체 억제 작용인 기관지 확장 작용 이외에 M2수용체 억제에 의한 진해 작용이나 기도 분비 억제 작용도 나타냄.

2) 치료제의 분류

(1) β자극제(β2선택성)

⊙ 작용 시간에 따라 단시간 작용형(short acting beta agonist: SABA)와 장시간 작용형(long acting beta agonist : LABA)으로 구분(표 2-4-4).

⊙ 제형에 정제, 주사제, 정량 분무식 흡입기(metered-dose inhaler: MDI), 분말 흡입기(dry powder inhaler : DPI), 첨부제, 연무기(nebulizer) 등이 있음(그림 2-4-4).

⊙ 기관지천식이나 COPD의 장기 관리에는 장시간 작용형 DPI나 정제 사용.

(2) 잔틴 유도체(테오필린제)

⊙ 장시간 작용형 테오필린 서방제와 단시간 작용형 아미노필린이 있음.

⊙ 기관지천식이나 COPD 안정기의 증상 조절에 테오필린 서방제가 효과적이지만 급성 악화에 테오필린의 효과는 논란이 있음.

표 2-4-4. 안정기 COPD에서 기관지 확장제 사용법

• COPD에서 흡입 기관지 확장제는 증상을 관리하기 위해 규칙적으로 사용 • SABA나 SAMA의 규칙적 또는 필요시 사용은 FEV1이나 증상을 개선 • SABA와 SAMA의 조합은 각각의 단일제 사용에서 보다 FEV1이나 증상을 개선 • LABA나 LAMA는 폐기능, 호흡 곤란감, 건강 상태를 개선하여 악화율을 감소 • LAMA는 LABA에 비해 악화 방지 효과가 크고, 악화에 의한 입원 감소 • LABA와 LAMA의 조합 치료는 각각의 단일제 치료에 비해 FEV1을 증가시켜 증상을 감소 • LABA와 LAMA의 조합 치료는 각각의 단일제 치료나 ICSILABA에 비해 악화 방지 • 티오트로피움은 운동 능력 증가에 의해 호흡 재활 효과를 높임 • 테오필린은 안정기 COPD에서 약한 기관지 확장 효과를 나타내서 증상 개선에 관여

(Global initiative for Chronic Obstructive Lung Disease(GOLD), 2021)

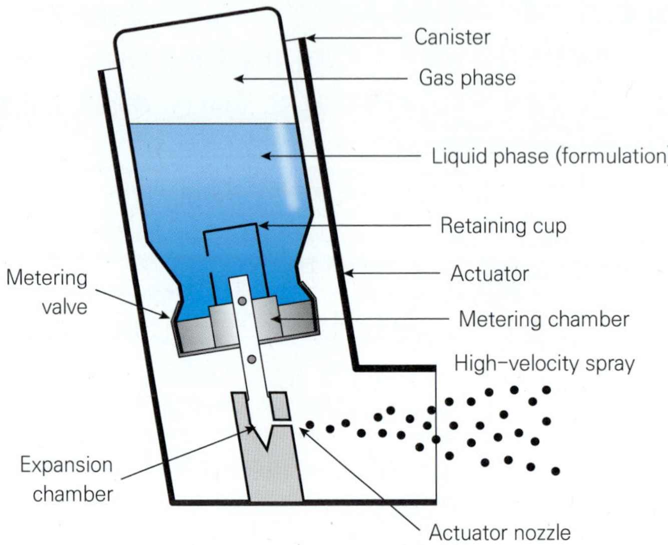

그림 2-4-4. 정량분무 흡입기의 구조.
(Respir Care 2018:63:708-733)

(3) 항콜린제(부교감신경 차단제)

- ⊙ 이프라트로피움(아트로벤트흡입액/베링거인겔하임), 티오트로피움(스피리바/베링거인겔하임), 글리코피로니움(씨브리흡입용캡슐/노바티스), 아클리디니움(에클리라제뉴에어/대웅), 우메클리디니움(인크루즈엘립타/GSK) 등이 있음.
- ⊙ 이프라트로피움은 단시간 작용형(short acting muscarinic antagonist: SAMA)이며 6-9시간 작용.
- ⊙ 아클리디니움, 티오트로피움, 글리코피로니움, 우메클리디니움은 장시간 작용형(long acting muscarinic antagonist: LAMA)이며 12-24시간 작용 기대(그림 2-4-5).

(4) 복합제

- ⊙ 장시간 작용형 항콜린제와 β2자극제 복합제는 단일제에 비해 자각 증상 개선, 급성 악화 억제에 효과적임.
- ⊙ 장시간 작용형 항콜린제와 β2자극제에 흡입 스테로이드제가 복합된 3제 복합제도 있음.

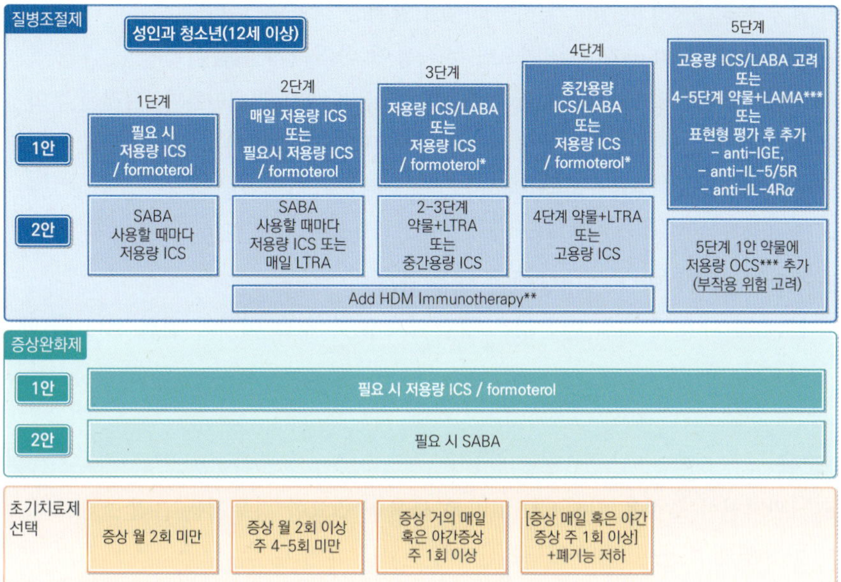

* 질병조절제와 증상완화제로 동시 사용하도록 처방 받은 환자, ** FEV1 > 70%, HDM 감작, 비염 동반된 경우 고려,
*** 티오트로피움 추가(≥6세), ICS/LABA/LAMA 3제(triple) 복합제 사용(≥18세)
ICD: 흡입 스테로이드, LABA: 지속 흡입 베타2 항진제, SABA: 속효 흡입 베타2 항진제, LTRA: 류코트리엔 조절제

그림 2-4-5. 천식 단계적 접근.
(2021천식진료지침)

3) 치료제의 사용에 대한 주의사항

(1) β2자극제(β2 선택성)

⊙ 부작용으로 두근거림, 불안, 불면, 두통, 구역/구토, 어지럼, 떨림, 동맥 산소 분압(PaO_2)의 일과성 저하, 고혈당, 저칼륨혈증, 장딴지 경련 등이 있음.

- 고혈압, 심질환, 갑상선 기능항진증, 당뇨병 등에서 주의하여 사용.

⊙ 임신 중 사용에 대한 안전성은 확립되지 않아 치료 이익이 위험 보다 큰 경우에 투여하며, 살부타몰은 비교적 안전하게 사용 가능.

(2) 잔틴 유도체(테오필린)

⊙ 농도에 따라 부작용이 나타나며, 구역/구토, 오목가슴 통증 등 위장 증상, 흥분 경련, 혼수 등 중추신경 증상, 심실위 또는 심실성빈맥, 심실세동, 심정지 등의 순환기 증상이 있음(66 페이지).

⊙ 성인에서 유효 혈중농도는 5-15 μg/mL이며, 이 값을 목표로 투여량을 조절.

⊙ 혈중 농도 5–10 μg/mL의 저농도에서 항염증 작용을 나타냄.

⊙ 혈중 농도가 20 μg/mL을 넘으면 부작용이 나타나기 쉬움.

- 유효 범위와 중독 범위의 폭이 좁으며, 흡수나 대사에 개인차가 큰 것에 주의.

⊙ 임신 중 사용에서 기형 발생 보고가 없어 비교적 안전하게 사용 가능.

(3) 항콜린제(부교감신경 차단제)

⊙ 부작용으로 두근거림, 입안 건조, 구역 구토, 안압 상승, 배뇨 곤란 등이 있음.

⊙ 전립선 비대증이나 녹내장에는 사용 금기.

⊙ 임신 중 사용에 대한 안전성은 확립되지 않아 치료 이익이 위험 보다 클 때 투여 가능.

4) 교육

⊙ 기관지천식 조절을 위해 SABA 반복 사용이 필요한 경우에는 흡입 스테로이드제 등 소염제 병용이 필요하므로 신속히 진료를 받아야 함.

⊙ MDI를 충분히 흡입할 수 없으면 스페이서 사용.

⊙ 테오필린 투여에서 다른 약이나 흡연에 의한 혈중 농도 변화에 주의(표 1-4-2).

3 기관지천식 치료제

1) 기관지천식의 개념

⊙ 기관지천식은 기도의 만성 염증과 여러 정도의 기도협착 및 기도 과민성 항진에 의해 임상적으로 반복된, 기침, 쌕쌕거림, 호흡 곤란이 나타나는 상태.

- 기도협착은 치료에 의해 가역적임.
- 기도 염증에는 호산구, T세포, 비만세포 등의 염증세포, 기도 상피세포, 섬유모세포를 비롯한 기도 구성 세포와 체액인자가 관여.
- 지속된 기도 염증은 기도 손상과 그에 따른 기도 구조 변화(재형성)를 일으켜서 비가역성 기류 제한으로 기도 과민성을 항진시킴.

⊙ 천식은 기도의 만성 염증이므로 지속적 약물치료가 필요하며 기본은 흡입 스테로이드제(ICS).

⊙ 천식의 치료는 중증도나 발작 상황에 따라 단계적 약물요법을 시행(그림 2-4-5).

- 천식에서 규칙적으로 ICS를 사용하지 않으면 천식 대발작이나 치명적 발작

위험 요인이 됨.

- 치료 목표는 발작시의 증상 개선뿐 아니라 각종 기관지천식 치료제에 의해 기도협착을 예방하여 정상인과 같은 생활을 유지하는 것.

2) 치료제 분류

(1) 스테로이드제

⊙ 기관지천식 발작에는 스테로이드제를 전신 투여.

- 히드로코티손 200–500 mg 또는 메틸프레드니솔론 40–125 mg 정맥주사 후 히드로코티손 100–200 mg 또는 메틸프레드니솔론 40–80 mg을 필요에 따라 4–6시간마다 투여.

⊙ 아스피린 천식 환자의 40–60%는 호박산 에스테르제에 의해 발작 유발 가능성이 있으므로 인산 에스테르제(베타메타손 4–8 mg)를 사용.

⊙ 만성기의 지속형 천식 환자 치료는 ICS를 선택.

(2) 기관지 확장제

⊙ 발작시에는 아드레날린(0.1%) 0.1–0.3 mL 피하주사, 단시간 작용 β2 자극제 pMDI 1–2회 흡입 또는 흡입액 0.3–0.5 mL 연무기 흡입, 아미노필린 125–250 mg 정맥주입 등을 시행.

⊙ 만성기 치료는 ICS와 장시간작용 β2자극제(LABA, DPI), 서방형 테오필린, 항콜린제 병용.

⊙ 미국 FDA는 천식의 만성기 치료에 LABA 단독 사용 보다는 ICS 등의 조절제 병용이 원칙이며, 증상이 개선되면 되도록 조기에 중지하도록 권고.

(3) 항알레르기제

⊙ 만성기 치료에 ICS에 병용.

⊙ 화학물질 유리 억제제, 류코트라이엔 수용체 대항제(LTRA), 히스타민 H1수용체 대항제, 트롬복산 A2 수용체 억제제, Th2 사이토카인 억제제 등을 사용.

⊙ LTRA가 가장 효과적이며, 고용량의 ICS 사용에도 천식 증상이 조절되지 않을 때 추가하면 ICS 2배 투여 정도의 효과가 있음.

⊙ 난치성 천식에 단클론항체 치료가 도입되고 있음(그림 2-4-6).

① 항IgE 단클론항체

⊙ 오말리주맙(졸레어주/노바티스)은 연중성 흡입 항원에 의한 알레르기를 가진 중증 천식에 효과.

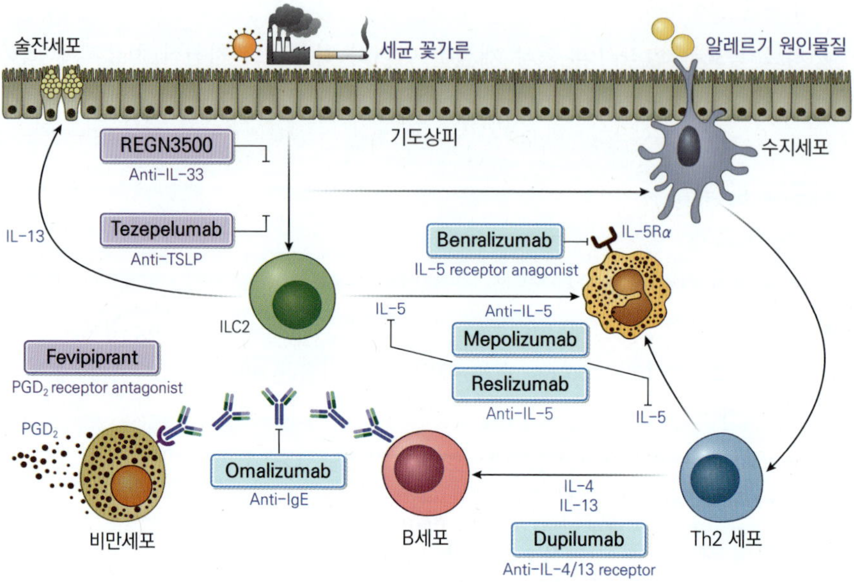

그림 2-4-6. 천식의 생물학 치료제 표적 분자. (Front Immunol. 2020:11:603312.)

⊙ 말초 호산구 수 증가, 호기중 산화질소 농도가 높은 환자에 효과적.

⊙ 빈도는 낮지만 급성중증과민증에 주의.

② 항IL-5 단클론항체

⊙ 메폴리주맙(누칼라주/GSK) 및 항IL-5수용체α 단클론항체 벤라리주맙(파센라 프리필드 시린지주/아스트라제니카)은 말초 호산구 수가 증가된 호산구성 중증 천식에 효과.

⊙ 호산구성 부비강염/중이염을 동반한 중증 천식에서 부비강염/중이염에도 효과.

③ 항IL-4/13 수용체 단클론항체

⊙ 듀필루맙(듀피젠트/사노피아벤티스)은 Type 2 염증이라는 호산구, Th2 세포, ILC2, 비만세포에 의한 염증에 관여하는 IL-4, IL-13을 억제하여 호산구의 조직 유주, Th2 분화 촉진, B림프구의 IgE 생산 억제, 술잔세포 과형성, 점액 생산, 기도 재형성 억제를 기대.

⊙ 아토피 피부염, 코용종 동반 만성 부비강염에도 사용.

3) 치료제의 사용에 대한 주의사항

⊙ ICS의 전신 부작용은 다른 스테로이드제 사용에 비해 적지만 구강인두 칸디다증, 쉰소리 등의 국소 부작용과 눈에 영향(녹내장, 백내장), 피부에 영향(피부 얇아짐, 출혈 경향), 부신 기능 억제, 뼈에 영향(골다공증)이 있음.

⊙ 임신부에서 ICS의 영향은 부데소니드에서 조사되었으며 선천성 기형 증가는 없음.

4) 교육

⊙ ICS는 발작 중지의 예방약이므로 자각 증상이 없어도 규칙적 사용이 중요.

⊙ ICS는 기관지에 도달해야 효과를 나타냄.

⊙ 입안에 남아있는 약은 효과가 없으며 부작용 발현의 원인.

- 흡입 후에 반드시 양치질(gargle)을 해야 함.

4 호흡 장애 치료제

1) 호흡 곤란 치료

⊙ 호흡 곤란 치료는 시각을 다투는 긴급 상황이며, 기도 확보나 산소 흡입 등의 대증요법이 필요.

⊙ 호흡 흥분제 사용에서, 환기 장애 원인이 폐에 있거나 기도 협착, 흉막이나 흉곽의 변형이 있으면 환기량만 증가하고 가스 교환은 개선되지 않으며 호흡 곤란이 증가할 수 있어 주의.

⊙ 호흡 장애 치료제는 진해거담제, 기관지천식 치료제를 제외한 호흡기 치료제이며 호흡 흥분제, 수면무호흡 증후군 치료제, 급성 폐장애 치료제, 특발성 폐섬유증 치료제를 포함.

2) 치료제의 분류

⊙ 호흡 흥분제와 수면무호흡 증후군 치료제로 나눌 수 있음.

⊙ 호흡 흥분제는 호흡 중추 억제에 의한 환기 저하가 있을 때 호흡중추를 직접 또는 말초 화학수용체를 통한 간접 자극으로 환기량의 증가에 의해 혈액 가스를 개선.

- 연수의 호흡중추에 직접 작용하는 디모르폴라민(포라주/아주)과 말초 화학

수용체를 통해 간접 작용하는 독사프람(타프람주/하나)이 있음.

- 호흡중추 억제에 의한 환기 저하, 고탄산가스혈증을 동반한 저산소혈증에 사용.

⊙ 수면무호흡 증후군에 아세타졸아미드(아세타졸정/한림)를 사용할 수 있음.

- 아세타졸아미드는 신장 신세관에서 HCO_3^- 재흡수 억제에 의한 대사산증을 일으키고 화학수용체를 통한 환기 자극으로 호흡을 촉진.
- 아세타졸아미드는 고산병 예방에도 사용. 호흡 촉진 작용으로 고지 순응을 쉽게 만듦. 고산지에 가기 전날부터 복용을 시작하여 도착 후 2–3일 동안에도 계속할 것.

3) 급성 폐장애 치료제

⊙ 급성 폐장애 치료제에는 폐 서팩탄트(뉴팩탄/유한)와 시벨레스타트(엘라스폴주/동아에스티)가 있음.

⊙ 폐 서팩탄트는 호흡곤란증후군 치료제로 사용.

⊙ 호흡곤란증후군은 조산아에서 나타나는 호흡기질환이며, 허파꽈리 II형 상피세포에서 분비되는 서팩탄트 생산 부족에 의해 발생함.

⊙ 폐 서팩탄트의 반감기는 48–72시간이며, 출생 후 72시간경부터 아기의 내인성 서팩탄트가 분비되어 증상이 개선되면 1회 보충으로 해결됨.

- 개선이 없거나 좌우에 차이가 있으면 반복하여 보충.

⊙ 시벨레스타트는 중성구 탄력소분해효소(elastase)제를 선택적으로 억제하여 전신 염증반응 증후군(systemic inflammatory response syndrome: SIRS)에 동반한 급성 폐장애를 개선.

- SIRS 동반 급성 폐장애는 감염, 수술, 외상 등 생체 침습에 대한 전신 염증반응의 항진으로 중성구 활성화와 폐에 축적이 일어남.
- 이 때 중성구에서 탄력소분해효소 방출이 일어남.
- 방출된 탄력소분해효소가 폐혈관 내피세포 손상과 폐혈관 투과성을 항진시키며, 활성화된 중성구가 허파꽈리강에 축적되면 대식세포를 활성화함.
- 활성화 대식세포는 염증성 사이토카인을 방출하여 허파꽈리 상피세포 괴사를 조장하여 급성 폐장애를 진행함.

⊙ 급성 호흡곤란증후군의 치명율은 40%이므로 되도록 조기에 시벨레스타트 투여 시작이 필요. 폐장애 발병 72시간 이내 투여 시작이 바람직함.

5 특발성 폐섬유증 치료제

⊙ 특발성 폐섬유증(idiopathic pulmonary fibrosis : IPF)는 만성적으로 진행하는 호흡 부전을 거쳐 최종적으로 사망에 이르는 예후가 불량한 폐섬유화 질환.

⊙ 만성 안정기의 IPF에 대한 항섬유화제로 닌테다닙(오브리연질캡슐/베링거인겔하임)이 있음.

- 약의 사용으로 폐활량 감소 방지나 생존 기간 연장 기대 가능.
- 닌테다닙은 혈소판유래 증식인자 수용체 및 섬유모세포 증식인자 수용체, 혈관내피 증식인자 수용체를 표적으로 한 저분자 티로신키나제 억제제.
- 섬유모세포의 증식, 유주 및 형질 전환에 관련된 신호 전달을 억제하여 폐섬유화 진행을 방지.

⊙ 환자의 생활습관이나 부작용에 따라 약을 선택함.

⊙ IPF 초기에 N-아세틸시스틴 흡입요법이나 급성 악화에 스테로이드요법, 면역억제제요법 등을 시행.

Chapter

05 심혈관질환 처방약

1 혈압약 선택

1) 고혈압 조절 목표

⊙ 고혈압 치료는 약물요법 효과가 좋아 혈압약을 적절히 조합하면 대부분 양호한 혈압 조절 가능.

⊙ 혈압이 목표 수준에 도달하지 못하는 치료 저항성도 있으며 그 원인으로, 부적절한 혈압약 선택(복합제 포함) 같은 처방의 문제와 복약순응도 저하 같은 환자의 문제가 있음.

⊙ 대한고혈압학회 2022년 진료지침은 구체적 조절 목표를 제시하였음(표 2-5-1).

표 2-5-1. 임상 상황에 따른 혈압 조절 목표

임상 상황	수축기혈압(mmHg)	이완기혈압(mmHg)
합병증 없음		
중저 위험도	<140	<90
노인	<140	<90
고위험도	<130	<80
고위험도 당뇨병	<130	<80
합병증 동반		
심혈관질환	<130	<80
만성 신질환	<140	<90
알부민뇨 동반	<130	<80
당뇨병 동반	<130	<80
뇌졸중	<140	<90
열공뇌경색	<130	<80

(고혈압 진료지침 2022)

PART 02

2) 혈압약 종류

- ⊙ 다양한 혈압약을 작용 기전에 따라 분류하지만 최근에는 심혈관질환 방지 근거에 따라 단순히 1차 선택제를 구분.
- ⊙ 1차 선택제는 장시간 작용형 칼슘통로차단제(CCB), 안지오텐신전환효소 억제제(ACEi)/안지오텐신 II수용체 억제제(ARB), 싸이아자이드 이뇨제이며 여기에 베타차단제를 더한 5종이 주요 혈압약.
- ⊙ 적극적 혈압 조절을 위해 2제 병용이 필요할 때도 이들 중에서 선택.
  - ▪ 1차선택제의 종류가 많지만 실제 임상에서 이들을 병용하면 대부분의 고혈압은 조절 가능.

(1) CCB

- ⊙ 혈관 평활근의 L형 칼슘통로 차단에 의한 근이완으로 말초혈관 저항 저하.
- ⊙ 혈압약 중에서 혈압강하 작용이 비교적 강함.
- ⊙ 현재 사용하는 혈압약은 서방화제 또는 장시간 작용형제이며 비교적 장시간 안정된 혈압강하 작용을 나타냄.
- ⊙ 일부 제제는 수입세동맥의 확장 작용으로 요단백을 증가시킴.

(2) ACE억제제

- ⊙ ACE 억제에 의해 안지오텐신 II 생성 차단과 칼리크레인–키닌계 활성화에 의해 혈관 확장 작용(그림 2–5–1).
- ⊙ 대표적 부작용인 마른 기침도 키닌 경로에 의해 나타냄.
- ⊙ 중증 부작용으로 혈관 부종에 주의.
- ⊙ 일부 제제에서 만성 심부전에 대한 효과가 연구됨(표 1–5–1).
- ⊙ 대부분의 제제가 신장으로 배설되므로 신병증에서 투여에 주의.
  - ▪ 혈액투석 환자에서 쇼크나 급성중증과민반응을 일으킬 수 있어 사용하지 않음.
- ⊙ 기형 발생이 있어 임신 가능성 여성에서 사용하지 않음.

(3) ARB

- ⊙ 안지오텐신 II 수용체의 억제에 의해 혈관 확장 작용.
- ⊙ ARB의 심보호 작용은 ACE억제제 비해 약하지만 마른 기침 부작용이 거의 없어 복용에 편리.
  - ▪ 만성 심부전에 대한 효과가 연구되었으나 치료 효과는 ACE억제제가 우수.
- ⊙ 당뇨병 신질환 치료에 사용하며 임상시험이 있음(표 1–5–2).

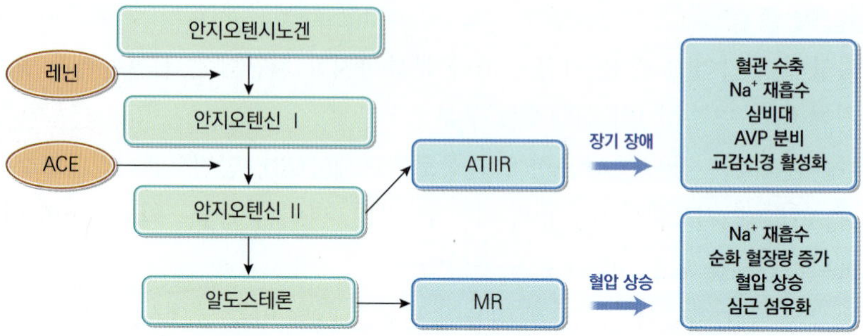

그림 2-5-1. **레닌-안지오텐신-알도스테론계의 작용.** (약 바로 알고 처방하자, 2018)

⊙ ACE억제제처럼 기형 발생이 있어 임신 가능 여성에서 사용하지 않음.

(4) 싸이아자이드 이뇨제

⊙ 원위 신세관에서 나트륨 재흡수를 억제하여 순환 혈액량 감소하며, 장기적으로 말초혈관 저항도 저하.

⊙ 혈중 반감기는 9-13시간이지만, 혈압강하 효과는 나트륨이 다시 저장되어 순환 혈액량이 원래로 돌아올 때까지 지속하므로 중단해도 1주 정도는 효과 지속.

⊙ 비교적 오래전 개발된 혈압약이며, 전해질 이상, 요산 상승, 당·지질대사이상 등에 용량 의존성 부작용이 많아 최근에는 다른 혈압액에 소량 추가하여 사용.

- 다른 혈압약과 병용하여 혈압강하 효과 증가와 동시에 심혈관질환 방지의 근거가 있음.

⊙ eGFR 30 미만의 신질환에는 효과가 없어 사용하지 않으며, 부종 환자에는 고혈압에 적응이 없는 고리작용이뇨제를 선택.

3) 투여 시작

⊙ 혈압약 사용 시작은 혈압 수준에 따라 다름.

⊙ 가벼운 고혈압(140-159/90-99 mmHg)은 단일제 소량으로 시작.

⊙ 중등도 이상에는 단일제 일반 용량 또는 소량의 2제 병용으로 시작.

⊙ 대부분의 혈압약에서 최대 혈압강하 효과가 나타날 때까지 2주-1개월 정도가 걸림.

- 신속한 혈압강하가 필요한 고혈압 뇌병증이나 중증 고혈압이 아니면 혈압강하 효과 확인까지 2주 정도 기다려야 함.

- 그 후 혈압강하 목표에 도달까지 증량 또는 약제 추가를 시행.

⊙ 혈압약 증량이나 변경에서 저혈압에 주의.

- 저혈압 증상은 일어설 때 어지럼, 피로감 등의 호소로 나타남.
- 이런 증상 호소가 있으면 혈압을 천천히 내림.
- 큰혈관에 동맥병변이 있거나 위험인자가 있으면 일과성 신경 결손 증상 등 허혈에 의한 증상에 주의하여 혈압을 내림.

4) 병용요법

⊙ 작용 기전이 다른 혈압약의 병용으로 상승 작용 기대.

⊙ 혈압 조절이 안 될 때 단일제 증량보다 병용이 효과적이며, 안전성에도 좋음.

⊙ CCB나 이뇨제는 레닌-안지오텐신계(RAS) 항진을 일으키므로 RAS 억제제를 병용하면 혈압강하 효과 증가.

⊙ 싸이아자이드 이뇨제와 RAS 억제제 병용은 전해질 이상 등의 부작용을 상쇄하는 이점도 있음.

⊙ CCB의 혈관 확장 작용과 싸이아자이드 이뇨제의 순환 혈액량 감소 작용도 상승적으로 작용.

⊙ RAS 억제제 사이의 병용요법은 유사한 작용 기전 중복으로 바람직하지 않음.

- 단일제와 병용요법을 비교한 임상시험에서 병용군에서 신기능 관한 유해사상이 증가하여 병용요법의 우월성이 확인되지 않았음.
- 따라서 RAS의 이중 억제는 권고하지 않음.

⊙ 혈압약 3-4제 병용도 충분한 혈압강하가 없는 경우가 아니면 피함.

⊙ 싸이아자이드 이뇨제 병용에 의해 심혈관질환 억제 효과가 보고되어 금기가 없으면 3제 병용에 추가할 수 있음.

⊙ 베타차단제는 심근허혈, 심부전, 빈맥 등의 상태가 아니면 투여 가능한 1차 선택제를 모두 병용한 후 사용을 고려.

- 아테놀롤, 비소프롤롤은 신질환에서 혈중농도가 상승하므로 주의.

⊙ 치료 저항성 고혈압에는 미네랄부신피질호르몬 수용체(MR) 대항제, α1 차단제를 병용.

5) 교육

⊙ 혈압 치료에는 하루 종일 안정된 혈압강하 효과가 중요하며, 이를 위해 복약순

응도와 혈압이 높은 시간대에 효과 발현이 필요.

- ⊙ 복약순응도 개선을 위해 아침 식사 후 1회 복용을 권고하지만, 혈압약의 흡수나 대사에 식사 영향이 크지 않아 생활습관이나 혈압의 하루주기 변동에 따라 투여 시간을 변경해도 좋음.
- ⊙ 혈압 조절이 잘 안 될 때 '식후 복용을 잊는다'라는 환자가 있으면 하루 중 가장 잊지 않는 시간에 복용하도록 설명.
- ⊙ 혈압의 하루주기 변동으로 취침중 혈압이 저하되지 않는 non-dipper형 혹은 아침 기상 전후에 현저한 혈압이 상승되는 morning surge형이 있음.
  - ▪ 이런 환자에서 심혈관질환 사망 빈도가 높다고 알려져 있으므로 아침과 저녁에 나누어 복용하거나 밤에 1회 복용하는 방법을 시도.
- ⊙ 이뇨제는 복용 후 소변량이 증가하므로 저녁 식사 이후에는 복용하지 않게함.

2 협심증 치료제

1) 협심증 개념

- ⊙ 협심증은 관상동맥 혈류의 장애에 의해 심근에 충분한 혈액이 공급되지 않아 나타나는 흉통 증상(그림 2-5-2).

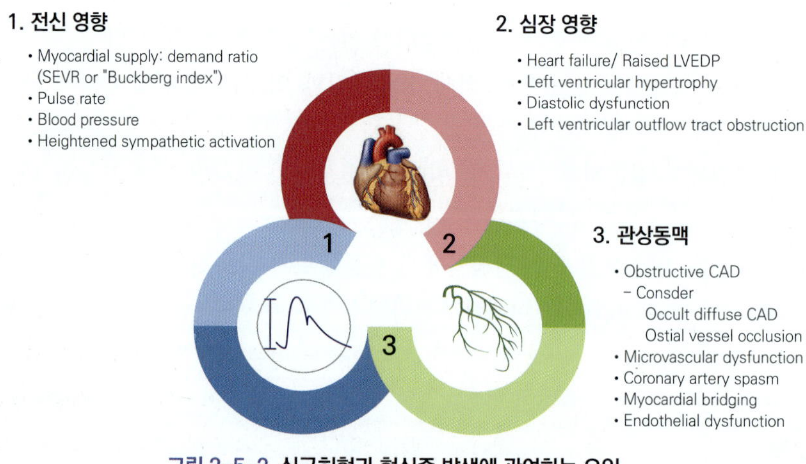

그림 2-5-2. 심근허혈과 협심증 발생에 관여하는 요인.
(Heart 2020:106:387-398)

⊙ 관상동맥의 동맥경화에 의한 협착이 혈류를 차단하는 것이 주요 원인.

- 관상동맥 경련에 의한 협착으로 혈류가 감소가 원인이면 관상동맥연축 협심증이라고 함.

⊙ 협심증 치료제를 사용하는 목적을 이해하여 약을 선택(표 2-5-2).

표 2-5-2. 협심증 치료제

약	HR	SBP	DBP	PVR	CC	CV	증상호전	경과에 도입	ESC*	ACC/AHA*
Nitrates										
Short-acting	↑–	↓↓	↓↓	↓–	–	↑↑↑	Yes	No	IB	IB
Long-acting	↑–	↓	↓	↓–	–	↑↑	Yes	No	IIB	IB
β-Blockers										
Noncardioselective	↓↓↓	↓↓	↓↓	↑–	↓↓	–	Yes	No	IA	IB
Cardioselective (preserved EF)	↓↓↓	↓↓	↓↓	–	↓↓	–	Yes	No	IA	IB
Cardioselective (reduced EF)	↓↓↓	↓↓	↓↓	–	↓↓	–	Yes	No	IB	IB
With vasodilatation (preserved EF)	↓↓	↓↓↓	↓↓↓	↓↓	↓	–	Yes	No	IB	IB
With vasodilatation (reduced EF)	↓↓	↓↓↓	↓↓↓	↓↓	↓	–	Yes	Yes	IA	IA
Calcium-channel blockers										
Dihydropyridines	↑–	↓↓↓	↓↓↓	↓↓↓	↑–	↑↑↑	Yes	No	IA	IB
Nondihydropyridines	↓↓	↓↓	↓↓	↓↓	↓↓	↑↑	Yes	No	IA	IIB
Other (considered second-choice treatment in guidelines)										
Ivabradine	↓↓	↓–	↓–	–	–	–	Yes	No	II$_a$B	NA
Nicorandil	↑	↓↓	↓↓	↓–	–	↑↑↑	Yes	Yes	II$_a$B	NA
Ranolazine	–	–	–	–	–	–	Yes	No	II$_a$B	IIA
Trimetazidine	–	–	–	–	–	–	Yes	No	II$_b$B	NA

* Guideline classification of benefit: class I = benefit >>> risk; class II$_a$, = benefit >> risk; class II$_b$ = benefit > risk. Level of evidence: A = one or two large, randomized trials; B = one randomized trial or small meta-analysis. CC, cardiac contractility: CV. coronary vasodilatation: DBP, diastolic blood pressure: EF, ejection fraction: HR, heart rate: NA, not available: PVR, peripheral vascular resistance: SBP, systolic blood pressure.

(Nature 2018:15:120)

(1) 협심증 증상의 완화와 억제

- ⊙ 흉통 발작 해소와 다음 발작 방지를 위해 관상동맥을 확장시켜 혈류를 증가시키는 혈관 확장제.
- ⊙ 혈관 확장제로 질산제와 칼슘통로차단제 사용.
- ⊙ 베타차단제를 투여하여, 교감신경 활동 저하에 의한 심기능을 억제, 혈압강하, 맥박 수 감소 등으로 심장 부담을 줄여줌.

(2) 심근경색 발생 예방

- ⊙ 동맥경화 진행에 의한 관상동맥 플라크 파탄은 급성 심근경색을 일으킴.
- ⊙ 동맥경화 진행 방지를 위해 혈압, 지질, 당대사 관리.
  - ■ 혈압 관리를 위한 ACE 억제제와 ARB, 지질 관리를 위한 스타틴이 중요.

(3) 스텐트 혈전증 예방

- ⊙ 협심증에서 관상동맥 협착부 해소에 의한 혈행 재건이 근본적 치료.
- ⊙ 이를 위해 경피적 관상동맥 중재술(percutaneous coronary intervention : PCI) 시행.
  - ■ 관상동맥 스텐트를 이용하여 치료하고 스텐트의 혈류를 유지하여 혈전성 폐색 방지 필요.
  - ■ 대표적 치료제는 항혈소판제.

2) 치료제 종류

(1) 질산제

- ⊙ 질산제는 체내에서 분해되어 산화질소를 만들며 이에 의한 관상동맥 확장으로 관상동맥 혈류가 증가하면 협심증 발작 방지.
- ⊙ 심장에서 나온 혈액이 정맥을 지나 심장으로 다시 돌아와 심장에 주는 부담인 전부하에도 질산제가 작용하며, 정맥을 확장시켜 전부하를 줄임.
  - ■ 심장으로 돌아오는 혈액량 감소에 의한 전부하 저하는 심장의 일을 줄여 심근의 산소 소비가 저하.
- ⊙ 좌심실에서 대동맥으로 혈액 박출에도 부하가 걸리며 이것을 후부하라고 함.
  - ■ 질산제는 말초동맥 확장으로 후부하도 감소.
- ⊙ 이상과 같이 질산제는, 관상동맥 확장에 의한 산소 공급 증가와 정맥 확장에 의한 전부하 감소 및 동맥 확장에 의한 후부하 감소 등을 통한 산소 소비 감소의 양면에서 협심증 치료제로 작용.

⊙ 질산제 사용에서 주의해야 할 부작용:

- 말초혈관도 확장시키므로 두통, 어지럼, 안면 홍조 등이 나타남.
- 혈관 확장 작용에 의해 혈압이 내려가므로 그에 대한 보상 작용으로 두근거림, 빈맥이 발생하기도 함(질산제 설하 투여할 때 앉거나 누워 사용하면 안전함).
- 망막의 혈관도 확장시키므로 치료하지 않는 녹내장에 사용하지 않음.

① 이소소르비드 경구제

⊙ 니트로글리세린은 체내 대사가 빨라 지속 시간이 짧음.

⊙ 이소소르비드는 니트로글리세린에 비해서 지속 시간이 길어 협심증 발작 예방에 사용.

② 니트로글리세린 패취

⊙ 질산제를 피부에서 서서히 흡수시켜 효과가 지속.

⊙ 경피 흡수는 간의 첫회 통과 효과를 받지 않아 안정된 혈중농도 유지.

⊙ 피부에 부치므로 경구 복용이 어려운 고령자에게 사용 가능.

③ 설하 투여

⊙ 협심증 발작에 니트로글리세린 설하제 투여는 효과를 기대할 수 있음.

⊙ 혈관이 풍부하게 분포한 설하에서 신속하게 혈중으로 흡수됨.

⊙ 니트로글리세린 설하제는 개봉 후에 방치하면 유효성분이 휘발되어 효과가 없어지므로 주의.

⊙ 스프레이제는 설하제 투여 보다 효과가 빠르고 입이 마른 고령자에서 사용하기 좋음.

(2) 니코란딜(시그마트/중외)

⊙ 질산제처럼 체내에서 분해되어 산화질소를 방출하여 혈관을 확장하는 작용으로 협심증 치료에 사용.

⊙ 전신의 혈관 중에서 관상동맥을 확장시키는 효과가 좋아 난치성 관상동맥연축 협심증에 사용.

(3) 칼슘통로차단제

⊙ 칼슘통로차단제는 관상동맥 경련을 억제하는 작용이 있어 관상동맥연축 협심증에 선택.

- 동맥 확장 작용으로 후부하도 감소.

⊙ 부작용으로 말초혈관 확장 작용에 의한 두통, 어지럼, 안면 홍조, 빈맥 등이 있음.

⊙ 베라파밀, 딜티아젬은 심근 수축 억제 작용에 의해 서맥이 나타날 수 있음.

⊙ 협심증의 장기적 조절에는 장시간 작용형 칼슘통로차단제가 유효.

⊙ 단시간 작용형은 혈중농도 상승은 빠르지만 효과가 짧고, 급격한 혈압 저하나 반사성 교감신경 자극에 의한 허혈 우려가 있음.

⊙ 칼슘통로차단제 중에서 비디히드로피리딘계는 혈관 확장 작용에 더해 심근 수축 억제 작용이 있어 운동 협심증에도 유효.

(4) 베타차단제

⊙ 협심증 발작은 혈압과 맥박이 상승되면 나타나기 쉬움.

- 이것은 심근의 산소 소비량이 늘어나기 때문.

⊙ 혈압과 맥박은 운동에서 상승되며 이때 발생하면 운동협심증이라고 함.

- 운동에 의한 심장 부담으로 산소 소비량이 공급량을 넘을 때 베타차단제로 심기능을 억제하여 심근 산소 소비 줄여 발작 조절이 가능.

⊙ 관상동맥 연축협심증 예방에는 칼슘통로차단제가 효과적이지만 베타차단제는 관상동맥 연축을 일으킬 수 있음.

⊙ 교감신경 베타수용체에는 β1 수용체와 β2 수용체가 있음.

- β1 수용체는 주로 심장에 분포하며 그 자극에 의해 심기능이 항진.
- β1 수용체 차단은 맥박수 저하에 의해 심근 산소 소비가 억제됨.
- β2 수용체는 기관지 평활근에 분포하며, 이 수용체 자극으로 기관지 확장이 일어남.
- β2 수용체 차단으로 기관지 확장 작용이 억제되면 기관지천식에서 천식 발작이 일어날 수 있음.
- 따라서 β1, β2를 모두 차단하는 비선택적 베타차단제는 천식 발작 우려가 있어 선택적 β1 차단제를 사용.

⊙ 내인성 교감신경 흥분 작용(intrinsic sympathomimetic activity : ISA)도 베타차단제 선택에 고려.

- ISA가 있으면 심박수가 크게 저하되지 않음.

⊙ 결론적으로 협심증 치료에는 β1 수용체 선택성이 있으며 ISA는 없는 제제가 좋음.

[비선택성 β차단제] carteolol, propranolol

[선택성 β1차단제] metoprolol, atenolol, bisoprolol

(5) ACE 억제제/ARB

⊙ 레닌-안지오텐신계는 혈압, 맥박, 전해질 균형 등을 조절하며, 뇌, 심장, 혈관, 신장 등에서 중요한 기능을 수행.

- ⊙ 안지오텐신 전환효소(angiotensin converting enzyme: ACE) 억제제나 안지오텐신 II수용체 억제제(angiotensin II receptor blocker : ARB)는 레닌-안지오텐신계를 억제하여 혈압을 내릴 뿐 아니라 장기 보호 작용도 있음.
- ⊙ 허혈성 심질환 중에서 심근경색 병력이 있는 협심증에서 좌심실 재구성 예방, 심부전 발병 예방에 중요함.

(6) 스타틴

- ⊙ 스타틴은 LDL-C 저하에 더해 혈관 조직에 대한 항염증 작용이나 혈관내피 기능 개선 작용으로 플라크의 퇴축, 안정화 작용 등 다면적 기능이 있음.
- ⊙ 협심증의 2차 예방에 LDL-C 목표치는 70 mg/dL 미만.

3 심부전 치료제

1) 심부전 치료

(1) 증상 개선

- ⊙ 심부전 치료 목표는 ① 증상 개선과 ② 예후 개선으로 나눌 수 있음.
- ⊙ 심부전 급성기에는 환자의 고통 해소와 생명을 구하는 관리를 우선으로 함.
- ⊙ 증상 개선은 울혈 해소이며 이뇨제와 혈관 확장제 사용.
- ⊙ 심박출 저하에는 강심제, 부정맥을 포함한 심박 수 조절에는 항부정맥제 사용.

(2) 예후 개선

- ⊙ 증상이 개선되어도 심부전을 일으킨 병태 개선이 없으면 심부전은 진행.
- ⊙ 예후 개선 치료는 신경체액성 인자에 의한 병태 악순환의 차단.
- ⊙ 치료에 ACE 억제제, 안지오텐신 II 수용체 대항제(ARB), 베타차단제, 항알도스테론제 이용(그림 2-5-3).
- ⊙ 증상 개선 후 재입원하여 호전이 없으면 SGLT2 억제제 추가.
- ⊙ 만성기에는 예후 개선에 노력하며 증상 재발에 이뇨제 추가.
- ⊙ 좌심실 박출률이 유지된 확장 장애에서 예후 개선 치료의 효과는 부족.

2) 약의 선택

(1) 이뇨제

- ⊙ 고리작용이뇨제는 이뇨 작용이 커서 호흡 곤란 개선에 중요.

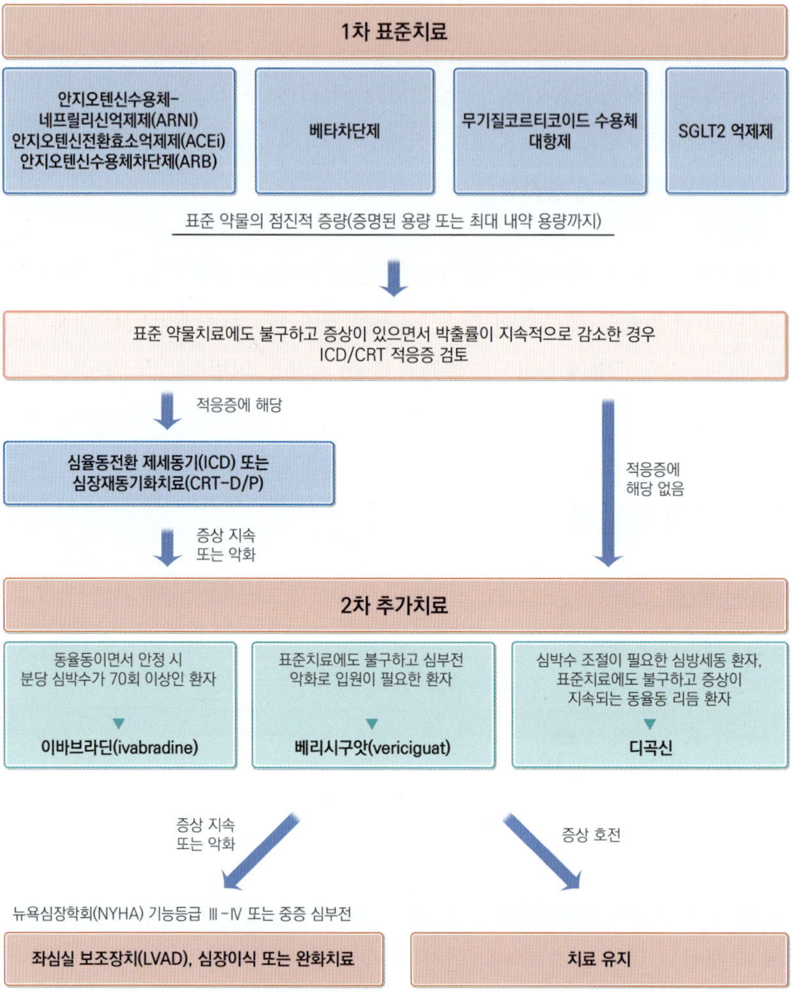

그림 2-5-3. 박출량 감소 심부전 치료. (2022심부전치료지침)

- ⊙ 과도한 고리작용이뇨제는 저칼륨혈증에 의해 부정맥을 일으킬 수 있어 혈청 K를 4 mEq/L 이상 유지.
- ⊙ 고리작용이뇨제에 혈압을 유지할 정도의 ACE 억제제나 ARB를 병용하면 효과적.
- ⊙ 고리작용이뇨제에 효과가 없을 때 바소프레신 대항제(tolvaptam)를 추가하면 좋음.
  - ▪ 중증 심부전에서 저나트륨혈증 교정에 효과적.
  - ▪ 혈관내 유효 혈액량을 유지하여 혈행 동태에 영향이 적음.

(2) 혈관 확장제

⊙ 질산제는 정맥을 중심으로 혈관을 확장시켜 전부하 감소.

⊙ 내성이 나타나기 쉬우므로 증상 개선을 목적으로 단 시간 사용.

⊙ 베리시구앗(베르쿠보정/바이엘)은 산화질소와 관계없는 soluble guanylate cyclase 자극제이며 cGMP 증가에 의한 혈관 확장.

(3) 강심제

⊙ 포스포디에스테라제 억제제(milrinone, 프리마코주/사노피아벤티스)는 심근 세포내 cAMP 상승에 의한 심수축능 향상으로 심박출량 증가.

⊙ 혈관 확장 작용이 있어 혈압 저하에 주의.

⊙ 중증에서 사용하며 부정맥 발생 감시.

(4) ACE 억제제와 ARB

⊙ 임상적으로 효과는 거의 같지만 ACE 억제제 사용 역사가 길어 신뢰감이 있음.

⊙ ACE 억제제에 마른 기침 부작용이 있으면 ARB사용.

⊙ 대부분의 심부전에 투여하지만 혈압의 과도한 저하, 신기능 악화, 혈청 K 상승에 주의.

(5) 베타차단제

⊙ 심기능을 저하시켜 서맥을 만듬.

⊙ 효과적으로 투여하기 위한 주의점:

① 먼저 이뇨제로 체액을 충분히 조절하여 울혈 개선.

② 소량으로 시작하여 서서히 증량하며, 증량 전에 환자가 잘 견디고 있는지 확인.

③ 기관지천식, 전도장애가 있으면 금기이며, 중증 심부전, 서맥, 고도의 판막역류, 고도의 신기능 장애에서는 위험이 높음.

④ 심기능이나 심부전 개선은 투여 3개월 이후에 나타나며, 투여 직후에는 오히려 불안정하게 될 수 있음.

⊙ 만성 심부전에서 베타차단제를 투여할 수 없으며 심박수 75 이상에서 이바브리딘(프로코란정/세르비에) 고려.

(6) 알도스테론 수용체 대항제

⊙ 이뇨제 보다 신경체액성 인자를 조절하여 예후 개선.

⊙ ACE 억제제에 의해 억제되지 않는 알도스테론 상승 방지.

⊙ ACE 억제제와 병용 시에 고칼륨혈증에 주의.

⊙ 스피로놀락톤 투여 10–20%에서 여성형유방 발생

(7) 안지오텐신 수용체, 네프릴리신 억제제(ARNI)

⊙ 네프릴리신은 나트륨 이뇨펩티드를 분해하는 중성 엔도펩티다제이며, 이를 억제하여 나트륨 이뇨펩티드 상승.

⊙ ACE 억제제/ARB 대신 만성 심부전의 예후 개선.

⊙ 투여 시작에서 혈압 저하에 주의하며, 신기능 장애는 경도.

⊙ 제형: sacubitril valsartan sodium hydrate(엔트레스토/노바티스)

(8) SGLT2 억제제

⊙ 신세관에서 포도당 재흡수 억제제 의한 소변 배출을 촉진하여 혈당을 내리는 당뇨병 치료제로 등장.

⊙ 당뇨병 동반과 관계없이 심부전의 예후 개선 증명.

⊙ 삼투압 이뇨와 나트륨 이뇨 작용에 의해 약하지만 울혈도 감소.

(9) 디곡신

⊙ 과거 디곡신은 박출률이 감소한 심부전에 이뇨제와 함께 사용하였으나 레닌-안지오텐신 차단제의 도입 후 디곡신의 효과에 논란이 시작되었고 임상 연구가 없어 사용하지 않고 있음.

⊙ 현재 디곡신은 심방세동에서 베타차단제로 맥박이 조절되지 않을 때 사용을 고려.

4 항혈전제

1) 항혈전제의 개념

⊙ 혈액은 혈관 내에서 유동성을 유지하여 흐르며 응고되지 않지만 병적 상태에는 혈전을 만들어 혈류 차단으로 장기 장애를 일으킴.

⊙ 혈전증 발생은, ① 혈관벽 성상의 변화, ② 혈액 성분 변화(혈소판, 혈액 응고 인자, 응고 제어 인자, 혈전용해인자, 혈전용해 억제인자), ③ 혈류 변화 등에 의해 일어남.

⊙ 혈전이 형성되는 혈관의 종류(정맥, 동맥, 모세혈관), 크기(대혈관, 소혈관, 미세 순환), 확대(국소성, 전신성), 부위(뇌, 심장, 하지, 신장, 간, 폐)에 따라 원인, 병태, 예후가 다르므로 각각의 병태에 따라 예방, 치료 대책을 세워야 함.

⊙ 동맥혈전은 동맥경화를 배경으로 혈관내피세포 손상, 혈소판 점착·응집, 혈액

응고 활성화가 일어나며, 혈소판이 혈전 형성에 중요.

- 동맥의 혈전은 심근경색, 뇌경색, 말초 동맥질환(폐색성 동맥경화증)을 일으키고, 동맥경화의 진행에서부터 혈전증 발생에 이르는 기전이 공통이므로 죽상경화 혈전증(atherothrombosis)이라고 함.

⊙ 정맥혈전은 혈류가 느리고, 혈관 내압이 낮은 하지의 심부정맥에 형성.

- 외상, 수술, 염증, 카테터 유치 등에 의한 혈관벽 손상을 계기로 응고계 반응이 항진되어 섬유소(피브린) 중심의 혈전 형성.

⊙ 정맥혈전 발생에는 혈액응고 활성화와 혈류 정체가 중요하며, 선천성 및 후천성 요인의 상가적, 상승적 작용으로 발생.

⊙ 미세혈관 혈전증에는 파종성 혈관내 응고증후군(disseminated intravascular coagulation: DIC), 혈전성 혈소판 감소성 자반병(thrombotic thrombocytopenic purpura: TTP), 용혈성 요독증증후군(hemolytic uremic syndrome: HUS) 등이 있음.

⊙ 혈전증에서 염증 반응이 주목 받고 있으며, 혈전증 병태의 이해에 따라 새로운 치료제가 등장하고 있음.

2) 치료제 분류

(1) 항혈소판제

⊙ 혈소판이 전단응력이나 아데노신2인산(ADP) 등에 의해 활성화되면 트롬복산(TX) A2 생산이나 단백질 인산화가 일어나며, 혈소판 막수용체에 피브리노겐이나 von Willebrand factor 등의 접착분자가 결합하면 혈소판이 서로 가교를 만들어 혈소판 응집이 일어남.

⊙ 항혈소판제는 혈소판 활성화 경로의 다양한 단계를 억제하는 약(그림 2-5-4).

⊙ 죽상경화 혈전증에서 항혈소판제의 심혈관질환 재발 예방 효과는 Antithrombotic Trialists' Collaboration (ATT)의 메타분석에 의해 알려졌음.

⊙ 항혈소판제로 아스피린을 오랫 동안 사용해왔지만 최근 아스피린에 의한 출혈 등 부작용의 위해가 동맥 혈전 예방 효과 보다 크다고 알려지면서 새로운 항혈소판제 적응이 연구되고 있음.

⊙ 다양한 항혈소판제는 각각 특징이 있으며 부작용을 고려하여 선택.

(2) 항응고제

⊙ 항응고제는 혈액응고 기전을 억제하여 혈전 형성을 방지(그림 2-5-5).

⊙ 항응고제는 항혈소판제보다 작용이 강하며 중증 출혈 합병증을 일으킬 가능성이 있으므로 투여에 주의.

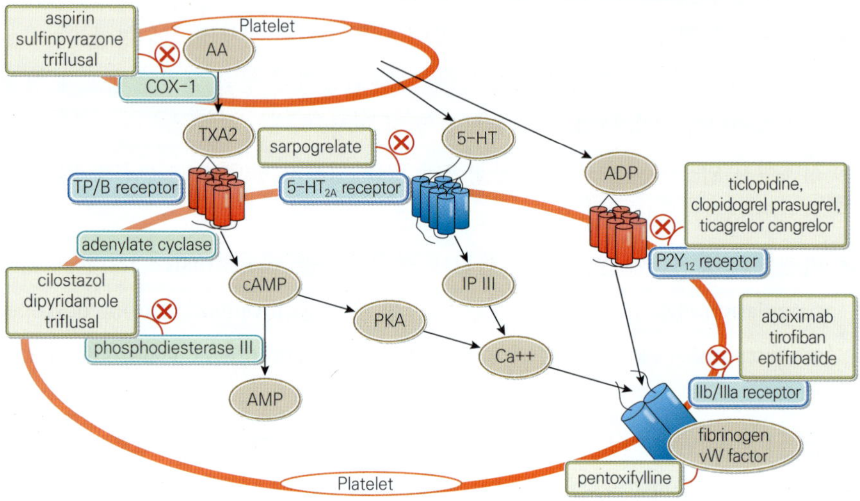

그림 2-5-4. **항혈소판제의 작용 부위.** (Life 2021:11:447)

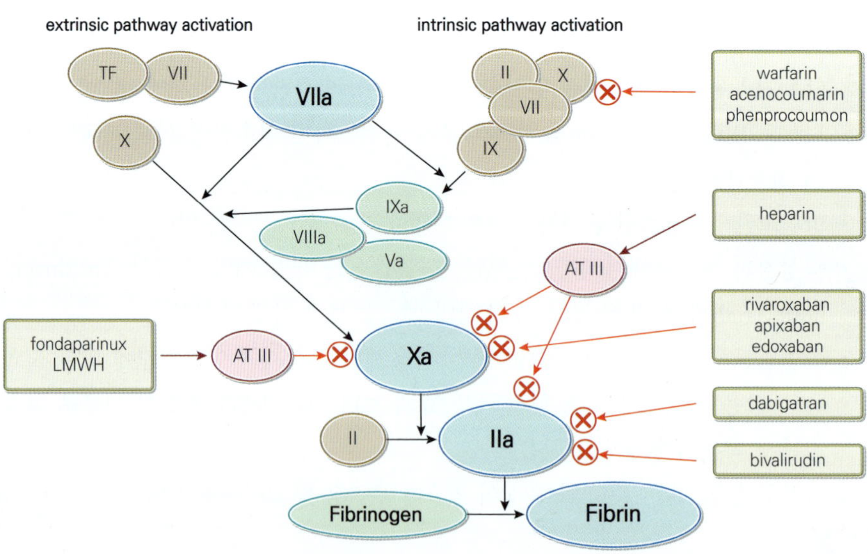

그림 2-5-5. **항응고제의 작용 부위.** (Life 2021:11:447)

⊙ 과량 투여에서 위장관 출혈이나 두개 내 출혈 등 출혈 합병증의 위험이 높아지는 반면, 항응고 작용이 불충분하면 항혈전 효과를 기대할 수 없어 모니터링을 통한 적절한 투여가 중요.

⊙ 항응고제 주사로 널리 사용하는 것은 헤파린.

- 헤파린은 안티트롬빈(AT)과 복합체를 만들어 트롬빈(IIa), IX인자(IXa), X인자(Xa), XI인자(XIa), XII인자(XIIa)의 효소활성을 억제하여 항응고 작용을 나타냄.

⊙ 헤파린의 항응고 작용은 분자 크기에 따라 다르며, 저분자 헤파린은 비분획 헤파린에 비해 Xa에 대한 억제 작용보다 트롬빈에 대한 억제 작용이 약해서 출혈 합병증이 적고, 용량 반응성이 좋아 응고 모니터가 필요하지 않음.

⊙ 간접 Xa억제제(폰다파리눅스, 아릭스트라주/한독)나 선택적 항트롬빈제(아가트로반, 노바스탄주/현대) 등은 보통 혈액 응고 모니터를 하지 않음.

⊙ 최근 경구 항응고제로 안전 범위가 넓고, 와파린보다 투여가 용이하여 급속히 보급된 직접 억제형 경구항응고제(DOAC)가 많이 사용되고 있음(표 2-5-3).

표 2-5-3. 직접 억제형 경구항응고제의 심방세동에서 와파린과 비교한 상대위험비

연구	RE-LY		ROCKET AF	ARISTOTLE	ENGAGE AF-TIMI 48	
개입	다비가트란 150 mg 1일 2회	다비가트란 110 mg 1일 1회	리바록사반 20 mg 1일 1회	아픽사판 5 mg 1일 2회	에독사반 60 mg 1일 1회	에독사반 30 mg 1일 1회
상품명	프라닥사®	프라닥사®	자렐토®	엘리퀴스®	릭시아나®	릭시아나®
색전증	0.67 (0.54-0.83) (NNT 91)	0.92 (0.75-1,12) (NNT 359)	0,88 (0.75-1.03) (NNT 193)	0.80 (0.67-0,95) (NNT 168)	0.88 (0.75-1.02) (NNT 172)	1.14 (0.99-1,31) (NNH 153)
중대 출혈	0.94 (0.82-1.07) (NNT 238)	0.81 (0.70-0.94) (NNT 81)	1.03 (0.89-1.18) (NNH 729)	0.70 (0.61-0.81) (NNT 66)	0.80 (0.70-0.90) (NNT 66)	0.49 (0.42-0.56) (NNT 26)
두개내 출혈	0.41 (0.28-0,60) (NNT 117)	0.31 (0.20-0.48) (NNT 100)	0.66 (0.47-0.92) (NNT 247)	0.42 (0.31-0.59) (NNT 129)	0.46 (0.34-0.62) (NNT 99)	0.31 (0.22-0.44) (NNT 77)
위장관 출혈	1.50 (1.20-1.89) (NNH 100)	1.11 (0.87-1.42) (NNH 458)	1.50 (1.11-2.01) (NNH 197)	0.88 (0.68-1.14) (NNT 628)	1,22 (1.01-1.47) (NNH 167)	0.68 (0.55-0.85) (NNT 115)

NNH: number needed to harm, NNT : number needed to treat
녹색 부분은 위험이 높은 것, 보라색 부분은 위험이 낮은 것

(약 바로 알고 처방하자, 2018)

표 2-5-4. 항혈소판제나 항응고제 중단에 의해 혈전 전색증 발생 위험이 높은 상태

항혈소판제 관련	• 관상동맥 스텐트 유치 후 2개월 • 관상동맥 약제 용출 스텐트 유치 후 12개월 • 혈행 재건술(경동맥 내막 박리술, 스텐트 유치) 후 2개월 • 주간 동맥에 50%이상 협착을 동반한 뇌경색 또는 일과성 뇌허혈 발작 • 최근 발생한 허혈성 뇌졸중 또는 일과성 뇌허혈 발작 • 폐색성 동맥경화증으로 Fontaine 3도(안정시 통증) 이상 • 동맥 초음파 검사, 머리 자기공명 혈관영상에 휴약으로 위험이 높다고 판단되는 소견이 있는 경우
항응고제 관련	• 심장성 뇌색전증의 병력 • 판막증을 동반한 심방세동 • 판막증이 없으나 뇌졸중 위험이 높은 심방세동 • 승모판의 기계 판막 치환술 후 • 기계 판막 치환술 후 혈전 색전증의 병력 • 인공 판막 설치 • 항인지질 항체증후군 • 심부 정맥 혈전증, 폐색전증

(상부소화기내시경manual, 2018)

- DOAC에는 직접 트롬빈 억제제 다비가트란, 직접 Xa억제제 리바록사반, 아픽사반, 에독사반이 있으며, 신기능, 연령, 체중, 병용약, 복용 회수 등을 고려하여 선택하며, 출혈에 주의하며 투여.

(3) 혈전용해제

⊙ 체내에 형성된 혈전은 혈전의 구성 성분인 피브린을 플라스민이 분해하여 용해됨.

⊙ 혈전용해요법은 플라스미노젠액티베이터(PA)를 투여하여 혈장 단백질의 하나인 플라스미노젠을 플라스민으로 활성화시켜 용해 활성 항진에 의해 혈전을 용해하는 치료법.

⊙ 조직 플라스미노젠액티베이터(t-PA)는 피브린 친화성이 있으며, 혈전을 특이적으로 용해하고, 출혈 경향도 적어 경정맥 혈전용해요법에 사용.

⊙ 반감기가 긴 monteplase는 급성 심근경색과 급성 폐색전증에 사용하며, 허혈성 뇌혈관질환에는 alteplase(액티라제주/베링거인겔하임) 투여.

3) 치료제 사용

⊙ 비판막증 심방세동에서 항응고요법 시행 전에 뇌경색 발생 위험과 출혈 위험을 평가.

⊙ 혈전 위험 평가에 CHADS2 스코어를 사용하며, 심부전(C), 고혈압(H), 고령

(A), 당뇨병(D), 뇌경색(S), 일과성 뇌허혈발작(S)의 머리 글자로 구성되어 있음.

⊙ 항응고요법에서 출혈 위험 평가에는, 고혈압, 간 및 신기능 장애, 뇌졸중 병력, 출혈, 고령, 약제, 알코올, 와파린에 대해 불안정한 프로트롬빈 시간의 국제 표준비(PT−INR) 등의 인자로 구성된 HAS−BLED 스코어 사용.

⊙ t−PA정맥주사요법의 대상은 발병 후 4.5시간 이내의 허혈성 뇌혈관질환.

⊙ 헤파린은 활성화 부분 트롬보플라스틴 시간(APTT)을 모니터하며 APTT가 2배 이상으로 연장되지 않도록 투여량 조절.

- 헤파린 과량 투여에서는 투여 중지에 의해 신속히 개선되지만, 출혈 위험 등의 긴급성이 있으면 프로타민으로 중화.

⊙ 와파린은 PT−INR을 모니터하여 투여량 조절.

- 목표 INR은 상태나 연령에 따라 다르지만 2.0 정도가 좋음.
- 와파린 과량 투여에는 긴급성에 따라 투여 중지, 비타민 K 투여, 혈장제(건조 농축 프로트롬빈 복합체제, 신선 동결 혈장) 투여.

4) 부작용과 안전성

⊙ 항혈전제에서 공통적으로 가장 중요한 부작용은 출혈이며 모든 항혈전제는 출혈성 소인이 있으면 금기.

⊙ 항혈전제 병용은 출혈 합병증 위험성이 높아지므로 최소한으로 병용하는 대책이 중요.

⊙ 임신부에서 안전성은 확립되지 않았음.

- 와파린은 기형 유발성이 있어 임신 초기와 말기에는 금기이며 헤파린으로 변경.
- 임신부에서 금기인 약은, 에녹사파린을 제외한 저분자 헤파린, 리바록사반, 실로스타졸, 사포글레이트, 베라플로스트 등.

⊙ 아스피린은 출산 예정 12주 이내의 임신부에서 일반적으로 금기이며, 소아의 안전성도 확립되지 않았음.

- 아스피린은 소아에서 간장애를 일으킬 수 있어 신중히 투여.
- 15세 미만의 인플루엔자에서 라이증후군을 일으키므로 투여하지 않음.

⊙ 헤파린 특이 부작용으로 헤파린 기인성 혈소판 감소증(heparin−induced thrombocytopenia: HIT)가 있으며, 투여 중에 APTT와 동시에 혈소판 수도 모니터.

⊙ 와파린의 효과는 병용 약제나 식사 내용의 영향을 받아 변동되기 쉬우며,

CYP2C9로 대사되는 약의 병용에 주의하고, 환자에게 식사에 대해 교육.

- ⊙ 와파린의 효과성과 안전성은 조절 수준에 따라 다르며, 조절 불량에서 DOAC로 변경을 고려.
- ⊙ DOAC(다비가트란, 리바록사반, 아픽사반, 에독사반) 투여에서 신기능, 연령, 위장관 출혈 병력 등에 의한 출혈 위험성을 고려하여 용법과 용량 판단.
  - ■ 투여 중에 출혈이나 빈혈 등의 징후를 관찰하며, 정기적 혈액 검사에 의해 빈혈이나 신기능을 확인.

5) 교육

- ⊙ 의사의 지시대로 복용양과 방법을 지키며, 과음이나 복용 잊기에 주의
- ⊙ 다른 병으로 진료를 받을 때 복용하는 약에 대해 알려주어야 함.
- ⊙ 시판약의 복용 전에 주치의에게 상의
- ⊙ 자신의 판단으로 복용을 중지하지 말아야 함.
- ⊙ 출혈 가능성이 있는 검사나 처치(위장관 내시경 검사와 치료, 수술 등)를 받으려면 사전에 약의 복용을 알려주고 상의해야 함.
- ⊙ 와파린은 식사에 의해 약의 효과가 변화됨.
  - ■ 낫토나 클로렐라 등 와파린의 작용을 약하게 하는 식품에 주의.

5 혈관확장제

1) 말초 동맥질환의 개념

- ⊙ 혈관 확장제는 혈관 평활근을 이완시켜 다양한 순환기 질환에 사용하며, 여기서는 말초 동맥질환(peripheral arterial disease: PAD)에 대해 설명.
- ⊙ 폐색성 동맥경화증(arteriosclerosis obliterans : ASO)가 PAD 원인의 90% 이상.
- ⊙ ASO는 장골동맥 등 중추에 가까운 혈관의 폐색이 많고, 고혈압, 당뇨병, 이상지질혈증 등 동맥경화 위험인자 중복과 관계가 있으며 고령자에 많음.
- ⊙ 비침습적 진단으로 발목윗팔지수(ABI)를 이용하며, 0.9 미만이면 동맥의 협착/폐색을 의심.
- ⊙ 자각 증상에 의한 중증도 평가에는 Fontaine 분류 이용(표 2-5-5).
- ⊙ PAD 치료에 생활습관 개선(특히 금연, 운동요법)이 중요.

표 2-5-5. 말초동맥질환(PAD)의 Fontaine 분류

• I	무증상
• IIa	경도 파행
• IIb	중등도-중증 파행
• III	안정시의 허혈 통증
• IV	궤양 또는 괴저

⊙ 약물요법은 대증적이며, 보행 거리와 QOL이 향상되어도 생명 예후 개선과 일치하지 않을 수 있음.

⊙ 증상이 있는 ASO의 5년 사망률은 약30%이며, 사망 원인으로 심근경색, 뇌졸중 등 심혈관질환이 중요.

⊙ REACH연구에서 관상동맥질환, 뇌혈관질환, ASO, 또는 3개 이상의 죽상경화 혈전증 위험인자를 가진 45세 이상에서 여러 질환이 있는 전신 혈관병(poly-vascular disease) 빈도는 ASO가 61.5%로 관상동맥질환(24.8%)이나 뇌혈관질환(40.2%) 보다 많았음.

⊙ ASO는 심근경색이나 뇌혈관질환과 연결되는 중증 병태라는 인식이 필요.

⊙ PAD에 의한 하지허혈 증상의 치료는 중증도에 따라 다름.

- 안정시 통증이나 궤양이 있는 Fontaine III 이상에서 6개월 내에 하지 절단 빈도가 40% 이상이므로 치료 목표는 자각 증상 개선과 하지 절단 방지. 외과적 치료(우회술)나 카테터 치료 시행.

⊙ 중증 하지허혈의 약물치료에 단독으로 효과적인 약은 없지만, 혈행 재건술 후 창상 치유 지연에 보조요법으로 투여.

⊙ 프로스타글란딘제 E1 (PGE1)는 궤양 축소 효과가 있으나 비절단 생존률 개선은 없음.

⊙ 간헐성 파행 증상에(Fontaine II) PDE 억제와 혈관 평활근세포(VSMC) 증식 억제 작용이 있는 실로스타졸이 효과적.

2) 치료제의 사용에 대한 주의사항

⊙ ASO에서 Fontaine III 이상의 중증 하지허혈, 특히 ABI 0.7 이하에는 혈행 재건술을 시행하며 수술이 어려우면 PGE1 주사를 고려.

- PG제는 항혈소판 작용이 있으므로 출혈성 질환에 주의(특히 실로스타졸이나 항응고제와 병용 시).

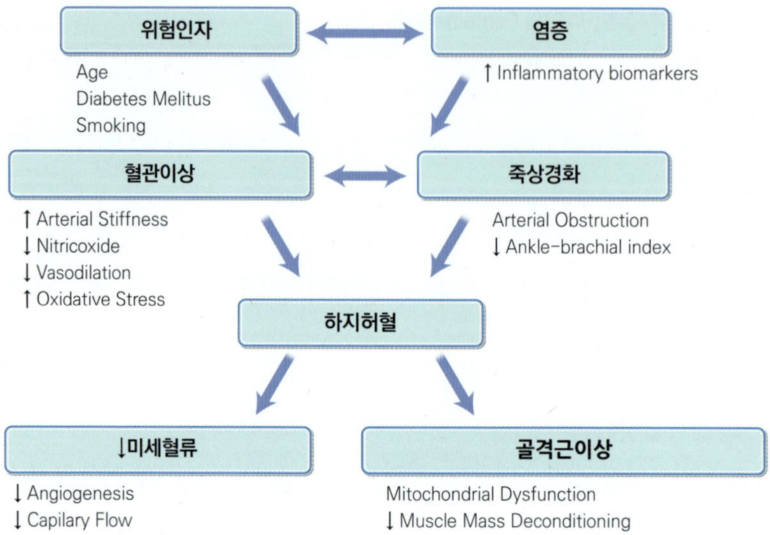

그림 2-5-6. 말초혈관질환의 발생과 대책. (Circ J 2017:81: 281-289)

⊙ PAD에 대해 혈관 확장제는 일정기간(4주)에 효과가 없으면 다른 치료법으로 변경.

3) 교육

⊙ PAD에는 다리의 보온, 청결 유지, 외상 방지가 중요하며, 간헐 파행이 있어도 운동요법을 적극적으로 시행.

⊙ 금연은 매우 중요.

⊙ PAD에서 뇌졸중이나 심근경색 빈도가 높아 생명에 위협이 됨.

⊙ 당뇨병 고혈압, 이상지질혈증 등 동맥경화 위험인자의 엄격한 조절 필요가 있음(그림 2-5-6).

6 부정맥 치료제

1) 부정맥의 개념

⊙ 부정맥은 크게 서맥과 빈맥으로 나눌 수 있으며, 각각 긴급 처치가 필요한 것과 자주 나타나도 예후와 관계 없는 것까지 다양함.

⊙ 장기적 예후 개선을 위해, 서맥에 심박조율기 치료, 빈맥에 전극도관절제나 이식형제세동기(ICD) 치료가 필요.

⊙ 부정맥 치료는 정확하게 진단하고, 치료 목표를 분명히 하여 최적의 치료 수단을 선택.

⊙ 기저 심질환 유무 확인이 중요.

⊙ 부정맥 치료는 심장내과 전문의에게 의뢰하지만 일상에서 흔히 보는 부정맥에 대한 지식이 필요.

2) 서맥성 부정맥

⊙ 심정지를 일으킬 수 있는 부정맥으로 동부전 증후군과 방블록이 있음.

⊙ 무증상으로 경과하는 경우가 많지만, 고도의 서맥에서 심부전이나 장기의 혈류량 저하를 일으킬 수 있음.

⊙ 심정지가 수십초 이상 지속되면 뇌허혈에 의해 실신을 일으킴.

⊙ 서맥에 의한 QT연장이 심실세동을 일으킬 수 있음.

⊙ 서맥의 치료 여부는 서맥에 의한 증상이 있는지, 가까운 장래에 심부전이나 심정지가 나타날 위험이 있는가에 따라 결정.

⊙ 중증 서맥에서 약물 치료는 심박조율기 치료 전까지 중간 단계로 시행.

⊙ 심박조율기 치료를 거부하는 환자에서 약으로 서맥 개선을 시도하며 아트로핀, 이소프레날린, 실로스타졸, 테오필린 등을 사용.

3) 빈맥성 부정맥

(1) 심방세동

⊙ 노인 인구의 증가에 따라 임상에서 자주 보게 되었음.

⊙ 아무 증상 없이 지내다가 심전도에서 처음 진단되는 경우도 있음.

⊙ 처음 진단된 심방세동이 자연히 없어지기도 하지만, 50%는 수년 내에 재발.

⊙ 심방세동 치료 방침은 병형에 따라 결정(표 2-5-6, 2-5-7).

[처음 진단 AF]

- 심방세동이 처음으로 심전도에서 확인. 아래와 같은 병형이 있음.
- 발작 심방세동: 치료 유무와 관계없이 7일 이내에 동조율로 돌아가는 심방세동
- 지속 심방세동: 7일 이상 지속되는 심방세동

[장기 지속 심방세동]

■ 1년 이상 지속하여 동조율 유지 치료를 고려하는 것

[영구 심방세동]

■ 동조율 유지치료를 고려할 수 없으며 제세동이 불가능한 것

① 동조율화: 발작성과 지속성 심방세동에서 정지(동조율화) 시도.

⊙ 심방세동 지속 시간이 길어지면 심방근육의 불응기가 단축되어(전기적 재구축) 심방세동 지속 시간 연장과 재발 촉진.

⊙ 심방근육 수축력 저하에 따라 혈전 형성 조장하므로 심방세동 정지는 빠를수

표 2-5-6. 심방세동의 분류와 특징

AF 분류	발작성	지속성	영구적
AF episode duration	≤7 days	>7 days and ≤1 year	Typically >1 year
Structural remodeling Severity	Atrial fibrosis Minimal to mild	Atrial fibrosis Mild to moderate	Atrial and ventricular fibrosis Moderate to severe
Electrical remodeling Severity	Pulmonary veins Focal	Atria Diffuse	Atria Diffuse
Pathology	Minimal	Atriomyopathy	Cardiomyopathy
Main strategy	Rhythm control	Rhythm or rate control	Rate control only
First-line therapy	Catheter ablation	Antiarrhythmic drugs	Antiarrhythmic drugs
Second-line therapy	Antiarrhythmic drugs	Catheter ablation	N/A

(Front Pharmacol 11:581837)

표 2-5-7. 심방세동 치료

- 심박수 조절·심방세동 치료
  - 심부전 없음:비소프로롤,카베딜롤, 베라파밀, 딜티아젬
  - 심부전 있음:디곡신, 아미오다론

- 동조율화(발작성과 지속성)
  - 기질적 심질환 없음: 7일 이내; 필시카이니드(썬리듬캡슐/다이이찌산쿄), 시벤졸린, 프로파페논, 플레카이니드(탬보코정/제이더블유신약)
    7일 이상; 베프리딜(단독 또는 아프리딘 병용), 아미오다론
  - 기질적 심질환 있음:아미오다론

- 재발 예방(발작성과 지속성)
  - 기질적 심질환 없음:필시카이니드, 시벤졸린, 프로파페논, 플레카이니드, 베프리딜
  - 기질적심 질환 있음:아미오다론, 소탈롤(소타론정/크리스탈생명과학)

록 좋음.

⊙ 동조율화에 Na통로 차단제를 이용하지만 혈행 동태가 불안정하면 전기적 제세동 시행.

⊙ 동조율화 전에 좌심방 혈전 유무를 경식도 심초음파로 확인하며 충분한 항응고요법을 시행(제세동 전 3주와 후 4주간 와파린 치료 범위 유지).

⊙ 경식도 심초음파에 좌심방 혈전이 없으면 제세동 후 4주간 항응고요법 시행.

② 재발 예방: 동조율화 후 약에 의한 재발 예방 시도.

⊙ 약의 선택은 기질적 심질환과 심부전 유무 고려.

⊙ 아미오다론은 동조율화 유지 효과가 높음.

③ 심박 수 조절: 적절한 심박 수는 증상 개선과 좌심실 기능 유지를 기대하여 안정시 90박/분 이하, 경도 활동에서 100박/분을 목표로 했으나 최근에는 보다 완화되었음.

⊙ 심박 수가 빠르면 베타차단제, 칼슘차단제, 디곡신으로 심방전도를 억제하며, 심부전에는 비디히드로피리딘계 칼슘대항제는 금기.

⊙ WPW 증후군 동반 가성 심실빈맥이 있을 때 심방전도를 억제하면 켄트다발 경유 전도가 촉진되어 심실세동 위험이 높아지므로 Na차단제나 아미오다론 사용.

⊙ 지속성 심방세동에는 심박 수 조절이 약제치료의 목표.

④ 항응고요법: 비판막성 심방세동에는 와파린 또는 직접 경구항응고제(DOAC) 사용.

⊙ 항응고제 적응은 CHADS2 또는 CHA2DS2−VASC 스코어로 결정.

(2) 심방기외 수축, 심방빈맥, 심방조동

[심방기외 수축]

- 정상인의 90% 이상에서 심실위 기외 수축이 있으며, 대부분 100박/일 이하로 증상이 없음.
- 유발요인이 되는 생활습관 개선.
- 증상이 있으면 베타차단제, 필시카이니드 등을 사용.

[심방빈맥]

- 반복되면 빈맥유발성 심근증의 원인이 됨.
- P파가 동결절 기원과 다름.
- 정지를 위해 베타차단제, ATP, 베라파밀, 딜티아젬, Na통로 차단제를 사용.

- 약제 저항성이면 전극도관절제 권고.

[심방조동]

- 삼첨판 고리를 선회하는 macroreentry가 많음.
- 쇼크나 협심증이 있으면 전기적으로 동조율로 복귀시킴.
- 기질적 심질환이 없으면 Na통로 차단제, 디소피라미드, 프로파페논, 프로카인아미드, 플레카이니드
- 기질적 심질환이 있으면 아미오다론, 니페카란트 주사.
- 항콜린 작용으로 심방전도 항진에 의한 역설적 빈맥에 주의.
- 베타차단제, 베라파밀, 딜티아젬, 디곡신으로 역설적 빈맥 예방.
- 재발 예방은 심방세동에 준하여 베프리딜, 소타롤도 사용.
- 동조율화 전후에 항응고요법이 심방세동처럼 필요.

(3) 발작성 심실위빈맥(PSVT)

- ⊙ 갑작스러운 두근거림으로 나타나며 심전도에서 정상 QRS 모양의 규칙적 빈맥을 나타냄.
- ⊙ 방결절성 reentry빈맥과 잠재성 WPW 증후군에 의한 심방회귀빈맥이 90% 이상을 차지하며 나머지는 동결절내 reentry와 심방reentry.
- ⊙ 정지를 위해 우선 미주신경 자극을 시도.
- ⊙ 효과가 없으면 아데노신3인산 나트리움(ATP)을 정맥주사하며 2회 반복해도 효과가 없으면 베라파밀, 딜티아젬 정맥주사로 바꿀 것.
- ⊙ 여기에도 효과가 없으면 부정맥약 I군을 정맥주사.
- ⊙ PSVT 반복에는 전극도관절제를 고려.

(4) 심실기외 수축, 비지속성 심실빈맥

- ⊙ 증상이 없고 기질적 심질환 동반이 없으면 치료하지 않음.
- ⊙ 증상의 반복 또는 다발성이면 베타차단제나 또는 칼슘통로 차단제 투여.
- ⊙ 기질적 심질환이 없어도 빈발하면 빈맥유발성 심근증을 일으키므로 치료 필요(베타차단제, 아미오다론).
- ⊙ 심근경색 후 심기능저하에서 부정맥 치료제 Ic, Ia는 금기이며 베타차단제나 아미오다론 투여.

(5) 지속 심실빈맥과 심실세동

- ⊙ 기질적 질환 동반이 많으며, reentry 기전으로 발생하여 정지시켜도 재발함.
- ⊙ 혈압 저하가 있으면 전기적 제세동으로 정지시킴.

⊙ 혈압이 유지되면 Na통로 차단제, 아미오다론을 시도하고 치료가 안 되면 니페카란트를 정맥주사.

⊙ 리도카인의 정지 효과는 프로카인아미드보다 떨어짐.

⊙ 약에 의한 지속성 심실빈맥 재발 예방은 제한적이며 심질환이 있으면 ICD 용법.

4) 치료제 분류

⊙ Vaughan–Williams 분류를 예전부터 사용하고 있으며, 부정맥약의 작용 부위(표적), 표적과의 결합 해리 속도, 심장외 작용, 심전도 변화 등을 표시한 시실리안–감비트(Sicilian Gambit) 분류가 있음(표 1-5-7).

(1) 치료제의 사용에 대한 주의사항

⊙ 서맥에 의한 증상이 있으면 조기에 확실한 치료 시도.

⊙ 빈맥은 우선 정지를 시도하고 다음에 재발 방지대책을 세움.

(2) 전문의에게 의뢰

⊙ 갑자기 나타나서 지속하는 두근거림, 실신이나 경련이 있으면 중증 부정맥 가능성이 있으므로 곧바로 심장내과 전문의에게 의뢰.

⊙ 기외 수축 등 양성 부정맥에는 기저 질환 동반 제외나 빈발하여 심비대나 호흡곤란이 있으면 전문의에 의한 평가 필요.

⊙ 비약물요법을 희망하는 환자는 부정맥 전문의에게 의뢰하고 치료 전후에 추적.

(3) 교육

⊙ 최적 투여량 유지를 위해 정기적 복용이 중요.

⊙ 복용 초기에 부작용 발견을 위한 심전도 검사 반복.

⊙ 복용을 잊거나 복용할 수 없는 상황에 대처.

Chapter

06 내분비대사질환 치료

1 당뇨병 치료제

1) 당뇨병의 개념

- ⊙ 당뇨병은 인슐린 작용 부족에 의한 만성 고혈당이 주 증상이며 다양한 대사이상을 동반한 질환군.
- ⊙ 인슐린 작용 부족은 인슐린 분비 장애와 인슐린 저항성의 2개 요소로 구성.
- ⊙ 임상에서 흔히 보는 당뇨병의 대부분은 2형 당뇨병이며, 인슐린 분비능 저하를 일으키는 유전적 요인에 운동부족, 과식, 비만, 연령 증가 등 인슐린 저항성 증가를 일으키는 환경적 요인이 더해져서 발병.
- ⊙ 일상 진료에서 내당능이상, 당뇨병 가능성에 주의하여, 조기 진단, 조기 치료에 대한 노력이 중요.
- ⊙ 당뇨병 진단은 혈당과 HbA1c 양쪽이 모두 당뇨병형이면 1회 검사에서 당뇨병으로 진단 가능.
- ⊙ 급격하며 심한 인슐린 작용 부족은 혈당 상승, 탈수, 케토산증으로 당뇨병 혼수를 일으킴.
- ⊙ 만성적으로 조절 불량 당뇨병은 신경병증, 망막증, 신병증 등 미세혈관합병증을 일으키고, 허혈 심질환, 뇌혈관 장애, 폐색성 동맥경화증 등 생명에 위협이 되는 대혈관합병증 위험을 높임.
- ⊙ 혈당 조절 목표는, 환자의 연령, 유병기간, 동반질환, 저혈당 위험, 지원체제 등을 고려하여 설정.
- ⊙ 고령자에서 개별화된 HbA1c 목표 설정과 동시에 저혈당 방지가 중요하여 설포닐유레아와 인슐린 중지를 고려.

2) 당뇨병 치료 목표

- ⊙ 양호한 혈당 관리의 유지와 당뇨병 합병증의 발생, 진행 방지에 의해 당뇨병이 없는 사람과 같은 QOL 및 건강 수명을 유지하며, 건강한 사람과 다르지 않는 삶을 사는 것이 당뇨병 치료의 장기적 목표.
- ⊙ 혈당 조절 목표는 합병증 예방을 위해 HbA1c 7% 미만이며, 65세 이상에서 환자에 따라 HbA1c 목표 설정.
- ⊙ 당뇨병 치료제는 경구 혈당강하제(OHA)와 주사제가 있으며, 양자를 병용하기도 함.
  - ■ 원칙적으로 소량으로 시작하여 점차 증량.
- ⊙ 당뇨병 치료제는 임상적으로 ① 인슐린 분비 비촉진제, ② 인슐린 분비 촉진제, ③ 인슐린제로 나눌 수 있음.
- ⊙ 약리적으로 ① 인슐린 분비 비촉진제는 인슐린 저항성 개선제와 당흡수·배설 조절제를, ② 인슐린 분비 촉진제는 혈당 의존성으로 인슐린 분비를 촉진하는 인크레틴 관련제(DPP4 억제제와 GLP1 수용체 작용제)와 혈당 비의존성으로 인슐린 분비를 촉진하는 설포닐유레아와 글리니드가 있음.
- ⊙ 당뇨병약의 선택에는, 비만, 인슐린 저항성 정도, 인슐린 분비능, 당뇨병 합병증, 연령, 신기능, 복용 충실도, 동반 질환, 저혈당 유무나 빈도 등을 고려(그림 2-6-1).

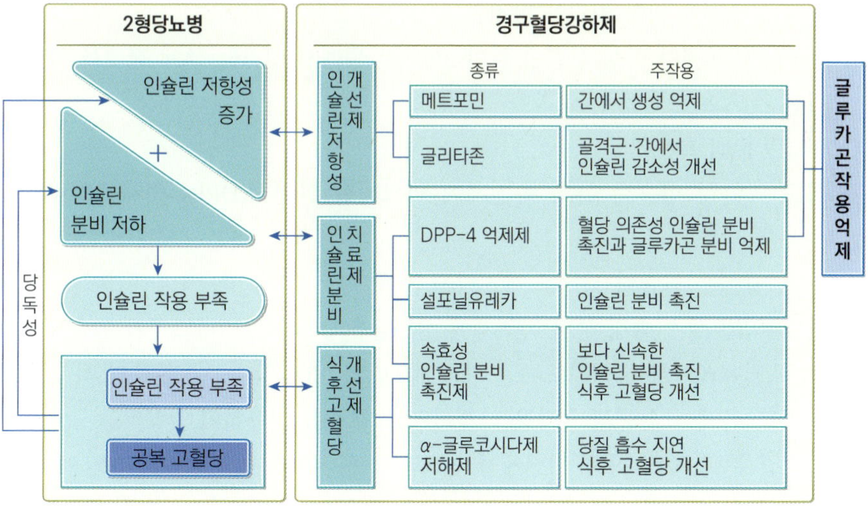

그림 2-6-1. 2형 당뇨병에서 인슐린 분비 저하와 인슐린 저항성을 고려한 당뇨병 치료제 선택.
(당뇨병 치료 혁명)

⊙ 인슐린 치료는 인슐린 의존 상태에서 절대 사용법이며, 인슐린 비의존 상태에서도 양호한 혈당 관리를 목적으로 선택.

⊙ 인슐린제에는 사람의 인슐린 구조가 같은 주사제와 인슐린 유사체제가 있으며, 효과에 따라 단기작용형, 중간작용형, 혼합형, 지속작용형으로 구분.

⊙ 인슐린 투여 방법에는, 기저 인슐린 분비 보충 목적의 지속작용 인슐린의 1일 1회 주사법에서부터 속효인슐린의 매식전 주사와 지속작용 인슐린을 1회 주사하여 1일 4회 주사하는 집중치료법, 지속 피하 인슐린 주입요법(CSII)까지 다양한 방법이 있음.

⊙ 인크레틴 관련제에는 GLP1 수용체 작용제와 DPP4 억제제가 있음.

3) 치료제의 분류

(1) 경구 혈당 강하제(OHA)

① 인슐린 분비 비촉진제

⊙ 인슐린 저항성 개선제로 메트포민과 싸이아졸리딘다이온(TZD)이 있음. 이 둘은 작용 기전이 달라 이론적으로는 병용 가능.

⊙ 당흡수배설 조절제에 글루코시다제 억제제(GI)와 SGLT2 (sodium−glucose co−transporter 2) 억제제가 있음.

⊙ 심혈관질환을 동반한 2형 당뇨병에서 SGLT2 억제제에 의한 심혈관질환 재발이나 심부전에 의한 입원을 방지한 임상시험 결과가 있음.

⊙ SGLT2 억제제가 만성 신질환 동반 2형 당뇨병에서 신기능 장애 진행을 억제한다는 것도 보고되었음.

② 인슐린 분비 촉진제

⊙ 혈당 의존성 인슐린 분비 촉진제에 인크레틴 관련제(DPP4 억제제와 GLP1 수용체 작용제)가 있음.

- 저혈당에는 인슐린 분비를 촉진하지 않음.

⊙ 혈당비의존성 인슐린 분비 촉진제에 설포닐유레아와 글리니드제가 있음.

- 설포닐유레아와 글리니드제는 베타세포막의 ATP 감수성 K통로의 하부구조 설포닐유레아 수용체가 작용 타겟이므로 양자를 병용하지 않음.

⊙ 인슐린 분비 촉진 작용 기전에서 인크레틴 관련제와 설포닐유레아 차이의 이해는 중요.

- GLP1 수용체 작용제나 DPP4 억제제에 의해 증가한 활성형 인크레틴은 베타

세포막에 존재하는 인크레틴 수용체에 결합하지만, 설포닐유레아와 달리 직접 막탈분극을 일으키지 않고 세포내 Ca농도 상승 이후 단계에 작용.

- 혈당이 낮고 막탈분극이 없으면 인크레틴 관련제는 인슐린 분비 촉진 작용을 나타내지 않음.
- 인크레틴 관련제는 설포닐유레아와 달리 포도당 농도 의존적으로 인슐린 분비 촉진 작용을 나타내서 단독 사용에는 저혈당 일으키지 않음.
- 설포닐유레아와 병용하면 중증 저혈당을 일으킬 수 있음.

(2) 주사제

① 인슐린제

⊙ 인슐린 치료는 1형 당뇨병과 엄격한 혈당 관리가 목표인 인슐린 비의존 상태의 2형 당뇨병에도 사용.

- 작용 패턴에 의해 단기작용형, 중간작용형, 혼합형 및 지속작용형으로 분류.

⊙ 종래의 속효성 레귤러 인슐린은 식전 30분에 주사.

- 이것은 주사제에서 6량체를 이루고 있는 인슐린이 피하 주사 후 단량체로 변화되어 혈중에 흡수되는 과정에 필요한 시간을 고려한 것.
- 현실적으로 식전 30분에 주사가 어려울 수 있으며 인슐린 유사체제는 피하 주사 후 신속하게 단량체로 분리되어 혈중에 흡수되므로 식사 직전 주사가 가능.

⊙ 식후 고혈당 관리에는 단기작용형 인슐린 사용이 일반적.

- 초속효 인슐린 아스파르트에 첨가제를 더하여 피하 주사 후 흡수가 촉진되어 작용 출현 시간이 더 빨라진 제제도 있음.

⊙ 과거 기저 인슐린 보충 목적으로 사용된 중간작용형 인슐린은 혈중 농도 피크가 있어 야간 저혈당을 일으킬 가능성이 있고 24시간 작용하지 않아 1일 1회 주사로는 충분한 보충이 되지 않았음.

- 이런 문제를 개선한 인슐린 유사체는 지속작용형 인슐린 글라진과 디터머.
- 주사 후 피하에서 결정화 구조를 유지하여 서서히 흡수되므로 피크가 없는 작용 곡선을 나타냄.

⊙ 지속작용형 인슐린은 1형 당뇨병에서 기저 인슐린 보충이나 2형 당뇨병에서 BOT (basal supported oral therapy: OHA와 기저 인슐린 병용)에도 이용.

- 24시간 이상 지속작용형 인슐린 유사체로 인슐린 데글루덱이 있음.
- 혼합형 인슐린은 단기작용형 인슐린과 중간작용형 인슐린을 혼합하여 양쪽의 작용 패턴을 나타내는 인슐린.

- 혼합 비율이 다른 인슐린 제제가 있으며, 혈당 상승 패턴에 따라 선택하지만 단기작용형 25–30% 혼합형을 많이 사용.
- 인슐린 아스파르트와 인슐린 데그루덱을 3:7 비율로 혼합한 인슐린 유사체 제(라이조덱)도 있음.

⊙ 다양한 종류의 인슐린제를 조합하여 환자의 내인성 인슐린 분비능 평가에 따라 정상인의 인슐린 분비 패턴을 재현하도록 인슐린 주사 방법과 양을 결정.

② GLP1 수용체 작용제

⊙ 식사 후에 영양소의 자극에 의해 소장에서 인크레틴이라고 부르는 위장관 분비 호르몬(GLP1과 GIP)이 분비되어 혈당 강하 작용을 포함한 다양한 생리 작용을 나타냄.

⊙ 혈중에는 인크레틴을 가수분해하여 불활성화하는 효소 DPP4가 있어 내인성 인크레틴의 반감기는 몇분에 불과함.

- DPP4에 의해 분해되어 불활성화되지 않는 구조를 가진 GLP1 수용체 작용제가 개발되었음.

⊙ GLP1 수용체 작용제는 베타세포막에 존재하는 GLP1 수용체에 결합하며 혈당이 높으면 인슐린 분비를 촉진하고 알파세포에서 글루카곤 분비를 억제.

⊙ GLP1 수용체 작용제에 의한 글루카곤 분비 억제 작용은 인슐린 분비 촉진 작용만큼 중요한 혈당 조절 기전.

- 위내용물 배출 억제 작용, 식욕 억제 작용, 체중 감소 효과를 기대(그림 2-6-2).

⊙ 심혈관질환이 있는 2형 당뇨병에서 일부 GLP1 수용체 작용제가 심혈관질환 재발을 방지한다는 임상시험 보고가 있음.

⊙ 경구용 GLP1 수용체 작용제 세마글루티드(리벨서스/노보노디스크)가 승인되었음.

- 세마글루티드에는 주사제(주1회 주사)와 경구제(1일 1회 복용)가 있으며, 경구제는 생물학적 이용능이 낮아 투여량이 다름.

⊙ 지속작용형 인슐린제와 GLP1 수용체 작용제 혼합 주사제도 있음.

- 지속작용형 인슐린제 단독에 비해 저혈당 및 체중 증가 위험이 적어 혈당 관리에 효과적일 가능성이 있음.

4) 치료제의 사용에 대한 주의사항

(1) 경구 혈당강하제(OHA)

⊙ 식사요법, 운동요법 시행 후에 혈당 관리가 충분하지 않으며 금기가 없을 때 투여.

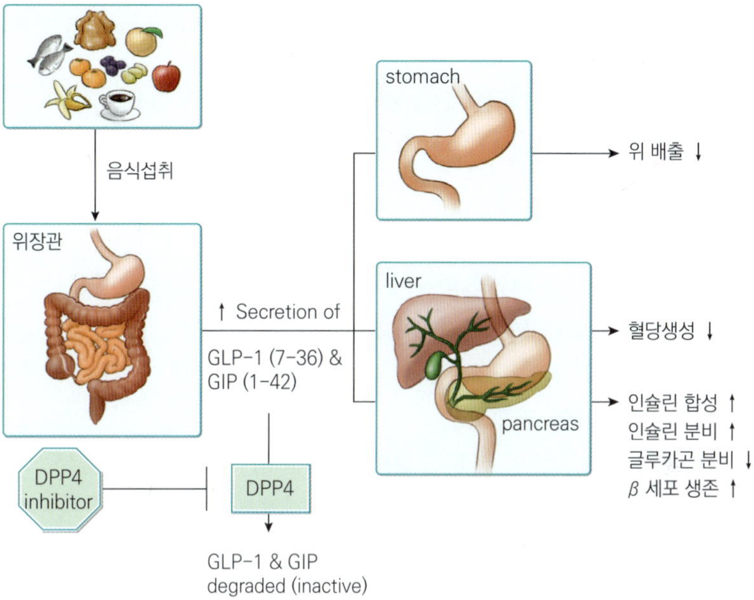

그림 2-6-2. GLP1과 DPP4억제제의 작용.
(나도 당뇨병 전문가)

- ⊙ 소량으로 시작하여 서서히 증량.
- ⊙ 가장 흔한 부작용은 저혈당이며 환자에게 충분히 교육.
- ⊙ 글루코시다제 억제제 복용에 의해 저혈당이 나타나면 설탕으로는 회복이 늦으므로 포도당을 준비하여 섭취하도록 교육.

① 메트포민

- ⊙ 체중 증가를 일으키지 않아 비만한 2형 당뇨병에 적응.
- ⊙ 부작용으로 위장 증상이 있으며 소량으로 시작하여 점차 증량.
- ⊙ 중증 부작용으로 젖산 산증은 치명율이 높아 주의.
  - ■ 신장애, 간장애, 심폐혈관기능 장애에서 발생(표 2-6-1).
- ⊙ eGFR 30−60 mL/분/1.73 m^2의 신기능 장애에는 신기능에 따라 투여 용량을 조정.
- ⊙ 아이오딘 조영제를 사용하는 관상동맥조영술이나 응급 CT검사 등 긴급 상황에서 메트포민을 일시적으로 복용 중지.
  - ■ eGFR 30−60 mL/분/1.73 m^2에서는 아이오딘 조영제 사용 후 48시간은 복용

을 중지하고 신기능을 확인하여 복용 시작 결정.

② 싸이아졸리딘다이온

⊙ 효과는 BMI나 인슐린 저항성 지표(HOMA-IR)에 관계가 있음.

⊙ 여성에서 남성보다 부종이 나타나기 쉬움.

⊙ 심부전이 발생할 수 있으며, 뇌성 나트륨이뇨펩타이드(BNP) 검사나 심초음파를 시행.

⊙ 피오글리타존의 대규모 코호트연구에서 방광암 발생 위험이 알려짐.

- 방광암 병력이 있으면 투여하지 않음.

⊙ 피오글리타존에 의한 골량 감소나 골절 증가가 알려져서 중년 이후 여성에서 주의.

③ 글루코시다제 억제제와 글리니드

⊙ 식전 혈당은 비교적 낮으며 식후 고혈당(180 mg/dL 이상)에 유용.

⊙ 인슐린 추가 분비가 비교적 유지되고 있으면 전자를, 저하되어 있으면 후자 사용이 유리.

⊙ 최대 효과를 얻기 위해서는 철저하게 식사 직전 복용이 중요.

④ DPP4 억제제

⊙ 식후 고혈당에 효과적

⊙ 식전 혈당이 높아 혈중 인슐린의 상대적 저하가 있을 때도 DPP4 억제제는 좋은 적응(표 2-6-2).

⑤ 설포닐유레아

⊙ OHA 중에서 혈당 저하 작용이 가장 크며 DPP4 억제제로 충분한 효과가 없을 때 병용.

표 2-6-1. 메트포민 사용상의 주의점

메트포민 사용 금기	• 신기능 장애(eGFR 30 mL/분/1.73 m^2 미만) • 간기능 장애(AST, ALT가 정상 상한의 2.5배 이상) • 심폐혈관기능 장애, 저산소혈증 동반. • 1형 당뇨병 • 과도한 알코올 섭취 • 아픈날 • 탈수 • 전신 상태 불량
일시중지	• 수술 • 아이오딘 조영제 사용 • 중증 질환 동반

(나도 당뇨병 전문가)

표 2-6-2. DPP4억제제의 유용성

- 충분한 혈당 저하(HbA1c 감소 > 1.0%)
- 저혈당 위험 낮고, 식후 혈당 개선
- 고인슐린혈증 방지하여 식욕 항진과 체중 증가 없다
- 인슐린, 인크레틴 작용이 부족한 아시아인에게 효과적
- 베타세포 보호작용
- 동맥경화 방지, 심혈관질환 안전성
- 식사와 관계없이 1일 1회 복용(일부 제제 제외)
- 신기능 저하에 용량 조절 불요(일부 제제 제외)
- 글루카곤 억제에 의한 혈당 변동폭 감소

(나도 당뇨병 전문가)

표 2-6-3. 설포닐유레아의 혈중 반감기와 작용 시간

일반명	혈중 반감기(시간)	작용 시간(시간)	1정 중 함량(mg)	1일 사용량(mg)
글리벤클라미드	2.7	12-14	2.5	1.25-7.5
글리클라지드	12.3	12-24	80	20-120
글리메피리드	1.5	12-24	1-4	0.5-8

* 글리클라지드는 나정 1정 80 mg, 서방정 30, 60 mg, 1일 사용량은 나정 80-320 mg, 서방정 30-120 mg (나도 당뇨병 전문가)

⊙ 설포닐유레아 작용 시간에 따른 저혈당에 주의(표 2-6-3).

⊙ 설포닐유레아에 의해 혈당이 개선되어도 식사요법을 지키지 않으면 체중이 증가.

⊙ 설포닐유레아 사용에서 공복 혈당 개선이 없으면 증량 보다는 다른 치료제 병용.

⑥ SGLT2 억제제

⊙ 체중 감소를 기대하며 단순한 요당 배설 증가 이외에 다양한 대사 작용에 영향(그림 2-6-3).

⊙ 부작용은 요로 및 성기 감염, 탈수, 중증 저혈당, 케토산증, 뇌경색, 피부발진 등이 있어 이익과 위험의 균형을 고려하여 처방(그림 2-6-4).

(2) 인슐린

⊙ 최대량의 OHA 사용에도 혈당 관리가 좋지 않으면 인슐린 비의존 상태에서도 당독성 해소와 혈당 조절을 위해 인슐린 치료를 시작하며 다양한 접근법이 있음(그림 2-6-5).

⊙ 인슐린 치료에 의한 체중 증가 방지를 위해 식사요법 준수가 중요.

⊙ 인슐린 치료의 기본 개념은 인슐린 주사제의 작용 시간을 고려하여 기저 인슐린 분비와 추가 인슐린 분비의 재현으로 정상 인슐린 분비 형태가 되도록 접근

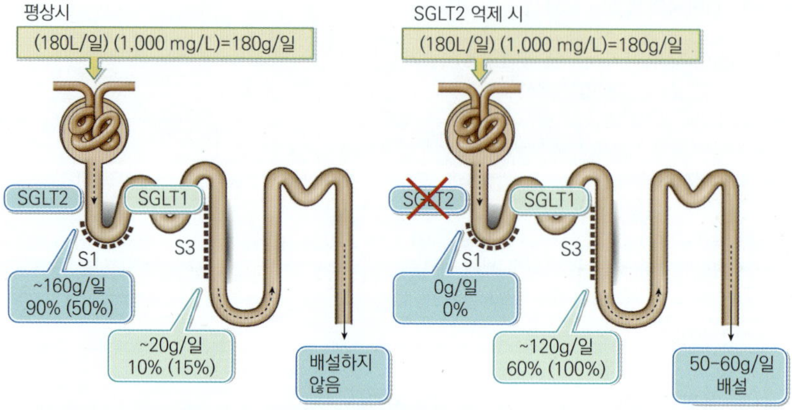

수송체	친화성	수송능력	근위세뇨관에 국소 존재	발현량
SGLT2	낮다	높다	기시부(S1)	많다
SGLT1	높다	낮다	원위부(S3)	적지 않다

그림 2-6-3. SGLT2억제제의 작용.
(나도 당뇨병 전문가)

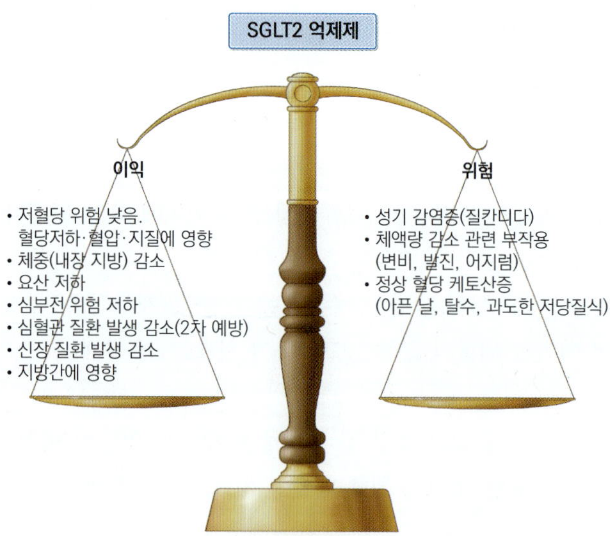

그림 2-6-4. SGLT2억제제의 이익과 위험의 균형.
(나도 당뇨병 전문가)

하는 것(표 2-6-4).

⊙ 인슐린 치료 도입에서 혈당 자기측정도 필요.

⊙ 1일 인슐린 총량을 체중 1 kg당 0.1–0.2 단위로 시작하여 혈당 반응을 1–2단위 씩 증량하면 저혈당 위험이 없어 안전.

⊙ 인슐린 치료에서 저혈당에 대한 설명과 대처법을 충분히 이해하도록 교육.

- 저혈당 증상을 무시하고 지내면 무자각성 중증 저혈당 발생 위험이 높아짐.

⊙ 내인성 인슐린 분비가 고갈된 환자에 인슐린 도입은 고혈당과 저혈당이 반복되는 불안정형 당뇨병(brittle diabetes)을 나타내서 혈당 관리 어려움. 이때 지속 피하인슐린 주입요법(CSII)을 이용하면 생활에 따른 혈당 관리가 가능함.

⊙ 인슐린 투여량 변경은 "책임 인슐린" 개념에 의해 시행하면 좋음.

⊙ 혈당을 2–4시간마다 측정하여 수치에 따라 인슐린 주사를 추가하는 슬라이딩 스케일에 의한 투여량 변경은 급성기 혈당 관리에는 어느 정도 효과가 있지만 이미 발생된 고혈당을 쫓아가는 형태이므로 혈당 변동이 커짐.

⊙ 급성 고혈당기를 지나 상태가 어느 정도 안정되면 1일 필요 인슐린량을 추정하여 "책임 인슐린"을 주사하는 방법을 이용.

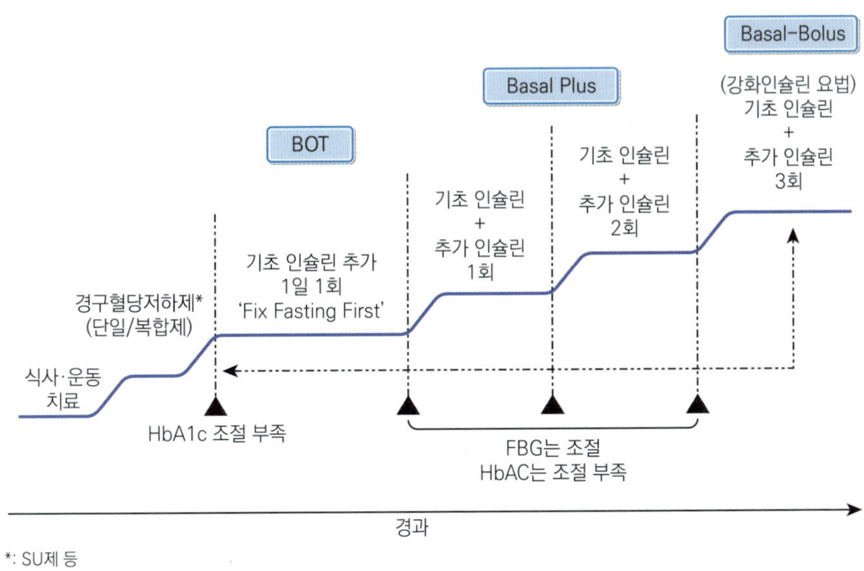

그림 2-6-5. 인슐린 주사제 추가 단계.
(나도 당뇨병 전문가)

표 2-6-4. 인슐린 주사제의 작용 시간

분류명	상품명	발현 시간	최대 작용 시간	지속 시간
속효성	노보래피드	10-20분	1-3시간	3-5시간
	휴마로그 애피드라	15분 미만	30분-1.5시간	3-5시간
	휴물린알	약 30분	1-3시간	5-7시간
혼합형	플렉스펜	10-20분	1-4시간	약 24시간
중간형	휴물린엔	30분-1시간	2-6시간	18-24시간
지속형	란투스	1-2시간	피크 없음	약 24시간
	트레시바	-	피크 없음	42시간

(나도 당뇨병 전문가)

(3) GLP1 수용체 작용제

⊙ 2형 당뇨병이며 인슐린 의존 상태가 아닌 것을 확인하여 투여 시작.

- 인슐린 치료를 중지하고 GLP1 수용체 작용제로 바꾸어 급격한 고혈당 및 당뇨병케토산증을 일으킨 보고가 있음.
- 부작용으로 설사, 변비, 구역 등의 위장 증상이 있어 저용량으로 투여를 시작하며 일정한 기간을 두고 증량.
- 급성 췌장염 보고가 있어 구토를 동반한 복통이 있으면 투여를 중지하고 대처.
- 설포닐유레아와 병용하면 저혈당이 일어나기 쉽기 때문에 설포닐유레아 감량.
- 인크레틴 관련제인 GLP1 수용체 작용제와 DPP4억제제는 병용하지 않음.
- 지속작용형 인슐린제와 GLP1 수용체 작용제의 복합 주사제는 인슐린 단독에 비해 저혈당 및 체중 증가 위험이 적음.

5) 교육

⊙ 당뇨병약 치료 시작에서 저혈당에 대한 충분한 교육이 필요.

⊙ 예상하지 않은 공복감, 식은 땀, 손 떨림, 멍한 느낌 등의 증상에서 반드시 저혈당 가능성을 생각해볼 것.

- 저혈당이 의심되면 즉시 당질을 섭취하고, 되도록 빨리 진료를 받아야 함.
- 평소에 사탕이나 각설탕을 가지고 다니는 습관을 가져야 함.

⊙ 당뇨병 진단 초기에 체중 감소가 있어도 혈당이 개선되면서 체중이 증가할 수 있어 치료를 시작하며 체중 측정을 습관화해야 함.

- 메트포민 복용하고 위장 장애가 있을 때 스스로 중단하지 말고 다시 진료를 받음.
- 조영제를 이용한 검사가 예정되었을 때 메트포민 중단에 대해 상의해야 함.
- SGLT2 억제제를 복용하기 시작하고 1–2주간 탈수에 주의하며 0.5–1 L 정도의 물을 추가.
    - 몸이 불편하면 복용을 중지하고 진료를 받아야 함.
- 인슐린 의존 상태인 환자에서 감기 등으로 몸이 불편하여 식사를 할 수 없어도 혈당이 오히려 올라갈 수 있으니 혈당을 자주 측정하고 유동식을 섭취하며 인슐린 주사를 계속 해야 함.

2 갑상선 질환 치료제

1) 갑상선 호르몬 제제

(1) 갑상선 호르몬

- 갑상선에서 생산되는 호르몬에는 타이록신(T4) 및 트리아이오도티로닌(T3)이 있으며, T3가 활성형.
- 정상인의 1일 생산량은 T4 70–90 μg, T3 15–30 μg정도.
- 혈중 T3의 80%는 말초 조직에서 T4의 탈아이오다인에 의해 생산.
- 갑상선 호르몬제에는 레보타이록신(T4)와 리오티로닌(T3)이 있음.
- T4는 혈중단백과 결합력이 강하며 반감기는 1주 전후.
    - 1회 투여하여 작용 피크는 약 9일, 그 후 11–15일에 약효 반감.
    - T3는 단백질과의 결합이 약하며 반감기는 약 1일로 짧고, 약으로 투여하면 일시적으로 혈중 유리 T3 농도 상승.
- 갑상선 기능저하증에는 갑상선 자체의 기능이 나쁜 경우(1차성 갑상선 기능저하증)와 상위 중추의 기능이 나쁜 경우(중추성 갑상선 기능저하증)가 있음.
    - 1차성 갑상선 기능저하증에는 혈청 갑상선 자극호르몬(TSH)은 높고 유리 타이록신(fT4)은 낮거나 정상 범위임.
    - 치료는 TSH를 지표로 하며, TSH 정상화를 목표.

(2) 치료제의 사용에 대한 주의사항

- 갑상선 기능저하증은 일반적으로 레보타이록신으로 치료.
- 식사에 의해 흡수가 억제될 수 있어 아침 공복(기상 시) 복용 권고.

⊙ 레보타이록신은 소량 투여로 시작하여 서서히 증량하는 것이 원칙.

- 고령자는 12.5–25.0 μg으로 시작하여 4–8주마다 25–50 μg씩 증량.

⊙ 기능 저하 증상이 현저할 때 소량을 투여해도 검사 소견 개선 전에 증상 개선을 볼 수 있으며, 증상이 심하다고 대량 투여하거나 신속하게 증량하지 않음.

⊙ 리오티로닌은 혈중 농도가 변동하기 쉬우며, 부작용도 나타날 수 있어 특수한 상황 이외의 사용은 적음.

- 리오티로닌은 점액수종 혼수나 갑상선암의 동위원소 투여에서 전처치 등에 사용.

⊙ 신규 심근경색에는 사용 안함.

⊙ 부작용으로 두근거림, 두통, 발한, 떨림, 불면, 흥분 등의 증상이 나타날 수 있음.

- 이것은 갑상선 기능항진 증상이며, 과량 투여에서 뿐 아니라 혈중 호르몬 수치 정상–저하에서도 일어날 수 있음.
- 투여량을 잠시 줄이거나 증량 속도를 늦추면 대처 가능.

⊙ 중증 부작용은 협심증이며, 갑상선 기능저하증에서 심근의 산소 소비량 감소에 의해 잠재되어 있던 협심증이 나타날 수 있음.

- 고령자에서 투여 시작 전에 심전도를 확인.
- 급속한 증량, 과량 투여에서 심방세동이 나타날 수 있음.

⊙ 갑상선제의 직접적 부작용은 아니지만, 부신 부전이 동시에 존재할 때 갑상선제를 먼저 투여하면 부신 부전 증상이 악화되므로 부신호르몬 보충 후 갑상선제 보충을 시작.

⊙ 약제 상호작용 가능성에 주의.

- 페니토인, 카바마제핀, 리팜피신 등 CYP유도제는 레보타이록신의 담즙 배설을 증가시키므로 투여량 증가가 필요할 수 있음.
- 철분제, 칼슘제, 수산화알루미늄 병용에서 갑상선제의 장관 흡수를 억제하므로 복용 시간의 변경이나 증량이 필요.
- 여성호르몬, 성장호르몬은 갑상선 호르몬 필요량을 증가시키므로 증량이 필요.

⊙ 임신부에 투여

- 생체내에 존재하는 호르몬이며 적절한 양 투여는 문제 없음.
- 적절한 호르몬 수준의 유지가 태아의 발육, 정상 임신의 계속에 필수적.
- 적정 투여량은 임신 초기에 TSH 2.5 μU/mL 이하, 그 이후에는 3.0 μU/mL 이하

⊙ 레보타이록신 필요량은 에스트로겐에 의한 갑상선 호르 결합 글로블린 농도의 증가 영향으로 증가.

- ⊙ 소아에 투여
  - ■ 성인에서처럼 TSH 정상화 양을 투여.
  - ■ 소아의 TSH 기준치 상한선은 성인 보다 조금 높으므로 주의.
- ⊙ 신생아 선별검사에서 갑상선 기능 저하가 진단이 되면 신속하게 치료를 시작.
  - ■ 처음에 5–10 μg/kg/일 전후로 시작하여 그 후 적절한 양으로 감량.

(3) 교육

- ⊙ 갑상선에는 만드는 호르몬이 부족하므로 약으로 보충.
- ⊙ 원래 몸에 존재하는 물질이므로 올바른 양을 올바르게 복용하면 부작용은 없음.
- ⊙ 임신 중 약의 복용을 우려하는 일도 있지만 호르몬의 정상 유지가 아기의 정상적 발달에 반드시 필요.
- ⊙ **올바른 양이면 부작용은 없음.**

2) 항갑상선제

(1) 항갑상선제의 개념

- ⊙ 혈중 갑상선 호르몬 증가(갑상선 중독증)에는, 갑상선에서 호르몬 생산이 항진된 상태(갑상선 기능항진증)와 그 이외 상태가 있으며, 갑상선 기능항진증에만 항갑상선제를 사용.
- ⊙ 갑상선 기능항진증 원인의 대부분은 그레이브스병이며, 그 밖에 갑상선 기능성결절(AFTN, TMNG)에 의한 자율성 호르몬 분비, TSH생산 뇌하수체 종양 등이 있음.
- ⊙ 갑상선 기능항진에 의하지 않는 갑상선 중독증의 원인으로 갑상선 파괴에 의한 호르몬 누출이 있는 아급성 갑상선염, 무통성 갑상선염, 하시모토병의 급성 악화 등이 있음.
  - ■ 이런 상태에 항갑상선제는 효과가 없이 부작용이 나타나므로 사용하지 않음.
- ⊙ 항갑상선제에는 메티마졸(MMZ)과 프로필티오우라실(PTU)이 있음(표 1-6-2).
- ⊙ 항갑상선제는 티로신의 아이오딘화 및 그 후의 결합 억제에 의해 갑상선 호르몬 생산을 저하시키고 이미 생산된 호르몬의 방출을 억제하는 작용은 없음.

(2) 치료제의 사용에 대한 주의사항

- ⊙ 갑상선 기능항진증의 진단 확정 후 사용 시작이 중요.
- ⊙ 과거에 사용한 병력이 있으면 부작용 유무 확인
- ⊙ 임신 희망이나 수유 중에는 PTU를 사용하며, 그 이외의 경우는 MMZ을 선택.

⊙ 복용 시작 후 임상 효과는 2–4주에 나타난다(이미 생산되어 소포 내에 존재하는 호르몬 감소 필요).

⊙ MMZ의 혈중 반감기는 4–6시간, PTU는 75분 전후라고 알려졌으나, 갑상선 내에 농축되므로 임상 효과가 길어 1일 1회 투여.

⊙ PTU는 말초에서 T4의 T3 전환을 억제하는 작용이 있다고 하지만 임상적으로는 무시할 정도.

⊙ 갑상선 중독발증 등의 중증에서 효과가 강한 MMZ를 사용하며, T4의 T3 전환 억제에는 스테로이드 병용.

⊙ 초진시 fT4 5 ng/dL 이상이면 MMZ 15 mg으로 시작하여 fT4, fT3 변화에 따라 용량 조절하고, 그 다음에는 TSH변화에 따라 서서히 감량하여 호르몬 정상이 유지되면 휴약 고려(그림 2-6-6).

(3) 부작용

⊙ 중증 부작용으로 무과립구증, 중증 간기능 장애, 항중성구 세포질 항체(ANCA) 관련 혈관염, 전신 홍반루프스 유사 증상, 횡문근융해증.

⊙ 무과립구증은 말초혈 중성구 수 500/mm^3 이하이며, 1,000/mm^3 이하는 중성구 감소증.

- 중성구 감소증에는 투약을 중지하며, 무과립구증은 입원하여 시급한 대처.
- 무과립구증은 MMZ이나 PTU 모두 발생.
- MMZ에는 용량 의존성이 있어, MMZ 15 mg/일은 2,000–2,500명에서 1명, 30 mg/일은 300–400명에게 1명.

⊙ 간기능 장애는, 간세포 장애형과 담즙 정체형이 있음.

⊙ 전격성으로 사망 보고가 있지만, ALT/AST 100 U/L이하에는 복용 계속에서 개선될 수 있음.

⊙ 가려움(두드러기 형태의 피부발진)이 가장 많은 부작용.

- 항히스타민제를 병용하면서 복용을 계속하지만 심한 경우에는 중지.

(4) 임신부에 투여

⊙ 호르몬 조절 불량은 임신부, 태아에 나쁜 영향을 주므로 적극적으로 치료

⊙ MMZ은 임신 초기 사용으로 기형 발생 보고되어 PTU 선택

⊙ 임신 12주를 지나면 필요량 감소.

⊙ PTU는 모유에 거의 분비되지 않아 1일 300 mg까지는 중지 불필요. MMZ은 젖으로 분비되지만 1일 10 mg까지는 안전. 15–20 mg에는 복용 후 4–6시간을 두면 수유 가능. 20 mg 이상에는 수유 중지.

(5) 교육

⊙ 갑상선이 호르몬을 만드는 것을 억제하는 약.

⊙ 갑상선 안에는 2개월분 정도의 호르몬의 축적이 있어 복용을 시작해도 바로 효과가 나오지 않는다고 느낌.

⊙ 2–3주가 지나야 효과가 있으므로 효과가 없다고 걱정하지 않고 복용을 계속.

⊙ 빈도가 높지 않지만 무과립구증이 일어날 수 있음.

- 이 때는 빨리 약을 중지해야 함.
- 세균 감염에서 몸을 방어하는 백혈구가 크게 줄어드는 부작용.
- 갑자기 편도선이 붓고 고열이 남.
- 감기라고 생각하여 낫기를 기다리면 위험할 수 있으며, 약의 부작용 가능성을 생각하여 즉시 병원 진료를 받음.

⊙ 복용을 시작하여 3개월 이내에 부작용이 없으면 그 후 부작용 가능성은 적음.

⊙ 간기능 장애 등의 부작용이 있어, 복용 시작 후 3개월간은 2주 간격으로 혈액을 검사하여 부작용을 검사.

⊙ 부작용이 심해지기 전 발견이 중요.

- 가장 많은 부작용은 가려움.
- 그레이브스병 자체에서도 가려움이 있음.
- 가려움만 있으면 가려움을 멈추는 약을 병용하여 대부분 소실.
- 피부발진이 심하면 정도에 따라 약을 중지하거나 다른 약으로 변경.
- 복용 계속으로 가려움이 소실되는 경우도 많음.

⊙ 갑상선 기능항진증 증상은 12개월 정도의 약 복용에 의해 거의 소실.

- 그러나 약을 중단하면 증상이 재발하고 그 후에는 치료가 어려워짐.
- 증상이 없어진 후에 지시 대로 복용 계속 필요.
- 중단까지 2–5년이 필요한 것이 일반적.
- 반대로 몇 년 동안 약을 그만둘 수 없으면 다른 치료 방법을 상의.

3 부신피질 스테로이드제

1) 부신피질 스테로이드제의 개념

⊙ 스테로이드는 콜레스테롤 기본 구조를 공통적으로 가진 화합물의 총칭이며,

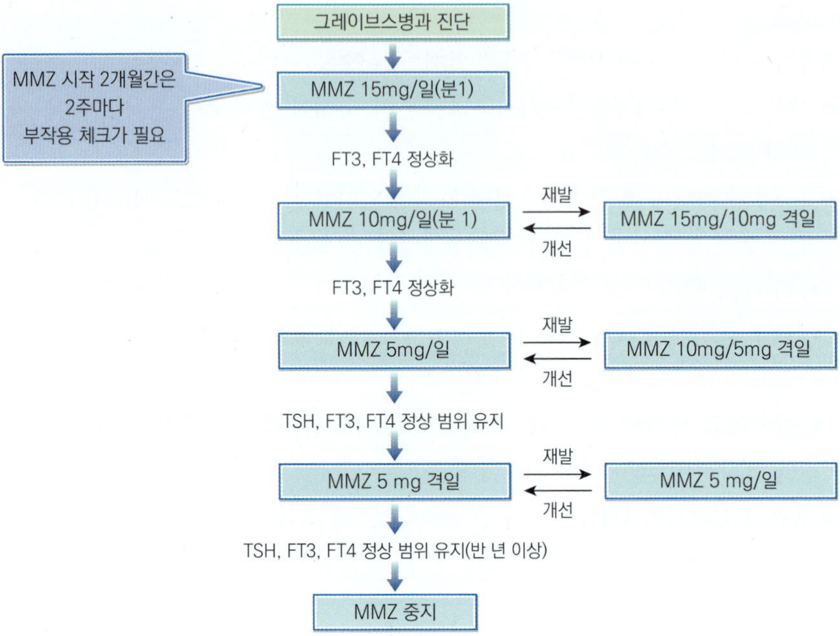

그림 2-6-6. 메티마졸 투여 방법의 예.
(나의 갑상선 진료)

호르몬으로 작용하는 것은 부신피질 호르몬과 성 호르몬.

- 일반적으로 스테로이드라고 하면 부신피질 호르몬을 가리킴.

⊙ 부신피질 스테로이드에는 당질부신피질호르몬 작용과 무기질부신피질호르몬 작용이 있으며, 약에 따라 그 비율의 강약이 다르므로 특징을 이해하여 사용.

⊙ 부신피질 스테로이드는 자가면역질환이나 류마티스병, 혈액질환 등의 염증질환 및 면역질환에 널리 사용(그림 2-6-7).

⊙ 프레드니솔론 1일 5 mg 정도의 유지요법에서부터 메틸프레드니솔론 1,000 mg 정맥주입에 의한 펄스요법에 이르기까지 사용량 차이가 크므로 효과와 부작용을 감시하여 정확한 용량 결정이 중요.

⊙ 급격한 감량이나 중지는 질병의 재발과 급격한 악화를 일으켜 위험할 수 있으며, 때로 심한 이탈증후군은 환자를 괴롭게 함.

⊙ 규칙적으로 올바른 투약이 중요하며, 감량하려면 1–2주에 걸쳐 10%씩 줄여가는 것이 좋음.

⊙ 투여 중에 고혈압, 고혈당, 골다공증, 소화성궤양, 감염 등의 부작용에 주의.

⊙ 스테로이드 호르몬은 거의 모든 세포에 존재하는 핵내 수용체 슈퍼패밀리에 속하는 리간드 의존성 전사인자에 결합하여 유전자 발현을 제어하여 작용을 나타냄.

⊙ 부신피질에서 생산되는 호르몬에는, K^+나 안지오텐신 II 자극에 의해 구상대에서 생산되는 알도스테론, 부신피질 자극호르몬(ACTH)에 의해 속상대에서 생산되는 히드로코티손이 있음.

- 알도스테론은 무기질부신피질호르몬으로 작용하며, 히드로코티손은 당질부신피질호르몬 작용과 무기질부신피질호르몬 작용을 모두 가짐.

⊙ 치료에 사용되는 부신피질 스테로이드제는 탄소원자 21개로 구성된 합성 스테로이드이며, 약에 따라 당질부신피질호르몬 작용과 무기질부신피질호르몬 작용의 효과가 다름(표 2-6-5, 6).

⊙ 임상에서 기대하는 항염증, 면역억제 효과는 당질부신피질호르몬 작용의 강약에 의존.

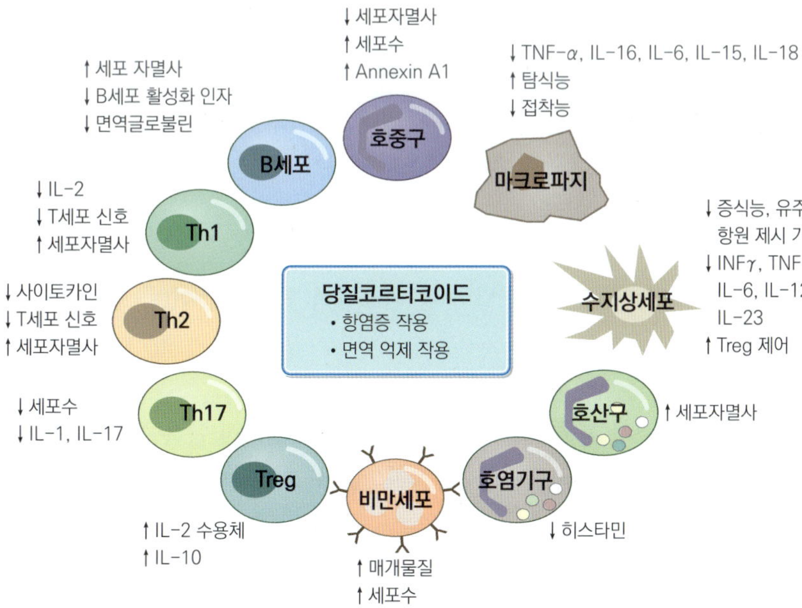

그림 2-6-7. 스테로이드의 작용.
(한 권으로 끝내는 스테로이드 치료)

표 2-6-5. 경구 스테로이드제의 특징

일반명	조성	특징
코티솔	10 mg정	• 내인성 스테로이드로 부신 부전 보충요법에 사용
코티손 초산에스테르	25 mg정	• 체내에서 코티솔로 전환되어 작용. 1정의 용량이 코티솔보다 많음.
프레드니솔론	5 mg정	• 가장 일반적으로 사용 • 많은 제품이 있음 • 태반에서 불활성형 프레드니손이 되어 태아에 안정성이 있음.
메틸프레드니솔론	4 mg정	• 무기질코르티코이드 작용이 약하여 심부전 환자 등에서 스테로이드 요법에 이용
트리암시놀론	4 mg정	• 메틸프레드니솔론과 비슷하게 사용
덱사메타손	0.5 mg정	• 뇌하수체-부신 기능 검사에 사용 • 태아 이행성이 높다 • 리팜피신 등 약제 상호작용 영향을 크게 받음.
베타메타손	0.5 mg정	• 덱사메타손의 이성체로 특성이 비슷함 • 만성 질환에 사용한 역사가 있음
	복합제	• 클로르페닐아민 말레인산과의 복합제 알레르기 질환에 사용

(한 권으로 끝내는 스테로이드 치료)

2) 치료제의 작용

(1) 무기질부신피질호르몬 작용

⊙ 신장의 원위신세관과 집합관에서 Na^+와 물의 재흡수를 증가하고, 소변으로 K^+와 H^+ 배설 증가.

⊙ 고혈압이나 저칼륨혈증을 일으킬 수 있음.

(2) 당질부신피질호르몬 작용

① 탄수화물 대사

⊙ 당신생 증가와 말초에서 포도당 이용 감소하여 혈당을 높이며, 당뇨병이 나타날 수 있음.

② 단백질 대사

⊙ 동화작용은 감소하고, 이화작용은 유지되거나 항진되어 근육 소모, 골다공증, 소아의 성장 지연, 피부 위축, 모세혈관의 취약화, 소화성궤양이나 창상 치유 지연 등을 일으킴.

③ 지질 대사

⊙ 어깨, 얼굴, 복부에 지방 침착이 증가

④ 심혈관계

⊙ 노르아드레날린이나 안지오텐신 II에 의한 혈관 수축을 증가시킴.

⑤ 중추신경계

⊙ 혈압, 혈당, 전해질 유지 등을 통한 간접적 영향뿐 아니라, 기분이나 행동, 뇌

표 2-6-6. 주사용 스테로이드제의 특징

성상	일반명	특징	질환	사용 방법
수용성제·점적 정주	히드로코티손 호박산에스테르	내인성 스테로이드 유사	패혈증 쇼크	1) 50 mg 1일 4회 2) 100 mg 점적 정주 후 10 mg/시 24시간 지속 정주 1), 2)를 1주 이상
	히드로코티손 인산에스테르		기관지 천식 지속 발작	• 초기 치료 200-500 mg 점적 정주 • 추가 치료 100-200 mg 4-6시간 마다 점적 정주
	프레드니솔론 호박산에스테르	프레드니솔론 주사제	경구 투여가 어려운 경우	경구 투여량과 같은 양 투여
	메틸프레드니솔론 호박산에스테르	무기질코르티코이드 작용이 적어 대량 투여나 펄스 요법에 이용	각종 질환	500-1,000 mg 점적 정주
			초기의 중증 ARDS	1 mg/kg/일 2주 이상
			기관지 천식 지속 발작	• 초기 치료 40-125 mg 점적 정주 • 추가 치료 40-80 mg 4-6시간마다 점적 정주
			급성 척추 손상	30 mg/kg 15분간 점적 정주 후 45분간 휴약, 5.4 mg/kg/시를 23시간
			인후 부종	20 mg을 발관 12시간 전부터 4시간 정도
	덱사메타손 인산에스테르	장시간 작용형 무기질코르티코이드 작용이 적다	기관지 천식 지속 발작	• 초기 치료 40-125 mg 점적 정주 • 추가 치료 40-80 mg 4-6시간마다 점적 정주
			화학요법시 제토 작용	3.5-12 mg 점적 정주
현탁제	베타메타손 인산에스테르	근육, 국소 주사 관장제	류마티스 관절염	항류마티스제와 더불어 3.5-14 mg 관절 내 주사
	메틸프레드니솔론 초산에스테르	근육, 국소 주사 관장제	족저 근막염	20 mg 국소주사
			골관절염	120 mg 관절내 주사
	트리암시놀론	관절강내 주사	방아쇠 손가락 협착성 건초염	10 mg 관절 내 주사
			골관절염	40 mg 관절 내 주사
표적 요법제	덱사메타손 팔미틸산 에스테르	류마티스 관절염에 사용	류마티스 관절염	2.5 mg 2주에 1회 정맥 주사

(한 권으로 끝내는 스테로이드 치료)

의 흥분성 등에 직접 작용.

⊙ 다행감, 불면, 우울 상태 등을 일으킴.

⑥ 조혈계

⊙ 말초 혈액의 림프구, 호산구, 호염기구, 단구 감소와 다형핵백혈구 증가.

⊙ 림프종 세포의 세포사 유도.

⑦ 항염증 및 면역억제 작용

⊙ 기계적, 화학적, 감염, 면역 등 모든 자극에 대한 염증 반응 억제.

⊙ 체액면역과 세포면역에 의한 면역 반응 이상의 억제에 사용.

⊙ 중성구, 림프구, 대식세포의 기능을 화학매개물질 유리나 모세혈관에 대한 작용을 작용 통해 억제.

⊙ 감염에 대한 방어 반응도 억제하므로 주의(표 2-6-7).

3) 치료제 사용에 대한 주의사항

⊙ 감염 쇼크, 급성 척수 손상 등 생명에 위험이 되는 위급한 장기 장애에는 메틸프레드니솔론을 1일 1,000 mg 펄스요법으로 3일간 계속할 수 있음.

⊙ 자가면역질환이나 류마티스질환의 초기 치료에 프레드니솔론으로 1일 0.5 mg/kg(중등량)에서 1 mg/kg(대량)을 사용.

⊙ 대부분의 류마티스질환에서 유지량은 프레드니솔론 1일 7.5 mg(소량)으로 조절 가능.

표 2-6-7. 부신피질 스테로이드 금기와 이유

일반적 금기	• 감염된 관절강, 활액안, 골수, 힘줄 주위 투여: 면역기능 억제에 의한 감염 악화 • 가동성 관절의 관절강내 투여: 관절 증상 악화
특정 상황의 금기	• 효과적 항생제가 없는 감염, 전신 진균증: 면역기능 억제에 의한 증상 악화 • 소화성궤양: 육아조직 증식 억제에 의한 궤양 치유 장애 • 정신과질환: 대뇌 변연계의 신경전달물질에 대한 영향으로 증상 악화 • 결핵: 면역기능 억제에 의한 증상 악화 • 단순포진 각막염: 면역기능 억제에 의한 증상 악화 • 후낭 백내장: 증상 악화 • 녹내장: 안압 항진에 의한 녹내장 악화 • 고혈압: 전해질대사 작용에 의한 고혈압 악화 • 전해질 이상 환자: 전해질대사 작용에 의한 악화 • 혈전증: 혈액응고 촉진에 의한 증상 악화 • 최근 시행 복부 수술: 창상 치유 지연 • 급성 심근경색: 심 파열 보고 있음 • 바이러스 결막각막 질환, 급성 화농성 안질환에서 안과적 투여: 면역기능 억제에 의한 증상 악화

(한 권으로 끝내는 스테로이드 치료)

⊙ 만성 자가면역질환이나 류마티스질환에서 초기 치료에 중등량–대량 투여를 4–8주 지속한 경우에는 1–2주마다 10%씩 줄여감.

4) 부작용

⊙ 감염, 골다공증, 당뇨병, 무균골괴사, 정신 장애, 소화성궤양, 고혈압, 백내장, 녹내장 등의 부작용에 대한 주의 깊은 감시가 중요(표 2-6-7).

5) 임신부에 투여

⊙ 동물 실험에서 용량 의존적 구개열 기형이 있었으며 사람에서도 구개열, 백내장 등의 보고가 있어 치료상의 이익이 위험 보다 큰 경우에만 사용.

⊙ 모체에 고용량의 투여는 신생아에서 부신부전을 일으킬 수 있어 임신 중에는 되도록 소량 유지.

⊙ 임신 중 혈중 에스트로겐 상승에 의해 스테로이드 결합글로블린이 증가하므로 유리형 농도 유지에 보통 보다 많은 양 투여가 필요한 경우가 있음.

6) 소아에 투여

⊙ 소아에서 6개월 이상의 장기적 투여는 용량 의존적으로 성장 지연을 일으킴.

- 이 현상은 일반적으로 가역적이며 중단 후 성장 가능.

⊙ 소아에서 두개내압 항진이나 고혈압뇌증을 일으킬 수 있어 주의.

7) 교육

(1) 의사의 지시 준수

⊙ 1일 1회 아침 투여 등 일정한 투여법에 대한 대처가 부신기능 부전의 방지 수단.

⊙ 증상이 좋아졌다고 자신의 판단으로 사용을 중지하거나 양을 줄이면 발열, 두통, 식욕 부진, 탈진감, 근육통, 관절통, 쇼크 등의 증상이 나타날 수 있음.

⊙ 지시대로 계속 복용이 중요.

⊙ 중지하는 경우에는 서서히 줄여감.

⊙ 복용을 잊었을 때도 1회분을 복용하고 2회분을 먹지 않아야 함.

⊙ 다음 복용 시간이 가까우면 1회는 생략하고 예정된 다음 복용 시간에 1회분 복용.

(2) 감염에 대한 주의

⊙ 감염 예방을 위해 독감 유행 시기에 혼잡한 곳을 피하며, 평소에 손을 잘 씻어야 함.

⊙ 수두나 홍역에 걸리면 치명적 경과가 될 수 있음.

⊙ 감염을 의심하면 즉시 진료를 받아야 함.

⊙ 스테로이드제를 장기적 또는 대량으로 사용하는 동안 또는 사용중지 후 6개월 이내에 면역기능이 저하될 수 있어 생 백신(홍역, 풍진, 이하선염, 수두, BCG, 소아마비 등) 접종은 피해야 함.

(3) 발치나 외과적 치료, 발열 등 스트레스에 대한 대응

⊙ 만성적으로 부신피질 스테로이드요법을 받고 있을 때 중증 스트레스가 있으면 스테로이드제 증량이나 주사가 필요할 수 있음(표 2-6-8).

⊙ 다른 병원 치료를 받을 때 스테로이드요법 중임을 알려주어야 함.

표 2-6-8. 부신 부전에서 스트레스에 대한 대책

외과적 스트레스	보충량	질환에 의한 스트레스	보충량
• 1시간 이내 국소 마취 수술(예: 일반 치과, 피부 생검)	• 평소 보충량	• 발열 동반 • 상기도염	• 평소 보충량
• 사타구니 탈장, 대장 내시경 1시간 이상 국소 마취 • 치과 치료(복수 발치, 치주 수술)	• 처치 시작 후 히드로코티손 25 mg 정주, 그 후 평소 보충량 추가. • 당일은 평소 보충량의 2배 투여, 다음 날부터 평소량	• 바이러스 질환 기관지염 • 단순 요로감염 • 단순 봉와직염	• 회복까지 평소 보충량의 2-3배 투여(히드로코티손 40-60 mg)
• 개복 담낭 적출술 • 부분 대장 적출 • 하지 혈류 재건술 • 관절 치환술 • 자궁 적출술	• 수술일에 히드로코티손 75 mg/일 정주(8시간마다 25 mg), 합병증이 없으면 2-3일부터 감량하여 상용량으로	• 위장염 • 폐렴 • 신우신염	• 히드로코티손 25 mg 8시간마다 정주
• 개흉술 • 췌장, 십이지장 적출술 • 식도 위 절제술 직장, • 결장 절제술 • 간 절제술 • 뇌하수체선종 적출술 • 하악 교정이나 고도 안면 외상에 전신마취하 수술	• 히드로코티손 150 mg/일 정주(8시간마다 50 mg), 합병증이 없으면 2-3일부터 감량	• 췌장염 • 심근경색 • 출산	• 히드로코티손 150 mg/일 정주(8시간마다 50mg), 증산 호전 후 감량
• 고도 외상 • 생명 위협 합병증	• 히드로코티손 최대 200 mg/일(6시간마다 50 mg 정주 또는 지속 주입)	• 패혈증 쇼크	• 히드로코티손 최대 200 mg/일(8시간마다 50 mg 정주 또는 지속 주입)

(내분비학 다시 배우기)

(4) 중증 부작용 초기 증상의 이해

⊙ 부신피질 스테로이드제는 매우 효과적인 약.

⊙ 약의 효과가 충분히 나타나기 위해서는 계속 복용이 필요하며 이 때 피할 수 없는 부작용이 나타날 수 있음.

⊙ 부신피질 스테로이드제 사용에서 부작용에 대한 자각 증상을 알고 있어야 함.

⊙ 부작용의 발견과 방지를 위해 다양한 검사를 시행하고 예방약을 사용.

⊙ 중증 부작용도 초기 증상을 알아 신속하게 대처하면 쉽게 해결될 수도 있음.

4 성호르몬제

1) 남성호르몬

(1) 기본 개념

⊙ 남성호르몬은 남성화 작용(수염, 성욕, 공격성 등) 뿐 아니라, 동화작용(단백 사용 항진, 근육 증가 등)이 있음(표 2-6-9).

⊙ 시상하부–뇌하수체–성선 축으로 조절되어 혈중에 일정하게 유지되며, 이른 아침에 높고 심야에 최저이며, 수면 중 상승하는 하루주기 변동이 있음.

⊙ 강력한 안드로겐인 테스토스테론은 고환에서 생산되며, 측정법에는 총테스토스테론과 그 분획인 유리형 테스토스테론이 있음.

⊙ 혈중 유리 테스토스테론치는 안드로겐 활성을 반영.

(2) 질환의 개요

① 남성 성선 기능저하증

⊙ 남성의 성선 기능 저하는 2차 성징 결여 및 작은 고환과 성기에 의해 발견.

표 2-6-9. **테스토스테론의 표적장기와 작용**

표적 장기	작용	표적 장기	작용
뇌(중추 신경계)	성욕, 공격성 성격 유지	피부	모발 육성, 대머리, 피지 생산
근육	근력 유지	간	알부민 생산
신장	에리트로포이에틴 자극	남성 생식기	음경 발육, 정자 생성, 전립선 비대
골수	혈액 줄기 세포 자극	뼈	길이 성장, 골단선 폐쇄

(내분비학 다시 배우기)

⦿ 성인 남성에는 사정 장애, 발기장애(ED), 불임증, 무정자증 검사에서도 발견.

⦿ 혈중 호르몬 검사에서 성선자극호르몬(FSH, LH) 증가면 1차성 성선 기능저하(클라인펠터증후군 등), 저하면 시상하부−뇌하수체 기능저하에 의한 2차성 성선 기능저하(칼만 증후군 등)를 생각.

⦿ 후기 남성 성선 기능저하(late−onset hypogonadism： LOH) 증후군은 연령 증가에 따라 남성호르몬이 점차 줄어 나타나는 증상, 징후.

⦿ LOH 증후군은 남성 갱년기 증상에 해당하며, 신체 및 정신 증상이 주소이고, 진단은 혈중 총테스토스테론 12 nmol/L(=3.46 ng/mL) 이하 기준.

② 남성 성기능 장애

- ED는 심인성 등 기능성 ED, 혈관성, 내분비성, 음경성 등 기질성 ED로 구분.
- 남성호르몬이 기준치 이하인 경우는 적음.

(3) 치료제 분류

① 남성호르몬제 경구제

⦿ 안드로겐 작용을 주목적으로 처방하는 경구제는 없음.

⦿ 비보험으로 사용하는 메틸테스토스테론이 있으나 간손상을 일으킴.

⦿ 단백동화 스테로이드로제 옥시메톨론을 경도의 재생불량성 빈혈 치료에 사용.

② 근육주사

⦿ 테스토스테론 에난트산에스테르가 있음.

⦿ 테스토스테론 서방제이며 주사 2−3일 후에 피크가 있음.

⦿ LOH 증후군의 보충요법으로 125 mg을 2−3주 마다, 250 mg을 2−4주마다 주사.

③ 경피흡수제

⦿ 남성호르몬 겔 제제가 있음.

⦿ 1일 1회 피부에 도포하면 혈중 남성호르몬 농도가 2일에 안정기에 도달.

(4) 치료제 사용에 대한 주의사항

① 남성호르몬제

⦿ 성선 기능 저하 치료는 1차성은 안드로겐 보충, 2차성은 성선자극호르몬 보충이 기본.

⦿ 성선자극호르몬 보충에 효과가 없는 2차성에 안드로겐 보충 필요.

⦿ 클라인펠터 증후군에서 저안드로겐 상태 지속에 ED증상이 없으면 안드로겐 보충요법을 시행하지 않음.

⦿ 테스토스테론 보충에 경구, 주사, 경피 흡수의 3가지 경로가 있지만, 경구제 메

틸테스토스테론은 간기능장애를 일으키므로 근육주사가 일반적.

⊙ 안드로겐 보충으로 고환 위축이 나타나고 무정자증을 일으킴. 임신 희망에는 사용하지 않음.

⊙ 남성호르몬의 부작용으로 다혈증을 모니터하고, 간기능 장애, 전립선암을 검사(표 2-6-10).

⊙ 지질대사 이상에 주의.

② 남성 성기능장애 치료제

⊙ 성선 호르몬(테스토스테론, 에스트라디올), 프로락틴 검사(특히 청년에서)

⊙ 많은 약이 ED를 일으키므로 처방약 조사

⊙ PDE5 억제제의 효과에는 성적 자극이 필요.

⊙ PDE5 억제제의 효과는 개인에 따라 차이가 있으므로 효과가 없으면 다른 제제로 변경

⊙ 질산제와 병용 금기.

⊙ α차단제와 병용에서 충분히 설명하고 주의 깊은 관찰 필요.

⊙ 비동맥염 전부허혈 시신경증(non-arteritic ischemic optic neuropathy: NAION)은 무통성 시야 결손 증상이며 PDE5 억제제의 부작용으로 보고되었음.

⊙ PE5 억제제 사용과 돌발성 난청의 관련이 구미에서 보고

(5) 교육

⊙ 남성호르몬제의 주된 부작용으로 전립선암 악화 가능성이 있음.

⊙ 다혈증 및 수면무호흡 악화, 여드름이 나타남.

⊙ 여성에서 변성, 다모 가능성.

⊙ 남성 성기능장애 치료제는 공복 시 복용이 효과적.

⊙ 시알리스는 식사 영향이 없지만 성적 자극이 필요.

표 2-6-10. 테스토스테론 보충요법의 부작용

장기	부작용	장기	부작용
심혈관계	심뇌혈관 장애, 전해질 이상, 체액 저류	정신, 신경	행동 기분 변화
지질대사	지질대사이상	생식 장기	고환 위축, 불임
골수	다혈증	호흡기	수면 무호흡증후군
전립선	전립선비대증, 전립선암	기타	여성형 유방증, 체모 증가 여드름
간	간기능 장애		

(내분비학 다시 배우기)

2) 여성호르몬제

(1) 기본 개념

⊙ 여성호르몬제는 ① 월경 이상이나 기능성 성기출혈 치료, ② 피임, ③ 갱년기 이후(이른 폐경 포함)의 호르몬요법(hormone therapy: HT) 시행 등에 사용.

[월경 이상과 성기출혈]

⊙ 월경 이상에는 정도에 따라 무월경, 빈발월경, 희발월경 등이 있음.

⊙ 가벼운 이상으로 황체기 결손도 있음.

⊙ 중증 무월경에는 성기 발육 불량과 그 후 임신이나 분만 지장이 있거나 저에스트로겐 상태에 의한 골다공증 발생을 생각할 수 있음.

⊙ 경증 월경 이상에서도 무배란의 지속은 에스트로겐의 계속 자극에 의해 자궁내막암이 될 수 있어 정기적 소퇴출혈을 일으킬 필요가 있음.

- 이를 위해 여성호르몬제 투여 필요.

⊙ 기능성 성기 출혈은 기질적 질환이 없는 성기 출혈.

- 자궁내막 조절을 위해 여성호르몬제 투여가 필요.

[경구 피임제]

⊙ 에스트로겐 및 프로게스토겐의 복합제이며, 피임 기전으로 ① 배란 억제, ② 난관의 난자 수송 기전 변화, ③ 자궁내막의 배 수용성 변화 등을 생각.

⊙ 현재 사용하는 경구 피임제는 성 호르몬제의 부작용을 줄이기 위해 매우 저용량으로 구성.

[호르몬 치료]

⊙ 나이가 들며 난소에서 에스트로겐 분비가 저하하면 다양한 갱년기 장애가 나타남.

⊙ 갱년기 증상 개선이나 골다공증 예방을 위해 시행.

(2) 치료제의 분류

⊙ 여성호르몬제에는, ① 난포호르몬제(에스트로겐), ② 황체호르몬제(프로게스토겐), ③ 난포호르몬 및 황체 호르몬 복합제, ④ 남성 호르몬과 여성호르몬 복합제 등이 있어 사용 목적에 따라 선택.

(3) 치료약의 사용에 대한 주의사항

[월경 이상이나 기능성 성기출혈 치료]

⊙ 기능성 성기출혈은 에스트로겐과 프로게스토겐 복합제를 3–4일 정도 투여하면 지혈될 수 있음.

- 투여 종료 후 수일 내에 소퇴출혈이 일어남.

⊙ 월경 이상에서, 어느 정도의 에스트로겐 분비가 있는 비교적 경도의 월경 이상에는 1개월에 10일 정도 프로게스토겐을 투여.

- 에스트로겐이 분비되지 않은 비교적 중증 월경 이상에는 우선 10일간 에스트로겐을 투여하고 다음에 11일간 에스트로겐과 프로게스토겐을 병용하거나 복합제를 투여.

⊙ 무월경에서 장기적 치료가 필요하면 데포주사제 보다 경구제를 사용.

⊙ 신경성 식욕부진증에서 체중 감소에 의한 무월경에는 표준 체중의 70% 이상을 회복을 목표로 치료 시작.

⊙ 월경 곤란증 치료제로 저용량 에스트로겐(E)과 프로게스토겐(P) 혼합제가 있음.

⊙ 성분 구성은 경구 피임제와 크게 다르지 않지만 호르몬 함량과 P의 종류, 투여법에 차이가 있음.

- 이런 제제의 E는 모두 에티닐에스트라디올이며 함량은 20 μg-35 μg 이고, 양자를 비교하면 20 μg 제제는 부정 성기 출혈이 약간 많지만 혈전증 등의 부작용은 적음.
- 표준 P는 노르에티스테론이며 안전성이 높음.

⊙ 레보노르게스트렐은 남성호르몬 활성이 약간 높아 여드름이 나타날 수 있지만 복용 후 신체 활동이 활발하게 될 수 있음.

⊙ 드로스피레논은 안드로겐 활성 여드름이 생기지 않지만, 이뇨 작용이 있고 혈전증이 증가할 가능성이 알려졌음.

[경구 피임제]

⊙ 피임제에 의한 피임률은 거의 100%.

- 호르몬 함량을 줄여 부작용이 감소하고 있지만, 안전하고 효과적으로 사용하기 위해서는 적당한 대상을 선택하여 충분한 교육과 정기적 검사가 필요.
- 투여 시작 및 6-12개월 간격으로, 일반 혈액 검사, 간기능 검사, 출혈/혈액응고계 검사, 유방암, 자궁암 등의 악성 종양 선별검사를 시행.
- 임신을 바라지 않는 여성에서 피임하지 않고 시행한 성교 또는 피임 대책이 충분하지 않은 성교 후 "긴급 피임법"이 있음. 이 때 효과가 강한 레보노르게스트렐제(노레보/현대)를 사용.

[호르몬 치료]

⊙ 갱년기 장애 증상 중에서 홍조, 발한 등 혈관 운동신경 증상에 효과적.

- 골다공증이나 고콜레스테롤혈증에도 효과.

⊙ 다양한 투여 방법이 있으며 일반적으로 에스트로겐과 프로게스토겐을 병용.
- 에스트로겐 단독으로는 자궁체암 발생 위험이 증가.
- HT의 부작용으로 유방암이나 정맥혈전증 발생이 중요하며, 정기 검진을 시행하며 투여.

⊙ 투여 기간은 폐경 후 비교적 조기인 50−60세가 적당하며, 갱년기 장애 개선 목적에는 1−2년, 골다공증 예방에는 5년 정도 시행하며 환자 상태에 따라 계속 여부를 검토.

(4) 교육

⊙ 여성호르몬제는 지시한대로 복용해야 함.

⊙ 복용 방법이 잘못하면 부정 출혈을 일으킬 수 있음.

⊙ 남성호르몬이 함유된 제제의 장기에 사용에서 다모 같은 남성화가 나타날 수 있음.

5 골다공증 치료제

1) 칼슘대사 질환의 개요

(1) 골다공증

⊙ 골량 감소와 골질 악화에 의해 골절 위험이 증가하는 질환.

⊙ 골다공증에서 골량 소실 원인으로 골흡수 항진이 중요하므로 골다공증 치료에 골흡수 억제제 사용(그림 2-6-8).

⊙ 골절 위험이 매우 높으면 골형성 촉진제 PTH(1−34)제도 사용.

(2) 2차 부갑상선 기능항진증

⊙ 신기능 저하에 의한 혈청 인의 축적은 부갑상선 기능항진증을 일으켜서 섬유성골염 등에 의해 골감소가 일어남.

⊙ PTH 과잉에 의한 골흡수 항진 억제를 위해 PTH 분비 억제제로 칼시트리올을 사용했으나, PTH 분비를 직접 억제하기 위해 부갑상선의 Ca수용체를 직접 자극하여 PTH 분비를 억제하는 시나칼세트(레그칼정/새한)가 등장.

⊙ PTH의 골흡수 항진 작용을 억제할 목적으로 비스포스포네이트와 데노스맙이 만성 신장병(chronic kidney disease: CKD)에 사용되고 있음.

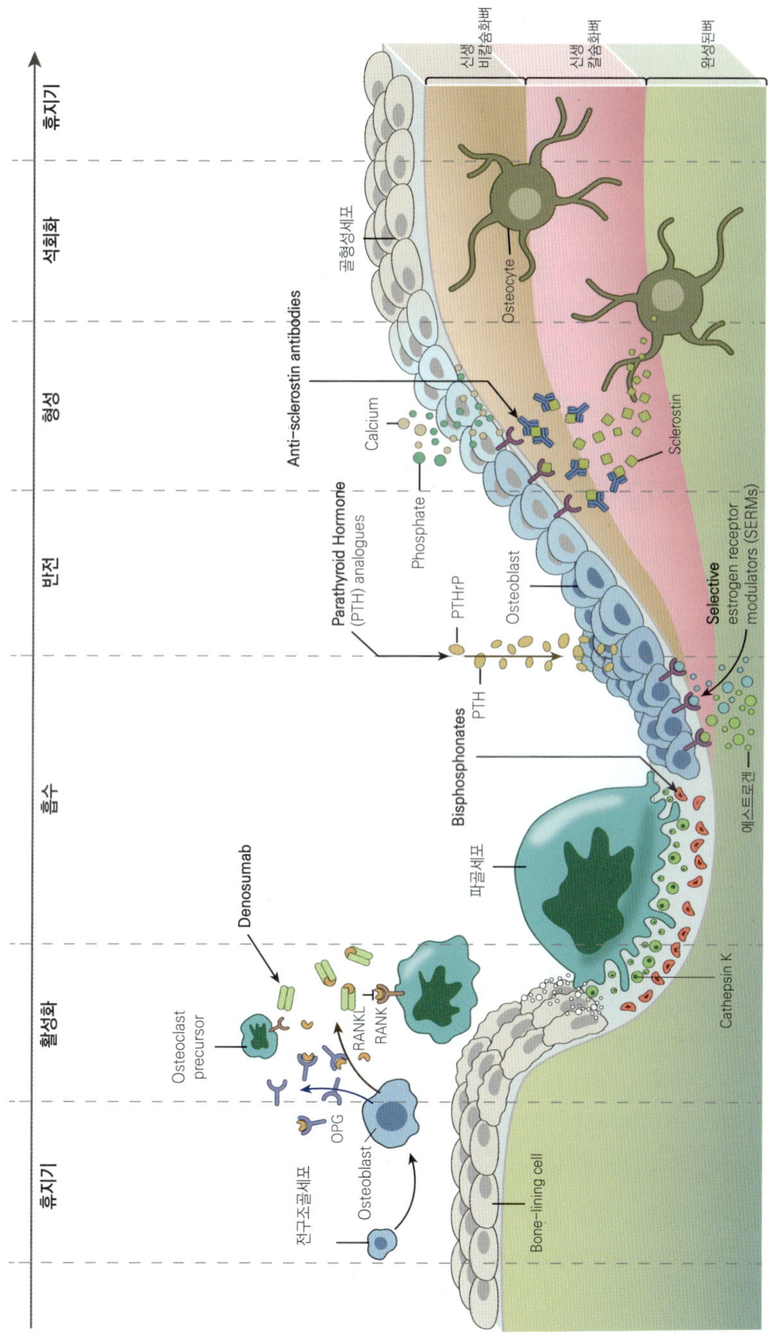

그림 2-6-8. 골재형성 단계와 골다공증증 치료제 작용.

(Br J Pharmacol. 2021:178:1891-1906.)

(3) 악성 종양 동반 고칼슘혈증

⊙ 악성 종양에서 때로 고칼슘혈증이 나타남.

⊙ Humoral hypercalcemia of malignancy (HHM)라고 부르는 PTHrP에 의한 경우와 악성 종양 침윤의 국소 침윤에 의한 local osteolytic hypercalcemia (LOH)라는 2 종류의 발병 기전이 있음.

⊙ 긴급 처치를 위한 급속한 혈청 칼슘농도 교정 필요.

⊙ 수분과 Na를 보충하며 비스포스포네이트 주사제 투여.

- 비스포스포네이트의 효과는 3일 후에 나타나므로 즉시 효과를 기대하여 칼시토닌 주사제 사용.
- 데노스맙 투여에 의해 급격한 혈청 칼슘농도 저하를 기대할 수 있음.

2) 골다공증 치료제의 종류

(1) 칼슘제

⊙ 골량 증가 작용이나 골절 억제 작용에 대한 근거는 없으며, 다른 골다공증약과 병용 효과를 기대할 수 있음.

⊙ 고령자에는 Ca흡수 효율이 저하되어 이론적으로는 활성형 비타민 D3투여가 좋음.

⊙ 고령자에서 Ca와 비타민 D만으로는 골절 방지를 기대할 수 없음.

⊙ 위장 장애가 있으면 활성형 비타민 D3제 투여가 좋음.

(2) 여성호르몬

⊙ 결합형 에스트로겐은 골량을 증가하며, 추체와 비추체 골절을 모두 억제.

⊙ 관상동맥질환, 뇌졸중, 정맥혈전증, 침윤성 유방암 위험 증가.

(3) 활성형 비타민 D3

⊙ 장관에서 Ca흡수 효율을 올림.

⊙ 고령자에서 비타민 D결핍이 있어 골다공증의 기초약으로 의의.

⊙ 추체와 비추체 골절 방지 효과.

⊙ 고령자에서 넘어짐 빈도 감소에 의한 골절 방지 효과.

⊙ 부작용으로 고칼슘혈증에 주의.

- 일반적으로 고Ca뇨증이 선행하므로 소변 Ca농도 측정이 중요.

(4) 비스포스포네이트제(표 1-6-4)

① 알렌드론산, 리세드론산

⊙ 골밀도 증가 효과, 추체 골절과 대퇴골 근위부를 포함한 비추체 골절 방지.

⊙ 스테로이드(프레드니솔론 환산으로 5 mg/일, 3개월간 이상) 투여 시 골절 예방 효과.

⊙ 골감소 정도가 중증이거나 기존 골절이 있는 중증 골다공증에서도 골절 방지 효과

⊙ 골흡수 억제 효과가 강하여 골표지자에 의한 효과 판정 가능.

⊙ 알렌드론, 리세드론 주 1회 투여는 매일 투여와 같은 효과이므로 복용 충실도에 유리

- CKD 스테이지 4에서 리세드론산은 금기.

② 이반드론산

⊙ 정맥 투여가 가능하여 위장관 부작용 회피

③ 졸레드론산

⊙ 연 1회 정맥주사제.

- 골다공증에서 골밀도 증가와 추체 및 비추체 골절 방지.
- 신기능 저하, 탈수, 저칼슘혈증에서 주의를 필요 함.

④ 항RANKL 단클론 항체

⊙ RANKL (receptor activator of NFkB ligand) 억제에 의해 성숙 파골세포에 대한 억제 효과 뿐 아니라, 미분화세포에서 파골세포로 분화 단계에서 억제.

⊙ 데노수맙(프롤리아/암젠)은 RANKL를 억제하는 단클론 항체이며, 1회 투여에서 강력한 골흡수 억제 효과.

- 연 2회 투여하며, 효과가 강력하여 혈청 칼슘의 급격한 저하에 주의.
- 비스포스포네이트 보다 강력한 골량 증가 작용을 나타내며, 골형성 억제 정도가 가볍고, 10년간 장기 투여에서 골량이 시간 의존성으로 증가.
- 피질골이 풍부한 대퇴골 경부의 골밀도 증가 작용 현저.

⑤ 선택적 에스트로겐 수용체 조절제(SERM)

⊙ 골밀도 증가 효과에 의해 추체 골절을 방지하나 비추체골 골절 방지 효과는 미확정.

- 골절 위험이 높은 폐경 후 여성에서 바제독시펜(비비안트정/화이자), 라록시펜(에비스타정/알보젠)은 대조군에 비해 비추체 골절 감소.

⑥ PTH(1–34) 제제

⊙ 매일 주사제와 주 1회 주사제가 있음.

- 척추, 대퇴골 경부의 골량 증가.
- 척추 골절 방지 효과가 강력하고 요통 개선.
- 중증 골다공증이나 스테로이드 골다공, 당뇨병의 저회전형 골다공증에 좋은 적응.
- 제형: teriparatide acetate(테리본피하주사 56.5 μg/동아에스티), teriparatide (포스테오주/릴리).

⑦ 항스클레로스틴 항체

⊙ 로모소주맙(이베니티주/암젠)은 골형성 촉진과 골흡수 억제 작용으로 기존 골흡수 억제제에 비해 강력한 효과.

- 골절 고위험군인 ① 골밀도 −2.5 SD 이하이며 1개 이상의 취약성 골절, ② 요추 골밀도 −3.0 SD 미만, ③ 기존 추체 골절 2개 이상 등에 사용.
- 중증 골다공증 환자에서 신속한 골절 억제 효과 기대.
- 심혈관질환 발생에 주의하고, 투여 후 저칼슘혈증이 2주에서 1개월에 출현.

3) 치료제의 사용에 대한 주의사항

⊙ 골량 증가가 있는 약도 투약 1년에 비로소 나타나는 정도이며, 골량 증가 효과가 명확하지 않은 골질 개선 작용도 있음(그림 2-6-9).

⊙ 증상 개선을 자각하지 못하여 투여 중지 가능성이 높으므로 투여 3개월에 골흡수 억제 골표지자를 측정.

⊙ 비스포스포네이트와 턱뼈 괴사의 관련이 알려졌음.

- 경구 비스포스포네이트 복용 기간이 3년 이내에서 턱뼈 괴사의 위험인자[구강 위생 상태 불량, 치주병, 암, 투석, 당뇨병, 비만, 약물(스테로이드), 흡연, 음주]가 없으면 발치, 이식 삽입, 치근첨 수술, 골침습을 포함한 치근 수술의 변경이나 연기는 불요.

⊙ 비스포스포네이트를 일시 중지해도 골절 위험이 높지 않은 환자는 복용 기간이 3년을 넘는 경우 구강 수술 전 3개월간 비스포스포네이트 중지가 바람직.

⊙ 턱뼈 치유가 완료될 때까지 약제를 재개하지 않음.

⊙ 비스포스포네이트와 비정형 골절의 관련도 알려졌음.

- 일반 경구제에 비해 졸레드론산 등 정맥주사제에서 발생이 높음.

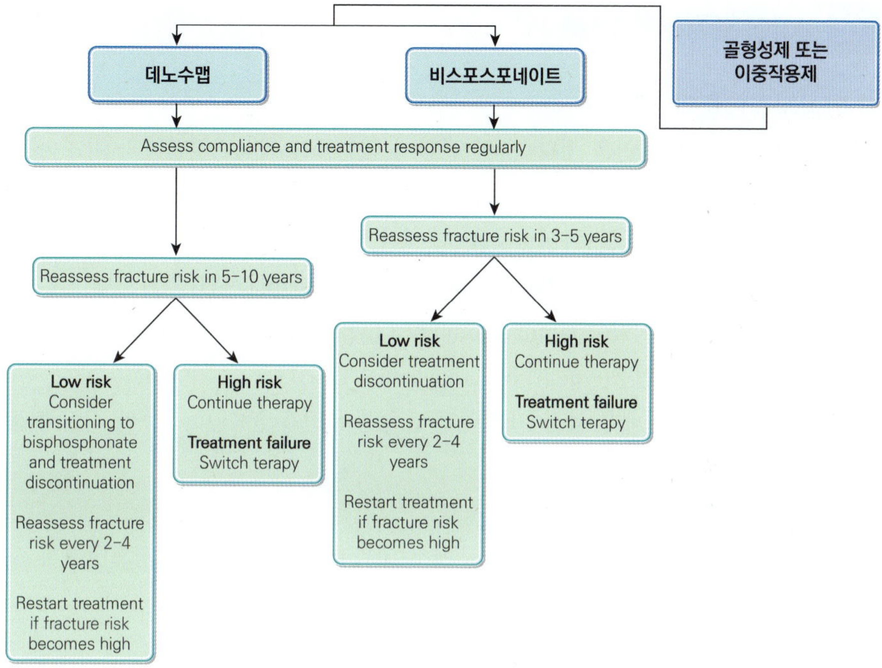

그림 2-6-9. 골다공증 장기 치료 전략.
(Br J Pharmacol. 2021:178:1891-1906)

⊙ 비스포스포네이트 사용 환자에서 외이도 뼈괴사가 외국에서 소수 보고되었음.
- 외이염, 고름, 이통 등이 계속되면 이비인후과 진료 권고.

4) 교육

⊙ 알렌드론산, 리세드론산, 이반드론산 투여에는 아침 식사 30분전에 물 180 mL로 복용.
- 미네랄워터는 피하고 복용 후 적어도 30분은 눕지 않고, 식사(물은 제외)를 피할 것.

⊙ 라록시펜은 해외 여행이나, 장시간의 버스 여행 등 다리를 내리고 몸을 움직일 수 없는 상태가 예상되면 정맥혈전 예방을 위해 3일전부터 복용 중지.

6 이상지질혈증 치료

1) 이상지질혈증의 개념

⊙ 이상지질혈증의 원인을 생각. 원인 질환이 없는 1차 이상지질혈증과 기초 질환이 원인이 되어 나타나는 2차 이상지질혈증을 구별.

⊙ 중요한 1차 이상지질혈증에는 다음 3가지가 있음.

① 가족성 고콜레스테롤혈증(familial hypercholesterolemia: FH)

② 가족성 복합형고지혈증(familial combined hyperlipidemia: FCHL)

③ 가족성 III형고지혈증(type III hyperlipidemia: III HL)

⊙ 혈청 지질 수치가 매우 높고 가족력이 있으면 유전자 분석이 가능한 지질 전문가가 있는 병원에 의뢰.

[2차 이상지질혈증의 진료]

- 갑상선 기능저하증이나 신증후군에서 고 LDL-C혈증, 2 형 당뇨병에서 고 TG혈증이 흔히 동반됨.
- 스테로이드제나 분자표적 치료제에 의한 이상지질혈증도 있음.

[1차 이상지질혈증의 진료]

① 가족성 고콜레스테롤혈증

⊙ 상염색체 우성 유전을 하는 LDL 수용체의 유전적 결손에 의해 나타남.

- LDL-C수치가 높을 때 FH를 감별함. 가족력이 중요(가족의 건강 진단 자료를 조사하여 가계도를 그림)(표 2-6-11).

⊙ FH에서 관상동맥 질환 위험이 높아 다음 목표로 관리.

- 기본: LDL-C 100 mg/dL미만
- 관상동맥 질환이 있으면: LDL-C 70 mg/dL미만

⊙ 치료는 스타틴이 1차 선택제. 스타틴을 증량해도 LDL-C저하가 충분하지 않으면, 소장의 콜레스테롤 트랜스포터 억제제(에제티밉) 병용이나 PCSK9 억제제를 추가.

표 2-6-11. 가족성 고콜레스테롤혈증(FH)의 진단 기준(15세 이상 성인 FH이형접합체)

• 180 mg/dL 이상의 고LDL콜레스테롤혈증 • 건황색종(아킬레스건 비후) • 고콜레스테롤혈증 또는 관상동맥 질환의 가족력(2촌 이내) (관상동맥 질환은 남성 55세 미만, 여성 65세 미만일 때)

② 가족성 복합형고지혈증

⊙ 가계 내에 여러 표현형(IIa, IIb, IV형)의 이상지질혈증이 있음. 환자는 기본적으로는 IIb형이지만 IIa나 IV형으로 변화. 간에서 아포지단백 B100의 과잉 생산이 있으며, small dense LDL이 증가. 원인 유전자는 아직 밝혀지지 않았음.

⊙ 아포B농도를 측정하여 ApoB/LDL−C를 계산(> 1.0이면 FCHL를 의심).

⊙ 치료는 스타틴으로 시작. 스타틴으로 LDL−C의 개선 후에도 TG치가 높으면 피브레이트를 병용. 신기능 장애에는 주의.

③ 가족성 III형고지혈증

⊙ 아포지단백 E의 유전적 다형에 의해 혈중에 잔류지단백[콜레스테롤이 풍부한 VLDL (β−VLDL)]이 축적되는 질환. 손바닥 황색종이나 동맥경화 질환이 나타남.

⊙ 빈도는 5,000−10,000명에 1명. β−VLDL에 의해 총콜레스테롤과 TG가 같이 높음.

⊙ 지단백 전기영동에서 β띠와 pre−β가 연결된 broad−β가 나타남.

- non HDL−C/apoB > 2.5 nonHDL−C = 총콜레스테롤− HDL−C
- 확정 진단에는 등전점 전기영동법으로 아포지단백 E의 유전적 다형을 조사.
- E2 동형 접합체이면 III HL라고 진단할 수 있음.
- 이 유전 소인에 비만, 당뇨병, 갑상선 기능저하증 등이 더해져서 3형 이상지질혈증이 발병.

⊙ 치료에는 피브레이트를 이용.

2) 진단

⊙ 이상지질혈증의 치료 목표는 환자의 동맥경화 관리이며 전신 상태의 파악이 필요.

⊙ 동맥경화 평가에 신체 소견이 중요.

⊙ 눈에서 각막고리(50세 미만에서 각막고리 존재는 FH 가능성이 높다)를 봄.

⊙ 목, 복부, 사타구니 혈관의 잡음의 청진, 맥박촉지를 요골동맥, 사타구니, 족배동맥에서 확인.

⊙ 맥박 저하가 있으면 ABI (ankle brachial index)나 경동맥과·하지혈관 초음파 시행.

3) 치료제

(1) 스타틴

⊙ 최근 유전자 진단을 이용한 역학 조사에 의해 FH이형 접합체가 200−250명에

서 1명의 빈도라고 알려짐.

- ⊙ 스타틴으로 LDL-C 관리 후에도 관상동맥 질환이 발생하므로 잔여 위험(residual risk)이 주목받고 있음.
- ⊙ 스타틴 불내성: 근육통 등으로 복용을 계속 할 수 없는 스타틴이 2종류 이상이면 스타틴 불내성이라고 함. 스타틴 불내성에 PCSK9 억제제를 단독으로 사용할 수 있음.
- ⊙ 최근의 역학 연구에 의해 LDL-C 이외에 TG치도 관상동맥 질환의 위험 인자로 알려짐. TG와 HDL-C은 역상관의 관계가 있으나 HDL-C은 독립된 위험 인자가 아님. 또한 유전자 다형을 이용한 분석에서도 HDL-C와 관상동맥 질환의 인과관계는 부정되었음.

(2) 소장 콜레스테롤 트랜스포터 억제제

- ⊙ 스타틴은 간의 콜레스테롤 합성을 억제하나, 에제티밉(이지트롤/오가논)은 소장에서 콜레스테롤 흡수를 억제하여 LDL-C를 저하하고 TG도 일부 저하.
- ⊙ 스타틴 투여에서 콜레스테롤 흡수 항진이 있으면 병용하여 LDL-C 추가 저하 작용을 기대.
- ⊙ 단일제로 심혈관질환 위험 연구가 없어 스타틴에 추가.

(3) PCSK9 억제제

- ⊙ 강력한 LDL-C저하제로 PCSK9 억제제가 등장.
- ⊙ 간의 LDL 수용체 분해에 관여하는 PCSK9 단백에 결합하면 LDL 수용체가 분해되지 않아 혈중 LDL-C 저하(30 mg/dL 정도까지).
- ⊙ 제형에 evolocumab(레파타/암젠), alirocuman(프랄런트/사노피아벤티스)가 있음.
  - ▪ 2주에 1회 피하에 자가 주사한다. 지금까지 스타틴만으로 LDL-C이 내려가지 않는 환자(FH에서 많다) 치료에 효과적.
- ⊙ FH의 2차 예방이나 심혈관질환 발병 위험이 높은 환자에서 스타틴이나 에제티밉 투여에서도 지질 조절이 불충분한 경우나 스타틴 불내성에 사용.

(4) 피브레이트제

- ⊙ 고TG혈증에 약제 투여에 의한 동맥경화질환 발생 예방 효과에 대해 충분한 근거는 없음.
  - ▪ 그러나 고TG혈증에서 동맥경화질환 이환율 상승은 알려져 있음.
- ⊙ 약제 투여보다 지방질 제한, 금주 등 생활습관 개선 중요.
- ⊙ TG 500 mg/dL 이상에서 급성 췌장염 예방 목적으로 피브레이트 투여.

⊙ 스타틴과 피브레이트 병용에서 횡문근융해증 위험이 증가하나 스타틴만으로 위험인자 관리가 불충분한 증례(LDL은 개선되나 TG가 증가된 잔여 위험)에서 병용.

- 신기능 저하에서 횡문근융해증에 주의.

⊙ 아포지단백 C2결손증(동형 접합체): 아포지단백 A5의 변이에 의한 TG 증가도 있음.

7 요산 저하제

1) 고요산혈증의 개념

⊙ 퓨린대사의 최종 산물인 요산의 생산량은 1일 약 700 mg이며, 500 mg은 소변으로 배설되고, 200 mg은 땀이나 소화액으로 배설.

⊙ 정상인은 체내에 약 1,200 mg의 요산 풀 존재.

⊙ 고요산혈증은 요산 풀이 증가하는 병태이며, 최근 생활습관 변화에 따라 통풍 환자 수가 증가하고 있음.

- 통풍 환자는 2015년 약 33만 명에서 2020년 약 46만 명으로 40% 증가.
- 통풍 유발 생활습관을 알려줌(표 2-6-12).

⊙ 고요산혈증은, ① 요산생산 과잉형, ② 요산 배설 저하형으로 분류.

- 요산생산 과잉형: 10%, 배설 저하형: 60%, 혼합형: 30%

⊙ 고요산혈증이 관절에 염증을 일으킨 것이 통풍임(그림 2-6-10).

⊙ 초음파 기기 보급으로 통풍 관절을 쉽게 진단할 수 있음(그림 2-6-11).

① 요산 생산

⊙ 간의 퓨린체는 잔틴 산화환원효소(xanthine oxidoreductase : XOR)에 의해 히포잔틴과 요산으로 산화.

⊙ 사람과 유인원 이외의 포유류는 요산 산화효소인 우리카제(uricase)를 가지고 있어, 요산을 수용성 알란토인으로 분해.

- 사람과 유인원은 진화 과정에서 우리카제를 상실하였으며, 요산을 아란토인으로 산화할 수 없어 요산이 퓨린체 대사의 최종 산물로 축적될 수 있음.

② 요산의 배설

⊙ 요산은 사구체에서 여과된 후 근위신세관의 요산 트랜스포터(urate transporter 1 : URAT1)를 통해 대부분 재흡수.

표 2-6-12. **통풍의 위험인자**

위험인자	정도	상대위험(95% 신뢰구간)
Diuretic use	–	3.37 (2.75 to 4.12)
Alcohol intake	≥ 50 g per day vs. none	2.53 (1.73 to 3.70)
Beer	≥ 2 drinks per day vs. none	2.51 (1.77 to 3.55)
Spirits	≥ 2 drinks per day vs. none	1.60 (1.19 to 2.16)
Wine	≥ 2 drinks per day vs. none	1.05 (0.64 to 1.72)
Hypertension	–	2.31 (1.96 to 2.72)
Body mass index	≥ 30 kg per m^2 at 21 years of age	2.14 (1.37 to 3.32)
Sweetened beverage consumption	≥ 2 drinks per day vs. none	1.85 (1.08 to 3.16)
Fructose intake	Highest vs. lowest quintile	1.81 (1.31, 2.50)
Seafood consumption	Highest vs. lowest quintile	1.81 (1.31, 2.50)
Meat consumption	Highest vs. lowest quintile	1.41 (1.07, 1.86)
Dairy product consumption	Highest vs. lowest quintile	0.56 (0.42, 0.74)
Vitamin C intake	≥ 1,500 mg vs. < 250 mg per day	0.55 (0.38, 0.80)
Coffee consumption	≥ 6 cups per day vs. none	0.41 (0.19, 0.88)

(Am Family Phys 2014:90:831)

⊙ 인슐린 저항성에 의한 고인슐린혈증에서는 근위신세관에서 나트륨 재흡수와 동시에 URAT1을 통해 요산 재흡수 항진.

- 재흡수 항진에 의해 요산의 소변 배설 저하는 요산 배설 저하형 고요산혈증이 됨.
- 생활습관 변화에 의한 내장지방 축적과 인슐린저항성이 고요산혈증의 가장 큰 원인.

2) 요산 저하제의 종류

(1) 요산생성 억제제

⊙ XOR 억제에 의해 요산 생성 억제.

⊙ XOR 억제제에는 알로퓨리놀(자이로릭정/삼일), 페북소스타트(페브릭정/에스케이케미칼)가 있음.

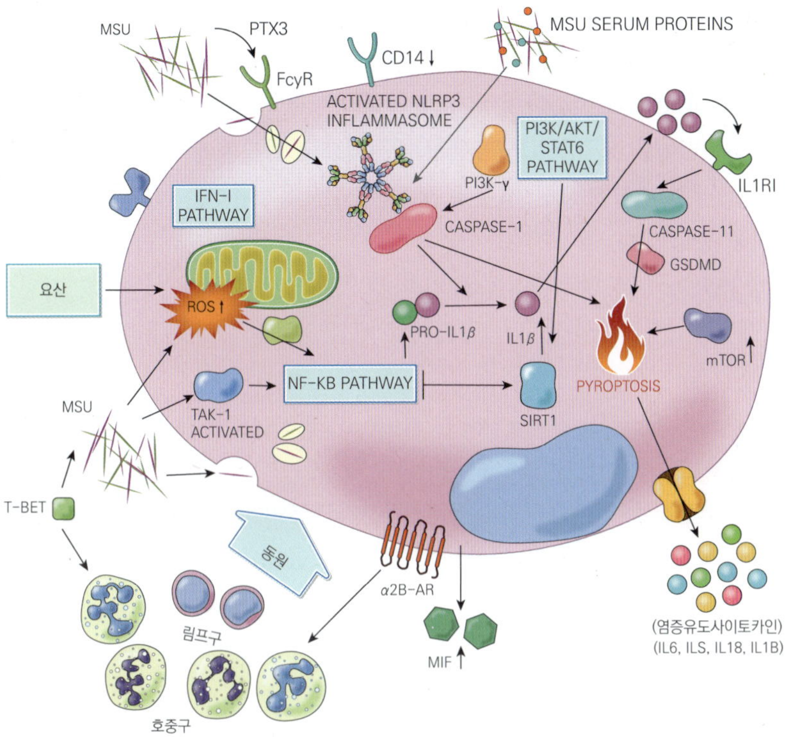

그림 2-6-10. 고요산혈증에서 관절 염증 발생 과정. (Clin Exp Rheumatol 2020; 38: 807-821)

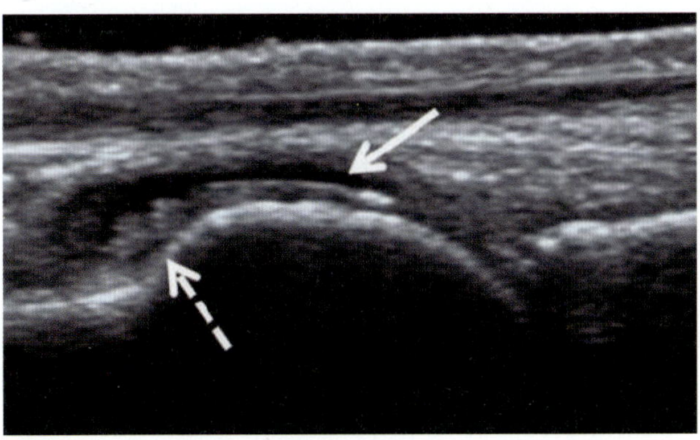

그림 2-6-11. 통풍 관절염의 초음파 소견.
제1중족지절관절 초음파에서 이중윤곽(double contur) 소견(직선 화살표)과 통풍결절(topus)(잘라진 화살표). (Clinical Medicine 2017:17:54-9)

① 알로퓨리놀

⊙ 알로퓨리놀 및 대사 산물 옥시퓨리놀은 퓨린 골격을 가지고 있으며, 히포잔틴 및 잔틴과 구조가 비슷하여 XOR를 경쟁적으로 억제하여 요산 생성 억제.

- 옥시퓨리놀은 요산처럼 신장에서 배설되므로 신질환에서 혈중 농도 상승.
- 요산 배설 저하형(요산 재흡수 항진)에서는 옥시퓨리놀 재흡수 항진에 의해 혈중 농도 상승.

⊙ 혈중농도 상승은 알로퓨리놀에 의한 부작용(발진, 가려움, 관절통, 과민성 혈관염 등) 위험 증가하므로 신질환이나 배설 저하형에 알로퓨리놀 투여는 권고하지 않음.

⊙ 알퓨리놀의 중증 이상약물반응은 HLA-B 5801 유전형과 관계있으며, 한국인은 이 유전자형 비율이 12%로 서양보다 높음.

- 알로퓨리놀을 투여하려면 유전자 검사가 필요(GC녹십자의료재단에서 PCR 검사 시행, 보험급여 1회 인정). 이 유전자가 있으면 대체 약제 사용.

② 페북소스타트

⊙ 알로퓨리놀처럼 퓨린 골격이 있지만 XOR의 효소 활성 중심부분에 결합하여 요산 생산 억제.

- 알로퓨리놀과 달리 담즙으로 배설되므로 신기능 장애가 있어도 용량 조절 없이 사용 가능.
- 고요산혈증의 병형과 관계없이 혈청 요산을 저하시키며 중증 부작용이 없음.

(2) 요산 배설 촉진제

⊙ 벤즈브로마론(유리논정/한림)은 URAT1의 작용을 억제하여 요산 재흡수 방지를 통해 신장에서 요산 배설 촉진.

⊙ 요산생산 과잉형 고요산혈증에 투여하면 소변으로 요산 배설이 증가하여 요산 결석 위험이 증가하므로 사용하지 않으며 요산 배설 저하형에 권고.

⊙ 신질환에서는 요산 배설 저하가 있지만 벤즈브로마론의 작용이 감소하여 사용하지 않음.

⊙ 혈압약 로살탄, 이상지질혈증 치료제 페노피브레이트는 요산 저하 작용이 있으며 URAT1에 작용하여 요산 재흡수를 억제.

(3) 요산 분해효소제

- ⊙ 요산 분해 효소제 라스부리카제(패스터텍주/사노피아베틴스)는 유전자 재조합형 요산 산화효소.
- ⊙ 사람이 진화 과정에 상실한 우리카제(요산 산화효소) 대신 요산을 가용성이 높은 알란토인으로 분해하여 신장으로 배설하므로 혈청 요산이 저하됨.
- ⊙ 종양 붕괴증후군에 의한 고요산혈증에 적응.

3) 요산 저하제 선택

- ⊙ 알로퓨리놀은 요산생산 과잉형에, 요산 배설 촉진제는 요산 배설 저하형에 권고.
- ⊙ 페북소스타트는 병형과 관계 없이 효과와 안전성이 좋아 사용 증가.
- ⊙ 급격한 요산 저하가 통풍 발작을 일으킬 가능성이 있으므로 요산 저하제는 소량으로 시작.
- ⊙ 통풍 발작시에 급격한 혈청 요산 변동이 발작 악화를 일으킬 수 있으므로 통풍 발작 관해 후에 요산 저하제를 시작.
- ⊙ 퓨린 골격이 있는 약(메르캅토퓨린, 아자티오프린, 테오필린 등)은 XOR에 의해 대사되므로 요생산성 억제제와 병용하면 요산 혈중농도 상승 위험에 주의.
- ⊙ 벤즈브로마론에의한 전격간염 보고가 있어 투여 시작 6개월간 정기적으로 간기능 검사 시행.

Chapter

07 신장·비뇨기질환 처방약

1 이뇨제

1) 이뇨제의 개념

- ⊙ 이뇨제는 신장 단위의 여러 부위에 작용하지만 대부분 나트륨 재흡수 억제에 의한 나트륨 배설에 의해 체액량 감소(그림 2-7-1).
- ⊙ 고리작용 이뇨제(loop diuretics)가 싸이아자이드 이뇨제나 칼륨유지 이뇨제에 비해 이뇨 작용이 강한 것은 신세관에서 나트륨 재흡수량에 차이가 있기 때문.

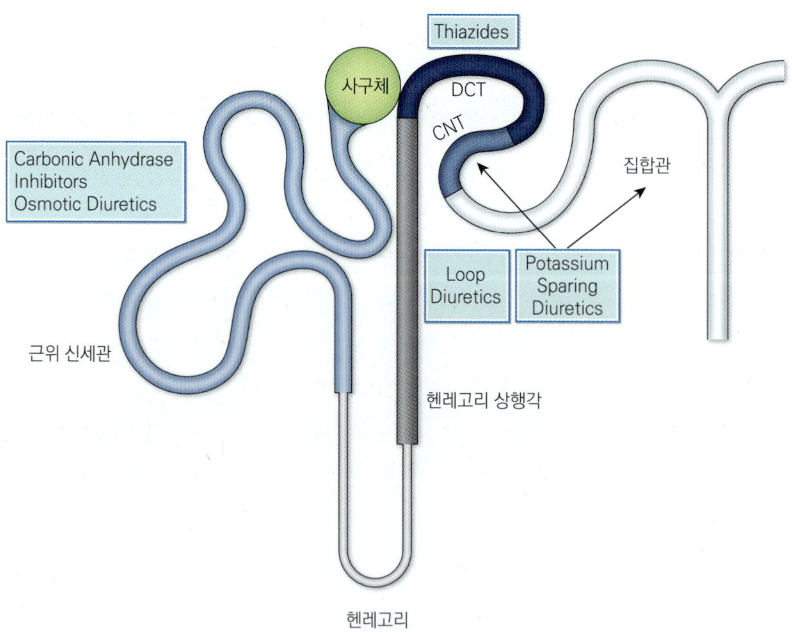

그림 2-7-1. 이뇨제의 작용부위.
(Am J Kidney Dis. 2017:69: 136-142.)

⊙ 사구체에서 여과된 나트륨의 60%는 근위 신세관에서 재흡수 되며, 헨레고리 이후의 나트륨 재흡수는 관강 혈류량에 비례하여 증가하므로 탄산탈수소효소 억제제나 삼투압 이뇨제에 의해 근위 신세관 나트륨 재흡수가 억제되면 효과가 없어짐.

⊙ 바소프레신 V2 대항제는 집합관에서 수분 재흡수를 억제하는 수분 이뇨제이며 저나트륨혈증이 있는 심부전에 사용.

2) 이뇨제의 분류

(1) 탄산탈수소효소 억제제

⊙ 이뇨 작용이 약하여 이뇨 목적으로 사용하지 않고, 녹내장, 호흡알카리증, 메니에르병 등에 사용.

(2) 삼투압 이뇨제

⊙ 뇌혈관 장애 등에서 뇌부종이나 뇌압항진 저하 목적으로 사용.

(3) 고리작용 이뇨제

⊙ 이뇨 작용이 강하여 울혈심부전, 신증후군 등 체액 저류가 있는 급성 질환에 선택.

⊙ 작용 시간이 짧아 작용 종료 후 나트륨 재흡수 항진.

⊙ 나트륨 재흡수가 억제되면 치밀반에서 레닌 분비가 항진되어 레닌-안지오텐신계가 활성화.

⊙ 연속 사용하면 원위 신세관 이후의 나트륨 재흡수가 항진되면서 이뇨 작용이 감소.

⊙ 부작용은 저칼륨혈증, 탈수, 고요산혈증 등.

⊙ Ca, Mg 소변 배설 촉진으로 골다공증 위험 증가.

(4) 싸이아자이드 이뇨제

⊙ 이뇨제 작용 보다는 완만한 혈압 저하 효과를 기대하여 임상에 사용.

⊙ 싸이아자이드 이뇨제가 작용하는 원위 신세관(DCT)은 소변 희석부이므로 저나트륨혈증을 일으키기 쉬움.

⊙ 고리작용 이뇨제에 비해 나트륨 이뇨 작용은 약하고, 용량 의존성과 신기능 의존성이 다름.

- 고리작용 이뇨제는 고용량까지 투여량에 따라 이뇨 작용이 직선적으로 증가하지만 싸이아자이드 이뇨제는 저용량에서 이뇨 작용이 포화됨.

- 고리작용 이뇨제와 반대로 소변 Ca 배설이 감소되어 골다공증에도 유용.
- 고리작용 이뇨제는 신기능 저하에서도 이뇨 작용이 있으나, 싸이아자이드 이뇨제는 GFR 20 mL/분 미만에는 효과가 없음.

⊙ 고리작용 이뇨제를 연속 사용하여 원위 신세관 비대나 Na/Cl공수송체 활성화가 있을 때 싸이아자이드 이뇨제 병용은 이뇨 상승효과가 나타남.

(5) 칼륨유지 이뇨제

⊙ 칼륨유지 이뇨제에 항알도스테론제가 있음.

⊙ 단독으로는 이뇨 작용이 약하지만 고리작용 이뇨제와 병용하면 이뇨 효과 증가.

⊙ 레닌-안지오텐신계 억제제와 병용하면 고칼륨혈증 발생에 주의.

⊙ 항알도스테론제는 1차 알도스테론증이나 간경변의 복수에 선택.

⊙ 심근 섬유화 억제 등 심혈관보호 작용도 기대.

(6) 바소프레신 수용체 대항제

⊙ 신장 집합관의 바소프레신 V2수용체를 억제하며 나트륨 배설과 관계 없이 수분 이뇨 작용.

⊙ 저나트륨혈증에 유용하며, 순환 혈장량 증가에 의해 바소프레신 분비가 항진된 심부전에 사용.

⊙ 나트륨 이뇨제와 달리 급성 신장애나 전해질 이상을 일으키지 않음.

3) 치료제의 사용에 대한 주의사항

⊙ 신기능 저하(혈청 크레아티닌 2 mg/dL 이상, GFR 20 mL/분 미만)에 싸이아자이드 이뇨제나 칼륨유지 이뇨제는 단독으로 이뇨 작용이 거의 없음.

⊙ 이뇨제 투여 시작 후 나트륨은 1주, 칼륨은 2주에 새로운 평형 상태가 됨.

- 이 시기에 저칼륨혈증, 탈수, 고요산혈증 등 대사이상을 검사.

⊙ 울혈 심부전에 이뇨제와 디지탈리스제 병용에서 저칼륨혈증은 디지탈리스 중독을 일으킬 수 있어 저칼륨혈증을 일으키지 않는 칼륨유지 이뇨제 병용.

⊙ 스피로놀락톤에 여성형유방이 나타남.

⊙ NSAIDs는 이뇨제의 효과를 감소.

4) 교육

⊙ 과도한 혈압 저하나 탈수에 의한 어지럼, 탈력감이 나타날 수 있음.

⊙ 염분 섭취량이 많아지면 이뇨제 효과가 감소.
⊙ 야뇨에 의해 수면에 지장이 있으면 오전중 복용.
⊙ 단시간 작용 고리작용 이뇨제는 아침·점심 식사 후에 복용.

2 전립선 비대증 치료제

1) 전립선비대증의 개념

⊙ 전립선의 양성 과형성(benign prostate hypertrophy: BPH)은 하부요로 기능장애를 나타냄.
⊙ 전형적 BPH의 3개 증상은, ① 해부학적 전립선비대(benign prostatic enlargement: BPE), ② 기능적 방광 출구폐색(bladder outlet obstruction: BOO), ③ 하부요로 증상(lower urinary tract symptom: LUTS) 등으로 구성되지만 실제 임상 증상에 모든 요소가 나타나지 않음.
⊙ LUTS에는 빈뇨, 절박뇨 등의 소변저류 증상과 배뇨 중단 등의 배뇨 증상, 잔뇨감, 배뇨 후 지림 등의 배뇨 후 증상이 포함.
⊙ 소변저류 관련 증상이 현저한 BPH는 과민방광(overactive bladder: OAB) 동반을 생각하여 배뇨 장애 치료에 더해 소변저류 장애 치료제도 필요.
⊙ BPH 진단은 직장을 통한 전립선 촉진으로 전립선 크기를 평가하고 전립선염이나 전립선암의 감별을 시도.
⊙ PSA 측정에 의해 직장진찰에서 촉지되지 않는 초기 전립선암이 발견되고 있으며, 직장진찰에 이상 소견이 없다고 BPH라고 단정하지 않음.
⊙ BPH의 자각 증상은 국제전립선 증상점수(IPSS)를 이용하여 평가.
- 질문은 배뇨 증상(IPSS의 1, 3, 5, 6번)과 소변저류증상(2, 4, 7번)으로 구성.
- IPSS 후에 배뇨 상태의 만족도를 QOL 점수로 평가하며, BPH에서 QOL 평가는 중요.
- IPSS 점수에서 경증은 7 이하, 8–19는 중등증, 중증은 20 이상으로 평가.
- QOL 점수는 경증 0–1, 중증증 2–4, 중증 5–6으로 판정.

⊙ OAB 동반이 있으면 OAB 증상 점수(OABSS)로 판정.
⊙ 항콜린 작용이 있는 약(감기약, 위장약 등)의 복용에서 배뇨 이상이 나타날 수 있어 문진 시에 복용 중인 약을 알아둘 것.

⊙ BPH의 객관적 소견으로 배뇨 상태를 조사하는 요역동학 검사를 시행.

⊙ 배뇨 후 복부초음파에 의해 잔뇨량 측정.

⊙ 복부 또는 직장초음파 검사(TRUS)에 의해 전립선 용적을 측정.

- TRUS에 의해 비대한 선종부의 용적을 측정하는 동시에 내부 초음파 소견에 의해 전립선암을 감별.

⊙ 일상 진료에서는 IPSS와 QOL 점수에 의해 중증도를 평가하여 치료를 시작하며, 개선이 없으면 비뇨기과에 의뢰.

⊙ BPH는 치명적 질환이 아니며 QOL에 문제가 되므로 이를 개선하기 위한 치료제 개발.

⊙ BPH 치료에는, 경과 관찰(생활습관 개선), 약물요법, 수술 등이 있음.

2) 치료제의 분류와 치료제의 사용에 대한 주의사항

⊙ 약물요법으로 α1차단제, PDE5 억제제, 5α-환원효소 억제제, 항안드로겐제, 항콜린제, β3 작용제 등을 이용.

⊙ 병용요법으로는 α1 차단제와 5α환원 효소 억제제 또는 α1차단제와 항콜린제 등을 이용.

(1) α1차단제

① 작용 기전

⊙ 전립선, 방광 경부, 후부 요도에 α1 수용체가 있으며, 교감신경 섬유가 풍부하게 분포.

⊙ α1차단제가 α1수용체에 결합하면 전립선 평활근, 요도 평활근의 긴장이 완화되어 배뇨 증상 개선.

⊙ BPH에 α1차단제 투여는 BPE 치료가 아니라 BOO 동반 LUTS에 대한 대증요법이며 환자의 QOL 개선 목표 치료.

② α1차단제의 종류

⊙ BPH에 사용하는 α1차단제에는 프라조신, 테라조신, 탐스로신, 나프토피딜, 실로도신 등.

- 이 중 탐스로신, 나프토피딜, 실로도신 이외의 약은 혈압약으로 사용.

⊙ α1수용체의 아형 연구에 의해 α1A 및 α1D 수용체는 전립선에 존재하며, α1B 수용체는 혈관 평활근에 존재하는 것으로 알려져서, 탐스로신, 실로도신은 α1A에 나프토피딜은 α1D에 선택성이 높은 2세대 차단제로 개발.

• 1세대 차단제는 비선택적으로 α1B도 차단하여 혈압 저하에 동반한 부작용이 나타나는 것에 주의.

(2) PDE5 억제제

① PDE5 억제제의 작용 기전

⊙ PDE5 억제제는 cGMP 분해 억제에 의한 NO 작용 증가에 의해 발기장애(erectile dysfunction： ED) 개선.

- 동시에 요도, 전립선, 방광 경부 평활근의 NO를 통한 이완으로 요도 저항을 감소시켜 LUTS 개선.
- 많은 임상 연구에서 BPH에 대한 효과가 α1 차단제와 같다고 확인되어 BPH에 1차 치료제로 권고.
- α1 차단제에 효과가 없을 때 병용요법도 가능.

② PDE5 억제제의 종류

- 타다라필의 ED치료에는 1회 10–20 mg을 투여하지만 BPH에는 1일 5 mg 투여.

(3) 5α-환원효소 억제제

① 5α–환원 효소 억제제의 작용 기전

⊙ 전립선 비대에 디히드로테스토스테론(DHT)이 관여.

- 테스토스테론을 DHT로 전환하는 5α–환원효소의 활성을 억제하여 혈중 및 전립선 조직의 DHT 농도를 저하시켜 전립선을 축소.
- 작용 기전으로 보면 BPE에 대한 치료이며 병인 치료에 해당.
- 전립선 비대에 임상적 효과가 있으며, α1 차단제 병용으로 증상 개선.
- 중추 작용이 없고, 혈중 테스토스테론을 저하시키지 않아 성 기능 장애 부작용은 적음.
- 투여 6개월에 PSA를 약 50% 저하시키므로 PSA 평가에 주의.

② 5α–환원효소 억제제의 종류

⊙ 두타스테리드는 5α–환원효소 1형과 2형을 모두 억제.

(4) 배뇨근에 작용하는 약제

⊙ 배뇨근은 부교감신경인 골반신경의 지배를 받으며, 콜린 작동성 무스카린 수용체 자극으로 수축.

⊙ 콜린 작용제는 무스카린 수용체를 자극하여 배뇨근의 근력을 증가시키므로 배뇨 상태 개선.

⊙ 대표적 항콜린에스테라제 디스티그민은 아세틸콜린의 대사 지연으로 배뇨근

수축력 증가.

- 부작용은 설사, 복통 등 위장 증상이나 발한, 두근거림 등.

(5) 기타

- BPH에 사용하는 기타 약으로 식물 추출물 cernilton(쎄닐톤정/동구바이오)은 항염증 작용으로 전립선 부종을 감소시켜 배뇨 상태를 개선.

3) 교육

- 소변을 참지 않으며 변비에 주의.
- 과도한 음주, 자극성 식품에 주의.
- 충분한 물 마시기.
- 장시간 앉아있거나 하반신을 차게 하는 것은 피하고 적당한 운동.
- 감기약이나 위장약 복용으로 배뇨 곤란이 나타날 수 있어 진료 시 BPH가 있다고 의사에게 이야기.
- α1차단제 복용 후 어지럼에 주의.
- 5α-환원효소 억제제 복용 중 PSA 검사를 받으면 약 복용 중임을 알림.

3 배뇨장애 치료제

1) 기본 개념

- 배뇨 장애는 하부요로 증상(lower urinary tract symptoms : LUTS)이라고 부르며, 집뇨 증상, 배뇨 증상, 배뇨 후 증상의 3개로 구별.
- 집뇨 증상에는 빈뇨, 절박뇨, 요실금 등의 증상이 포함.

2) 집뇨 증상 질환

(1) 집뇨 증상

- 집뇨 증상을 나타내는 질환에는 요실금, 과민방광(over active bladder : OAB)이 있음.
- OAB는 절박뇨 증상이 있는 증후군이며 보통은 빈뇨와 야간 빈뇨를 동반하나 절박 요실금은 없음.
- 절박뇨는 갑자기 일어나는 억제할 수 없는 강한 요의를 참기 어려운 증상이며,

강한 요의가 있지만 참을 수 있는 것과 다름.

- ⊙ 요실금에는 여러종류가 있으나, 대부분은 복압성 요실금과 절박 요실금 및 그 혼합형.
- ⊙ 복압성 요실금은 기침, 재채기 등에서 복압이 갑자기 올라갔을 때 방광 내압이 요도 저항 보다 높아 비자발적으로 일어나는 소변 누출.
  - ■ 갱년기 여성에서 많으며, 골반밑근육의 약해짐, 후부 요도 방광각의 열림, 요도 괄약근 손상 등이 원인.
- ⊙ 절박 요실금은 과민방광(OAB)의 한 형태라고 생각하며, 요실금이 없으면 dry OAB, 절박 요실금은 wet OAB라고 부름.

(2) 진단

- ⊙ OAB 진단은 대한비뇨장애요실금학회의 진료지침 LUTS에 대한 8문항(modified overactive bladder validated 8 question, OAB−V8) 질문표를 이용하여 8점 이상이면 진단.
- ⊙ 요실금 진단은 문진, 소변검사, 잔뇨 측정에 더해 방광요도조영이나 요류역학검사가 필요하지만 일상 진료에는 문진표에 의해 진단.

(3) 집뇨 증상 질환 치료

- ⊙ 초기 치료는 약물요법이 중심.
- ⊙ 요실금 치료는 복압 요실금과 절박 요실금에 따라 다름.
- ⊙ 절박 요실금은 OAB 형태이므로 OAB 치료에 준함.
- ⊙ 복압 요실금의 주된 원인은 골반밑근육(특히 요도 괄약근) 기능 저하이므로 치료는 골반밑근육의 기능 회복이 중심.
- ⊙ 골반밑근육의 기능 회복에는 보존적으로 골반밑근육 체조와 외과적으로 TVT (tension free vaginal tape) 등의 수술요법이 있으로 약물치료는 보조적.

3) OAB 약물요법

- ⊙ 약물치료는 ① 항콜린제, ② β3 아드레날린 수용체 작용제, ③ 플라복세이트, ④ 3환계항우울제 등이 있음.
- ⊙ 항콜린제는 방광이나 신경종말의 무스카린 수용체를 억제하여 방광 수축 억제나 아세틸콜린 분비 억제를 일으킴.
- ⊙ 항콜린제와 β3 작용제의 효과는 거의 같음.
- ⊙ β3 작용제는 항콜린 작용에 의한 부작용이 적고 안전성이 높아 1차 선택제로

되어 있음.

⊙ β3 작용제에 미라베그론(베타미가/아스텔라스)과 비베그론이 있으며 미라베그론이 사용중.

- 미라베그론은 항콜린제와 병용요법에 대한 근거가 있음.

⊙ 항콜린제는 입마름, 변비 빈도가 높아 설사약 병용도 고려

⊙ 항콜린제는 녹내장에 금기

⊙ 고령자는 부작용이 적은 페소테로딘(토비애즈정/화이자) 소량으로 시작하여 증상에 따라 증량

⊙ 항콜린제의 효과는 환자에 따라 개인차가 있으므로 다른 항콜린제를 시도하여 효과가 좋은 제제 선택

⊙ β3작용제에 효과가 없으면 항콜린제 병용

4) 복압 요실금의 약물요법

⊙ 항우울제는 말초에서 카테콜아민 재흡수를 억제하여 교감신경을 자극하는 작용이 있으므로 교감신경 α수용체 자극제와 같은 효과를 나타냄.

⊙ 에스트로겐은 요도 평활근의 교감신경 α수용체를 증가시키는 동시에 요도 점막에 작용하여 요도 저항을 증가시키므로 요도 평활근의 수축력을 증가시킴.

⊙ 교감신경 β2수용체는 방광 평활근에 널리 분포하며, 그 자극으로 이완하는 동시에, 요도 횡문근에도 존재하여 그 자극으로 수축하므로 β2아드레날린 수용체 작용제를 복압 요실금의 치료에 사용.

⊙ 주된 치료는 물리치료와 수술치료.

- 초기 치료에 골반밑근육 체조+약물요법 권고.

⊙ 선택 약제는 클렌부테롤과 에스트리올 병용.

- 클렌부테롤과 에스트리올은 부작용이 적어 고령자에게 처방 가능.

5) 교육

⊙ 약의 효과 나타까지 적어도 2주가 걸리므로 처방대로 복용.

⊙ 효과가 없으면 다른 약을 사용할 수 있다고 걱정하지 않게 함.

⊙ 복압 요실금에 약물요법은 보조적이므로 약에만 의지하지 않고 반드시 골반체조 계속.

Chapter

08 혈액질환 처방약

1 조혈제

1) 빈혈의 개념

⊙ 빈혈은 비교적 흔한 질환이며, 빈도가 높은 것은 철결핍 빈혈.

⊙ 체내 철의 2/3는 적혈구내에 헤모글로빈의 형태로 존재하는 헴 철로 존재하며, 철 부족에서 적혈구의 헤모글로빈과 크기가 작은 소구성 저색소성 빈혈을 일으킴.

⊙ 신생아, 사춘기, 임신부, 수유부 등에서 철 수요의 증가나, 위장관 출혈, 월경 여성, 자궁근종 등에서 철 소실 증가는 철 부족을 일으킴.

⊙ 편식, 장거리 달리기 운동 선수, 유아에서 우유 과다 섭취에서도 나타날 수 있음.

⊙ 위절제 후, 또는 저산증에는 철 흡수 불량에 의해 빈혈을 일으킬 수 있음.

⊙ 자가면역질환, 악성 종양, 감염 동반 빈혈 등에서도 소구성 저색소성 빈혈을 나타지만, 혈청 페리틴 저하가 없는 것으로 감별.

⊙ 만성 신부전, 미숙아의 빈혈은 erythropoietin 생산 저하, 분비 기전 미숙성이 원인.

⊙ 백혈구(과립구) 감소는 암화학요법에서 골수 기능 억제 현상의 하나.

⊙ 특정 혈액질환(재생 불량빈혈, 골수이상형성증후군), 면역 억제(HIV 감염, 면역 억제요법)에서도 빈혈 출현.

2 치료제의 분류

1) 철제제

⊙ 철결핍 빈혈의 치료제이며, 임상적으로 철결핍 빈혈의 치료와 예방에 사용.

2) 적혈구 조혈 자극인자

- ⊙ Erythropoietin은 신장에서 생산되는 호르몬이며, 적모구세포의 증식, 분화, 성숙을 촉진.
- ⊙ 신성 빈혈 이외에 미숙아 빈혈이나 자가수혈 저장시에도 사용.
- ⊙ 다베포에틴알파(네스벨프리시린지주/종근당)는 반감기가 길어 골수이상형성증후군의 빈혈에도 사용.

3) 저산소 유도인자 프롤린 수산화효소 억제제(HIF 활성화제)

- ⊙ HIF 활성화제는 저산소 유도인자(HIF) 프롤로린 수산화효소(PH) 억제제이며, HIF 안정화에 의해 빈혈 개선.
- ⊙ 적혈구 조혈 자극인자 제제와 다른 기능으로 신성 빈혈을 개선하는 경구 투여 치료제
- ⊙ Roxadustat(에브렌조정/아스트라제네카)를 만성 신질환의 징후성 빈혈에 사용.

4) G-CSF제제

- ⊙ G−CSF(과립구 콜로니자극인자)는 조혈모세포를 중성구로 분화, 성숙을 촉진하는 사이토카인이며, 성숙세포의 기능도 항진.
- ⊙ 조혈모세포를 골수에서 말초혈액으로 동원하는 작용도 있음.
- ⊙ G−CSF 제제는 특정 요인에 의한 중성구 감소에서 중성구 증가 촉진 목적으로 사용.
- ⊙ 암화학요법 후, 조혈모세포 이식 후, 골수이상형성증후군, 재생 불량빈혈, 선천성 특발중성구 감소증, HIV 감염, 면역 억제요법(신이식), 말초혈액에서 조혈모세포 채취 등에 사용.

5) 트롬보포에틴 수용체 작용제

- ⊙ 트롬보포에틴은 혈소판 전구세포의 증식 및 분화에 관여하는 조혈인자.
- ⊙ 거핵구의 성숙, 증식을 자극하여 혈소판의 형성 촉진.
- ⊙ 트롬보포에틴 수용체 작용제 eltrombopag(레볼레이드/한국노바티스), romiplostim(로미플레이트주/ 한국쿄와기린)는 만성 특발혈소판 감소자반병, 재생 불량빈혈에 사용.

3 치료제의 사용에 대한 주의사항

1) 철제제

⊙ 경구 투여에서 위장관 자극에 의한 위장 증상(구역/구토, 식욕 부진, 위통, 설사, 변비, 상복부 불쾌감, 복부 팽만감 등)이 나타날 수 있음.

- 위장 증상은 용량 의존적이므로 1일량을 줄이거나, 식사 직후 또는 식간에 복용하여 좋아질 수 있음.
- 영양 상태가 좋으면 비타민 C나 다른 영양소 보충이 반드시 필요하지 않음.

⊙ 철제제 투여에 효과가 있으면 1주 이내에 그물 적혈구가 증가하며, 2–4주에 헤모글로빈이 증가하여 1–3개월에 정상 수준이 됨.

⊙ 경구 철제제 치료는 빈혈 개선뿐 아니라 저장철 증가를 위해 3–6개월간 계속.

⊙ 철제제 중지 기준은 혈청 페리틴 20 ng/mL 이상이며, 보통 3–4개월 투여 필요.

⊙ 재발하지 않도록 철분 함유 식사에 주의하며, 3–6개월에 채혈하여 재발 유무 확인.

⊙ 경구 철제제에 반응하지 않으면, 지속적 철소실, 흡수 불량, 복약순응도 불량, 만성 질환 동반, 오진 등을 생각.

⊙ 철제제 복용 중 흑색변이 나타날 수 있으며 대변잠혈 검사에서 가짜 양성을 나타냄. 대변 헤모글로빈 검사로 위장관 출혈과 감별.

⊙ 테트라사이클 항생제, 퀴놀론 항생제, 제산제, 갑상선 호르몬제와 병용하면 흡수 억제.

- 이런 약의 복용을 피할 수 없으면 동시 복용하지 않고 3시간 이상의 간격을 둠.

⊙ 녹차, 홍차, 커피 등과 병용으로 철 흡수 억제가 있다고 하지만 임상적으로 문제되지 않음.

⊙ 주사용제는 쇼크를 일으킬 수 있어 경구 철제제의 투여가 어려운 경우에만 사용.

2) 적혈구 조혈 자극인자

⊙ 빈혈 개선 목표는 헤모글로빈 10 g/dL, 적혈구용적률(Hct) 30% 전후.

⊙ 적혈구 용적률의 과도한 상승은 부작용을 일으킬 가능성이 있으모 정기적으로 혈액 검사 확인.

⊙ 혈압 상승, 고혈압뇌증, 뇌출혈을 일으킬 가능성이 있음.

⊙ 심근경색, 폐경색, 뇌경색을 일으킬 가능성이 있음.

- ⊙ 쇼크, 급성중증과민증을 일으킬 가능성이 있음.
- ⊙ 재생불량빈혈 등 혈청 erythropoietin의 보상적 증가가 있으면 효과가 없음.
- ⊙ 계속 투여에 빈혈 개선이 없으면 항erythropoietin 항체 생산 의심.

3) 저산소 유도인자 프롤린 수산화효소 억제제(HIF 활성화제)

- ⊙ 고혈압, 혈전 색전증을 일으킬 가능성이 있음.
- ⊙ 혈관신생 항진작용에 의해 악성 종양을 악화 시킬 가능성이나 망막 출혈 발생 가능성이 있음.

4) G-CSF제

- ⊙ 중성구 감소시에 증가 촉진 및 감염의 예방, 치료에 사용.
- ⊙ 조혈모세포의 말초 혈액으로 동원 작용이 있어 말초 조혈모세포 채취 시에 사용.
- ⊙ 골수성 백혈병에서 미성숙세포를 증가시킬 가능성이 있어 사용하지 않음.
- ⊙ 골수이상형성증후군, 재생 불량 빈혈에서 병형 변화를 일으킬 가능성이 있어 사용에 주의.
- ⊙ 피하주사에서 쇼크, 급성중증과민증을 일으킬 가능성이 있음.
- ⊙ 주사 후 골통, 발열, 권태감 등이 나타날 수 있음.
- ⊙ 화학요법 후 골수 억제 회복기에 과립구 수의 증식 속도가 빠른 시기가 있으며 부작용 출현에 주의.
- ⊙ 중증 부작용으로 간질폐렴, 급성 호흡곤란증후군, 비장파열이 있음.

5) 트롬보포에틴 수용체 작용제

- ⊙ 만성 특발혈소판 감소자반병 중에서 스테로이드나 비장 적출 등의 치료에 효과가 없을 때 사용.
- ⊙ 출혈 위험이 높을 때 사용.
- ⊙ 혈소판 수가 안정될 때까지 매주, 안정 후에는 4주에 1회 혈소판 수 확인.
- ⊙ 혈전증 또는 혈전 색전증을 일으킬 가능성 있음.
- ⊙ 골수 섬유화를 일으킬 가능성이 있어 정기적으로 말초 혈액 소견 관찰.
- ⊙ 투여 중지 후 혈소판 감소에 주의.

4 교육(경구 철제제)

⊙ 구토나 설사를 일으키는 일이 있음.

⊙ 증상이 심하면 진료를 받아야 함.

⊙ 대변이 검게 나올 수 있음.

⊙ 복용하고 있는 약이 있는지 알아보아야 함.

⊙ 녹차, 홍차, 커피를 금지할 필요는 없음.

⊙ 철이 들어있는 균형 있는 식사 섭취에 주의.

Chapter

09 항히스타민제, 항알레르기제

1 알레르기질환의 개념

- ⊙ 알레르기질환에는, 기관지천식, 알레르기비염·결막염, 꽃가루 알레르기, 두드러기, 아토피피부염, 식품 알레르기 등이 있음.
- ⊙ 알레르기 반응은, 항원 특이 IgE가 비만세포에 결합하여 감작되었을 때 항원에 다시 노출되면 비만세포에 신호가 전달되어 히스타민, 트롬복산 A2, 류코트라이엔 등 화학전달 물질이 생산되어 일어남.
- ⊙ Th2 림프구, 호산구 등의 염증세포가 국소에 침윤하여 알레르기 염증이 이루어짐.
- ⊙ Th2 림프구는 IL-4, 5, 13 등의 사이토카인을 생산하며 여러 세포에 작용하여 알레르기 염증의 만성화에 관여.
- ⊙ 최근 Th2 림프구나 B 림프구에 의존하지 않는 알레르기 기전이 알려짐.
  - ▪ 손상된 상피세포가 고전적 항원-항체 반응을 통하지 않는 TSLP (thymic stromal lymphopoietin), IL-25, IL-33 등의 사이토카인을 생산하여 2형 자연림프구(ILC2)를 자극하고 IL-5, IL-13을 대량 생산하여 알레르기 질환을 일으킴.
- ⊙ 호산구는 국소 점막 손상으로 염증을 일으키며, 또한 류코트라이엔 생산으로 기관지 평활근 수축이나 점막 부종 등에 영향을 줌.
- ⊙ 전달물질의 유리 억제 또는 그 수용체에 대항하여 알레르기를 조절하는 약이 항알레르기제.

2 기관지천식 치료에 항알레르기제의 역할

- ⊙ 기관지천식은 만성 기도염증을 기본으로 하는 질환이며, 장기적 관리는 알레

르겐의 회피와 항염증 치료.

- 성인 천식의 장기 관리약으로 기본 치료는 흡입 스테로이드(ICS)이며, 중증도에 따라 흡입 스테로이드의 증량 및 류코트라이엔 수용체 대항제나 장시간 작용형 베타자극제, 테오필린 서방제제 병용을 권고하며 중증에는 장시간 작용형 항콜린제를 추가.
- 류코트라이엔 수용체 대항제를 제외한 항알레르기제는 흡입 스테로이드에 비해 항염증 효과가 약하여 천식 진료지침에는 추가 치료로만 권고.
- 매개물질 유리 억제제, 항히스타민제, 트롬복산 A2억제제, Th2 사이토카인 억제제 등은 흡입 스테로이드에 없는 매개물질 작용 억제, 즉시형 알레르기 반응 억제 작용이 있어 환자의 특성에 따라 선택.

3 치료제 사용에 대한 주의사항

1) 항히스타민제

- 고전적(1세대) 항히스타민제는 중추신경 억제 작용(졸음 등), 항콜린 작용(입마름, 배뇨 장애, 녹내장, 가래뱉기 어려움 등), 부정맥, 위장 장애 등의 부작용이 있었음(표 2-9-1).
- 2세대 항히스타민제는 부작용이 적고, 지속성이 있으며, 매개물질 유리 억제 작용도 있음.

표 2-9-1. 항히스타민제 분류

구분	약물명
1세대 항히스타민제	클로르페니라민(chlorpheniramine), 트리트롤리딘(triprolidine), 피프린히드리네이트(piprinhydrinate), 히드록시진(hydroxyzine), 메퀴타진(mequitazine), 디펜히드라민(diphenhydramine), 디멘히드리네이트(dimenhydrinate), 메클리진(meclizine)
2세대 항히스타민제	세티리진(cetirizine), 로라타딘(loratadine), 레보세티리진(levocetirizine), 에바스틴(ebastine), 케토티펜(ketotifen) 펙소페나딘(fexofenadine), 아젤라스틴(azelastine), 데스로라타딘(olopatadine), 에메다스틴(emedastine), 올로파타딘(olopatadine), 에메다스틴(emedastine), 에피나스틴(epinastine), 레보카바스틴(levocabastine)

(약학정보원)

⊙ 알레르기비염/결막염에서 가려움, 재채기, 콧물, 결막 충혈 등의 증상에 효과적.
- 코막힘에도 효과가 있으나 류코트라이엔 수용체 대항제 보다 뒤떨어짐.
- 꽃가루 알레르기에는 비산 시기 수주 전부터 투여하면 알레르기 염증 감소 가능.

⊙ 급성 두드러기 예방 효과도 있으나, 두드러기에 동반된 혈관염, 혈관 부종에는 무효.

⊙ 급성중증과민증에서 쇼크 증상에 1차 선택제는 아드레날린이며 항히스타민제는 보조적.

⊙ 아토피 피부염에 가려움 감소와 스테로이드제 감량에 유용.

⊙ 기관지천식에는 항염증 작용이 적어 장기적 관리제가 되기 어려움.
- 경증 아토피천식이나, 알레르기비염 동반 천식에서 병용하여 유용.
- 호산구성 기도염증과 기침 감수성 항진이 있는 아토피 기침에도 효과적.

2) 항히스타민제의 사용구분

⊙ 항히스타민제를 뇌내 H1 수용체 점거율에 따라 구분할 수 있음.
- 점거율 50% 이상을 진정성, 20−50%를 경도 진정성, 20% 이하를 비진정으로 함.

⊙ 2세대 항히스타민제(에피나스틴, 세티리진, 올로파타딘, 베포타스틴, 에바스틴, 로라타딘, 펙소페나딘, 레보세티리진 등)는 진정성이 낮음.
- 그 중에서도, 로라타딘(노라틴정/신풍), 펙소페나진(알레그라정/한독)은 진정성이 낮아 비진정성으로 분류되며 자동차 운전을 포함한 위험 동반한 기계조작 환자에게도 적합.

⊙ 최근 2세대 항히스타민제로 외국에서 사용하는 빌라스틴은 뇌내 히스타민 H1 수용체에 결합하지 않는다고 알려졌음.
- 신규 제2세대 데스로라타딘(에리우스정/오가논)도 진정성은 낮지만, 루파타딘(루파핀정/안국)은 진정성이 낮지 않기 때문에 자동차 운전에 주의가 필요.

⊙ 수유시 비진정성 약제는 유아에 대한 영향이 적음.

⊙ 만성 알레르기질환 치료에는 임상 효과, 지속성, 적은 부작용 등에서 2세대를 선택.

⊙ 중증·난치성 알레르기에 세티리진(네오세틴정/삼아)과 레보세티리진(코세틴정/삼익), 루파타딘은 증량 투여 가능.

⊙ 로라타딘과 에바스틴(에바스텔/보령)은 체내에서 대사되어 대사 산물이 작용을 나타내므로 효과 출현까지 시간이 걸려 급성기 사용에는 적합하지 않음.

⊙ 1세대 항히스타민제는 효과가 빨리 나타나고 급성기 사용에 좋지만 지속 시간이 짧고 진정성을 포함한 부작용이 많아 주의.

⊙ 클로르페니라민은 사용 경험이 길고, 태아에 영향이 적다고 보고되었음.

3) 류코트라이엔 수용체 대항제

⊙ 류코트라이엔은 기도 수축, 기도 염증, 점막 부종에 관여하며, 기관지 점막이나 코점막에 작용하여 알레르기비염에도 관여.

⊙ 류코트라이엔 수용체 대항제는 천식의 장기적 관리제로 흡입 스테로이드 다음으로 사용 가능.

⊙ 작용 기전에 의해 아스피린 천식, 운동 유발 천식 등에 유용하며, 스테로이드나 다른 약에 없는 효과 기대.

⊙ 비염은 기관지천식의 악화인자가 될 수 있으며, 특히 코막힘 증상이 심할 때 류코트라이엔 수용체 대항제는 효과적.

⊙ 류코트라이엔 수용체 대항제는 하비갑개 점막의 혈관이나 정맥에 작용하여 혈관 투과성 항진이나 혈관 확장에 의한 코점막 부기나 부종을 개선시켜 코막힘 개선.

⊙ 알레르기비염에서 상기도 폐색이나 후비루 개선과 비염 동반 천식에서 호흡 곤란 증상 개선에 유용.

4) 사이토카인 억제제

⊙ 알레르기질환과 관계있는 Th2 사이토카인 생산 억제.

⊙ 천식 장기적 관리제 단독으로는 강한 항염증 작용은 기대할 수 없지만, 흡입 스테로이드에 장시간 작용형 자극제, 테오필린 서방제, 류코트라이엔 수용체 대항제 등의 병용에도 천식 조절이 충분하지 않을 때 Th2 사이토카인 억제제 추가는 증상과 호흡 기능 개선.

⊙ 부작용은 비교적 적음.

⊙ 아토피피부염이나 알레르기비염에도 사용.

5) 트롬복산 A2수용체 대항제

⊙ 기관지천식 또는 알레르기성 비염에 사용.

⊙ 트롬복산 A2 합성효소 억제제와 수용체 결합에 대항하는 2 종류가 있음.

⊙ 천식 치료에서 임상 효과는 크게 높지 않고, 간기능 장애나 용혈성 빈혈, 혈소

판 기능 억제 등의 부작용으로 사용 기회가 적음.

6) 매개물질 유리 억제제

⊙ 오래전부터 천식 치료제로 사용되어 왔으며 안전성도 높음.

⊙ 크로모글리크산 흡입은 소아 천식에 유용성이 높아 천식 발작 및 장기적 관리제로 권고.

- 성인 천식에서 흡입 스테로이드와 병용하여 천식 조절 개선 가능.
- 복용하면 장에서 식품 알레르겐 흡수를 억제하여 식품 알레르기 동반 아토피피부염 치료에 사용.

4 꽃가루 알레르기 약 처방

1) 문진에 의한 중증도 판단

⊙ 알레르기 비염은 코점막의 1형 알레르기 질환이며, ① 발작성, 반복성 재채기, ② 콧물, ③ 코막힘이 주요 증상.

⊙ 문진에서 전형적 증상과 비강 관찰에서 코점막 소견이 있으면 임상적으로 알레르기 비염이라고 진단.

⊙ 비경으로 비강을 볼 수 없으면 코 증상으로 알레르기 비염의 중증도를 판단하여 그에 따라 처방.

⊙ 코 증상으로 콧물과 재채기만 있는지, 코막힘이 있는지에 따라 대처가 다름.

- 콧물, 재채기만 있을 때:

[재채기, 코풀기의 하루 평균]

- 1-5회: 경증, 6-10회: 중등도, 11회 이상: 중증

[코막힘 중증도]

- 중등증 : 하루 중 때로 입으로 숨쉼, 중증: 하루 중 많은 시간을 입으로 숨쉼.

[중증도에 따른 처방]

① 경증

⊙ 병형에 관계없이 ① 2세대 항히스타민제, ② 화학매개물질 유리 억제제, ③ 류코트라이엔 수용체 대항제, ④ TXA2 수용체 대항제, ⑤ Th2 사이토카인 억제제, ⑥ 코 분무용 스테로이드제 중 하나를 1차 선택제로 함.

②중등도 이상

⊙ 재채기, 콧물에는 ① 2세대 항히스타민제와 ⑥ 코 분무용 스테로이드제를 처방함.

⊙ 코막힘에는, ① 2세대 항히스타민제와 ⑥ 코 분무용 스테로이드제에 ③ 루코트라이엔 수용체 대항제 또는 ④ TXA2 수용체 대항제를 추가함.

⊙ 중등도와 중증의 처방은 크게 다르지 않으며, 중증에서 증상이 호전되지 않으면(특히 코막힘 증상) 이비인후과에 의뢰함.

2) 구체적 처방

(1) 2세대 항히스타민제 처방 하나를 기본으로 한다

⊙ 꽃가루 알레르기 계절 전(꽃가루 날림 2주 전)부터 2세대 항히스타민제를 복용하면 피크시 증상 감소를 기대할 수 있음.

⊙ 복용약에서 주의할 점은 2세대 항히스타민제에 의한 졸림.

- 1세대 항히스타민제에 비해 졸림이 적어졌다고 하지만 환자에 따라 다름.
- 운전에 대한 주의가 없는 약을 선택.

⊙ 외래 환자의 대부분은 여러 약을 복용하고 있으며 여기에 꽃가루 알레르기 약 처방이 필요한 경우에는 다른 약과의 병용에 주의가 없는 약을 선택.

⊙ 약 복용을 좋아하지 않는 환자에게는 코 분무용 스테로이드제를 처방하면 좋음.

- 코 분무용 스테로이드제는 국소에만 작용하고 전신 이행이 적어 당뇨병 환자의 혈당 조절에 영향 없음.
- 스테로이드를 기피하는 환자에게는 레보카바스틴(레보카바스틴점비액/종근당) 등 항알레르기 점비약을 처방.

⊙ 증상의 중증도에 더불어 복용 회수를 고려하여 몬테르카스트는 1일 1회, 프란르카스트는 1일 2회이므로 항히스타민제와 복용 회수가 같은 제제를 추가하면 환자의 복용 충실도가 좋아짐.

3) 기본 처방에 효과가 없을 때

⊙ 항히스타민제의 구조식에 따른 처방 변경을 생각.

[3환계 구조] 에피나스틴, 올로파타딘, 입라타딘, 데스로라타딘, 로파타딘

[피베리딘 골격] 에바스틴, 펙소페나딘, 베포타스틴, 비라스틴

[페닐피페라진 골격] 옥사트미드, 세티리진, 레보세티리진

5 알레르기 비염과 코감기의 구별이 어려울 때

- ⊙ 알레르기 비염과 감별이 필요한 다른 비염으로 코감기가 있음.
- ⊙ 코감기도 처음에 재채기, 콧물이 나타나서 알레르기 비염과 감별이 쉽지 않음.
- ⊙ 이비인후과에는 알레르기 비염과 코감기를 비경으로 보아 감별하지만, 문진으로도 판단할 수 있음.
- ⊙ 코감기는 콧물이 며칠 지나며 점성이 되고 1–2주에 치유되는 일이 많으며, 간혹 염증이 비강에서 부비강으로 파급되면 콧물은 점농성이 되고, 협부통 등의 증상이 나타남.
- ⊙ 한편 알레르기 비염의 비외 증상으로 꽃가루 알레르기 시기에 눈의 가려움이 동반되어 코감기와 구별됨.

6 비염 만성화에 대한 처방

- ⊙ 비염의 만성화에는 세균 감염 동반 가능성이 있음.
- ⊙ 부비강 점막으로 이행성이 높은 마클로라이드 항생제를 병용.
- ⊙ 항생제 추가에도 증상이 호전되지 않으면 이비인후과에 의뢰.
  - ■ 부비강염 중에는 진균성도 있어 항생제에 저항성.
- ⊙ 항히스타민제만 처방하는 환자에게 류코트라이엔 수용체 대항제를 추가하여 기침이 호전될 수 있음.
- ⊙ 아토피 기침에 기본적으로는 항히스타민제에 효과가 있지만 기침이 호전되지 않으면 천식 동반 가능성을 생각하여 호흡기내과 진료를 의뢰.

Chapter

10 항류마티스제

1 류마티스 관절염의 개요

⊙ 류마티스 관절염은 만성 진행성으로 경과하는 다발 관절염을 특징으로 하는 전신 자가면역 질환.

⊙ 진행하면 활막 증식, 연골과 뼈흡수에 의한 관절 파괴로 기능 장애를 일으킴 (그림 2-10-2).

⊙ 일부에서 간질폐렴, 혈관염 등 관절외 병변 동반.

⊙ RA의 병인은 아직 명확하지 않으며, 유전인자에 환경인자(흡연, 구강내 감염, 세균/바이러스 감염, 호르몬 균형 등)가 더해져 발병한다고 생각.

⊙ 발병 연령은 10–80대까지 넓게 분포하지만 30–50대에 호발하고, 남녀비는 약 1 : 3–4.

⊙ 고령자의 증가에 따라 류마티스성 다발 근통증과 감별이 어려운 급성으로 발병하는 고령 발병 RA (elderly onset RA : EORA)가 나타나고 있음.

2 진단

⊙ 미국 류마티스학회(ACR)와 유럽류마티스(EULAR)가 공동으로 제정한 분류 기준 사용(표 2-10-1).

⊙ 관절 소견, 검사 수치 이상, 관절염 지속 시간 등의 12항목 점수에 따라 합계 6점 이상을 RA로 진단.

⊙ 이 기준 적용의 전제 조건에 명확한 활막염 존재, 감별 질환 제외가 포함되며, RA진료에 경험이 적으면 오진 가능성이 있음.

표 2-10-1. 류마티스 관절염의 분류 기준

1. 적어도 하나의 관절에서 분명한 활막염의 증상을 갖는 환자	
2. 다른 질환에 의해 잘 설명되지 않는 활막염	
분류기준 범주 A-D에서 10점 만점 중 합이 6점 이상이면 확실한 류마티스관절염으로 분류함.	
A. 관절 침범	
큰 관절 1개	0점
큰 관절 2-10개	1점
작은 관절 1-3개	2점
작은 관절 4-10개	3점
작은 관절 1개 이상 포함 10개 이상	5점
B. 혈청 검사	
류마티스인자와 항CCP항체 모두 음성	0점
낮은 역가의 류마티스인자 또는 항CCP항체 양성	2점
높은 역가의 류마티스인자 또는 항CCP항체 양성	3점
C. 혈청 염증반응물질(ESR 또는 CRP)	
혈청 염증반응물질 음성	0점
혈청 염증반응물질 양성	1점
D. 증상의 발생 기간	
6주 이내	0점
6주 이상	1점

(미국·유럽 류마티스 학회, 2010년)

3 류마티스질환 치료제

1) 치료제의 특징

⊙ 류마티스 관절염(rheumatoid arthritis: RA)으로 진단되면 질환수식 항류마티스제(DMARD) 조기 투여 시작 권고.

⊙ DMARD는 고전형DMARD (csDMARD), 분자표적형DMARD (tsDMARD), 생물학제제(bDMARD) 및 후발품(bsDMARD)으로 구분(그림 2-10-1).

⊙ csDMARD에는 메토트렉세이트(MTX), 살라조설파피리딘(SASP), 부실아민(BUC), leflunomide (LEF), 타크로림스(TAC), 이그라티모드(IGU), 금제제(GST) 등이 있음.

⊙ DMARD 중에서 메토트렉세이트의 효과/부작용 비가 높지만, 금기, 주의 사항을 잘 알아야 함.

⊙ 통증이 심하면 비스테로이드 소염제(NSAIDs) 사용.

⊙ 염증이 심하면 DMARD 효과가 나타날 때까지 소량의 스테로이드 사용.

- 스테로이드는 골다공증 등의 부작용에 주의하며 단기간 소량 투여하며, 격일

투여도 고려.

⊙ leflunomide(레노미드정/알보젠)는 MTX 무효에서도 효과가 있는 강력한 DMARD이며 서양에서는 MTX 정도로 평가.

- 중증 간질폐렴 우려가 있어 주의 사항을 잘 알고 사용.

⊙ MTX 무효 또는 효과가 충분하지 않으면 bDMARD 또는 JAK 억제제 권고(그림 2-10-3).

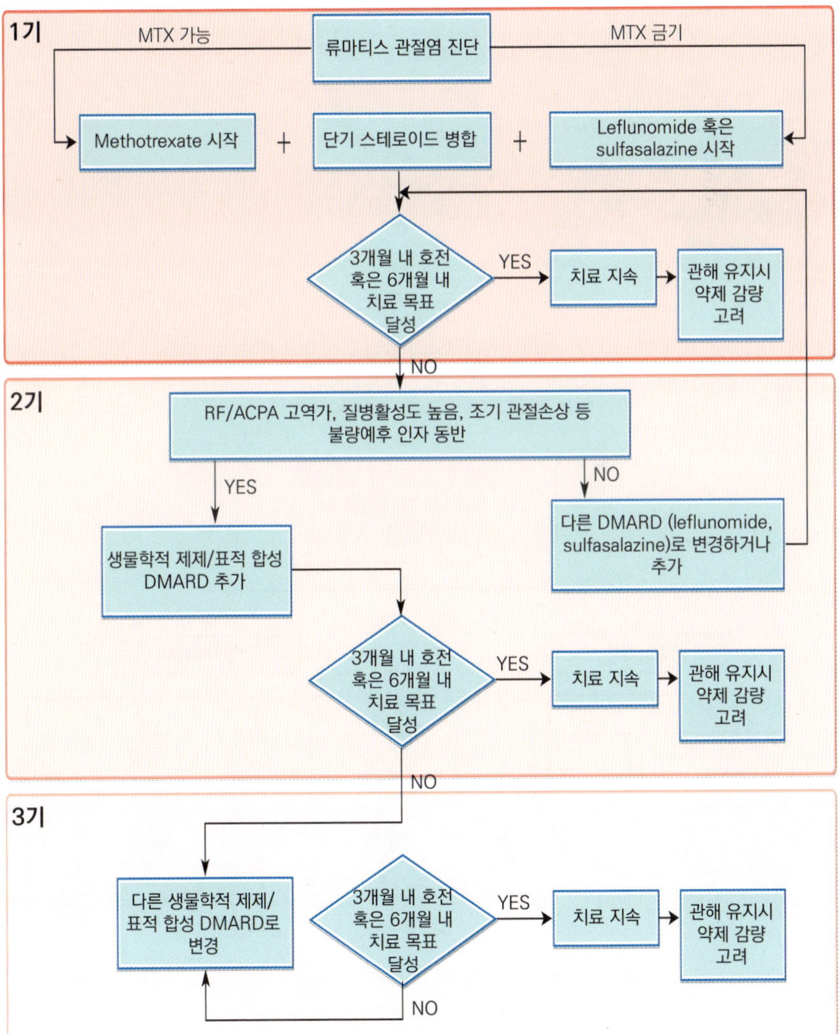

그림 2-10-1. RA약물 치료 알고리즘.
(대한내과학회지, 2022:97:93)

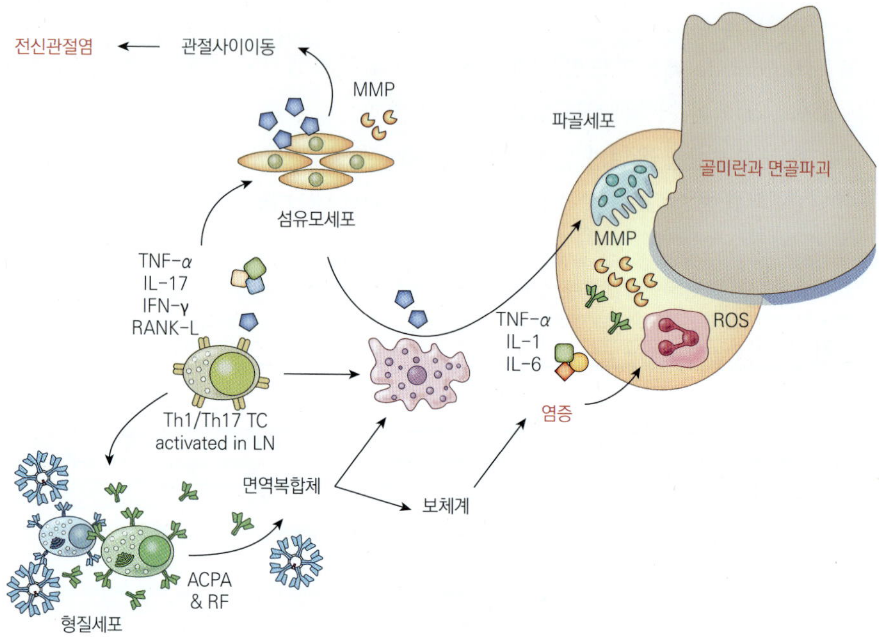

그림 2-10-2. 류마티스관절염의 발생과 진행에 관여하는 분자.
(Cells 2020:9: 880)

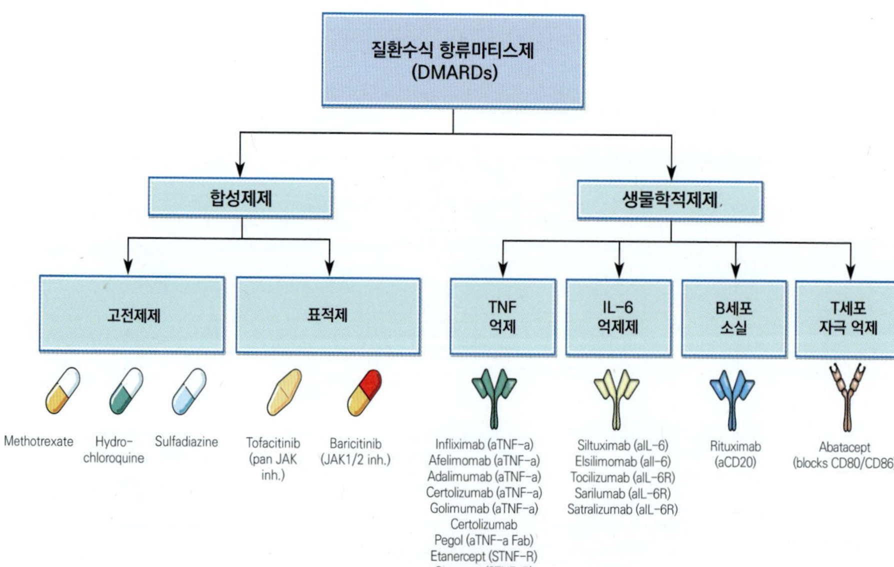

그림 2-10-3. 질환수식 항류마티스제.
(Cells 2020:9: 880)

⦿ MTX/LEF 및 b/tsDMARD를 투여하면 감염에 주의하며 생백신 접종 금기.
⦿ DMARD 효과는 3–6개월에 판정하며, 질환 활동성 저하가 없으면 다른 제제로 변경 또는 병용 고려.
⦿ 하나의 DMARD에 반응하여도 얼마 후 치료 효과가 감소될 수 있음.
- 이 때는 다른 제제로 변경 또는 다른 DMARD 병용 고려.

⦿ 치료 목표에 객관적 지표를 이용하여 관해 도입 및 유지를 평가하지만 환자의 주관적 평가도 중요.

2) 약리 작용

⦿ MTX, LEF는 핵산 합성 억제 작용
⦿ TAC는 칼시뉴린 억제에 의해 T 세포 기능을 선택적으로 억제.
⦿ IGU는 염증 전사인자 NF–kB 억제에 의해 작용.
⦿ TNF 억제제, 항IL–6제는 염증 사이토카인 상류의 TNF, IL–6의 작용을 억제, 중화하여 항염증 작용.
⦿ TLA–4–Ig융합단백제(abatacept, 오렌시아주/비엠에스)는 T세포와 항원 제시세포 사이의 상호 자극 작용을 억제하여 항원 의존적 T세포 활성화를 억제.
⦿ JAK 억제제는 세포내 신호 전달에 중요한 야누스키나제(JAK)의 억제에 의해 여러 사이토카인 신호를 억제.

4 치료 방침

⦿ 2019년 유럽류마치스학회의 치료 알고리즘이 있음(그림 2-10-1).
⦿ RA진단 확정 후 조기에 csDMARD (MTX 금기가 아니면 MTX, 금기이면 다른 csDMARD) 시작과 동시에 NSAIDs 병용(1기).
⦿ 염증이 심하면 소량의 스테로이드(프레드니솔론 환산 10 mg/일)는 초기 관절 파괴 방지 효과가 있어 단기간 병용을 고려하지만, 감염, 대사이상, 골다공증 등의 부작용에 주의.
⦿ 3–6개월에 csDMARD의 치료 효과를 판정하여 효과가 충분하지 않으면 2기로 진행하며, 예후 불량인자(높은 RF/ACPA, 높은 질환 활동성 지속, 관절 파괴)가 있으면 bDMARD 또는 JAK 억제제 도입.

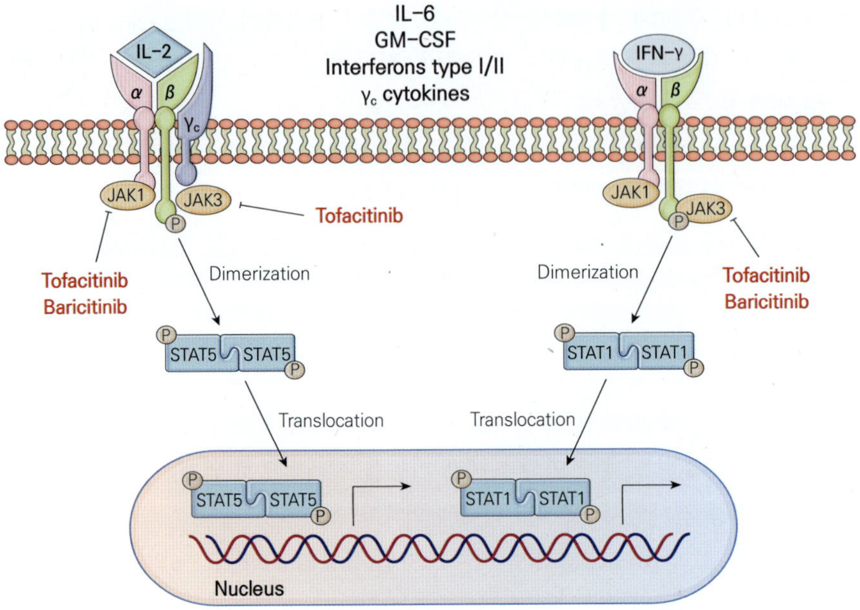

그림 2-10-4. JAK 억제제.
(Cells 2020:9:880)

- 이 때 MTX를 사용하지 않았으면 TNF 억제제 이외의 치료제가 우선.

⊙ 예후 불량인자가 없으면 csDMARD 병용 고려.

⊙ 이상의 치료에도 질환 활동성 저하를 달성할 수 없으면 3기로 진행되어, bDMARD, JAK억제제 변경 고려(그림 2-10-4).

- 이 때 TNF 억제제 사용 중이면 TNF 억제제 이외의 치료제로 변경.

⊙ bDMARD/bsDMARD은 효과가 좋지만 특이한 부작용이 있어 구체적 사용 지침이 정해져 있음.

⊙ 키메라항체제 인플릭시맙은 항키메라항체 생산 억제를 위해 MTX 6–8 mg/주 병용.

⊙ 아달리무맙에도 항아달리무맙은 중화항체 생산이 드물지 않아 효과 감소 방지와 항류마티스 작용 강화를 위해 MTX 병용 권고.

5 생물학제제 투여의 주의사항

⊙ 질병을 완치시키는 약이 아님을 환자에게 설명하고 이해를 확인하여 투여.

⊙ 중증 부작용에 의한 치명적 경과가 있으므로 긴급 상황에 대한 대처가 가능한 의료 기관에서 사용.

- 부작용이 있을 때 주치의에게 긴급 연락이 가능한 체제 구축.

⊙ 이 약의 사용 전에 기존 치료제, 기존요법의 적용을 고려하여 충분한 지식이 필요.

⊙ 패혈증, 폐렴(인플릭시맙, 에타네르세프트 제외), 진균감염을 포함한 기회감염 등 치명적 감염 보고가 있으며, 악성 종양 발생 보고도 있음.

⊙ 파종성 결핵(속립결핵)(우파다시티닙 제외) 및 폐외 결핵(흉막, 림프절 등)을 포함한 결핵 발병으로 사망 보고가 있음.

⊙ 투여 전에 충분한 문진, 흉부 방사선검사(흉부 CT검사), IFN−γ유리 검사에서 결핵 감염 유무 확인.

- 결핵 감염 및 감염이 의심되면 항결핵제 투여 후에 시작

⊙ 다발성 경화증 등의 발생, 악화가 항TNF제에서 보고되어 병력이 있으면 투여하지 않음.

6 치료 주의

⊙ bDMARD나 면역억제제(MTX, LEF, TAC, JAK 억제제) 투여 후에 HBs 항원 정성 검사에서 음성이면서 HBc 또는 HBs 항체가 양성이 되어 과거 감염 치유자였던 환자에서 HBV 재활성화에 의한 중증 경과가 보고되었음.

- HBV−DNA의 미량정량법(Taq−Man PCR)을 2−3개월 간격으로 측정하여 양성화되면 간염 소견이 없어도 핵산 유사체를 예방적으로 투여.

⊙ 임신, 수유

- 많은 DMARD가 임신에 금기로 생각되었으나 안전성에 대한 데이터가 축적되어 타크로림스, 시클로스포린, 아자티오퓨린이 임신 중 유익성 투여로 변경.
- 모든 b/bsDMARD에서 위험−이익을 고려하여 상황에 따라 임신부 사용을 허용할 수 있음.
- 태반과 젖으로 이행이 적은 etanercept(엔브렐주/화이자)을 우선.

7 교육

⊙ 항류마티스제의 부작용은 빈도가 높으므로 복용 시작 후 이상(발열, 권태감, 피부 발진, 기침, 복통, 설사 등)이 있으면 즉시 복용을 중지하고 진료를 받음.

⊙ 항류마티스제의 효과는 개인차가 크기 때문에 일단 항류마티스제를 시작하면 2–3개월은 부작용이 없는 한 계속 복용(그림 2-10-5).

⊙ MTX를 절대로 매일 복용하면 안 됨.

- 1주에 1–2일 투여가 정해져 있으며 의문이 있으면 반드시 처방의사에게 확인.

⊙ 항류마티스제는 다른 약과 상호작용이 있으므로 다른 의사에게 투약을 받을 때 반드시 복용 내용을 알려주어야 함.

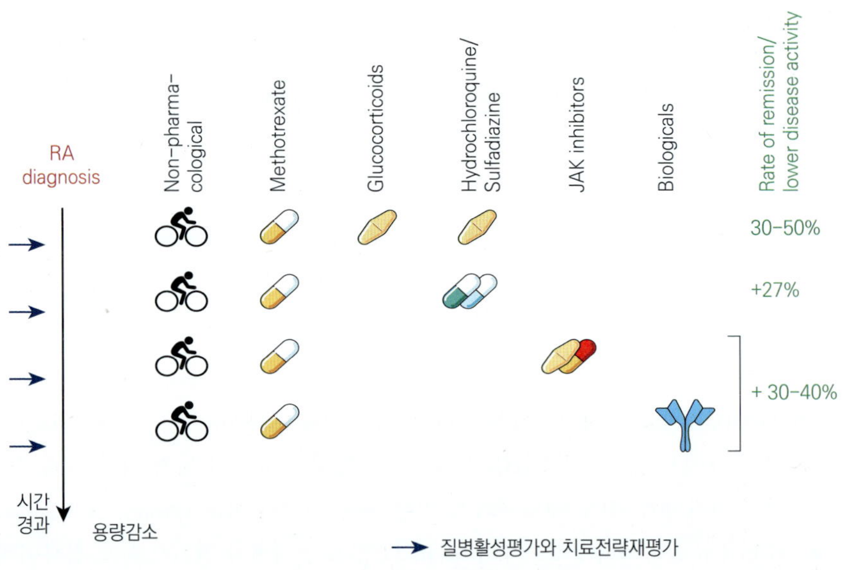

그림 2-10-5. 류마티스관절염 치료 경과.
(Cells 2020:9:880)

Chapter

11 항생물질 처방

1 항생제

1) 기본개념

⊙ 항생제 대상 병원체는, 그람양성균, 그람음성균, 결핵균, 마이코플라즈마, 클라미디아, 리케차 등.

⊙ 1960년대 대부분의 항생제가 개발되었고, 내성균 출현에 대해 항생제 개발이 지속되고 있으나 2021년 UN은 항생제내성(antimicrobial resistance: AMR)을 인류의 보건위기의 하나라고 선언(그림 2-11-1).

⊙ 마크롤라이드, 테트라사이클린은 결핵균을 제외한 모든 병원체에 항균 스펙트럼을 나타냄.

⊙ 퀴놀론의 일부는 마이코플라즈마, 클라미디아에, 아미노당화물의 일부는 결핵균에 항균 스펙트럼을 나타냄.

⊙ 베타락탐제, 포스포마이신은 그람양성균, 그람음성균에만, 당펩타이드계는 그람양성균에만 항균 스펙트럼을 나타내는 것이 특징.

⊙ 녹농균 감염에는 베타락탐제, 아미노당화물(aminoglycoside) 등의 항생제가 중요.

⊙ 사용 빈도가 높은 항생제는 세펨계 중심의 베타락탐제이고, 그 다음으로 퀴놀론, 마크롤라이드계이며, 사용 빈도가 높으면 내성균 문제가 생기므로 적정 사용이 중요.

2) 항생제의 항균 작용과 약물 동태

⊙ 항생제에 따라 항균 작용, 항균 스펙트럼, 약물 동태(PK/PD) 등이 다르며, peak (maximum inhibitory concentration), AUC (area under curve), 최소 발육 저지 농도(minimum inhibiory concentration: MIC) 등의 특징을 알아 선택하면 좋음(그림 2-11-2).

⊙ 항생제가 효과를 나타내기 위해서는 병변 부위에서 일정시간 MIC가 유지되어야 함.

▪ 그러나 MIC 이상을 항상 유지할 필요는 없음.

⊙ 항생제 효과는 Cmax, AUC, Time above MIC (MIC 이상 농도의 시간) 등 약물 동태 파라미터와 약에 관련된 파라미터에 따라 다름.

⊙ 퀴놀론, 아미노당화물에는 AUC/MI, Cmax/MIC 등이 관여하며, 베타락탐제에는 Time above MIC가 관여.

⊙ 반감기나 PAE (post-antibiotic effect)가 긴 아지스로마이신, 클라리스로마이신, 반코마이신 등에는 AUC/MIC가 관여.

⊙ 감염 부위의 원인균에 대해 이런 파라미터를 만족시키는 약물 동태를 얻을 필

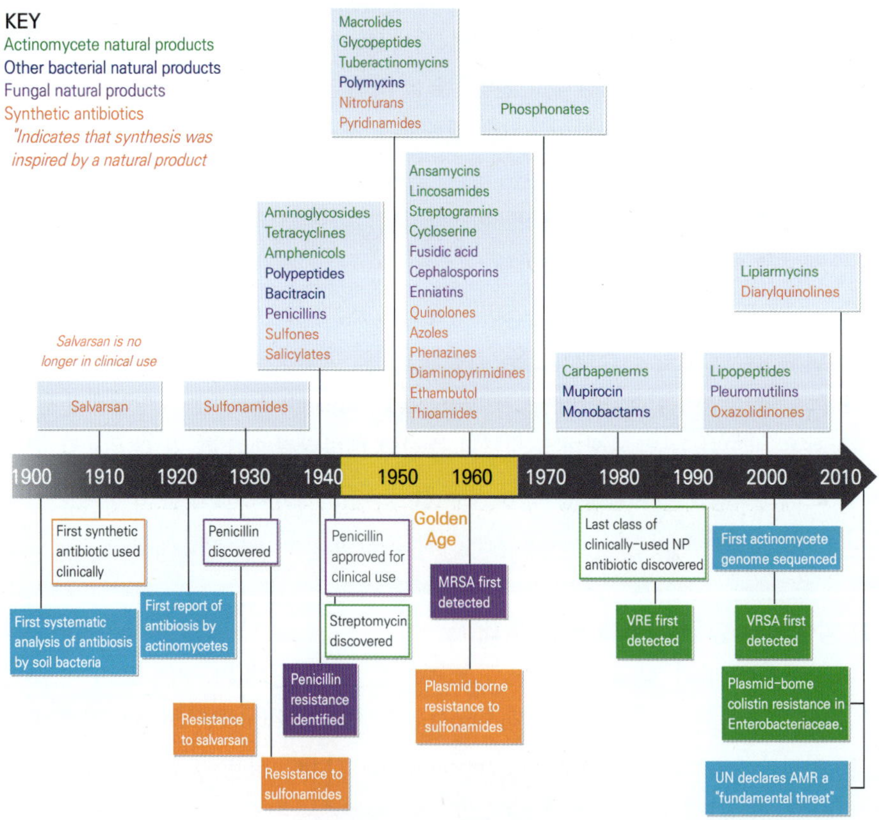

그림 2-11-1. 항생제 개발 역사.
(Curr Opin Microb 2019:51:72-80)

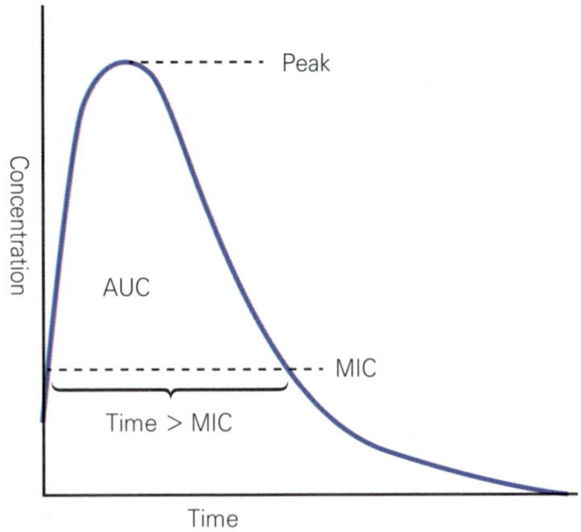

Antibiotic Class	Pharmacodynamic Profile	Pharmacodynamic Parameter to Optimize
Aminoglycosides	Concentration-dependent	Peak:MIC
Penicillins	Time-dependent	Time>MIC
Cephalosporins	Time-dependent	Time>MIC
Carbapenems	Time-dependent	Time>MIC
Vancomycin	Time-dependent	AUC-MIC
Lipopeptides	Concentration-dependent	AUC:MIC; peak: MIC
Oxazolidinones	Time-dependent	AUC:MIC
Lipoglycopeptides	Concentration-dependent	AUC:MIC
Fluoroquinolones	Concentration dependent	AUC:MIC
Macrolides	Time-dependent	AUC:MIC
Sulfamethoxazole-trimethoprim	Limited data	Limited data

그림 2-11-2. 항생제 효과에 관여하는 약물역동 지표와 항생제의 특성.
(CJASN 2019:14: 1080 - 1090)

요가 있음.

⊙ 투여 간격 결정에 약물 동태와 PAE가 관여.

- PAE는 항생제가 단시간 세균에 접촉 후 약제가 소실되어도 세균 증식을 억제하는 효과.
- 그람양성균에 대해 모든 항생제에 PAE가 있음.
- 그람음성균에 대해 아미노당화물 등 단백합성 억제제나 퀴놀론계 등 핵산합성억제제에 있으나 베타락탐제에는 없음.
- PAE가 있는 항생제는 투여 간격 연장과 투여 회수를 줄이는 것이 가능.
- 아미노당화물은 PAE가 길어 1일 1회 투여 등 투여 간격 연장이 가능.
- 베타락탐제는 그람음성 막대균에 PAE가 없어 보통 2~4회 분할 투여.

⊙ 임상적으로 효과의 지표가 되는 PK/PD 파라미터가 알려지고 있음.

⊙ 당펩타이드계나 아미노당화물은 부작용 방지와 효과를 높이기 위해 TDM(치료약물농도측정) 시행.

3) 치료제 분류

항생제 작용 기전에 따라 구분(그림 2-11-3).

(1) 세포벽 합성 억제제

① 베타락탐제, ② 포스포마이신, ③ 사이클로세린, ④ 당펩타이드계 등이 이

에 속함.

⊙ 베타락탐제는 페니실린계, 세펨계, 카바페넴계, 페넴계, 모노박탐계 등으로 분류.

⊙ 세펨계는 구조 차이에 의해 세팔로스포린계, 세파마이신계, 옥사세펨계로 분류.

⊙ 세균은 세포질막과 세포벽으로 싸여있으며, 그람음성균에는 다시 한층의 외막이 존재.

⊙ 베타락탐제는 외막에 존재하는 구멍단백질(porin)을 통과하여 세포벽 합성효소인 페니실린 결합 단백(PBP)에 결합하여 세포벽 합성을 억제.

⊙ 당펩타이드계 반코마이신, 테이코플라닌은 세포벽의 펩티드글리칸 말단의 D-아라닐-D-알라닌에 직접 결합하여 세포벽 합성을 억제.

(2) 단백합성 억제제

⊙ 단백합성 억제제는 세포내막을 통과하여 세포질로 들어와서 세균의 70s 리보솜에서 30s나 50s 소단위에 결합하여 단백합성을 억제.

⊙ 아미노당화물, 테트라사이클린, 옥사졸리디논계는 초기 단계에서, 마크롤라이드, 클로람페니콜은 말기 단계에서 억제.

⊙ 테트라사이클린, 마크롤라이드, 클로람페니콜의 살균 작용은 약하며 정균적

⊙ 아미노당화물의 살균 작용은 신속하며, 농도 의존적이고, post-antibiotic effect가 좋음.

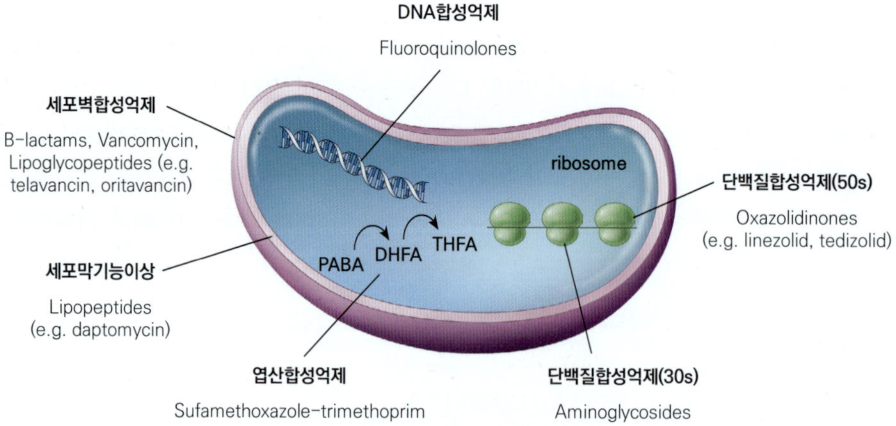

그림 2-11-3. 항생제 작용기전.
(CJASN 2019:14: 1080-1090)

(3) 핵산합성 억제제

⊙ 세균의 세포질 내로 이행하여 항균 작용을 나타냄.

⊙ 퀴놀론은 DNA 자이레이스나 토포이소머라아제 IV에 결합하여 DNA 합성을 억제.

- 사람의 토포이소머라아제 II를 억제할 가능성은 낮음.

⊙ 퀴놀론의 살균 작용은 아미노당화물처럼 신속.

⊙ 리팜피신은 RNA 중합효소(polymerase)에 결합하고 그 DNA에 결합 억제로 전사를 억제.

- 사람의 RNA 중합효소에는 작용하지 않기 때문에 사람에서 부작용은 적음.

(4) 엽산합성 억제제

⊙ 설파제이며 현재 주로 사용하는 것은 설파메톡사졸과 트리메토프림의 5:1 복합제.

⊙ 설파메톡사졸은 파라아미노안식향산(PABA)에 대항하여 세균의 환원형 엽산 합성을 억제하며, 트리메토프림은 엽산대사 경로의 디히드로엽산 환원효소(dihydrofolate reductase)를 억제.

⊙ 이렇게 엽산합성계의 다른 단계에서 억제 작용을 나타냄.

(5) 기타

⊙ 콜리스틴, 폴리믹신 B, 암포테리신 B는 세포질막에 직접 작용.

⊙ 세포질막은 동물도 가지고 있으므로 부작용이 나타나기 쉬움.

4) 항생제 사용 주의사항

(1) 그람양성균에 선택하는 항생제

⊙ 감염 원인균으로서 중요한 그람양성균은 황색포도알균, 고름사슬알균, 폐렴알균, 장알균, 디프테리아균, 탄저균, 클로스트리듐 등.

⊙ 황색포도알균에는 페니실린계 클록사실린, 세펨계 1세대, 2세대, 4세대, 카바페넴계, 아미노당화물, 마크롤라이드, 테트라사이클린, 퀴놀론, 당펩타이드계가 항균력을 나타냄.

⊙ MRSA에는 당펩타이드계 반코마이신, 테이코플라닌, 아미노당화물 아르베카신, 옥사졸리디논계 리네졸리드, 환상리포펩티드계 다프토마이신이 항균력을 나타냄.

⊙ 고름사슬알균에는 페니실린계, 페넴계, 세펨계, 마크롤라이드, 테트라사이클린, 퀴놀론, 당펩타이드계 등이 항균력을 나타내지만, 페니실린계, 세펨계를

많이 사용.

⊙ 폐렴알균에는 페니실린계, 페넴계, 세펨계, 마크롤라이드, 테트라사이클린, 퀴놀론, 당펩타이드계가 항균력을 나타내며, 마크롤라이드, 테트라사이클린, 일부 퀴놀론에는 내성균이 있음.

⊙ 디프테리아균에는 에리스로마이신, 탄저균에는 테트라사이클린, 퀴놀론을 사용하며, 페니실린계는 일부 내성균이 있으나 사용 가능.

⊙ 클로스트리디움 디프린겐스에는 페니실린계, 클로스트리디움 디피실에는 반코마이신, 메트로니다졸이 항균력을 나타냄.

(2) 그람음성균에 선택하는 항생제

⊙ 그람음성균에는 세펨계, 카바페넴계, 모노박탐계, 아미노당화물, 퀴놀론이 항균력이 있음.

⊙ 페니실린계에서 광역 반합성 페니실린이 항균력을 나타냄.

⊙ 카바페넴계, 모노박탐계, 퀴놀론은 그람음성균 전반에 항균 스펙트럼을 나타냄.

⊙ 세펨계는 종류가 많으며, 1세대 세펨은 대장균, 폐렴막대균에, 2 세대 세펨은 인플루엔자균, 엔테로박터, 시트로박터에, 3세대 세펨은 변형균, 세라티아에, 4세대 세펨은 녹농균에 항균 스펙트럼을 나타냄(표 2-11-1).

⊙ 아미노당화물은 인플루엔자균을 제외한 그람음성균 전반에 항균력을 나타냄.

⊙ 그람음성균에서 백일해균, 레지오넬라균, 캄피로박터에는 마크롤라이드가, 이질균, 살모넬라균, 티푸스균에는 퀴놀론이 항균력을 나타내서 임상적으로 선택.

(3) 내성균에 선택하는 항생제

⊙ WHO나 미국 CDC는 약제 내성균 대책을 발표.

[메티실린내성 황색포도알균(MRSA)]

표 2-11-1. 세펨계의 종류

구분	약물명
1세대	경구제: cephalexin, cefroxadine 주사제: cefazolin, cefalotin
2세대	경구제: cefuroxime 주사제: cefotiam, cefmetazole
3세대	경구제: cefixime, cefditoren pivoxil, cefteram pivoxil, cefpodoxime 주사제: cefotaxime, ceftazidime, ceftriaxone, cefmenoxime
4세대	주사제: cefepime, cefozopran

- mecA 유전자를 가진 황색포도알균이며, 베타락탐제, 퀴놀론, 아미노당화물 등 대부분의 항생제에 내성이고, 당펩타이드계 반코마이신, 테이코플라닌, 아르베카신, 리네조리드, 다프토마이신에 감수성이 있음.
- 그 밖에 미노사이클린, 클로람페니콜, 리팜피신, ST복합제에 감수성인 경우도 있음.

[페니실린내성 폐렴알균(PRSP)]

- 페니실린 결합단백(PBP) 변이 페니실린계에 내성인 폐렴알균이 증가되고 있음.
- 베타락탐제 전체에 내성이지만 카바페넴계에는 비교적 감수성임.
- 당펩타이드계, 퀴놀론계 목시플록사신은 항균력이 높음.

[반코마이신 내성 장알균(VRE)]

- 병원성이 있는 장알균에는 Enterococcus faecalis, Enterococcus avium, Enterococcus faecium 등이 있음.
- 이들은 반코마이신에 감수성이 있지만 vanA, vanB 유전자를 가지면 내성을 나타냄.
- VRE에는 리네졸리드 선택.

[기질특이성 확장형 락타마제(ESBL) 생산 그람음성균]

- ESBL는 베타락타마제에 안정된 3세대 세펨 세포탁심이나 세프타지딤에 작용하는 베타락타마제이며, 대장균이나 폐렴막대균 등에 있음.
- 기존의 클래스A 베타락타마제인 TEM, SHV 효소의 일부 아미노산 변이에 의한 변화에 의해 내성 항생제가 확산되었음.
- 이런 균에 의한 감염에는 세펨계가 거의 무효이며, 베타락타마제 억제제 클라불란산이나 타조박탐과 병용하거나, 세파마이신계, 카바페넴계 등을 사용.

[카바페네마제 생산균]

- 카바페네마제에는 3 종류가 있으며, 녹농균에서 클래스B형 메탈로베타락타마제(IMP형, NDM형, VIM형 등)를 생산하는 다제내성균, 클래A형(KPC형), 클래스 D형(OXA-48형) 세린베타락타마제를 생산하는 대장균이나 폐렴 막대균 등 장내세균(CRE)이 증가하나 새로운 항생제가 개발되지 않아 문제가 되고 있음.

5) 항생제의 부작용

⊙ 용량에 따라 나타나는 것과 과민증 등 용량과 관계없이 나타나는 것이 있음.

⊙ 혈중 항생제 농도와 관계된 부작용도 있음.

⊙ 급성중증과민증은 모든 항생제에서 나타날 가능성이 있으며, 용량과 관계 없고, 페니실린계 등 베타락탐제에서 빈도가 높음.

⊙ 페니실린계나 카바페넴계는 신기능 저하에서 경련이 나타날 수 있음.

⊙ 아미노당화물, 당펩타이드계는 신독성, 청각 기관 독성을 나타냄.

- 아미노당화물 1일 여러 차례 투여에 비해 1일 1회 투여에서 부작용이 적은 경향.

⊙ 항생제 투여 후 설사가 나타나면 위막대장염을 생각하며, 어떤 항생제에서도 나타날 수 있음.

⊙ 퀴놀론에는 광선 과민증, 알루미늄 등 금속이온과 병용에서 장관의 흡수 장애, 비스테로이드 소염제와 병용에 의한 경련이 있음.

⊙ 마크롤라이드는 모틸린 작용으로 위장관 운동을 항진시킴. 그에 의한 설사, 복통 등의 부작용이 나타남.

⊙ 고령자는 신기능, 간기능이 저하되므로 부작용 방지를 위해 용법, 용량 조절이 필요.

- 효과 확보나 내성균 방지도 중요하므로, 퀴놀론계 1회 투여량은 유지하며 투여 간격을 연장.

2 항바이러스제

1) 기본개념

⊙ 바이러스 감염에 사용하는 약에는 항인플루엔자약, 항포진약, 항SARS-CoV-2약이 있다(바이러스간염 치료제는 따로 설명).

(1) 항인플루엔자약

⊙ A형 인플루엔자 바이러스 막표면에는 적혈구 응집소(HA), 뉴라미니다제(NA), 막단백(M2) 등 3개의 바이러스 특이 단백이 있음.

⊙ NA는 세포 안에서 증식한 바이러스 입자가 세포 밖으로 유리하기 위해 시알산을 절단하는 효소 활성을 가짐.

⊙ 뉴라미니다제 억제제는 NA 효소 활성을 억제하여 증식한 바이러스 입자가 세포 표면으로 유리하는 것을 저지.

- 뉴라미니다제 억제제에 자나미비르(리렌자로타디스크/GSK), 오셀타미비르, 페라미비르(바로페라주/신풍) 등이 있음.

- NA가 있는 사람의 A, B형 인플루엔자 바이러스에 효과적.
- 조류 인플루엔자 바이러스나 돼지 인플루엔자 바이러스도 NA를 가지므로 고병원성 조류 인플루엔자 바이러스나 돼지 유래 신형 인플루엔자 바이러스에도 효과 기대.

⊙ M2는 이온통로이며, 바이러스 입자가 세포내 유입에 의해 세포 안으로 들어가서 바이러스 유전자의 세포질 안 탈각에 작용.

- 아만타딘은 M2의 이온통로 활성을 억제하여 바이러스 감염을 저지.
- M2는 A형 인플루엔자 바이러스에만 존재하므로 아만타딘은 A형 인플루엔자에만 효과적.

⊙ 세포질 안으로 침입한 바이러스 유전자는 바이러스의 RNA 중합효소에 의해 복제되어 바이러스가 증식.

- baloxavir marboxil(조플루자정/로슈)은 A형 및 B형 인플루엔자 바이러스의 캡 의존성 엔도뉴클레아제 활성의 선택적 억제에 의해 바이러스 mRNA 합성을 억제하므로 바이러스 증식을 억제.

(2) 항포진약

⊙ 숙주세포의 타이미딘키나제는 데옥시타이미딘을 인산화하여 데옥시타이미딘인산이 되며, 당쇄가 없는 아시크로빌은 기질로 인식되지 않아 인산화되지 않음.

⊙ 단순포진 바이러스가 가진 타이미딘키나제는 기질 특이성이 낮아 아시크로빌도 인산화함.

⊙ 활성화된 아시클로버는 데옥시구아노신3인산과 경쟁하여 바이러스 DNA 중합효소 활성을 억제하여 합성 중인 바이러스 DNA에 들어가 연장을 멈춤(chain termination).

⊙ 아시클로버는 바이러스 감염 세포에서 인산화 되어 바이러스 DNA 합성을 특이적으로 억제하므로 선택성이 높음.

⊙ ganciclovir는 사이토메가로바이러스(CMV)의 UL97 유전자에 코드 되는 인산기전이 효소에 의해 인산화 되어 활성형이 되어 바이러스 DNA 중합효소를 억제하므로 바이러스에 대한 선택성이 있음.

⊙ letermovir는 바이러스 복제에 필요한 CMV의 DNA 터미나제 복합체를 억제하여 게놈 생성에 영향을 주어 바이러스 입자 형성을 억제.

(3) SARS-CoV-2약

- 항SARS-CoV-2약에 remdesivir, nirmatrevir/ritonavir, molnupiravir가 있음.
- 렘데시빌은 가수분해에 의해 뉴클레오티드 유사체-인산이 되고 세포 안에서 대사되어 뉴클레오티드 유사체 3인산(활성 대사물)이 되며, 아데노신 3인산(ATP)과 경쟁하여 SARS-CoV-2 RNA 의존성 RNA 중합효소에 의해 합성되는 RNA에 들어가 바이러스 복제를 억제.
- 사람의 DNA 중합효소에 대한 억제 작용은 적음.

2) 치료제의 사용에 대한 주의사항

(1) 아만타딘

- A형 인플루엔자의 예방적 투여에서 감염을 약 50%, 발병을 약 70% 방지.
- 발병 후 조기 투여에 의해 증상 감소까지 날짜를 약 1일 단축.
- 중추신경계에 대한 부작용과 내성 바이러스 출현 빈도가 높음.

(2) 자나미비르, 오셀르타미비르

- 자나미비르(리렌자로타디스크/GSK)과 오셀타미비르(타미플루캡슐/로슈) 예방투여에서 감염을 50-60%, 발병을 70-80% 방지.
- 발병 후 조기 투여에 의해 증상 지속 기간을 1-1.5일 단축.
- 뉴라미니다제 억제제 예방 투여는 인플루엔자 발병 환자의 동거자에서 고령자 또는 만성 호흡기질환 등 기저질환있는 사람을 대상.

(3) 페라미비르

- 페라미비르(페라미플루주/녹십자) 1회 정맥 점적은 오셀타미비르 반복 경구투여에 비해 비열등성.

(4) 바록사빌 마르복실

- 바록사빌 마르복키실(조플루자정/로슈)는 12세 이상 인플루엔자 감염에서 위약 대비 우월성 인장.

(5) 아시클로버

- 입술포진이나 성기포진의 경증에는 아시클로버 외용제 사용.
- 중등증 이상에는 경구 투여.
- 수두-포진 바이러스 증식 억제에는 대량 투여 필요.
- 수두에서 경구 투여는 발열 기간을 약 1일 단축.
- 대상포진에 아시클로버 외용제는 효과가 없음.

⊙ 중등증에는 경구 투여.

⊙ 포진뇌염이나 신생아 포진에 선택제.

⊙ 장기 이식 후 단순포진 바이러스 감염 발생을 억제하여 예방 투여 인정.

⊙ 중증 부작용으로 쇼크, 피부 점막눈증후군(스티븐스-존슨 증후군), 급성중증 과민증 유사증상, 범혈구 감소, 호흡 억제, 간질폐렴 등의 보고가 있음.

⊙ 신부전에서 높은 혈중 농도 지속에 의한 혼수, 섬망, 환각, 경련 발작 등 정신 신경 증상이 나타날 수 있음.

(6) 팜시클로비르

⊙ 단순포진과 대상포진에서 아시클로버 대조 비교 시험에서 비열등성 인정.

(7) ganciclovir

⊙ 부작용으로 중성구 감소, 혈소판 감소가 있어 투여 시작시에 혈액 검사 시행.

(8) 레테르모비르

⊙ 레테르모비르(프레미비스정/MSD)는 동종 조혈모세포 이식 후 혈청 CMV 양성에서 CMV 감염 및 질환 예방.

⊙ 태아에 기형 발생 가능성이 있어 임신 가능 여성에 투여하지 않음.

(9) 렘데시비르

⊙ 인공 호흡이나 고유량의 산소 투여에 이른 중증에는 효과를 기대할 수 없지만, 그에 이르지 않은 산소 요구가 있을 효과 기대.

3 항HIV 치료

1) HIV 감염의 자연 경과

(1) 급성 감염기

⊙ HIV에 감염되고 2–4주가 지나면 몸 안에서 HIV가 폭발적으로 증식되어 감염자에서 발열, 림프절의 부어오름, 인두염, 피부 발진, 설사 출현.

⊙ HIV RNA가 수백만 copies/mL까지 증식하면 증상 출현 전 바이러스혈증 상태에 감기 같은 자각 증상이 있으나 수일 내에 소실.

⊙ 급성 HIV 감염 증상은 다른 바이러스 감염과 감별할 수 없으며, 문진을 통해 HIV 감염 가능성을 알아봄.

⊙ 바이러스혈증 시기에 정액 속 HIV RNA 양은 혈중 바이러스 양과 같은 수준으

로 증가하여 다른 사람에게 감염 가능성이 높음.

- 바이러스혈증은 HIV 치료를 시작하지 않아도 약 6개월이 지나면 HIV-RNA 수준이 일정한 수준 유지.

(2) 무징후기

- 감염 후 약 3-10년까지는 자각 증상이 거의 없는 무징후기.
- 이 때 매일 100억 개의 HIV가 만들어져 CD4 림프구를 감염시켜 파괴하는 과정을 반복하여 CD4 세포 수는 서서히 감소.

(3) 징후기

- 혈액 속의 CD4 세포 수가 감소하여 200/μL 이하가 되면 HIV-RNA 양이 증가하면서 HIV 관련 증상이 시작.
- 구강 칸디다증을 비롯한 대상포진 반복, 혈소판 감소증이 전형적 후천성 면역부전 증후군(acquired immunodeficiency syndrome: AIDS) 발병 전에 출현.
- HIV 감염에 전형적 질환이나 상태가 나타나면 에이즈 발병으로 진단.

2) 치료

- 세계 각국이 미국 보건복지부(Department of health and human services: DHHS)의 치료 지침(Guidelines for The Use of Antiretroviral Agents In HIV-1-infected Adults And Adolescents) 이용.
- 치료제는 다음과 같이 분류;

① 케모카인 보조수용체 억제제(chemokine coreceptor antagonist): CCR5를 억제하며 CCR5를 통해 감염된 HIV-1에 효과적. Maraviroc(셀센트리정/GSK)이 있음.

② 융합 억제제(fusion inhibitor): HIV가 CD4에 결합하여 융합하는 것을 억제하며, enfuvirtide(푸제온주/로슈)가 있음. 주사제이며 보통 초기 치료에는 사용하지 않음.

③ 핵산계 역전사효소 억제제(nucleoside/nucleotide reverse transcriptase inhibitor): tenofovir/emtricitabine(데스코비정/길리어드), abacavir/lamivudine(키벡사정/GSK) 복합제를 초기 치료에 사용. 세포 안에서 인산화되어 활성형이 되며, HIV DNA 합성에 필요한 핵산과 경쟁하여 DNA 합성 중단.

④ 비핵산계 역전사효소 억제제(non-nucleoside reverse transcriptase inhibitor): 역전사 효소 촉매 부위에 결합하여 기능 억제. Efavirenz(스토크린정/MSD)가 있음.

⑤ 인테그라제 억제제(integrase strand transfer inhibitor)는 HIV DNA가 사람의

DNA에 조합할 때 필요한 인테그라제 억제. HIV RNA 감소 작용이 빠르고 부작용도 적음. Raltegravir(이센트레스정/MSD), dolutegravir(티비케어정/GSK) 및 복합제 elvitegravir/cobicistat/emtricitabine/tenofovir(스트리빌드정/길리어드)가 있음.

⑥ 프로테아제 억제제(protease inhibitor): HIV의 프로테아제에 작용하여 HIV 구조를 만드는 단백질이나 효소 생산을 막아 성숙되지 못해 감염성이 없는 HIV를 만듦. Atazanavir(레야타즈캡슐/MSD), darunavir(프레지스타정/얀센), ritonavir(노비르정/애비브) 등이 있음.

3) HIV 감염에서 만성 질환 발생

- 효과적 치료제의 등장으로 HIV 감염은 더 이상 죽음에 이르는 병이 아님. 조기에 발견하여 제대로 치료하면서 만성 질환으로 경과하는 환자가 증가하고 있음.
- 이렇게 HIV 감염의 장기적 예후 개선에 따라 당뇨병, 고지혈증, 고혈압, 심혈관질환, 골다공증 등 만성 질환이 증가하고 있음.
- 특히 HIV 감염자의 고령화가 되면서 만성 질환에 대한 대책이 필요하게 되었음.
- 이제 모든 의사가 에이즈 환자의 만성 질환 대처에 대해 알아야하는 시대가 된 것임.

4) 노출 후 예방

(1) 의료인의 대책

- 의료 행위에 의한 노출에서 HIV 감염률은, 바늘에 찔림, 칼에 베임 등 경피적 노출에서 약 0.3%, 점막 노출에서 약 0.09% 정도.
- 한편 HBeAg 양성에 노출에는 22–31%, HBeAg 음성에서 1–6%, HCV 1–7% 정도로 간염 바이러스에 비해 낮음.
- 이것은 HIV 감염 환자가 제대로 치료하고 있으면 혈액의 HIV RNA 양이 검출한계 이하로 낮기 때문임.
- 따라서 의료인이 노출 후 치료를 시작하면 충분한 예방 효과를 기대할 수 있음.
  - 이런 자료를 알려주어도 노출된 본인의 불안이 없어지는 것은 아니므로 노출 후 예방약 복용은 가능한 한 조기 시작을 권고하며, 신속하게 감염 예방을 위한 약 복용 시작 체제와 매뉴얼 준비가 필요.

- ⊙ HIV 치료 거점 병원이 아닌 일반 병원에는 대응 가능한 거점 병원과의 제휴하여 상의가 가능하도록 연락처나 진료 방법 확인.
  - ■ 거점 병원이 인근에 없으면 적어도 1회 복용할 수 있는 HIV치료제의 준비도 필요.

(2) HIV 치료제의 예방 효과

- ⊙ 의료 행위에 의한 HIV 감염 위험은 HIV치료제의 노출 후 예방약 복용(post-expsure prophylaxis: PEP)에 의한 저하 가능.
- ⊙ 과거의 HIV치료제 지도부딘 복용으로 감염 가능성이 81% 저하되었으며, 현재 시행되는 HIV치료제 조합으로 HIV 감염자의 혈중 HIV-RNA 양을 검출 감도 미만까지 억제 가능.
- ⊙ 따라서 의료인의 예방 복용에도 같은 치료 권고.
- ⊙ 노출 후 치료를 시행하면서 미국에서 2000년 이후 의료인의 감염 확정 예는 보고가 없음.

(3) 노출 후 예방 선택제

- ⊙ 미국의 권고에 따라, 손상 정도나 HIV-RNA 양에 따라 기본 처방이나 확대 처방을 선택하나 실제로는 대부분 확대 처방 시행.
- ⊙ 가장 많이 권고하는 처방은 랄테그라비르+테노포비르/엠트리시타빈 조합.
- ⊙ HIV에 노출된 의료인이 임신부나 수유 중인 경우, 신기능 장애 같은 중증 동반 질환이 있으면 전문의에게 의뢰하여 예방약 복용을 시작.

(4) 복용 기간과 경과 관찰

- ⊙ 노출 후 예방 약 투여 기간에 대한 연구는 없음.
- ⊙ 과거에 시행된 동물실험이나, HIV 치료제 단일제 투여에 의한 예방 경험에 따라 4주간 계속 투여 권고.
- ⊙ 노출 후 감염 유무를 조사하기 위해 노출 직후, 6주 후, 12주 후, 6개월 후 HIV 검사 시행.

Chapter

12 마취제

1 기본 개념

⊙ 마취제에는 다양한 종류가 있음.

⊙ 수술 중 진통, 진정, 근이완을 유지하기 위해 사용.

⊙ 모든 마취제는 주된 작용인 마취 이외의 부작용으로 호흡 및 순환을 억제하는 작용이 있음.

⊙ 따라서 호흡 및 순환 관리를 비롯한 전신 관리에 대한 대책 필요.

2 치료제의 분류

1) 흡입마취제

⊙ 부작용이 적고 사용에 편리한 흡입마취제에 세보플루란과 데스플루란이 있음.

⊙ 세보플루란은 기도 자극이 적어 정맥주사 경로가 확보되지 않은 소아에서도 사용.

⊙ 데스플루란은 마취에서 각성이 빠르고, 삼킴 기능, 반응이 조기에 정상화되어 고령, 비만 환자 마취에 적합.

2) 정맥마취제

⊙ 전신 마취 유지에 프로포폴이 진정제로 사용되며, 진통제로 레미펜타닐 사용.

⊙ 프로포폴은 안정된 혈중 농도 유지를 위해 목표농도 조절정맥주사(TCI)를 함.

⊙ 집중치료의 진정에 덱스메데토미딘(덱스딘주/제일) 사용.

3) 마약

⊙ 진통제로 흡입마취제, 국소마취제와 병용하거나 정맥마취에 사용.

⊙ 수술 후 통증 관리나 암 통증 관리에 유용하지만 호흡 억제에 주의.

4) 국소마취제

⊙ 국소마취제는 척수 거미막하 마취, 경막외 마취, 전달 마취, 국소 침윤 마취, 표면 마취 등에 사용하며, 혈중 농도 상승에 의한 국소마취제 중독에 주의.

⊙ 국소마취제의 종류와 투여 방법에 따라 작용 시간에 차이(표 2-12-1).

⊙ 중독 증상 초기의 불안, 말이 많음 등을 국소마취 효과가 없어 통증이 지속된다고 판단하며 국소마취제를 추가 투여하면 증상이 더 심해짐(표 2-12-2).

⊙ 드물지만 알레르기 반응도 나타날 수 있음.

표 2-12-1. 국소마취제 중독

원인	국소마취제 투여량 과잉이나 혈관내 주입에 의한 혈중 농도 상승 척수 거미막하 마취에는 사용량이 적어 발생이 적음
증상	• 중추신경 증상: 불안, 흥분, 말이 많음, 혀·입주위의 저림, 어지럼, 귀울림 → 의식소실, 경련 • 순환기 증상: 혈압 상승, 빈맥 → 혈압 저하, 서맥·부정맥 →심실세동, 쇼크, 심정지
치료	기도 확보, 산소 투여, 혈압 저하에 수액, 혈압 상승제, 경련에 디아제팜

표 2-12-2. 국소마취제 작용 시간

Anesthetic	Protein affinity	Onset of action	Duration without epinephrine (min)	Duration with epinephrine (min)
Amide type				
Lidocanine	64	2-3 min	30-120	60-400
Mepivacaine	77	3-20 min	30-120	60-400
Bupivacaine	95	5-8 min	120-240	240-480
Ester type				
Procaine	5.8	5 min	15-30	30-90

(An Bras Dermatol. 2020:95:82-90)

Chapter

13 항암제

1 고형 종양 항암제

1) 기본 개념

⊙ 암의 종류나 진행도(stage)에 따라 수술로 치유 가능하지만, 진단의 지연이나 수술이 불가능하거나 때로 치료제가 없는 종양도 있음.

⊙ 환자의 전신 상태가 중요하며 안전한 치료가 중요. 치료에 의한 수명 단축도 있음.

⊙ 안전하며 효과가 예상되는 환자를 선택하여, 치료 결과뿐 아니라 비용, 위험성을 고려하고 부작용에 대해 충분히 설명하고 동의를 얻어 시행.

⊙ 전신 상태 점검에는 심기능, 간기능, 신기능, 골수억제 상태, 기타 조절 가능한 합병증 존재가 중요.

2) 폐암

(1) 역학

⊙ 남성에서 사망률이 높음.

⊙ 최대 위험은 흡연이며, 만성폐쇄폐질환(chronic obstructive pulmonary disease： COPD), 천식, 석면증 등 흡입폐질환, 가족력 등이 위험인자.

(2) 치료

⊙ 소세포 폐암과 선암이나 편평상피암 등의 비소세포 폐암으로 분류.

⊙ 비소세포 폐암 IA, IB기에는 수술 시행. 수술 불가능에는 방사선요법 시행.

⊙ IIA, IIB기에 수술 가능하면 수술, 수술 불가능에서 방사선 단독요법 또는 화학요법 병용을 시행.

⊙ 소세포 폐암은 증식 속도가 빠르고 항암제에 대한 반응이 좋아 전신 화학요법을 권고하며 시스플라틴(CDDP) +에토포시드(VP−16) 시행.

- ⦿ 유전자 변이/전좌 양성이면 키나제 억제제, PD-1/PD-L1 TPS 50% 이상에는 펨브롤리주맙, 그 이외에는 세포 장애성 약 또는 PD-1/PD-L1억제제를 권고.
- ⦿ 면역관문 억제제가 새로운 치료제로 주목받고 있음.
  - ▪ PD-1/PD-L1이라는 면역관문을 차단하면 억제되어 있던 면역이 활성화됨.
  - ▪ 환자의 체내 정상 T세포가 활성화되어 종양 세포가 공격받게 되는 약.
  - ▪ 시행된 임상시험에 따라 승인 조건이 다르며, 면역 활성화에 의한 유해작용이 예측되므로 투여 전 유해작용의 대책과 환자에게 교육이 중요.
  - ▪ 유해작용은 매우 다양하며, 경도이지만 빈도가 높은, 설사, 간질폐장애, 면역반응 등과 빈도는 낮지만 중증이 될 수 있는 중증근무력증, 심근 장애 등이 있음.

3) 위암

(1) 역학

- ⦿ 발병 요인으로 *H. pylori* 지속 감염과의 관계가 알려졌으며, 그 밖에 만성 위염, 악성 빈혈, 흡연, 소금, 가족력 등이 위험인자로 생각.

(2) 치료

- ⦿ 위 2/3이상 절제+림프절 제거를 중심으로 한 치료가 시행되어 왔음.
- ⦿ 조기 위암에서 내시경적 점막절제나 복강경 수술, 기능 보존을 위한 축소 수술이 시행되며 진행 위암에는 확대 수술, 수술 전·후의 화학요법을 시행.
- ⦿ 수술 후 화학요법으로 TS-1 단독 또는 TS-1과 CDDP 병용이 유용하며. Stage II, III 위암 수술 후 표준 치료. 이 요법은 절제 불능재발 위암에도 효과.
- ⦿ 상피증식인자 수용체 2형(HER2) 양성(IHC3 +또는 IHC2 + FISH+)인 절제 불능 위암에 카페시타빈 + CDDP + 트라스트주맙 병용요법 시행.

4) 대장암(결장·직장)

(1) 역학

- ⦿ 우리나라에서 증가 경향이며, 50세경부터 나이에 따라 증가.
- ⦿ 가족력 특히 가족성 대장 선종증과 유전성 비용종성 대장암은 고위험인자.

(2) 치료

- ⦿ 조기암은 심부 도달 진단에 따라 내시경절제나 복강경으로 결장 절제술(때로 림프절 절제) 시행.
- ⦿ 진행암에는 수술 후 화학요법을 시행하며 5-FU +레보폴리나트(l-LV) 이외에

UFT +l−LV나 카페시타빈 투여도 권고.

⊙ 어느 치료에서나 Fit, Unfit, Frail을 의식한 판단으로 선택이 안전상 바람직.

⊙ 절제 불능 전이 재발 대장암은 RAS/BRAF 변이형을 검사.

⊙ 진행 억제와 증상 조절을 위해 mFOLFOX6(5−FU + l−LV +옥살리플라틴)나 FOLFIRI(5−FU + l−LV + CPT−11) 시도.

⊙ mFOLFOX6 또는 FOLFIRI와 혈관내피 증식인자(VEGF) 항체 베바시주맙 병용이나, FOLFIRI 또는 CPT−11에 EGFR 항체 세톡시맙 병용의 효과 보고.

⊙ mFOLFOX6 +베바시주맙은 3주 마다 XELOX(카페시타빈+옥살리플라틴)+베바시주맙과 같은 성적.

⊙ 파니투무맙은 3차 치료에서 단일제, 2차 또는 1차 치료에서 FOLFIRI 또는 mFOLFOX6와 병용.

⊙ 세툭시맙과 함께 K−ras 유전자 야생형에만 효과가 기대되며, K−ras 변이에는 효과가 없음.

⊙ BRAF 변이형은 FOLFOXIRI에 베바시주맙 병용.

⊙ 3차 치료에 사용하는 레고라페닙은 멀티키나제 억제제이며, 수족증후군, 고혈압 등의 유해작용에 주의.

⊙ MSI−H에 1차 치료는 같지만 2차 치료에는 펨브롤리주맙 단독요법을 선택.

5) 간암

(1) 역학

⊙ C형 및 B형 바이러스 감염과 관계 있음.

(2) 치료

⊙ 간장애를 기본으로 종양 크기, 종양 수에 따라 치료 알고리즘 결정.

⊙ 치료에는 외과요법(간절제), 경피적 에탄올 주입, 라디오파 소작술 등의 경피적 국소요법, 간동맥색전요법 등을 시행.

⊙ 간세포암의 화학요법은 감수성이 있는 제한된 증례에만 시도되며 표준 치료이 확립되지 않았음.

⊙ 1차 치료에 아테졸리주맙+베바시주맙 권고.

⊙ 2 선택으로 소라페닙 또는 렌바티닙 치료 권고. 소라페닙 투여 예는 라무시루맙 권고.

6) 유방암

(1) 역학

⊙ 고령, 이른 초경, 고령 폐경, 미출산, 가족력 등이 위험인자며, 고지방 고단백 등 식생활의 서구화와의 관련이 알려졌음.

⊙ 폐경 전후 40−60대 여성에서 빈도가 높음.

⊙ 자가 진단이나 맘모그라피 등으로 조기에 발견되면 치유 가능.

(2) 치료

⊙ 유방암의 III기까지는 수술이 가능하며, 수술 후 약물요법(화학요법, 호르몬요법, 분자 표적요법을 재발 위험 평가에 따라 선택)이나 방사선요법 시행.

⊙ 종양 크기 3 cm 이상은 수술 전 화학요법을 시행하여 종양 축소를 시도.

⊙ III기 이상은 약물요법이 중심.

⊙ 수술 후 화학요법은 과거 CMF[시클로포스파미드(CPA) +메토트렉세이트(MTX) + 5−FU]를 시행했으나, 현재 안트라사이크린제를 포함한요법[AC: 독소루비신(DXR) + CPA, CAF: CPA + DXR + 5−FU, FEC: 5−FU +파르모루비신(EPI) + CPA 등] 권고.

⊙ 호르몬 감수성 양성에는 호르몬요법을 시행하며, 폐경 전후에는 타목시펜이나 황체호르몬 방출호르몬(LH−RH) 유사체, 폐경 후에는 아로마타제 억제제 사용.

⊙ HER2 양성에는 트라스트주맙 투여를 권고하며, 탁산제와 병용도 시행.

⊙ 라파티닙은 트라스트주맙 무효에서 2차 치료로 투여하는 이외에 유방암의 뇌전이, 또는 트라스트주맙과 병용이나 다음 치료에 효과 기대. 아로마타제 억제제와의 병용도 가능.

⊙ 에리불린은 3차 치료에 사용.

⊙ 페르투주맙은 트라스트주맙 저항에서 트라스투주맙과 병용하여 저항성 해소 기대.

⊙ 트라스트주맙 엠탄신은 HER2 양성 유방암에 사용하며 유해작용도 비교적 적음.

7) 치료제 분류

⊙ 작용 기전에 따라 분류하지만, 한가지 기전만 있는 것이 아니므로 주된 기전에 의한 구분(표 2-13-1)(그림 2-13-1).

(1) 알킬화제

⊙ DNA에 결합하여 DNA를 알킬화시켜 DNA 복제나 RNA 전사를 억제.

⊙ 세포 주기에 의존하지 않고 효과를 나타냄.

⊙ 머스타드계는 DNA 가교 반응을 억제, 니트로소유레아계는 DNA 이외에 RNA 나 세포내 단백에도 영향.

표 2-13-1. 항암제 종류

알킬화제	• 나이트로젠머스타드계: cyclophosphamide, busulfan, melphalan • 니트로소유레아계: carmustine • 기타: dacarbazine, thiotepa, procarbazine
대사대항제	• 엽산대사대항제: methotrexate • 피리미딘대사대항제: capecitabine, cytarabine, tegafur, fluorouracil, • 퓨린대사대항제: fludarabin, mercaptopurine • 기타: hydroxycarbamide
항암 항생제	• 안트라사이크린계; idarubicin, doxorubicin • 블레오마이신계; bleomycin, • 기타: actinomycin D
DNA토포이소머라아제 억제제: irinotecan, etopocide	
백금제: oxaliplatin, cisplatin	
미세관 억제제	• 탁산계: paclitaxel, • 빈카알카로이드계; vincristine, vinblastine

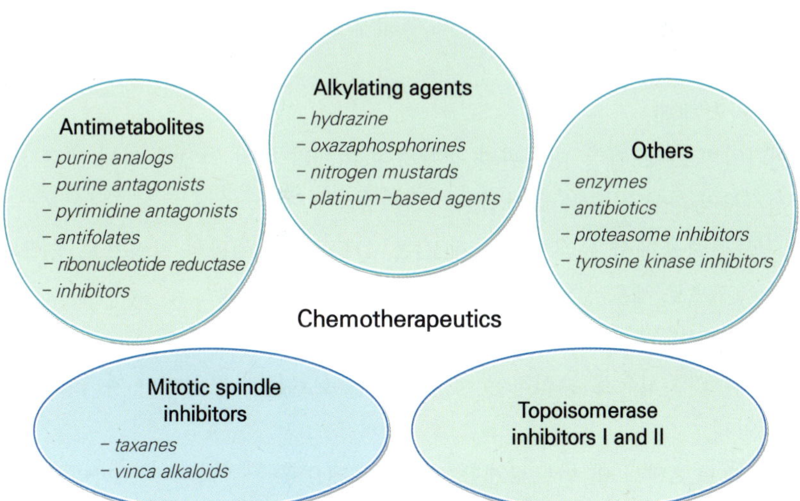

그림 2-13-1. 항암제의 분류와 기전.
(Int J Mol Sci 2020:21:3233)

(2) 항암성 항생제

- 암 세포에 특이 억제 효과를 나타냄.
- 대부분 미생물 유래이며 안트라사이크린계는 DNA와 결합하여 암 세포의 DNA나 RNA 합성 억제.
- 심독성 부작용에 주의.

(3) 백금제

- 백금 유도체 시스플라틴(CDDP)은 DNA고리와 결합하여 DNA 합성이나 그에 계속된 암세포 분열을 억제.
- 신독성이나 구토 등의 부작용이 심함.
- CDDP의 부작용이 감소되도록 합성된 백금 착화합물로 네다플라틴, 카르보플라틴, 옥살리플라틴 등이 있음.

(4) DNA 토포이소머라아제 억제제

- DNA의 인산에스텔 결합을 절단하여 재결합을 촉진하는 토포이소머라아제 억제에 의한 DNA손상으로 항암 종양 작용을 나타냄.
- 토포이소머라아제 I 억제제로 칸프트테신, 토포이소머라아제 II 억제제로 포도필로톡신 유도체 VP-16이 있음.

(5) 대사 대항제

- 핵산이나 단백질 합성 과정에서 생기는 대사 물질과 유사한 구조를 가진 화합물이며, 정상 대사물을 대신하여 핵내에 들어가거나 대사효소를 경쟁적으로 억제하여 암세포를 손상.

(6) 미세관억제제

- 빈카알카로이드계는 미세관과 결합하여 미세관 형성 억제에 의해 세포 분열을 정지시켜 항암 작용을 나타냄.
- 주목 추출물에서 유래한 탁산계(PTX, DTX)는 미세관의 안정으로 중합의 과잉 촉진으로 세포 분열을 억제.

(7) 호르몬요법

- 호르몬 의존성으로 증식하는 종양에 해당 호르몬의 공급이나 자극을 줄여 암을 억제.
- 항에스트로겐제 및 안드로겐을 에스트로겐으로 전환하는 아로마타제를 억제하는 아로마타제 억제제가 유방암 치료에 유효.
- 메드록시프로게스테론은 유방암, 자궁 내막암 치료에 사용하며, 항안드로겐

제는 전립선암치료에 사용.

⊙ LH-RH대항제는 유방암과 전립선암에 사용.

(8) 분자 표적제

⊙ 악성 종양에 특이한 변이 유전자에 의한 변이 단백질에만 작용하여 세포 증식을 억제하므로 항종양 효과를 나타냄.

① 키나제 억제제

⊙ 종양 세포 증식을 일으키는 인자에 대한 신호 전달의 억제에 의한 항종양 효과를 나타냄.

② 항체제(단클론 항체)

⊙ 항체에 의한 항원 인식 특이성을 이용하여 암 세포에 대한 특이 항체를 투여하여 종양 세포를 제거하는 치료법.

③ 프로테아솜 억제제

⊙ 프로테아솜은 단백질 분해효소 복합체이며, 유비퀴틴-프로테아솜 시스템에 의해 단백질을 분해.

④ 히스톤 탈아세틸화효소 억제제(HDACI)

⊙ 히스톤의 아세틸화는 암억제 유전자의 전사 활성화에 중요하며, 백혈병이나 암에서 히스톤 탈아세틸화효소가 관여하는 유전자 이상이 있음.

⑤ mTOR 억제제

⊙ mTOR 억제제는 약제 내성에 관여하는 mTOR-Akt 등을 억제.

⊙ 신장암 예후 불량군에 템시로리무스, 에베로리무스 등을 사용.

⊙ 간질폐 손상에 주의.

(9) 지지요법

⊙ 적절한 지지요법은 환자의 QOL 유지에 중요.

⊙ 구역/구토에 5-HT3 수용체 대항제 등 구토 억제제 사용.

⊙ 백혈구, 중성구 감소에 G-CSF 사용.

⊙ 암 통증 관리에 모르핀, 펜타닐, 옥시코돈 등 사용.

⊙ 제형이나 투여 회수 등 선택 사항 증가.

8) 치료제 사용에 대한 주의사항

⊙ 항암제의 혼합은 전문가에 의해 안전하게 시행되어야 하며 필요한 조건을 준비.

⊙ 항암제에 대한 지식이 없는 비전문가의 시행은 위험.

PART 02

⊙ 항암제의 유사 명칭에 의한 혼란에 주의.

9) 교육

⊙ 항암제 사용 전에 충분한 교육.

⊙ 설명 자료의 통일 필요.

⊙ 순환기 전문의가 혈전 등의 컨설턴트를 시행할 필요가 있음.

2 혈액 종양 항암제

⊙ 혈액 종양은 임상적으로 백혈병, 악성 림프종, 다발골수종으로 나눌 수 있음.

1) 백혈병

⊙ 조혈 세포(혈액 세포)의 종양화(암화)에 의한 질환이며, 치료하지 않으면 주에서 월단위로 진행하는 급성 백혈병과 연단위인 만성 백혈병으로 나뉨.

⊙ 종양화 세포에 따라 골수구계 세포와 림프구계 세포로 나뉨.

⊙ 급성 골수세포백혈병(acute myeloid leukemia: AML), 급성 림프모구성 백혈병(acute lymphoblastic leukemia: ALL), 만성 골수세포백혈병(chronic myeloid leukemia: CML), 만성 림프구 백혈병(chronic lymphocytic leukemia: CLL)

(1) 급성 백혈병 치료

⊙ 급성 백혈병 치료 목표는 백혈병 세포의 완전 제거(total cell kill)에 의한 정상 조혈능 회복으로 병의 치유.

⊙ 백혈병 치료는 병용요법에 의한 관해 도입으로 골수의 백혈병 세포를 5% 이하로 줄여 완전 관해(CR)를 얻고 이것의 장기간 유지가 목표.

⊙ 급성 백혈병에 의한 증상과 더불어 화학요법에 따른 골수 억제에 의해 중증 감염, 빈혈, 출혈, 신장애, 간장애 등의 증상에 대한 지지요법이 필요.

① AML 치료

⊙ 미치료 AML의 일반적 치료법은 다우노루비신이나 이다루비신 등 안트라사이크린계와 대사 대항제 시타라빈을 이용한 관해 도입과 시타라빈 대량요법을 포함한 관해 후요법을 선택.

⊙ 초진 시 연령, 염색체 핵형 등에 의해 예후 양호, 중간, 불량으로 나누며, 치료

성적에 차이가 있음.

⊙ 재발 AML의 표준 치료법은 확립되지 않았음.

⊙ 항암제 병용요법의 재차 시행(재관해 도입요법), CR 후 동종 조혈모세포 이식요법(동종 이식) 등을 선택.

⊙ AML전체의 CR율 65–80%, 5년 무재발 생존율(DFS) 30–35%, 5년 총생존율(OS) 40% 전후 정도.

⊙ 급성 전골수세포백혈병(acute promyelocytic leukemia: APL) 치료법은 AML과 다름.

⊙ APL은 t(15:17) 염색체 이상에 의해 PMR–RARA 융합 유전자가 형성되어 골수세포의 분화 장애가 발병에 관여.

⊙ 이 분화 장애를 해소하여 APL 세포의 분화 유도를 촉진하는 트레티노인(ATRA)이 관해 도입요법에 사용하며, 경과에 따라 AML와 같은 병용 화학요법을 시행.

⊙ ATRA요법에는 APL 세포 분화에 의해 일어나는 레티노인산증후군이라는 부작용을 조기에 진단하여 치료할 필요가 있음.

⊙ 재발 APL에는 아비산(삼산화비소)이 효과적.

⊙ ATRA 도입 이후 APL의 CR율 90%, OS율 90% 이상의 치료 성적을 얻고 있음.

② ALL/LBL의 치료법

⊙ 정상 림프구계 세포의 분화 단계와 대응하여 세부분류한 WHO 분류(2008년)에 따라 림프모구가 주로 골수에 침윤하는 백혈병과 골수 침윤이 적은 림프모구성 림프종(LBL)은 같은 질환으로 여겨져 ALL은 ALL/LBL로 표기.

⊙ ALL/LBL은 전구 B세포(precursor B–cell) 유래와 전구 T세포(precursor T–cell) 유래로 분류되어 WHO 분류(2017년판)에는 B 세포 림프모구 백혈병/림프종(B–ALL/LBL)과 T세포 림프모구 백혈병/림프종(T–ALL/LBL)으로 구별.

⊙ FAB 분류의 L3는 WHO 분류에서 성숙 B세포 종양(mature B–cell neoplasms)인 버킷 림프종(Burkitt lymphoma : BL)에 포함되어 ALL/LBL에는 포함되지 않았음.

⊙ ALL/LBL(이하 ALL)의 처음 치료는 림프계 종양에 효과가 높은 항암제(빈카알카로이드계, 안트라사이 크린계, 시타라빈, 시클로포스파미드, L–아스파라기나제, 에토포시드, 메토트렉세이트, 부신피질 스테로이드 등)의 다제병용 화학요법을 시행하며, 관해 도입요법, 관해 후요법과 유지요법, 중추신경 침윤 예방을 시행.

- ⊙ 중요한 것은 Philadelphia 염색체 양성(Ph+ ALL)과 음성(Ph− ALL)의 구분이며, Ph− 사춘기청년기 ALL은 소아형의 치료 프로토콜을 선택.
- ⊙ Ph+ ALL은 Ph염색체의 BCR−ABL1 융합 유전자 표적인 이마티닙으로 대표되는 BCR−ABL1 티로신키나제 억제제(TKI)를 포함한 병용 화학요법 선택.
- ⊙ Ph+ ALL은 청년과 고령(65세 이상)으로 나누어 청년은 TKI+다제병용 화학요법, 고령은 TKI +스테로이드요법으로 관해 도입을 시도.
- ⊙ CR도달 후 관해 후요법 및 유지요법에 TKI 포함 치료를 시행하지만, 가능하면 동종 조혈모세포 이식요법을 선택.
- ⊙ 이마티닙 병용요법의 도입으로 과거 예후 불량이었던 Ph+ ALL은 90% 이상의 CR, 40−50%의 5년 OS율을 얻을 수 있음.
- ⊙ Ph−ALL은 16−30세 환자에서 소아형 치료 프로토콜을 선택하고, 고령에는 림프구계 종양에 감수성이 있는 항암제 병용요법 선택.
- ⊙ ALL은 중추 침윤 빈도가 높아 예방을 위해 메토트렉세이트, 시타라빈, 스테로이드 골수강내 투여 시행.
- ⊙ LBL은 B세포의 표면 마커 CD20 표적의 리툭시맙과 대량 MTX나 시클로포스파미드를 포함한 병용 화학요법으로 치료 효과가 높음.
- ⊙ 처음 관해 도입요법으로 관해되지 않거나 재발한 ALL에는 구원요법을 시행하고 가능하면 동종 조혈모세포 이식요법을 선택.
- ⊙ 재발 난치성 B−ALL에는 ALL 세포에 나타나는 CD22나 CD19 표적의 항체제 이노투주맙 오조가마이신(베스폰사주/한국화이자)나 블리나투모맙(블린사이토주/암젠코리아)의 유용성 기대.

(2) 만성 백혈병 치료

- ⊙ CML의 치료 목표는 혈액학적, 세포유전학적, 분자유전학적 치료에 의해 생존기간 연장을 포함한 QOL의 향상.
  - ■ BCR−ABL1 양성 백혈병 세포(CML 세포) 근절이 필요.
- ⊙ BCR−ABL 티로신키나제 억제제에 이마티닙, 니로티닙, 다사티닙이 있음.
- ⊙ 니로티닙과 다사티닙은 이마티닙에 비해 분자유전학 효과는 신속하나 생존 기간의 차이는 없음.
- ⊙ 만성기 CML치료에는 3개월 마다 치료 효과 도달 유무를 평가하며 치료 계속이 중요.
- ⊙ 니로티닙과 다사티닙은 이마티닙 내성 CML에도 효과적.

- ⊙ 이마티닙, 니로티닙, 다사티닙 처음 치료에 저항성이 있는 CML에는 포나티닙(아이클루시그정/ 한국오츠카)을 선택.
- ⊙ BCR–ABL 티로신키나제 억제제는 각각의 특징과 부작용을 근거로 선택하지만, BCR–ABL 티로신키나제와 결합하는 ABL 키나제 도메인의 변이가 임상적 내성의 원인.
- ⊙ 그중 T315I 변이는 어느 억제제에도 저항성을 나타내므로 동종 조혈모세포 이식요법 등 다른 치료법 선택.
- ⊙ CLL에서 초기에는 경과를 관찰하나, 활동성 징후가 있거나 진행기에는 fit (go go), unfit (slow go), frail 을 평가하며, fit는 표준 치료, unfit는 표준 치료 시행 곤란으로 판단.
- ⊙ 표준 치료는 브루톤형 티로신키나제(BTK) 억제제 이부르티닙 단독요법, 리툭시맙(항CD20 항체)+푸르다라빈+시클로포스파미드(RFC요법), 리툭시맙+벤담스틴(RB요법)을 권고.
- ⊙ unfit에는 이부르티닙 단독요법, RB요법, 감량 RFC요법 등을 선택하며, frail에는 대증요법 선택.
- ⊙ 재발 또는 난치성 CLL에서 처음 치료에 BTK 억제제를 사용하지 않았으면, 아카라부르티닙 단독요법을 선택하며, 다른 경우에는 벤담스틴+리툭시맙요법, 베네투크라크스+리툭시맙요법, 아렘트주맙 단독요법 등을 선택.
- ⊙ CLL에서 대세포 림프종으로 형질 전환(리히터 증후군)은 미만성 대세포형 B세포 림프종(DLBCL)에 준해 치료하나 난치성.

(3) 골수이상형성증후군의 치료법

- ⊙ 골수이상형성증후군(myelodysplastic syndromes: MDS)은 빈혈이나 혈소판 감소증에 대한 성분 수혈이나 감염 치료 등 대증요법을 시행하고 효과적 치료법이 없었으나 레날리도마이드나 아자시티딘의 치료 효과가 알려졌음.
- ⊙ 특히 5번 염색체 긴팔 결손(5q–) 염색체 이상 MDS에 레날리도마이드의 효과가 좋음.

(4) 골수 증식종양 치료법

- ⊙ 골수 증식종양(myeloproliferative neoplasms: MPN)에는 진성 적혈구 증가증(진성 다혈증: PV), 본태성 혈소판혈증(ET), 원발성 골수섬유증(PMF)이 포함됨.
- ⊙ PV와 ET 치료 목표는 혈전증이나 출혈 예방이며, PV에 사혈과 저용량 아스피린, ET에 항혈소판요법(아스피린 투여 등)이 선택.

⊙ 심혈관질환 위험이 높으면 히드록시카바미드(HU) 치료 시행하며, HU저항성에는 아나그렐리드(+아스피린) 선택.

⊙ PMF의 근본 치료는 동종 조혈모세포 이식이며, 예후 모델에서 고위험으로 판단되며 도너가 있으면 동종 이식 시행.

⊙ 도너가 없으면 전신 권태감, 비장 비대에 의한 복부 증상이 있으면 룩소리티닙 선택.

2) 악성 림프종

⊙ 면역 시스템을 구성하는 림프계 세포의 악성 종양.

⊙ 전 세계에서 발병 빈도 증가.

⊙ 역사적으로 호지킨병(Hodgkin lymphoma： HL)과 비호지킨림프종(non-Hodgkin lymphoma： NHL)으로 구분.

⊙ 종양화 기원 세포가 알려져서 WHO 분류(2017)는 병리조직학적으로, 성숙 B세포종양, 성숙 T세포 및 NK세포종양, 호지킨림프종으로 구분.

⊙ B림프종 세포에 특징적으로 나타나는 CD20 항원 표적의 항CD20 단클론항체의 도입으로 치료 성적 향상.

(1) 호지킨림프종 치료

⊙ 항암제와 방사선에 대한 감수성이 높아 MOPP요법, ABVD요법 등의 병용요법(+/− 방사선요법)으로 80%에서 치유 기대.

⊙ 그러나 불임, 조기 폐경, 심혈관질환, 2차암 발생 등 만기의 부작용(만기 독성)으로 QOL 저하.

⊙ 재발, 난치성 CD30 양성 호지킨림프종에는 브렌툭시맙 베도틴(애드세트리스주/다케다) 단독요법이나, 항PD−1 항체 펨브롤리주맙이 효과.

(2) 비호지킨림프종 치료

⊙ 임상적으로 진행이 빠른 aggressive lymphoma와 느린 indolent lymphoma 구분.

⊙ 전자에는 DLBCL, 말초 T세포림프종(PTCL), 성인 T세포백혈병/림프종(ATL) 포함.

⊙ 후자에는 소포림프종(FL)이 포함.

⊙ 치료는 감수성 있는 치료제의 병용요법이나 방사선요법의 병용.

⊙ 예후 불량 림프종이나 재발 난치성 림프종에는 자가 또는 동종 조혈모세포 이식요법도 시행.

⊙ 최근 알킬화제와 퓨린 대사대항제 특성을 가진 독특한 약제 벤다무스틴(벤코드주/보령)이 재발 난치성 소포림프종이나 외투세포 림프종 등 indolent lymphoma의 구제요법으로 효과가 알려짐.

⊙ 리툭시맙 병용요법의 FL, DLBCL에 효과도 밝혀짐.

⊙ CLL와 동일한 세포 기원 림프종인 소림프구림프종이나 털세포백혈병은 진행이 느려 적극적 병용화학요법 보다 퓨린 대사대항제 치료 선택.

3) 다발골수종(multiple myeloma： MM)

⊙ 형질세포의 단클론성 증식과 그 생산물인 단클론성 면역글로블린(M단백)이 혈청과 소변 증가하는 질환. 발병율과 사망률이 해마다 상승하는 경향.

⊙ 국제 골수종 작업팀(IMWG)의 진단 기준 사용.

⊙ 전신 치료 대상은 CRAB라고 부르는 이상[고칼슘혈증(C), 신부전(R), 빈혈(A), 골병변(B)]이 있는 징후성 MM이며, M단백의 존재는 치료 시작 지표가 아님.

⊙ MM의 처음 치료는 자가 조혈모세포 이식요법 적응 유무에 따라 치료법이 다름.

⊙ 이식 적응이 있으면(65세 미만, 중증 합병증 없음, 심폐기능 정상) 보르테조밉(B)+덱사메타손(D) 병용요법(BD요법), 레날리도마이드(L)+ D의 LD요법 등의 2제 병용요법에 독소루비신(A), 시클로포스파미드(C), 탈리도마이드(T)를 더한 3제 병용요법이 처음 관해도입요법으로 선택.

⊙ 효과가 있으면 말초 조혈모세포를 채취하여 멜팔란요법+이식요법 시행.

⊙ 그 다음에는 경과 관찰이나 강화요법 또는 추가 이식 시행.

⊙ 이식 적응이 없으면 멜팔란(M)+프레드니솔론(P)+B의 MPB요법, LD요법 권고.

⊙ 그 밖에 과거부터 사용된 MP, CP, 빈크리스틴(V)+A+D의 VAD요법, 대량 D(HDD)요법 등을 선택.

⊙ 효과가 없으면 경과 관찰 또는 유지요법 시행.

⊙ 재발, 난치성 MM에서 이식 적응이 있으면 구원요법 자가 또는 동종 이식요법을, 이식 적응이 없으면 구원요법과 완화 의료 선택.

⊙ 재발 난치성 MM에 새로운 약이 등장하여, 카르필조밉(키프롤리스주/암젠), 익사조밉(닌라로캡슐/다케다) 등의 프로테아솜 억제제, 포마릴도미드(포말리스트캡슐/세엘진) 등 면역조절제, 다라투무맙(다잘렉스주/얀센), 엘로투주맙(엠플리시티주/비엠에스) 등의 항체약, HDAC 억제제 파노비노스타트(파리닥캡슐/노바티스) 등이 있음.

- ⊙ 고립 형질세포종은 방사선요법, 외과적으로 절제하는 국소요법을 선택하며 전신 화학요법은 2차 백혈병 우려에 의해 권고하지 않음.
- ⊙ 아밀로이드증(amyloidosis, AL)은 이상 형질세포에서 생산하는 M단백 경쇄(L고리) 유래 아밀로이드 단백이 장기에 침착하여 장기 손상을 일으키는 질환.
- ⊙ 이식 적응이 있으면 전 처치 후에 자가 말초 조혈모세포 이식요법 선택.
- ⊙ 이식 적응이 없으면 MP요법, 저용량 덱사메타손요법을 권고하며, 최근에는 보르테조밉이나 레날리도마이드 치료도 고려.

4) 치료제의 분류

- ⊙ 알킬화제, 대사대항제, 항생제, 빈카알카로이드계, 백금제, 토포이소머라아제 억제제, 프로테아솜 억제제, 인터페론α, 분자표적 치료제, 비특이 면역활성제 등이 있음.

5) 교육

- ⊙ 혈액 종양에 대한 충분한 설명과 치료제의 효과성과 부작용을 알려줌.
- ⊙ 부작용을 너무 강조하여 효과를 이해하지 못하면 충분한 치료 효과를 얻기 어려움.

6) 새로운 치료제:

B세포 림프종양에 유전자변이 키메라항원 수용체 T세포 치료(CAR-T요법)

- ⊙ tisagenlecleucel(kymriah/노바티스)에 의한 CAR-T요법이 보험 급여로 인정.
- ⊙ 재발 또는 난치성 CD19 항체 양성(CD19+) B세포 림프구 종양을 치료 대상이며, ALL와 DLBCL에도 적응이 있음.
- ⊙ CAR-T요법은 표준 치료법으로 완전 관해(CR)를 얻을 수 없거나 치료 후에 재발한 난치성 CD19 + B세포 림프종 환자에게 T세포에 의한 강력한 면역요법이며, 조혈모세포 이식에 준한 순서로 시행.

① 전 처치 화학요법 후에 백혈구 성분채취로 충분한 양의 T림프구를 포함한 비동원 말초혈액 핵구를 채취하여 보냉 수송상자에 넣어 CAR-T제조 시설에 수송.

② 제품화 CAR-T를 동결 상태로 받아 사용 직전까지(− 130~150℃ 이하) 동결 보관.

③ 환자 상태나 말초혈 림프구 등을 확인하며, 필요에 따라 화학요법(시클로포스파미드+플루다라빈)으로 림프구 제거요법 시행.

CAR-T제제를 투여 직전에 해동하여 세포 농도를 조절하여 정맥 주입.

④ CAR-T제제 투여 후 사이토카인 방출 증후군, 신경계 부작용, 감염, 혈구 감소, 저감마글로불린혈증, infusion 반응 등 중증 부작용에 대증요법 시행.

⊙ CAR-T요법의 국제공동 II상시험의 효과는 재발 또는 난치성 CD19+ ALL 82.0%, DLBCL 58.8%의 성적.

⊙ B세포 림프수계 종양 치료법으로 중요한 역할을 기대하며 백혈병, 다발골수종, 고형암 등에서 개발이 진행되고 있음.

3 분자표적 항암제

1) 소분자 화합물

⊙ 500종의 키나제가 있으며 ATP와 결합하여 사이토카인을 활성화.

⊙ 카나제 억제제는 ATP와 경쟁적으로 작용하여 사이토카인의 정보 전달을 차단.

① 티로신키나제 억제제/ALK 억제제

⊙ Alectinib(알레센자 캡슐 150 mg/로슈), ALK 양성 비소세포폐암

⊙ Crizotinib(잴콜리 캡슐 200, 250 mg/화이자), AKL양성 비소세포폐암

⊙ Ceritinib(자이카디아 캡슐 150 mg/노바티스), AKL양성 비소세포폐암

⊙ Brigatinib(알룬브릭스 정 30, 90, 180 mg/다케다), AKL양성 비소세포폐암

⊙ Lorlatinib(로비큐아 정, 25, 100 mg/화이자), ALK 양성 비소세포폐암

② 티로신키나제 억제제/TRK 억제제

⊙ Larotrectinib(비트락비 캡슐 25, 100 mg/바이엘), NTRK 유전자 융합 고형암

⊙ Entrectinib(로즐리트렉 캡슐 100, 200 mg/로슈), NTRK유전자 융합 고형암

③ 티로신키나제 억제제/EGFR 억제제

⊙ Afatinib(지오트립 정 20, 30, 40 mg/베링거인겔하임), EGFR 변이 비소세포폐암

⊙ Erlotinib(타쎄바 정 25, 100, 150 mg/로슈), 비소세포폐암, 췌장암

⊙ Osimertinib(타그리소 정, 40, 80 mg/아스트라제네카), EGFR 변이 비소세포암

⊙ Gefitinib(이레사 정 250 mg/아스트라제네카), EGFR TK 변이 비소세포폐암

⊙ Dacomitinib(비짐프로 정 15, 30, 45 mg/화이자), EGFR 변이 비소세포폐암

④ 티로신키나제/FLT3 억제제

⊙ gilteritinib fumarate(조스파타 정40 mg/아스텔라스), FLT3 변이 양성 AML

⑤ 티로신키나제/HER2 억제제

⦿ Lapatinib(타이커브 정 250 mg/노바티스), HER2 과발현 유방암

⑥ 티로신키나제/MET 억제제

⦿ Capmatinib(타브렉타 정 150, 200 mg/노바티스), MET 변이 비소세포폐암

⦿ Tepotinib(텝메코 정 225 mg/머크), MET 변이 비소세포폐암

⑦ 티로신키나제/RET 억제제

⦿ Selpercatinib(레테브모 캡슐 40, 80 mg/릴리), TET 융합 양성 비소세포폐암

⑧ 티로신키나제/VEGFR 억제제

⦿ Axitinib(인라이타 정 1, 5 mg/화이자), 신세포암

⑨ 티로신키나제/BCR-ABL 억제제

⦿ Imatinib(글리벡 정 100 mg/노바티스), CML

⦿ Dasatinib(스프라이셀 정 10, 20, 50, 70, 80 mg/비엠에스), Ph+ CML

⦿ Nilotinib(타시그나 캡슐 50, 150, 200 mg/노바티스), Ph+ CML

⦿ Ponatinib(아이클루시그 정 15, 45 mg/오츠카), CML, Ph+ ALL

⑩ 티로신키나제/BTK 억제제

⦿ Acalabrutinib(칼퀀스 캡슐 100 mg/아스트라제니카), CLL

⦿ Ibrutinib(임브루비카 캡슐 140 mg/얀센), 외투세포 림프종(MCL)

⦿ Tirabrutinib(베렉스브루 정 80 mg/오노), B세포 림프종

⑪ 티로신키나제/JAK 억제제

⦿ Ruxolitinib(자카비 정 5, 10, 15, 20 mg/노바티스), 골수섬유화증

⑫ 멀티키나제 억제제

⦿ Cabozantinib(카보메틱스 정, 20, 40, 60 mg/입센), 신세포암

⦿ Sunitinib(수텐 캡슐 12.5, 25, 50 mg/화이자), 위장관 기저종양, 신세포암, 췌장내분비종양

⦿ Sorafenib(넥사바 정 200 mg/바이엘), 신세포암, 간세포암, 갑상선암

⦿ Pazopanib(보트리엔트 정 200, 400 mg/노바티스), 신세포암

⦿ Vandetanib(카프렐사 정 100, 300 mg/사노피아벤티스), 갑상선 수질암

⦿ Regorafenib(스티바가 정 40 mg/바이엘), 직결장암

⦿ Lenvatinib mesilate(렌비바 캡슐 4, 10mg/에자이), 갑상선암

⑬ 세린-트레오닌키나제억제제/BRAF 억제제

⦿ Encorafenib(비라토비 캡슐 75 mg/오노), 직결장암

⦿ Dabrafenib mesilate(리핀나 캡슐 50, 75 mg/노바티스), 흑색종

⊙ Trametinib dimethyl sulfoxide(매큐셀 정 0.5, 2 mg/노바티스), 흑색종
⊙ Vemurafenib(젤보라프 정 240 mg/로슈), 흑색종

⑭ 세린-트레오닌키나제 억제제/CDK 4/6 억제제

⊙ Abemaciclib(버제니오 정 50, 100, 150, 200 mg/릴리), 호르몬수용체 양성, HER2 음성 유방암
⊙ Palbociclib(입랜스 정 75, 100, 125 mg/화이자), 호르몬수용체 양성, HER2 음성 유방암

⑮ 세린-트레오닌 억제제/mTOR 억제제

⊙ Everolimus(써티칸 정 0.25, 0.5 mg/노바티스), 신장 및 심장이식, 간이식
⊙ Sirolimus(라파뮨 정 0.5, 1, 2 mg/화이자), 신이식
⊙ Temsirolimus(토리셀 주 30 mg/화이자), 신세포암

⑯ 히스톤 탈아세틸화효소(HDAC) 억제제

⊙ Panobinostat lactate(파리닥 캡슐 10, 15, 20 mg/노바티스), 다발골수종
⊙ Vorinostat(졸린자 캡슐 100 mg/엠에스디), 피부 T세포 림프종

⑰ 프로테오솜 억제제

⊙ Ixazomib(닌라로 캡슐 2.3, 3, 4 mg/다케다), 다발골수종
⊙ Carfilzomib(키프롤리스 주 30, 60 mg/암젠), 다발골수종
⊙ Bortezomib(벨케이드 주 3.3 mg/얀센), 다발골수종

⑱ 폴리아데노신5'인산 리보스폴리메라제(PARP) 억제제

⊙ Olaparib(린파자 정 50, 100, 150 mg/아스트라제네카), 난소암
⊙ Niraparib(제줄라 캡슐 100 mg/다케다), 난소암

⑲ BCL-2 억제제

⊙ Venectoclax(벤클렉스타 정 10, 50, 100 mg/애비브), CLL, 고령 AML

⑳ KRAS 억제제

⊙ Sotorasib(루마크라스 정 120 mg/암젠), 비소세포폐암

㉑ VEGF 억제제

⊙ Afliberacept(잘트렙 주 25 mg/사노피아벤티스), 결장암

2) 단클론항체

⊙ 면역관문: 과잉의 면역 반응을 억제하여 자가면역질환 발생을 억제
⊙ 면역관문단백질(T세포의 세포막 표면에 존재): 가지돌기세포 등 항원 제시세포

의 수용체에 반응하는 CTLA-4, 종양세포 표면의 PDL1 리간드에 반응하는 PD-1 등

- ⊙ 면역관문 억제제: 각각의 항체로 T세포의 면역 억제를 해소하여 항종양 면역 반응을 증가(그림 2-13-2)(표 2-13-2).
- ⊙ 항CTLA-4항체, 항PD-1항체, 항PD-L1항체 등

(1) 명명법

- ⊙ 인간항체 -mab
- ⊙ 인간화 항체 -zumab
- ⊙ 키메라 항체 -ximab
- ⊙ 마우스 항체 -omab
- ⊙ 항바이러스 인간항체 -vimab

① 인간항체(-mab)

- ⊙ 항PD-1
  - Nivolumab(옵티보 주 20, 100, 240 mg/오노), 흑색종, 비소세포폐암, 신세포암 등
- ⊙ 항PD-L1
  - Avelumab(바벤시오 주 200 mg/머크), 메르켈세포암, 요로상피세포암
  - Durvalumab(임핀지 주 50 mg/아스트라제네카), 비소세포폐암
- ⊙ 항CTLA4
  - Ipilimumab(여보이 주 50, 200 mg/비엠에스), 흑색종, 신세포암
- ⊙ 항VEGFR2
  - Ramucirumab(사이람 부 100, 500 mg/릴리), 위암, 비소세포암, 대장암, 간세포암

② 인간화항체(-zumab)

- ⊙ 항PD-1
  - Pembrolizumab(키투르다 주 100 mg/엠에스디), 흑색종, 비소세포폐암, 두경부암, 호지킨 림프종, 요로상피암, 식도암, 신세포암, 자궁내막암, 직결장암, 유방암
- ⊙ 항PD-L1
  - Atezolizumab(티센트릭 주 1200 mg/로슈), 요로상피암, 비소세포암
- ⊙ 항CD20

- Obinutuzumab(가싸이바 주 1000 mg/로슈), AML, 여포림프종

⊙ 항CD22

- Inotuzumab ozogamicin(베스폰사 주 1 mg/화이자), 전구 B세포 ALL

⊙ 항CD33

- Gemtuzumab ozogamicin(마일로탁 주 5 mg/화이자), CD33양성 AML

⊙ 항CD38

- Daratumumab(다잘렉스 주 20 mg/얀센), 다발골수종

⊙ 항CD52

- Alemtuzumab(렘트라다 주 12 mg/사노피아벤티스), 다발경화증

⊙ 항CD79b

- Polatuzumab vedotin(폴라이비 주 140 mg/로슈), 미만 거대B세포 림프종

⊙ 항SLAMF7

- Elotuzumab(엠플리시티 주 340, 440 mg/비엠에스), 다발골수종

⊙ 항HER2

- Trastuzumab(캐싸일라 주 100, 160 mg/로슈), HER2양성 유방암

⊙ 항VEGF

- Bevacizumb(아바스틴 주 25 mg/로슈), 직결장암

③ 키메라항체(–ximab)

⊙ 항CD20

- Rituximab(맙테라 주 100, 500 mg/로슈), 림프종, ALL, 류마티스 관절염

⊙ 항CD30

- Brentuximab vedotin(애드세트리스 주 50 mg/다케다), 호지킨 림프종, CD30 양성 말초T세포 림프종

⊙ 항CD38

- Isatuximab(살클리사 주 20 mg/사노피아벤티스), 다발골수종

⊙ 항GD2

- Dinutuximab(콰르지바 주 20 mg/희귀약품센터), 신경아세포종

⊙ 항EGFR

- Cetuximab(얼비툭스 주 5 mg/머크), EGFR양성 RAS 정상 직결장암

④ 마우스항체(–omab)

⊙ CD19/CD3 이중특이성T세포유도단클론항체

- Blinatumomab(블린사이토 주 35 μg/암젠), 전구 B세포 급성 림프모구 백혈병

⊙ 항CD20

- Ibritumomab tiuxetan(제바린키트 주사 1.6 mg/먼디파마), CD20+ B세포 비호지킨림프종

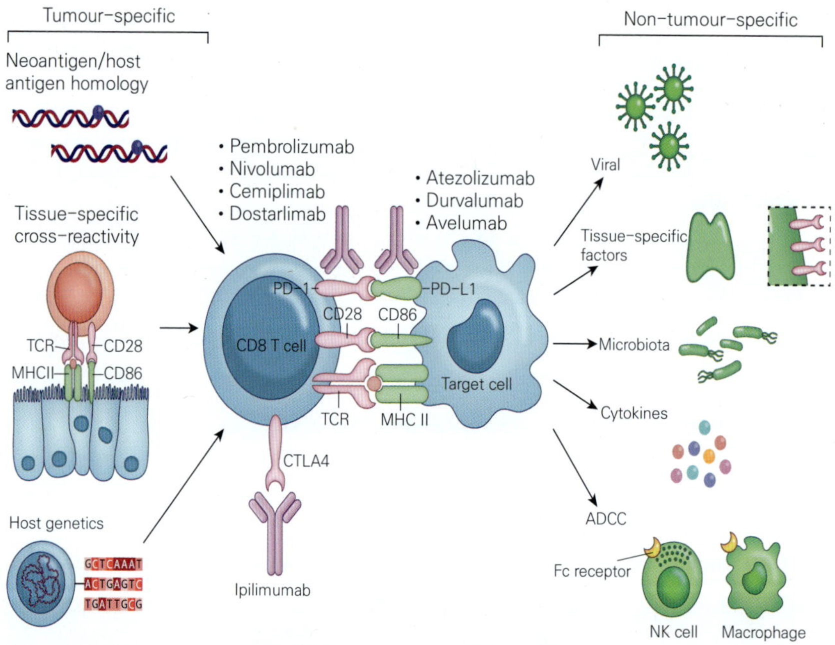

그림 2-13-2. 면역관문 억제제의 작용.
(Nature Rev Clinicaloncol 2022:19:254)

표 2-13-2. 면역 작용을 이용한 항암제

Paradigm	Agent	Indication(s)	Year	Proposed mechanism of action
Dendritic cell-based immunotherapies	Sipuleucel-T	Prostate carcinoma	2010	Priming of a PAP-specific immune response
Immunogenic cell death inducers	Bleomycin	Multiple hematological and solid tumors	<1995	DNA-damaging agent
	Bortezomib	Mantle cell lymphoma Multiple myeloma	2003	Proteasomal inhibitor
	Cyclophosphamide	Multiple hematological and solid tumors	<1995	Alkylating agent
	Doxorubicin	Multiple hematological and solid tumors	<1995	DNA-intercalating agent
Immunogenic cell death inducers	Epirubicin	Breast carcinoma	1999	DNA-intercalating agent
	Mitoxantrone	Acute myeloid leukemia Prostate carcinoma	<1995	DNA-intercalating agent
	Oxaliplatin	Colorectal carcinoma	2002	DNA-damaging agent
	Photodynamic therapy	Multiple hematological and solid tumors	1996	Induction of oxidative stress with damage to (intra) cellular membranes
	Radiation therapy	Multiple hematological and solid tumors	<1995	DNA-damaging agent and oxidative stress inducer
Immunostimulatory cytokines	IL-2	Melanoma Renal cell carcinoma	<1995	Non-specific immunostimulation
	IFN-a2a	Chronic myeloid leukemia Hairy cell leukemia	1999	Non-specific immunostimulation
	IFN-a2b	Multiple hematological and solid tumors	<1995	Non-specific immunostimulation.
Immunomodulatory mAbs	Ipilimumab	Melanoma	2011	Blockage of CTLA4-dependent immunological checkpoints
	Nivolumab	Melanoma	2014	Blockage of PDCD1-dependent immunological checkpoints
	Pembrolizumab	Melanoma	2014	Blockage of PDCD1-dependent immunological checkpoints

(계속)

Paradigm	Agent	Indication(s)	Year	Proposed mechanism of action
Oncolytic viruses	Oncorine H101	Head and neck cancer	2005	Selective lysis of malignant cells
Peptide-based vaccines	Vitespen	Renal cell carcinoma	2008	Activation of a tumor-specific immune response
PRR agonists	Bacillus Calmette-Guérin	Non-invasive bladder transitional cell carcinoma	<1995	TLR2/TLR4 agonist
	Imiquimod	Actinic keratosis Condylomata acuminata Superficial basal cell carcinoma.	1997	TLR7 agonist
	Mifamurtide	Osteosarcoma	2009	NOD2 agonist
PRR agonists	Monophosphoryl lipid A	Prevention of HPV-associated cervical carcinoma	2009	TLR2/TLR4 agonist
	Picibanil	Gastric carcinoma Head and neck cancer Lung carcinoma Thyroid carcinoma.	<1995	TLR2/TLR4 agonist
Tumor-targeting mAbs	Alemtuzumab	Chronic lymphocytic leukemia	2001	Selective recognition/ opsonization of $CD52^{+}$ neoplastic cells
	Bevacizumab	Colorectal carcinoma Glioblastoma multiforme Cervical carcinoma Lung carcinoma Renal cell carcinoma	2004	VEGFA neutralization
	Brentuximab vedotin	Anaplastic large cell lymphoma Hodgkin's lymphoma	2011	Selective delivery of MMAE to $CD30^{+}$ neoplastic cells
	Blinatumumab	Acute lymphoblastic leukemia	2014	CD3- and CD19-specific BITE
	Catumaxomab	Malignant ascites in patients with EPCAM cancer	2009	CD3- and EPCAM-specific BITE
	Cetuximab	Head and neck cancer Colorectal carcinoma	2004	Inhibition of EGFR signaling
	Denosumab	Breast carcinoma Prostate carcinoma. Bone giant cell tumors	2011	Inhibition of RANKL signaling

(계속)

Paradigm	Agent	Indication(s)	Year	Proposed mechanism of action
Tumor-targeting mAbs	Gemtuzumab ozogamicin	Acute myeloid leukemia	2000	Selective delivery of calicheamicin to $CD33^{+}$ neoplastic cells
	Ibritumomab tiuxetan	Non-Hodgkin lymphoma	2002	Selective delivery of ^{90}Y or ^{111}In to $CD20^{+}$ neoplastic cells
	Panitumumab	Colorectal carcinoma	2006	Inhibition of EGFR signaling
	Pertuzumab	Breast carcinoma	2012	Inhibition of HER2 signaling
	Obinutuzumab	Chronic lymphocytic leukemia	2013	Selective recognition/ opsonization of $CD20^{+}$ neoplastic cells
	Ofatumumab	Chronic lymphocytic leukemia	2009	Selective recognition/ opsonization of $CD20^{+}$ neoplastic cells
	Ramucirumab	Gastric or gastroesophageal junction adenocarcinoma	2014	Inhibition of KDR signaling
	Rituximab	Chronic lymphocytic leukemia Non-Hodgkin lymphoma	1997	Selective recognition/ opsonization of $CD20^{+}$ neoplastic cells
	Siltuximab	Multicentric Castleman's disease	2014	IL-6 neutralization
	Tositumomab	Non-Hodgkin lymphoma	2003	Selective recognition/ opsonization of, or selective delivery of ^{90}Y or ^{111}In to, $CD20^{+}$ neoplastic cells
	Trastuzumab	Breast carcinoma Gastric or gastroesophageal junction adenocarcinoma	1998	Selective recognition/ opsonization of, or selective delivery of mertansine to, $HER2^{+}$ cancer cells
Others	Lenalidomide	Mantle cell lymphoma Myelodysplastic syndrome Multiple myeloma	2005	IKZF degradation and immunomodulation
	Pomalidomide	Multiple myeloma	2013	IKZF degradation and immunomodulation
	Thalidomide	Multiple myeloma	2006	IKZF degradation and immunomodulation
	Trabectedin	Soft tissue sarcoma Ovarian carcinoma	2007	Reprogramming of tumor-associated macrophages

(Oncotarget 5:12472)

PART 02

Part 03

약 처방 주의

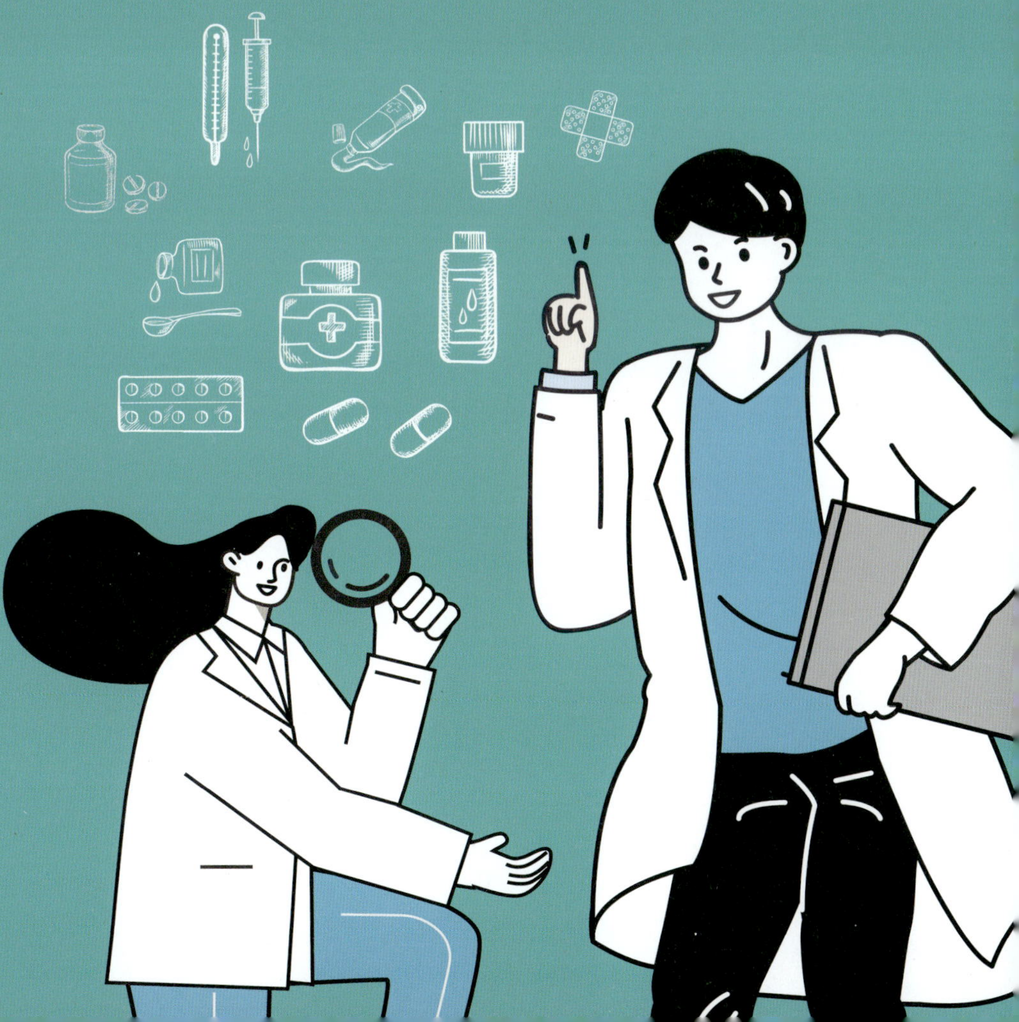

Chapter 01

고령자에게 안전한 약물요법

1 연령 증가에서 약물동태 변화

⊙ 고령자의 투여 용량을 신기능과 체중에 따라 결정: 성인량의 1/3–1/2로 시작하여 서서히 증량.

⊙ 장기 투여에 따라 약물 대사, 배설량 저하: 약물 중독 가능성.

- 폐렴 등 급성질환에는 처음부터 충분한 용량 투여.

⊙ 약물의 분포를 고려

- 세포내 수분 감소: 수용성 약물의 혈중농도 증가.
- 지방량 증가: 지용성 약물의 지방 축적 증가.
- 혈청 알부민 감소: 단백결합 저하에 의한 유리형 상승.

⊙ 약물의 대사, 배설 저하.

- 간기능 저하: 간 대사 약물 혈중농도 증가.
- 신 혈류 저하: 신 배설 약물 혈중농도 상승.

2 연령 증가에 따른 약역학 변화

⊙ 베타차단제, 베타자극제: 감수성 저하.

⊙ 중추신경 작용제(벤조디아제핀 등), 항콜린제: 감수성 항진.

⊙ 무심히 처방을 계속하지 말고 약의 효과를 정기적으로 평가.

- 환자 증상에 정말로 필요한 약제인지 생각.

⊙ 여러 종류 약의 병용에 주의.

- 상호작용이나 부작용 회피에 대해 조사.

- 5–6종의 약제 병용에서 상호작용 발생은 몇% 정도이지만 10종 이상 병용에는 40–50%로 증가.

3 신중히 투여해야할 약물

1) 주의가 필요한 약의 종류

항정신약, 경구 스테로이드제, 항혈소판제, 아스피린, 고리작용이뇨제, 알도스테론 대항제, 베타차단제, H2수용체 대항제, 설포닐유레아제, 메트포민, 피오글리타존, SGLT2억제제, NSAIDs (표 3-1-2).

2) 중추신경계 작용 약제의 투여량을 줄인다

⊙ 고령자는 간기능, 신기능 저하가 많고, 벤조지아제핀계에 대한 감수성이 높아 부작용도 나타나기 쉬움(표 3-1-1).

- 부작용에 의한 어지럼은 골절 위험을 높임.

3) 삼킴 어려움이 있다.

⊙ 삼킴 능력이 저하되며, 캡슐제의 점막에 대한 부착성에 의한 약제성 식도궤양에 주의.

⊙ 흡인폐렴 방지를 위해 젤리 등 복용보조제 사용을 고려.

⊙ 구강 붕해정(물 없이 복용 가능)이 있는지 알아보아야 함.

- 최근 많은 약이 구강 붕해정 형대로 개발되고 있음.

표 3-1-1. 고령 환자에서 항정신약에 의한 사망 증가

약	위험의 차(%)	NNH
할로페리돌	12.3(8.6–16.0)	8(6–2)
올란자핀	7.0(4.2–9.8)	14(10–24)
쿠에티아핀	3.2(1.6–4.9)	31(21–62)
리스페리돈	6.1(4.1–8.2)	16(12–25)
발프로산	5.1(1.8–8.4)	20(12–56)

NNH: Number Needed to Harm

(약 바로 알고 처방하자)

4 복약순응도 향상 방법 생각

⊙ 고령자는 이해력이 저하될 수 있어 환자와 가족에게 충분히 설명.

⊙ 여러 종류의 약 처방에서 복용 회수를 통일할 수 있는 약이나 복합제를 선택.

⊙ 복용이 어려운 제형이나 처방은 피하고, 가능하면 제형 통일.

- 정제, 시럽, 가루약 등으로 산만하게 나누지 않음.

⊙ 환자가 이해하기 쉽고 잘못 복용할 위험성이 적은 처방 고려.

⊙ 약국에 1회량 포장 조제를 의뢰.

⊙ 주 1회, 월 1회 복용 등에서 복용일 표시 달력 제공, 또는 휴대폰 알림 설정 교육.

⊙ 복용을 잊었다고 2회분을 한번에 복용하면 안 됨.

- 노인에서 의외로 흔함.
- 2회분을 한번에 복용했을 때 대처 방법을 설명해 둠.
- 당뇨병약은 혈당 측정, 혈압약은 혈압 측정 등.

표 3-1-2. 고령자에서 중증 부작용이나 특이한 부작용이 나타나기 쉬운 약물

약물명	부작용 내용
항Parkinson제	환각(환시, 환청), 흥분, 치매 증상
트리아졸람 등 벤조지아제핀계 수면제	환각, 착란, 전향 건망(부상 이후 생긴 건망), 역설적 흥분, 역설적 불면, 다음날 기억장애 구역, 설사, 서맥, 부정맥, 행동이상
digitalis 등의 강심배당체	부종, 심부전, 소화성궤양, 저체온, 쇼크, 신부전
비스테로이드성 항염증약 (특히 반감기가 긴 것)	Parkinson증후군, 좌불안석등 추체외로증상, 우울증
제토제(메토클로프라미드 등)	고요산혈증, 통풍, 난청
항정신약(페노티아진 등)	우울증 등 모든 타입의 정신증상, 골다공증, 대퇴골두괴사, 백내장, 녹내장 등
이뇨제(싸이아자이드계)	
코르티코스테로이드	기립저혈압, 실신, 우울병, 치매 진행 우울병, 서맥, 심블록
각종 혈압약(특히 α차단제)	안면홍조, 변비, 부종, 심블록
β차단제	실신, 기립저혈압
칼슘대항제	혈액장애(빈혈, 범혈구 감소 등)
질산제	낮동안의 활동저하, 수면장애, 횡문근융해 (신장장애 시)
ST복합제	
HMG-CoA환원효소 억제제	악성종양에 의한 사망, 불의의 사고사, 심실성 부정맥
다른 콜레스테롤 억제제	저혈당, 알코올내성저하, 수분 저류 요실금, 탈수
경구혈당 강하제	착란, 효과의 변동
리튬	체액저류, 울혈 심부전
펜타조신	경련, 떨림, 치매 증상, 환각 등 신경증상 (위장장애 시)
에스트로겐	
이니페넴	경련, 떨림, 치매 증상 등 신경증상 (위장장애 시)
대량의 세펨계 및 페니실린계 항생제	

(약 처방의 달인되기)

Chapter

02 소아의 투약

1 약의 제형과 맛을 조사

⊙ 소아용 약은 같은 성분이라도 가루약, 시럽, 정제, 좌약 등으로 제형이 다양하므로 환아의 나이, 기호(정제를 삼키지 못하나 시럽은 잘 먹는다 등)에 따라 선택하면 약물치료 성적 향상.

⊙ 항생제 건조시럽은 제품에 따라 맛이 다름. 환아의 선호도를 알아두어야 함.

⊙ 약을 주스, 야쿠르트, 아이스크림에 섞어도 크게 문제가 없지만 일부 약은 맛이 나빠지고(쓴맛이 늘어남), 상호작용이 나타날 수 있음(표 3-2-1).

- 우유에 섞으면 맛이 바뀌어 나중에 우유를 싫어하게 되거나, 우유를 모두 먹지 않으면 약도 제대로 복용하지 않은 결과가 됨.

표 3-2-1. **약제 혼합의 주의**

성분명		상품명	주의 사항
Azithromycln 계 항생제	Azithromycln Rokitamycln Erythromycln midecamucin	Zithromax Ricamycln dry syrup Erythrocln dry syrup Midecamycin syrup	산성 음료와 섞으면 쓴맛이 출현한다.
Cefem계 항생제	cefcapene pivoxil	Flomox	쓴맛을 방지하는 제제로 되어 있으므로 세립을 으깨거나 녹이지 말고 물로 신속하게 복용할 것
페니실린계 항생제	Sultamiclllin tosylate ampiclllin	Unasyn Ampicillin	산성 음료와 섞으면 쓴맛이 출현한다. 산성하에서는 불안정하기 때문에 역가 저하
항알레르기제	pemirolast potassium	Alegysal dry syrup	pH가 낮은 음료에서는 주성분이 석출(백탁)하게 될 가능성 있음

(약 처방의 달인되기)

2 약의 효과에 따라 복용 시간 고려

⊙ 잠이 들었을 때 무리하게 깨워 약을 주기 보다 잠이 깨었을 때 복용으로 충분한 경우가 많음.

⊙ 학교에 갈 때 약을 가지고 가서 점심식사 후에 먹게하기 보다는 낮 복용을 집에 돌아온 후로 늦추고 저녁 복용분을 취침 전에 복용하도록 시간을 바꾸면 좋음.

⊙ 소아에게 수유 후나 식사 직후에 배가 가득 차있을 때 약을 주면 음식과 같이 토할 수 있어 위장 장애가 심한 약이 아니면 수유 전이나 식전 복용도 좋음.

⊙ 항경련제처럼 복용 시간을 지켜야 하는 약도 있지만 많은 대부분의 약은 시간을 정확히 지키지 않아도 크게 문제가 되지 않을 수 있음.

3 NSAIDs 사용에 주의

⊙ 소아의 해열제로 아세트아미노펜은 위장 장애도 적고 안전성이 높음.

⊙ 소아에 NSAIDs 투여는 과도한 체온 저하, 혈압 저하에 의한 쇼크 발생 위험이 높음.

⊙ 디클로페낙은 인플루엔자 뇌병증과 관련이 있음.

⊙ 아스피린은 Reye증후군을 일으킬 가능성이 있음.

4 다양한 상황을 예상하여 교육

⊙ 식후 복용으로 처방했으나 "식사를 하지 않아 약을 주지 않았다"같은 일이 많아 4–6시간 마다 등으로 보호자에게 알려주어야 함.

⊙ 복약순응도 향상을 위해 약을 잊고 복용하지 않았을 때, 복용 후 구토 등에 대처에 보호자에게 설명.

Chapter

03 임신, 수유 중 투약

1 임신부, 수유부의 약 처방 요점

⊙ 임신부의 약 처방 시에 첨부 문서를 보면 대부분의 약은 사용하지 않는 것이 좋다고 되어있음.

⊙ 임신 전부터 만성 병이 있을 때 치료 중단이 모체와 태아에게 도움이 되는 것은 아님.

⊙ 실제 임상 현장에는 지금까지 축적된 자료에 의해 안전한 약을 선택하여 사용.

⊙ 임신 시기에 따라 태아 미치는 약의 영향이 다름.

- 3주까지(수정에서 착상까지): 수정란에 영향을 주어 유산이 되거나 전혀 영향을 주지 않는 all or none 시기.
- 4–7주(기관 형성기): 중요 장기가 형성되는 시기이므로 되도록 필요 없는 투약하지 않음.(처방이 필요하면 태아에 영향이 적다고 알려진 약 선택).
- 8–12주: 중요 장기 형성은 끝나고 구개나 성기 형성이 계속되는 시기.
- 13주 이후: 형태 이상(기형)은 일어나지 않지만 동맥관에 대한 영향이나 신생아에 약제 잔류 등을 고려.

⊙ 임신 초기에는 임신을 인지하지 못하는 일이 많으므로 임신 가능 연령 여성의 진료에서 항상 임신 가능성을 생각하며 안전한 약의 선택에 주의.

⊙ 수유 중에 모친이 복용한 약의 모유로 이행은 1% 이하의 미량. 수유 중에 모체의 약이 유아에 위험하지 않기 때문에 모유 영양의 장점을 생각하여 되도록 안전한 약을 선택하여 치료하면 지속적인 수유가 바람직함.

2 임신부의 약 처방 거부

⊙ 임신을 인지하기 전에 복용한 약이나 다른 과에서 처방된 약의 복용이 괜찮은지 묻는 일이 많음. 복용한 약과 임신 시기를 확인하지만, 임상적으로 문제되는 경우는 거의 없음. "1–2회 복용한 약이 아기에게 영향을 줄 가능성은 매우 낮다"고 알려주어야 함.

⊙ 임신, 수유에 영향을 줄 수 있는 약을 복용하고 있을 때 간단히 조절할 수 없으면 전문의에게 의뢰. 충분한 치료에 의한 모체의 건강 유지가 더 중요하다고 알려줄 것. 모체가 건강하지 못하면 임신 유지는 불가능함.

3 약 처방 예

1) 감기 증후군

(1) 해열 진통제

⊙ 임신, 수유 중에 아세트아미노펜은 안전하게 사용할 수 있음. 수유 중에 이브프로펜은 모유에 나오는 양이 적고 통증 효과도 강하여 사용 빈도가 높음. 유선염에 의한 발열이나 감기 증상에도 사용하기 쉬움.

⊙ NSAIDs 특히 인도메타신이나 디클로페낙은 임신 후기에 태아의 동맥관 수축이나 양수량 감소 보고가 있어 임신 중에 사용하지 않음.

(2) 항생제

⊙ 임신, 수유기에 감기가 잘 낫지 않으며 부비강염이나 편도선염을 일으켜서 항생제가 필요한 일이 자주 있음.

⊙ 항생제로 세펨제, 페니실린, 마크롤리드제 선택은 문제가 없으며 퀴놀론, 테트라사이크린은 사용하지 않음.

2) 위장염(구토, 설사 등)

⊙ 위장염 증상으로 내과 진료를 받다가 임신에 의한 입덧으로 밝혀지기도함. 임신 중에 변비가 흔하지만 임신 초기에 설사가 나타날 수도 있음. 설사에 사용하여 문제가 되는 약제는 거의 없지만 구토 억제제 사용에는 주의.

(1) 정장제

⊙ 일반 용량의 정장제는 대부분 문제가 없음.

(2) 구토 억제제

⊙ 메토클로프라미드: 입덧 증상이 심할 때 사용하는 일이 있으나 안전성에 관한 보고가 많아 임신에 대한 영향이 있음.

⊙ 돔페리돈: 첨부 문서에 사용 금기로 되어있으며, 임신을 인지하지 못하고 초기에 복용한 예에서 선천 기형 보고는 없음. 기형 위험은 낮다고 생각하지만 사용하지 않음.

3) 인플루엔자

(1) 인플루엔자 백신

⊙ 인플루엔자 백신은 비활성 백신이며 임신 중 접종 가능. 임신부에서 인플루엔자 중증화 위험이 높으며, 백신 접종은 인풀루엔자 예방에 효과가 있음.

⊙ 백신의 영향은 임신 전기간을 통해 매우 낮아 임신 시기와 관계 없이 접종을 권함. 백신에 포함된 치메로살은 태아에 영향이 없어 임신부에 접종해도 문제 없음. 수유 중에도 백신의 유아에 대한 영향이 없어 접종 가능.

⊙ 임신, 수유 중에 인플루엔자 백신을 접종하면 모체의 면역이 태반이나 모유를 통해 아기로 이행되어 인플루엔자의 이환율을 감소시킴.

(2) 인플루엔자 치료

⊙ 임심부에서 증상 나타나 후 48시간 이내의 항인플루엔자약 투여는 중증화나 모체 사망 위험을 저하시킨다는 보고가 있음.

⊙ 임신부에게 사용하는 항인플루엔자약은 오셀타미비르가 좋다고 하나 자나미비르도 임신부에 영향이 없어 투여에 문제가 없음.

⊙ 비교적 새로운 페라미비르는 임신부에 대한 자료가 없음.

⊙ 수유 중 항인플루엔자약의 사용에서 모유 이행량이 적어 수유 가능.

4) 알레르기 질환

(1) 천식

⊙ 임신 중 천식 조절이 나쁘면 모체와 태아의 합병증 위험이 높아짐. 이것은 천식 발작에 의한 저산소증이 원인이라고 생각하며, 임신 중 천식 상태의 안정이 중요. 자신의 판단으로 치료를 중단하지 않도록 주의.

⊙ 임신 중 태아에게 안전한 흡입 스테로이드제나 흡입 β-자극제를 사용. 모체에 저산소증이 나타난 중증에는 태아에도 영향이 있으므로 스테로이드제의 전신 투여도 필요. 이 때 태반에서 활성이 소실되어 태아에 영향이 적은 프레드니솔론을 사용. 류코트라이엔 대항제나 테오필린제는 안전한 것으로 되어 있으나, 흡입제 조절이 안될 때 선택하며 과잉 투여는 피함.

⊙ 수유 중 천식 치료는 기본적으로 임신 중과 같음. 주의점은 수유 중 테오필린 복용으로 유아의 구토 보고가 있음.

(2) 꽃가루 알레르기

⊙ 임신 중 기도 점막의 과민으로 꽃가루 알레르기 증상이 심해질 수 있음. 점비제나 점안제 등 국소 작용제가 1차 선택.

⊙ 점비제로 조절이 어려우면 항히스타민제 복용을 고려. 1차 선택제는 임신부에서 사용 실적이 많은 클로르페니라민. 클로르페니라민에 졸음이 심하거나 효과가 부족하면 로라타진, 세치리진, 레보세치리진 등을 사용.

(3) 두드러기

⊙ 임신 중에 두드러기가 자주 나타나며, 디펜히드라민 외용제를 우선 사용하고 심하거나 지속되면 클로르페니라민이나 로라타진 등을 사용.

Chapter

04 간기능 저하 환자에 대한 투약

1 모든 간기능 이상에서 약의 원인을 생각

⊙ 간기능 악화에서 바이러스, 알코올이 원인이 아니면 약에 의한 간기능 장애 가능성이 있음(건강식품 포함).

⊙ 약에 의한 간장애는 대부분 약 투여 시작 1개월 이내 발생 많지만 2개월 이후 발생도 있음.

⊙ 약에 의한 간장애를 조기에 발견하여 복용을 중지하면 대부분 호전됨.

- 원인 약의 계속으로 전격간염 등 중증 간장애 진행도 있음.

⊙ 약제 간기능 장애에는, 전신권태, 식욕부진, 황달, 발열이 나타나는 중독성 간장애와 가려움, 피진(Stevens–Johnson증후군, 중독성피부괴사증) 등 알레르기 증상이 나타나는 과민성 간장애가 있음.

2 만성 간기능 장애에서 약 처방 주의

⊙ 급성 간장애에서는 약물동태에 변화가 없고 약물대사능이 유지될 수 있음.

⊙ 만성 간장애에서는 간대사형이 아니라 신배설형 약을 사용하거나 투여량을 줄이는 대책 필요.

- 서방성제도 작용시간이 길어지므로 피함.

3 간대사형과 신배설의 확인

- ⊙ 베타차단제 중에서 프로프라놀롤은 지용성이며 95%가 간에서 대사. 간기능 저하에서 반감기가 길어지므로 투여량을 줄임.
- ⊙ 아테놀롤은 신배설형이므로 간장애에도 안전성이 높아 상용량 사용이 가능.
- ⊙ ACE 억제제에서 신배설형은 투여량을 줄이며, 에날라프릴은 prodrug이며 간에서 활성체로 변화하여 작용하므로 간장애에서 주의.

Chapter

05 신기능 저하에서 투약

1 신기능 평가에 의한 투여량 조절

⊙ 혈청 크레아티닌 수치, 연령, 성별을 이용한 eGFR 평가(검사실에서 자동적으로 보고하지 않으면 스마트폰 앱으로 확인).

⊙ 실제 투약에서 다음 공식으로 투여량 추정.

투여 보정계수(R) = 1−미변화체의 소변 배설율 × (1−eGFR)
신장애에서 투여량 = 상용량(정상인 투여량) × 투여 보정계수(R)

- 소변 배설률 자료가 필요하며, 활성대사물이 없고, 신장애에서 신장 이외 대사가 없다는 등의 가정이 있어야 이용 가능하므로 실제 임상 적용에 제한.

⊙ 신기능에서 약물동태 변화 이해.

- 신기능에서 약물동태에 영향을 주는 요인은, ① 활성체의 소변배설률, ② 소실 반감기, ③ 단백결합률, ④ 분포용적, ⑤ 분자량 등.

⊙ 약의 첨부문서에 이런 약물동태 데이터를 찾아봄.

⊙ 활성체의 소변배설률이 높은 약물은 감량하지 않으면 혈중농도 상승으로 중독증상을 일으킬 수 있음.

⊙ 신장 배설 약은 신부전 환자나 투석환자에서 중독성 부작용을 일으키기 쉬움. 신기능을 악화시키므로 투여에 주의해야 하는 약이 있음. 대체약 선택이나 투여량 감량 필요(표 3-5-1).

표 3-5-1. **신부전 환자 및 투석환자에서 금기하는 약의 예**

금기 이유	약효 분류	약제명	금기이유
중독성 부작용을 일으키기 쉽다	피브레이트제	Bezafibrate	횡문근융해증이 나타나기 쉽다
	항부정맥약	Cibenzoline	저혈당이 일어나기 쉽고 투석으로 제거되지 않는다
	세펨계 항생제	cefoselis	경련, 의식장애 등의 중추신경증상이 나타나기 쉽다
	항바이러스제	Ribavirin	빈혈조장
	설포닐유레아	acetohexamide chlorpropamide	활성대사물 축적에 의하여 저혈당을 일으키기 쉽다
	비스포스포네이트제	알렌드론산	배설지연에 의하여 골연화증을 일으키기 쉽다
	칼륨제	염화칼륨,	고K혈증을 일으키기 쉽다
	Fe, Al 킬레이트제	Deferoxamine	중증 신부전 환자에 축적되어 시각 장애를 일으키기 쉽다. 단, 투석환자인 경우에는 투석으로 제거할 수 있기 때문에 사용 가능
	Al함유제	sucralfate, 수산화 알루미늄겔, 천연규산알루미늄 등	장기 투여에 의하여 고Al혈증에 의한 투석뇌증, 골연화증을 일으키기 쉽다
신기능을 악화 시킨다	NSAIDs	Loxoprofen, 아스피린, 디클로페낙 등	PG합성 억제에 따라 신혈류가 저하되어 신기능이 악화된다
	금제제	Auranofin 등	막성신증을 초래하기 쉽다
	항암제	다수 있음	배설부전을 초래하여 폐색성 신부전을 일으키기 쉽다
	아미노산 함유제	다수 있음	아미노산 대사물인 요소 등이 축적되어 증상이 악화되는 경우가 있다
	이뇨제	다수 있음	급성신부전에는 신기능이 악화되고, K가 상승, Na, Cl는 저하. 만성신부전에는 그러하지 않다
	조영제	이오파미돌, 이오헥솔	배설지연을 초래하고, 급성요세관 괴사를 일으키기 쉽다

(약 처방의 달인되기)

2 신기능 장애에서 혈압 조절

⊙ 신부전에서 체내에 수분이나 나트륨 저류에 의해 체액량이 증가하여 혈관 부담으로 혈압이 올라감.

⊙ 사구체 여과기능 저하를 보충기 위해 레닌 활성이 올라가고, 이어서 안지오텐신 II 증가에 의해 혈압이 올라감.

⊙ 이렇게 신장이 나쁘면 혈압이 올라가고 고혈압은 다시 신장에 부담을 줌. 줄이는 것이 중요.

⊙ 혈압약 ACE 억제제나 ARB는 혈압을 내리고 신혈관에 작용하여 신기능을 보호.

- 신부전에서 혈압이 내려갔다고 이런 약을 중지하지 않으며 계속해야 함.

⊙ 말기신부전에서 ACE 억제제나 ARB에서 사구체 내압 저하에 따라 GFR이 저하되며 혈청 크레아티닌 상승이 나타날 수 있으며, 신기능의 급속한 악화를 만들 수 있어 소량으로 투여 시작.

3 흡착제를 다른 약과 함께 투여하지 않는다

⊙ 신기능 저하에서 투여하는 크레메진은 위장관에서 노폐물을 흡착하여 체내로 내보내는 작용이 있으며, 다른 약과 동시에 복용하면 그 약까지 흡착하므로 다른 약 복용은 적어도 1시간 이상 간격을 두고 복용.

⊙ 약에 따라 90% 이상 흡수 저하될 수 있음.

4 환자의 자기판단으로 일반약을 복용하지 말도록 교육

⊙ 일반약 사용에 주의

- 위장약이나 설사약 성분(마그네슘, 알루미늄)이나 해열진통제 의한 신기능 악화가 있음.

⊙ 일반약으로 판매되는 H2수용체 대항제도 신장으로 배설되므로 투여량을 줄임.

⊙ 신부전 환자는 자신의 판단으로 약을 복용하지 않도록 교육.

⊙ 건강식품에도 주의

- 녹즙(케일)에는 칼륨이 높아 칼륨섭취 환자에서 고칼륨혈증 위험.
- 지용성 비타민 A, D, E, K는 축적 가능성.
- 수용성 비타민 C의 대사물 수산이 축적되어 칼슘염으로 조직 침착 가능성.

Chapter

06 약의 대사와 배설

1 약물대사

1) 대사 과정

⊙ 약물은 화학변화가 일어나서 체외로 배설되며, 배설되기 쉬운 산성이 높은 화합물로 변환.

⊙ 투여한 약이 직접 효과를 나타내는 것이 아니라 대사 후에 약리활성이 있는 것은 prodrug.

- Prodrug를 만들어 흡수율이나 안정성 향상, 부작용 감소 기대.

⊙ 대사물이 단백질과 결합하여 항원성을 나타내서 약물 알레르기(세포독성: 간염, 신염, 피부과민증, 과립구감소 등)를 일으킬 수 있음.

2) 대사 경로

⊙ 제I상: 산화, 환원, 가수분해 등이 일어남.

⊙ 제II상: 극성이 있는 분자(글루큐론산, 황산, 글루타치온 등)와 결합하여(이것을 포합이라고 한다) 배설되기 쉬운 형태로 됨.

⊙ 이런 반응은 대부분 효소적으로 일어남.

- 많은 효소가 간이나 장관의 세포내 소포체나 세포질에 존재.

⊙ 약물 대사의 대부분은 간에서 일어남.

2 시토크롬 P-450 (CYP)에 의한 약물 대사

⊙ CYP 효소는 산화반응 촉매.

⊙ CYP에는 서브패밀리가 있으며, CYP3A4가 50% 이상 약물의 대사에 관여. 그 밖

에 CYP1A2, CYP2C9, CYP2C19, CYP2D6, CYP2E1 등에서 약물 대사.

- ⦿ CYP에 대사되는 것은 지용성이 높은 약.
- ⦿ CYP에 의해 대사되는 약은 같은 경로를 이용하는 다른 약이나 화학물질에 의해 억제되거나 유도되므로 약물상호작용을 고려.
- ⦿ CYP3A4는 소장에서도 발현.
  - ▪ CYP3A4의 기질이 되는 약은 경구섭취 후 소장 통과시에 대사를 받기 때문에 흡수율에 영향을 줌.
- ⦿ CYP에 의해 약의 대사 유도와 억제가 이루어짐. 효소유도를 일으키는 약과 그 효소에 따라 대사되는 약을 동시에 복용하다가 효소유도를 일으키는 약 복용을 중지하면 다른 약의 혈중농도가 높아져 부작용 위험.
- ⦿ 반대로 대사억제를 일으키는 약물과 그 효소로 대사되는 약의 복용에서 혈중농도가 높아져서 부작용 위험.

3 지용성 약과 수용성 약의 대사 차이

- ⦿ 수용성 약은 대사가 되지 않아도 배설되기 쉬움.
- ⦿ 약의 수용성, 지용성을 첨부문서에서 확인.
- ⦿ 염, 에스텔 형태는 대사가 다르므로 주의.

4 약물 배설

1) 배설 경로: 소변, 대변, 호기, 땀, 젖, 눈물 등

- ⦿ 배설되기 쉬운 수용성 화합물로 대사된 약이나 본래 수용성이 높은 약은 신장에서 소변으로 배설.
- ⦿ 간 혈류를 따라 간으로 들어간 약은 미변화체 또는 대사 후 담즙으로 분비되면 위장관에서 대변으로 배설.
- ⦿ 젖, 땀, 눈물의 배설은 적지만, 젖으로 배설은 수유에서 주의하며, 시타라빈 치료에서 눈물 배설에 의한 부작용 방지를 위해 스테로이드제 점안 병용.

2) 배설의 지표 청소율(clearance: CL)

⊙ 청소율은 단위시간에 혈액에서 제거된 약물량을 혈액 용적으로 나타냄.

약물 소실속도(mg/분)=CL(mL/분)×혈중농도(mg/mL)

⊙ 약물 배설 장기(신, 간, 전신 등)에 따라 청소율이 다르고, 약물은 일정한 약물 제거능력을 나타냄.

⊙ 측정 가능한 소변 약물농도와 전신 청소율에서(첨부문서에 기재) 각 장기의 청소율 추정.

소변 중미 변화체 배설율 × 전신 청소율 = 신 청소율

전신 청소율−신 청소율 = 신외 청소율(대부분 간의 청소율)

⊙ 청소율은 연령, 체중, 신기능, 간기능, 혈장단백 등에 따라 변동.

3) 신배설 약

⊙ 소변의 미변화체 배설률 60% 이상이면 신배설 약물.

⊙ 신배설약은 신기능 저하에 따라 배설되지 않으므로 eGFR을 지표로 용법, 용량 조절(표 3-6-1).

⊙ 경구 투여에서 흡수과정이 관여하면 흡수율 고려.

⊙ 신배설이란 요중으로의 배설을 말하며 약물 및 대사물이 배설되는 주경로임.

표 3-6-1. 신부전 환자 및 투석환자에서 금기하는 약의 예

CYP 1A2	흡연, 오메프라졸, 히드라라진, 란소프라졸
CYP 2B6	피브레이트, 덱사메타손, 페노바르비탈, 페니토인
CYP 2C8	리팜피신, 페니토인
CYP 2C9	카바마제핀, 페니토인, 프리미돈, 리팜피신
CYP 2C19	바르비틀, 페니토인, 프리미돈, 리팜피신
CYP 2E1	이소니아지드, 에탄올
CYP 3A4/5	에리스로마이신, 오메프라졸, 카바마제핀, 클로트리마졸, 피브레이트, 스테로이드제, 설파피라존, 테르비나핀, 바르비틀, 페니토인, 리팜피신

(약 처방의 달인되기)

4) 간배설 약

- ⊙ 간에서 대사되어 약효가 소실되는 약.
- ⊙ 간배설은 간의 대사와 담즙으로의 분비를 합한 것.
- ⊙ 간에서 대사되어 신장에서 소변으로 배설되어도 간배설 약.
- ⊙ 혈액에서 간으로 들어온 약은 담즙으로 분비되어 대변으로 배설되는 이외에 장에서 다시 흡수되어 다시 담즙으로 분비되는 장간순환도 있음.
  - ■ 장간순환 약은 체내에 오래 머물기쉬움.
- ⊙ 급성 간기능 저하에서는 영향이 크지 않지만, 만성 간질환에서는 대사효소나 알부민 저하를 일으키므로 약물 특성에 따라 투여량 조절.

5 약 배설에 대한 배설 트랜스포터의 작용

- ⊙ 배설 트랜스포터는 미대사 약물이나 대사된 화합물을 세포에서 배설하려는 작용.
- ⊙ ABC 트랜스포터: ATP−Binding Cassette (ATP결합부위)를 가진 트랜스포터의 총칭.
  - ■ 서브패밀리에 다제내성관련 수송 단백(multridrug resistance−associated protein: MRP)이 있으며, MDR1/P당단백, MRP1, MRP2 등이 알려져 있음.
  - ■ 약을 세포 밖으로 배설하는 작용에 의해 약제내성 유도.
  - ■ 유전자 다형이 있으며 약효 및 부작용의 개인차를 일으키는 요인.
- ⊙ P−당단백(P−gp): 암세포에 발현되어 항암제를 세포 밖으로 배출하여 약제내성 유도.
  - ■ MDR1 유전자로 코드되어 암 이외의 정상 기관(간, 소장, 뇌혈관 내피세포 등)에도 발현.
  - ■ 소장에 발현되는 P−gp는 흡수 장벽이 되며, 뇌에서는 뇌조직으로 분포를 억제.

Chapter

07 약의 혈중농도와 약의 내성

1 혈중농도 측정 대상

⊙ 유효치료 범위가 좁은 약이나 체내동태가 변화되기 쉬운 약에서 therapeutic drug monitoring (TDM) 시행.

⊙ 혈중농도를 측정하여 투여량을 정밀하게 관리할 필요가 있는 약을 알아줌.

2 혈중농도 측정의 주의

⊙ 검체 및 채혈용 튜브의 종류, 채취시기 및 시간, 채취 방벙이 약에 따라 다를 수 있음.

⊙ 검체는 대부분 혈청이나 혈장이지만 시클로스포린 등은 전혈이 필요.

⊙ 채혈용 튜브 첨가제에 따라 검사 경과가 변할 수 있음.

⊙ 약을 투여하고 체내에 분포하여 평형 상태에 도달하기 전에 채혈하면 측정값이 높게 나옴.

- 평형 상태는 첫회 투여 후 혈중 반감기의 4–5배 시간에 도달.

⊙ 채혈시간은 최저 혈중농도를 얻을 수 있는 시간, 즉 투여직전에 채취하여 최저치(trough)를 구하는 경우가 많음.

⊙ 항부정맥약 등 피크값을 구하는 경우에는 채혈시간을 정확하게 확인.

⊙ 채혈시에 수액을 주입하지 않는 쪽에서 채취하고 용혈되지 않도록 채혈.

3 약물동태의 기본지식

⊙ 약물동태학(pharmacokinetics): 약의 투여량, 흡수, 분포, 대사, 배설 자료에서 혈중농도의 시간 추이 분석.

⊙ 약역학(pharmacodynamics): 작용부위에서 약물농도와 약리효과의 관계를 봄.

⊙ 약물동태학 지표

- 혈중농도 변화(△Cp)=혈중에 들어간 약물량/분포용적: Vd
- 평형상태의 약물농도(Cpss)
  = (혈중에 들어간 약물량/투여간격; τ)/분포용적: Vd
- AUC(혈중농도–시간곡선하면적)
  = 혈중에 들어간 약물량/전신 클리어런스: Cltot
- 소실속도 정수=전신 클리어런스: Cltot/분포용적: Vd

⊙ 투여중지 후 혈중농도는 대수적으로 시간에 비례해서 감소하며, 그 정수를 소실속도 정수라고 함.

T2에서의 혈중농도 Cp2 = T1에서의 혈중농도 Cp1×Exp{−소실속도정수: Kel × (T2− T1)} T2− T1 = In(Cp1/Cp2)/Kel

Cp2가 Cp1의 반일 경우, T2−T1은 반감기(농도가 반이 되는 데 필요한 시간)이므로

$$t_{1/2} = \frac{In2}{Kel}$$

4 혈중농도를 측정하여 투여계획 변경

⊙ 혈중농도를 측정하여 향후 치료 계획 수정.

⊙ 예측값보다 혈중농도가 낮거나 높으면

① 채혈조건 재확인.

② 투여량 과부족 보다 환자의 복약순응도 확인.

③ 체내 동태 변화 확인: 연령, 체중, 신기능, 간기능, 위장질환 등에 의한 대사 변화. 결합단백질 변화에 의한 유리형 농도 변화, 분포용적 변화 등.

④ 병용약에 의한 흡수, 대사, 배설의 촉진 및 억제.

⑤ 약제 제형 변화.

PART 03

⊙ 치료영역에 미달해도 효과가 있으면 병용약제 조사.

⊙ 유효치료 영역에 있으며 효과가 없으면 non responders 가능성.

⊙ 약물혈중농도가 항상 완벽하지 않음.

- 약물혈중농도가 지표로 되는 것은 혈중농도와 작용점에서의 농도가 평행하다는 전제가 기본이며, 혈중농도와 관계 없는 효과, 부작용이 있음.
- 측정되지 않는 활성대사물의 존재, 활성이 다른 광학이성체 존재, 혈중농도와 효과의 비선형 등에 주의.

5 약제내성

⊙ 상용량 투여에도 약에 대한 반응이 저하되어 기대하는 효과를 얻지 못하는 상태.

⊙ 약제내성의 기전: 약물동태 변동이나 약물감수성 변동.

- 약물동태 변동: 혈중 약물농도 저하에 의한 작용 저하.
- 약제감수성 변동: 혈중 약물농도 유지에도 불구하고 작용 저하.

⊙ 약제내성이 알려진 약의 예.

① 바르비틀계

⊙ 약제내성 기전으로 수용체 수 감소 추정.

⊙ 약제내성에서 과량투여함하면 호흡정지 등 중증 부작용이 있어 사용에 주의.

② 항암제

처음부터 효과가 없는 자연내성과, 치료중에 효과가 없어지는 획득내성이 있으며, 이물배설 트랜스포터에 의한 암세포에서 항암제 배설 증가를 약제내성 기전으로 생각.

③ 항생제

⊙ 항생제 사용 증가에 따라 약제 내성균이 나타나고 있으며 원내감염의 중요한 원인.

⊙ 내성 기전은, 내성유전자 획득이나 항생제 작용점과 관련된 유전자 돌연변이.

⊙ 내성균 감염에서 임상 경과 악화.

④ HIV치료제

⊙ HIV 바이러스의 활발한 증식 과정에서 유전자 돌연변이를 일으켜 약제내성

획득.

- ⊙ 내성 획득 요인에 불충분한 투여량, 낮은 복용률, 약물흡수장애, 세포내 대사장애 등이 관여.
- ⊙ HIV 바이러스 증식의 계속 억제하기 위해 혈중농도의 일정한 유지 필요.
- ⊙ 불규칙한 복용은 조기에 내성 유도.
- ⊙ 내성 획득한 바이러스에 대한 치료 효과는 처음 치료 보다 저하.

Chapter

08 약물 상호작용의 이해

1 약물상호작용

⊙ 다른 약의 병용에 의해 해당 약 또는 병용약의 약리작용 증가 또는 감소, 부작용 증가, 새로운 작용 출현 또는 원 질환 악화 등을 일으켜 임상적으로 주의가 필요한 상황.

⊙ 상호작용에는 병용주의와 병용금기가 있음.

- 병용주의는 이론적으로 상호작용을 일으킬 가능성이 있어 병용에 주의한다는 의미.

⊙ 작용 기전을 이해하여 상호작용을 피해야 함

- 작용 기전에는 약물동태형과 약역학형이 있음.

⊙ 약물동태형 상호작용

① 병용에 의한 약물의 흡수, 분포, 대사, 배설에 영향을 주어 약물 혈중농도 변화. 이런 기전의 상호작용은 어느 정도 예측 가능.

② 흡수억제의 상호작용에는 약물이 장관에서 흡수가 억제를 받으며, 작용이 감소. 복용 시간 간격을 두어 회피 가능.

예) 퀴놀론제와 제산제 및 완하제를 병용에서 킬레이트 형성으로 흡수 저하.

③ 분포용적이 적고, 단백결합율이 높은 약에서 단백결합을 억제하는 약과 병용하여 혈중 유리형 약물농도 증가와 작용 증가.

④ 대사 억제에 의한 작용 증가와 대사 촉진에 의한 작용 감약이 있음. 빈도가 높은 것은 CYP3A4의 억제.

예) carbamazepine과 clarithromycin 병용에서 carbamazepine 대사 억제.

⑤ 소변 pH 변동 약은 이온성 약의 신배설에 영향을 줌. 약의 산성과 알칼리성에 따라 배설 촉진과 억제.

⊙ 약역학형 상호작용

① 혈중약물농도 변화가 없는 상호작용이며, 병용에 의해 효과가 상호증가, 상승, 억제됨.

2 약물 상호작용의 기전

1) 대사효소, 수송체에 의한 상호작용

① 대사효소 CYP (cytochrome P450)

⊙ 간, 소장에서 산화대사 담당효소.

⊙ 약물동태학적 기전에 의한 상호작용의 90%를 차지.

⊙ CYP에 의한 기질의 유도작용과 억제작용이 있음.

⊙ 상호작용 방지를 위해 같은 CYP에 의해 대사되는 약을 피함.

⊙ 대부분 시험관내 자료이며 임상적으로 CYP의 관여는 신중히 판단.

② 기타 대사효소 UGT (UDP-glucuronyltransferase)

⊙ 간에서 글루큐론산 포합 담당.

⊙ UGTA1 등.

③ ATP형 수송체

⊙ ATP를 이용하여 능동 수송.

⊙ P당단백질: 소장, 신세관 상피세포에서 약의 체외 배설.

⊙ BCRP (breast cancer resistance protein): 소장 상피, 간의 담관쪽에 발현하여 약물 체외 배설.

⊙ MRP2 (mutiple resistance associated protein2): 소장 상피, 간의 담관쪽에 발현하여 약물 체외 배설.

④ 기타 수송체

⊙ OATP (organic anion transporting polypeptide)

⊙ OAT (organic acid transporter)

⊙ MATE (multidrug and toxin extrusion)

⊙ OCT (organic cation transporter)

3 대사효소, 수송체 관여 약품, 식품의 상호작용의 예

① 혈중 농도 상승

자몽(주스): 플라노쿠말린에 의해 소장 CYP3A4의 비가역적 억제 → 대사저하 → 혈중농도 상승.

대상: 암로디핀, 트라아졸람, 카바마제핀, 시클로스포린, 실로스타졸, 아토바스타틴 등.

② 혈중농도 저하, 흡연: 테오필린

4 음식물이나 기호품과의 상호작용에서 주의해야 할 약물이 있다는 것을 인식

⊙ 고지방식 섭취 후에 복용함으로써 AUC(생물학적이용률)가 상승하는 약제
예) calcium polynate

⊙ 음식물 중 철이나 칼슘 등과 결합하여 흡수가 억제되는 약제
예) 비스포스포네이트계 약제

⊙ 알코올 섭취에 의한 작용이 증강하는 약제
예) triazolam

⊙ 흡연에 의하여 간약물 대사효소(CYP1A2)가 유도되어 클리어런스가 증강되는 약제
예) 올라자핀

⊙ St.Jhon's Wort (Hypericum perforatum: 서양 제절초)에 의하여 작용이 증강하는 약제
예) SSRI(선택적 세로토닌 재흡수 억제약)

⊙ St.Jhon's Wort (Hypericum perforatum:서양 제절초)에 의하여 유도된 간의 약물 대사효소에 의하여 대사가 촉진되며, 클리어런스가 상승되는 약제
예) 테오필린

⊙ 자몽 주스에 함유되어 있는 성분에 의하여 대사효소(CYP3A4)가 억제되며, 첫 회 통과효과가 감약되는 약제
예) 칼슘대항제

5 다른 병원의 처방, 다른 진료과의 처방도 반드시 확인

⊙ 자신이 처방한 약제에 관해서는 충분히 주의를 하더라도 다른 병원이나 다른 진료과에서 처방된 약제와의 사이에 중대한 상호작용이 존재하는 경우도 있음. 실제로 복수 진료과 간에 처방된 약제끼리 상호작용에 의하여 부작용이 증강되어 중대한 결과에 빠지는 예도 보고되고 있음.

6 상호작용의 인과관계 판정 (drug interaction probability scale: DIPS)

A: 상호작용을 받은 약, B: 상호작용을 일으킨 약

No	내용	예	아니오
Q1	사람에서 신뢰할 수 있는 보고가 있다	+1	−1
Q2	B 보고 상호작용의 일치	+1	−1
Q3	A 보고 상호작용의 일치	+1	−1
Q4	시간 경과(출현, 소실)의 타당성	+1	−1
Q5	B 중지로 완화	+1	−2
Q6	B 재투여로 재발	+2	−1
Q7	다른 원인 존재	+1	−1
Q8	A의 체내 농도 변화	+1	0
Q9	검사 수치 변화, 유해반응이 있다	+1	0
Q10	B의 증량으로 악화, 감량으로 감소	+1	−1

판정: ≥9: 확실, 8–5: 가능성 높음, 4–2: 가능성 있음, ≤1: 의심스러움

(Ann Pharmacother 2007:41:674)

Chapter

09 유해작용과 부작용

1 과량투여

⊙ 상용량: 기대하는 약의 효과가 최대로 발휘되고, 바람직하지 않은 작용이 적은 양.

⊙ 과량투여: 상용량을 초과하여 바람직하지 않은 작용이 나타날 가능성이 높은 상태.

⊙ 유효 혈중농도 범위가 좁고, 초과하면 중증 증상이 나타날 가능성이 있는 약은 과량투여에 주의.

⊙ 과량투여에 주의할 약은 치료약 감시(therapeutic drug monitoring) 대상.

- 예) 디곡신, 테오필린, 아미노당화물, 페니토인, 카바마제핀, 발프로산, 페노바르비탈.

⊙ 과량투여의 대처는 첨부문서를 참고.

- 예) 아세트아미노펜 과량투여의 대책

  아세틸시스테인을 처음에 140 mg/kg, 4시간 후에 70 mg/kg를 이어서 4시간마다 17회, 모두 18회 경구 투여.

2 부작용

1) 정의

⊙ 치료 목적인 치료 효과 이외의 작용이 나타나서 인체에 나쁜영향을 미치는 것(표 3-9-1).

⊙ 대부분의 약에 치료 목적과 다른 작용, 즉 부작용을 일으킬 가능성이 있음(표 3-9-2).

표 3-9-1. PPI 부작용 평가 예

Hill criteria	Bone fractures	GI infections[1]	Pneumonia	Kidney events	Dementia	Hypomagnesemia	RAHS	Iron/B12 absorption	Gastric cancer	Liver disease
Strength of association	Weak	Moderate	Weak	Weak	Weak/ None	Weak	Moderate	Weak	Weak	Weak
Consistency	No	Yes	No	Yes	No	No	No	No	No	No
Specificity	No	No	No	No	No	No	Yes	No	No	No
Temporality	Yes	Yes	Yes	Yes	Yes	Yes	Yes	Yes	Yes	Yes
Biological gradient	No	Yes	No	Unclear	Unclear	Unclear	Unclear	No	No	No
Biological plausible	Yes	Yes	Yes	Yes	Yes	Yes	Yes	Unclear	Yes	Yes
Coherence	No	Not assessed	Not assessed	Yes	Yes	Yes	Yes	Yes	Unclear	Unclear
Experiment	No	No	No	No	No	No	Yes	No	No	No
Analogy	No	Yes	No	Yes	No	No	Yes	No	No	No

RAHS, rebound acid hypersecretion.
[1] Spontaneous bacterial peritonitis not included.

(Basic Clin Pharmacol Toxicol 2018:123: 114-121)

2) 부작용의 분류와 특징

⊙ 부작용은 "중독성 부작용"과 "알레르기성 부작용(약물 알레르기)"로 구별.

① 중독성 부작용

⊙ 특정 약이 불특정 다수 환자에게 나타나는 작용. 약리작용을 이해하고 약물혈중농도나 임상검사 등의 지표를 감시하여 어느 정도 예측.

⊙ 복용량이 많아질수록 발현율이 높음, 용량 의존성이며, 감량하면 개선. 증상감소 기대.

⊙ 약리작용이 같은 약은 다른 제제에도 중독성 부작용이 나타날 위험이 있음.

⊙ 간기능장애, 신기능장애, 중추신경장애, 혈액 소견 이상 등으로 나타남.

⊙ methotrexate에 의한 중독성 부작용 예

- 골수억제, 범혈구감소(초기증상: 발열, 목 통증, 몸이 나른하다, 출혈되기 쉽다)
- 간질폐렴(초기 증상: 마른 기침이 나온다, 가슴이 답답하다, 숨가쁘다, 발열)
- 중증 간장애(초기 증상: 몸이 나른하다, 구역, 피부나 눈이 노란색이 됨. 소변이 갈색이 된다, 의식이 희미하다)

② 알레르기성 부작용(약물 알레르기)

⊙ 약이 항원으로 작용하여 알레르기반응을 유발하는 면역학 반응이며, 특정 환자가 특정 약제에 반응하기 때문에 예측이 어려움.

표 3-9-2. **식욕 저하 체중 감소를 일으키는 약**

증상	약의 예
식욕 저하	아만타딘, 암페타민, 항생제, 항경련제, 벤조디아제핀, 항충혈제, 디곡신, 금 제제, 레보도파, 메트포르민, 정신병약, 니코틴, 마약, SSRI(선택적 세로토닌 재흡수 억제제), 테오필린
구강 건조	항콜린제, 항히스타민제, 클로니딘, 고리 이뇨제
미각, 후각 장애	아세타졸아미드, 알코올, 알로푸리놀, 암페타민, ACE 저해제, 항생제(CPFX, CAM, DOXY, TB, MNZ, OFLX, 펜타미딘 등), 항콜린제, 항히스타민제, 칼슘길항제, 카바마제핀, 화학요법제, 크로랄하이드레이트, 코카인, 에티드로네이트, 금 제제, 히드랄라진, 싸이아자이드 이뇨제, 철제, 레보도파, 리튬, 메티마졸, 메트포민, 경비 혈관수축제, 니트로글리세린, 마약, 페니실아민, 페르고리드, 페니토인, 프로프라놀롤, 셀레기린, 크로모그릭산, 스피로놀락톤, 스타틴계, 테르피나핀, 담배, 트리아졸람, 3환계 항우울제
연하 장애	비스포스포네이크. 항생제(DOXY), 항콜린제, 화학요법제, 스테로이드, 금 제제, 철제, 레보도파, NSAIDs, 칼륨제, 퀴니딘, 테오필린
구역/구토	아만타딘, 항생제, 비스포스포네이트, 디곡신, 도파민 길항제, 호르몬 보충 요법, 철제, 레보도파, 메트포민, 메트로니다졸, 니트로글리세린, 마약, 페니토인, 칼륨제, SSRI, 스타틴계, 테오필린, 3환계 항우울제

(약 바로 알고 처방하자)

⊙ 투여 용량이 발현율과 관계 없음. 용량비의존성이며, 감량해도 개선을 기대할 수 없음.

⊙ 화학구조가 비슷한 약에 같은 알레르기성 부작용이 나타날 위험이 있음.

⊙ 부작용이 나타난 약의 당장 중지 이외에 회피 방법이 없음.

⊙ 즉시형 반응인 급성중증과민반응 쇼크는 생명에 위협이 됨.

⊙ 처음에 나타나는 피부증상에 주의하며, 중증화하면 사망에 이르는 경우도 있음.

- 예) 세파크롤에 의한 중증 알레르기성 부작용
  쇼크, 급성중증과민반응(초기증상: 두드러기, 식은땀, 몸이나 얼굴이 붉어짐, 숨가쁨)

3) 부작용의 조기발견, 방지

⊙ 약제복용 시작, 증량에 의한 유해사상 발생에서 중독성 부작용 의심.

⊙ 약제복용 시작 후 피부증상 출현에서 알레르기성 부작용 의심.

⊙ 과거의 부작용 병력, 알레르기 병력이 있는 약은 원칙적으로 처방하지 않으며, 불가피한 경우에는 부작용 초기증상을 환자에게 충분히 알려주어야 함.

3 약물 부작용 인과관계 판정(Naranjo 알고리즘)

No	내용	예	아니오
Q1	보고가 있다	+1	0
Q2	투여 후 발현	+2	−1
Q3	중단에 개선	+1	0
Q4	재투여에 재발	+2	−1
Q5	다른 요인이 있다	−1	+2
Q6	위약에서 출현	−1	+1
Q7	체내 농도가 중독 범위	+1	0
Q8	증량으로 악화, 감량으로 감소	+1	0
Q9	같은 약 또는 유사 약에 출현 경험	+1	0
Q10	객관적 근거	+1	0
판정: ≥ 9: 확실, 8-5: 가능성 높음, 4-1: 가능성 있음, ≤0: 의심스러움			

(Clin PharTher 1981:30:239)

참고문헌

1. Abhishek A, Gout – a guide for the general and acute physicians, Clin Med 2017:17:54 – 9
2. Acevedo JAM, Next generation of immune checkpoint inhibitors and beyond, J Hematol Oncol 2021:14:45
3. Agrawal M, Approach to the Management of Recently Diagnosed Inflammatory Bowel Disease Patients: A User's Guide for Adult and Pediatric Gastroenterologists, Gastroenterology 2021:161: 47 – 65
4. Aldini G, N-Acetylcysteine as an antioxidant and disulphide breaking agent: the reasons why, Free Rad Res 2018:52:751-62
5. Anzueto A, The Role of Fixed-Dose Dual Bronchodilator Therapy in Treating COPD, Am J Med 2018: 131:608-22
6. Bartfai T, Fever, Scient World J 2010:10:490-503
7. Bharucha AE, Chronic Constipation, Mayo Clin Proc. 2019:94:2340-57
8. Bindua S, Non-steroidal anti-inflammatory drugs(NSAIDs) and organ damage: A current perspective, Biochemical Pharmacology 2020:180:1141-47
9. Blondell RD, Pharmacologic therapy for acute pain, Am Famil Phys 2013:87:766
10. Bollu PC, Sleep Medicine: Insomnia and Sleep, Missouri Medicine 2019:116:68
11. Brenner DM, Antispasmodics for Chronic Abdominal Pain: Analysis of North American Treatment Options, Am J Gastroenterol 2021:116:1587
12. Brown EN, Multimodal General Anesthesia: Theory and Practice, Anesth Analg 2018:127:1246 – 58
13. Bukowski K, Mechanisms of Multidrug Resistance in Cancer Chemotherapy, Int J Mol Sci. 2020:21:3233
14. Camilleri M, Pathophysiology, Evaluation, and Management of Chronic Watery Diarrhea, Gastroenterology 2017:152:515-32
15. Chang L, Management of hynerglyomin in hospitalized, non-critically ill adults. N Eng Med 2002:387:11
16. Cherobin ACFP, Safety of local anesthetics, An Bras Dermatol. 2020:95:82-90
17. Colloca L, Neuropathic pain, Nat Rev Dis Primers, 3:17002
18. Cummingsa JL, Treatment Combinations for Alzheimer's Disease: Current and Future Pharmacotherapy Options, J Alzheimer Dis 2019:67:779-94
19. de Miguel M, Clinical Challenges of Immune Checkpoint Inhibitors, Cancer Cell 2020:38:326
20. De ′ zsi CA, The Different Therapeutic Choices with ARBs. Which One to Give? When? Why? Am J Cardiovasc Drugs 2016:16:255-66
21. Elstrott B, The role of iron repletion in adult iron deficiency anemia and other diseases, Eur J Haematol. 2020:104:153-61
22. Elvir-Lazo OL, Management strategies for the treatment and prevention of postoperative/postdischarge nausea and vomiting: an updated review, F1000Research 2020:9:983
23. Engel B, Treatment Options for Gout, Dtsch Arztebl Int 2017:114:215 – 22
24. Eyler RF, Clinical Pharmacology of Antibiotics, CJASN 2019:14:1080-90
25. Fazleen A, Early COPD: current evidence for diagnosis and management, Adv Respir Dis 2020:14: 1 – 13
26. Ferrari R, A 'diamond' approach to personalized treatment of angina, Nature Rev Card

2018;15;121
27. Ferraro R, Evaluation and Management of Patients With Stable Angina: Beyond the Ischemia Paradigm, JACC 2020;76;2252–66
28. Ferreira-Vieira TH, Alzhemer's disease; Targeting the cholinergic system, Curr Neuropharm 2016;14;101
29. Fontaine C, Update on the management of overactive bladder, Ther Adv Urol 2021;13;1–9
30. Ford TJ, Angina: contemporary diagnosis and management, Heart 2020;106;387-98
31. Galluzzi L, Classification of current anticancer immunotherapies, Oncotarget Vol 5 No 24
32. Gao Q, New drug targets for hypertension: A literature review, BBA-Mol Basis Dis 2021;1867;166037
33. Geng M, Revisiting antiarrhythmic drug therapy for atrial fibrillation: Reviewing lessons learned and redefining therapeutic paradigms, Fron Pharm 2020;11;581837
34. Gulati M, 2021 AHA/ACC/ASE/CHEST/SAEM/SCCT/SCMR Guideline for the Evaluation and Diagnosis of Chest Pain: A Report of the American College of Cardiology/American Heart Association Joint Committee on Clinical Practice Guidelines, Circulation. 2021;144;e368–e454
35. Gupta AK, Antagonist molecules in the treatment of angina, Expert Opin Pharmacother. 2013;14; 2323-42
36. Gupta K, Chemotherapy-Induced Nausea and Vomiting: Pathogenesis, Recommendations, and New Trends, Cancer Treat Res Commu, 2021;26;100278
37. Haastrup PF, Side Effects of Long-Term Proton Pump Inhibitor Use: A Review, Basic Clin Pharm Toxicol 2018; 123;114-21
38. Hainer BL, Diagnosis, Treatment, and Prevention of Gout, Am Family Phys 2014;90;832
39. Hamburg NM, Pathophysiology of Intermittent Claudication in Peripheral Artery Disease, Circ J 2017;81;281-9
40. Hao X, The Effects of General Anesthetics on Synaptic Transmission, Curr Neuropharma 2020;18;936-65
41. Heckroth M, Nausea and Vomiting in 2021: A Comprehensive Update, J Clin Gastroenterol. 2021;55;279-99
42. Heidenreich PA, 2022 AHA/ACC/HFSA Guideline for the Management of Heart Failure: A Report of the American College of Cardiology/American Heart Association Joint Committee on Clinical Practice Guidelines, Circulation 2022;145;e895-e1032.
43. Helgadottir H, Problems Associated with Deprescribing of Proton Pump Inhibitors, Int J Mol Sci 2019;20;5469
44. Herszényi L, Pharmacological Approach to Gastric Acid Suppression: Past, Present, and Future, Dig Dis 2020;38;104-11
45. Jacob S, An Updated Overview on Therapeutic Drug Monitoring of Recent Antiepileptic Drugs, Drugs RD 2016;16;303-16
46. Johnson DB, Immune-checkpoint inhibitors: long-term implications of toxicity, Nature Rev ClIn Oncol, 2022;19;255
47. Joo MK, Clinical Guidelines for Drug-Related Peptic Ulcer, 2020 Revised Edition, Gut and Liver, 2020;14;707-26
48. Kandimalla R, Therapeutics of Neurotransmitters in Alzheimer's Disease, J Alzheimers Dis 2017;57;1049-69
49. Karagueuzian HS, Enhanced Late and Currents Effective Antiarrhythmic DrugTargets, Front.

Pharmacol 2017:8:36

50. Katsanos KH, Inflammatory Bowel Disease: Updates on Molecular Targets for Biologics Gut and Liver, 2017:11:455-63
51. Kehrenberg MCA, Diuretics: a contemporary pharmacological classification? Arch Pharm 2022:395:619-27
52. Kim H, Antiepileptic Drug Selection According to Seizure Type in Adult Patients with Epilepsy, J Clin Neurol 2020:16:547-55
53. Kim KH, All about pain pharmacology: what pain physicians should know, Korean J Pain 2020:33:108-20
54. Kim V, Chronic Bronchitis and Chronic Obstructive Pulmonary Disease, Am J Respir Crit Care Med 2013:187:228-37
55. Lambrecht BN, The Cytokines of Asthma, Immunity 2019:50:975
56. Langdahl BL, Overview of treatment approaches to osteoporosis, Br J Pharmacol. 2021:178:1891-906
57. Leucht S, Comparative effi cacy and tolerability of 15 antipsychotic drugs in schizophrenia: a multiple-treatments meta-analysis, Lancet 2013:382:951-62
58. Lin YJ, Update on the Pathomechanism, Diagnosis, and Treatment Options for Rheumatoid Arthritis, Cells 2020:9:880
59. Lommatzsch M, The Treatment of Mild and Moderate Asthma in Adults, Dtsch Arztebl Int 2020:117: 434-44
60. Mao Q, Recent advances in dopaminergic strategies for the treatment of Parkinson's disease, Acta Pharmacologica Sinica 2020:41:471-82
61. Matheson E, Insomnia: Pharmacologic Therapy, Am Family Phys 2017:96:30
62. Mazzone SB, Mechanisms and Rationale for Targeted Therapies in Refractory and Unexplained Chronic Cough, Clin Pharm Ther 2021:109:619
63. McGregor MC, Role of Biologics in Asthma, Am J Respir Crit Care Med 2019:199:433-45
64. Mermelstein J, Proton pump inhibitor-refractory gastroesophageal reflux disease: challenges and solutions, Clin Exper Gastroenterol 2018:11:119-34
65. Miernik A, Current Treatment for Benign Prostatic Hyperplasia, Dtsch Arztebl Int 2020:117: 843-54
66. Mollaei M, Chemotherapeutic drugs: Cell death- and resistance-related signaling pathways. Are they really as smart as the tumor cells? Translational Oncology 2021:14:101056
67. Mori H, Role of Acid Suppression in Acid-related Diseases: Proton Pump Inhibitor and Potassium competitive Acid Blocker, J Neurogastroenterol Motil 2019:25:6-14
68. Na SY, Perspectives on Current and Novel Treatments for Inflammatory Bowel Disease, Gut and Liver, 2019:13:604-16
69. Oertel W, Current and experimental treatments of Parkinson disease: A guide for neuroscientists, J Neurochem. 2016:139(Suppl 1):325-37.
70. Oh JH, Clinical Practice Guidelines for Functional Dyspepsia in Korea, J Neurogastroenterol Motil, 2020:26:29
71. Ong JJY, Migraine Treatment: Current Acute Medications and Their Potential Mechanisms of Action, Neurotherapeutics 2018:15:274-90
72. Pelaia C, Molecular Targets for Biological Therapies of Severe AsthmaFront. Immunol. 2020:11:603312.

73. Pleasants RA, Aerol delivery devices for obstructive lung disease, Res Care 2018:63:708
74. Porwal A, An Update on Assessment, Therapeutic Management, and Patents on Insomnia, BioMed Res Intern 2021, Article ID 6068952
75. Radu AF, Management of Rheumatoid Arthritis: An Overview, Cells 2021:10:2857
76. Rettura F, Refractory Gastroesophageal Reflux Disease: A Management Update, Front Med 2021:10:765061
77. Ripplinger EGCM, Antiarrhythmic mechanisms of beta blocker therapy, Pharmacol Res. 2019:146:104274
78. Samala RV, Frequently asked questions about managing cancer pain: An update, Clev Clin J Med 2021:88:183
79. Shin TJ, How general anesthetics work: from the perspective of reorganized connections within the brain, Korean J Anesthesiol 2022:75:124-38
80. Sirven JI, Antiepileptic Drugs 2012: Recent Advances and Trends, Mayo Clin Proc. 2012:87:879-889
81. Small R, Botulinum Toxin Injection for Facial Wrinkles, Am Family Phys 2014:90:169
82. Sun Y, The Influence of Cell Cycle Regulation on Chemotherapy, Int J Mol. Sci 2021:22:6923.
83. Tarkin JM, Vasodilator Therapy: Nitrates and Nicorandil, Cardiovasc Drug Ther, DOI 10.1007/s10557-016-6668-z
84. Terry PD, Inhalation Therapy for Stable COPD: 20 Years of GOLD Reports, Adv Ther 2020:37:1812-28
85. Thangam EB, The Role of Histamine and Histamine Receptors in Mast Cell-Mediated Allergy and Inflammation: The Hunt for New Therapeutic Targets,Front. Immunol. 2018:9:1873.
86. Tornyos D, Antithrombotic Therapy for Secondary Prevention in Patients with Non-Cardioembolic Stroke or Transient Ischemic Attack:A Systematic Review, Life 2021:11:447
87. Vallon V, Effects of SGLT2 Inhibitors on Kidney and Cardiovascular Function, Annu Rev Physiol 2021:83:503-28.
88. Williams DM, Clinical Pharmacology of Bronchodilator Medications, Res Care 2018:63:641
89. www.impactjournals.com/oncotarget
90. Yamamoto-Furusho JK, Emerging therapeutic options in inflammatory bowel disease, World J Gastroenterol 2021:27:8242-61

진료지침

- 김재학, 과민성장증후군, Kor J Gastroenterol 2019:73:84-91
- 대한간학회, 2017 대한간학회 C형간염 진료가이드라인, 2017
- 대한간학회, 2018 대한간학회 만성B형간염 진료가이드라인, 2018
- 대한간학회, 2022 대한간학회 만성B형간염 진료가이드라인, 2022
- 대한결핵 및 호흡기학회 COPD 진료지침 개정위원회, COPD 진료지침 2018, 2018,
- 대한결핵 및 호흡기학회 기침진료지침 위원회, 2020 개정 기침진료지침, 2020
- 대한골대사학회 지침서편찬위원회, 골다공증진료지침 2019, 2019

- 대한당뇨병학회, 당뇨병진료지침 2021
- 대한신경정신의학회 임상진료지침위원회, 한국판 불면증 임상진료지침, 불면증의 진단과 치료, 2019
- 대한심부전학회, 심부전진료지침 2022
- 대한심혈관중재학회 혈소판-혈전연구회, 수술 및 시술시 항혈전제 사용에 대한 전문가 합의문, 2021
- 대한천식알레르기학회, 한국 천식진료지침 2021
- 문희수, 편두통 치료의 최신 지견, 100 대한신경과학회지 2020:380:100
- 박무인, 변비의 치료, 대한내과학회지 2011:80:510
- 보건복지부, 암성통증 관리지침권고안 6판, 2019
- 신정은, 만성 기능성변비의 진단과 치료 임상진료지침 개정안 2015, 대한내과학회지 2016:91:114
- 심근경색연구회, 급성심근경색증의약물치료에 대한 전문가 합의문 2020, 2020
- 약학정보원, 약물백과 항히스타민제 2000
- 오정환, 기능성 소화불량증, Kor J Gastroenterol 2019:73:77-83
- 오정환, 기능성 소화불량증의 임상진료지침 개정안 2020, 대한내과학회지 2021:96;116
- 이미숙, 성인 지역사회획득 폐렴 항생제 사용지침, Infection Chemotherapy, Supplementary, Published online: June 26, 2018
- 이주하, 류마티스관절염 치료지침 업데이트, 대한내과학회지 2022:97:93
- 정혜경, 위식도 역류질환의 진단과 치료에 관한 서울 진료지침 2020, 대한내과학회지 22:97:70
- 최창환, 궤양성대장염 치료가이드라인 개정판, Kor J Gastroenterol 2017:69:1-28

단행본

- 100가지약, 군자출판사, 2009
- 나도 당뇨병 전문가, 대한의학, 2018
- 나의 갑상선 진료, 대한의학, 2020
- 내분비학 다시배우기, 대한의학,2020
- 당뇨병 다시배우기, 대한의학, 2021
- 당뇨병 치료 혁명, 군자출판사, 2015
- 앗! 약에 이런 부작용이 약 바로알고 처방하자, 대한의학, 2018
- 약 처방의 달인되기, 대한의학, 2009
- 에이즈 환자의 다양한 문제 만나기, 군자출판사, 2018
- 처음 시작하는 상부소화기 내시경 manual, 군자출판사, 2018
- 한권으로 끝내는 스테로이드 치료, 대한의학, 2017

Index

▸▸ 한 글

ㄱ

ㄷ

ㄹ

ㅅ

ㅊ

ㅍ

ㅎ

▸▸ 영 어

A

B

C

D

E

I

J

K

L

M

N

O

P

Q

R

S

W

X

Z

▸▸ 기 타